现代影像技术与
——超声医学——

主编 李 娜 王月强 李 波 张传书
陈英俊 王 燕 刘东泉

黑龙江科学技术出版社
HEILONGJIANG SCIENCE AND TECHNOLOGY PRESS

图书在版编目（CIP）数据

现代影像技术与超声医学 / 李娜等主编. -- 哈尔滨：
黑龙江科学技术出版社，2023.2
ISBN 978-7-5719-1761-6

Ⅰ．①现… Ⅱ．①李… Ⅲ．①影像诊断②超声波诊断
Ⅳ．①R445

中国国家版本馆CIP数据核字（2023）第025607号

现代影像技术与超声医学

XIANDAI YINGXIANG JISHU YU CHAOSHENG YIXUE

主　　编　李　娜　王月强　李　波　张传书　陈英俊　王　燕　刘东泉
责任编辑　包金丹
封面设计　宗　宁
出　　版　黑龙江科学技术出版社
　　　　　地址：哈尔滨市南岗区公安街70-2号　邮编：150007
　　　　　电话：（0451）53642106　传真：（0451）53642143
　　　　　网址：www.lkcbs.cn
发　　行　全国新华书店
印　　刷　黑龙江龙江传媒有限责任公司
开　　本　787mm×1092mm　1/16
印　　张　28.5
字　　数　723千字
版　　次　2023年2月第1版
印　　次　2023年2月第1次印刷
书　　号　ISBN 978-7-5719-1761-6
定　　价　198.00元

编 委 会

主 编

李 娜　王月强　李 波　张传书

陈英俊　王 燕　刘东泉

副主编

张贤良　周 猛　张婧娴　高建华

李滕伟　吴树旺

编 委（按姓氏笔画排序）

王 燕（泗水县人民医院）

王月强（广饶县人民医院）

刘东泉（潍坊市益都中心医院）

李 波（山东省临朐县人民医院）

李 娜（东营市东营区人民医院）

李滕伟（枣庄市肿瘤医院）

吴树旺（博兴县人民医院）

张传书（微山县人民医院）

张贤良（山东省无棣县车王镇中心卫生院）

张婧娴（内蒙古自治区鄂尔多斯市中心医院）

陈英俊（潍坊市第二人民医院）

周 猛（山东颐养健康集团新泰协庄医院）

高建华（昌乐齐城中医院）

郭文文（潍坊市坊子区人民医院）

黄 亮（山东省济宁肿瘤医院）

前 言
FOREWORD

近年来,随着数字化技术的进步,医学影像学的发展日新月异,各类疾病的影像学检查技术不断变化。这就需要临床医务人员不断学习影像学检查的新技术,掌握最新的影像图像分析方法,以明确各类常见病的影像学表现,提高临床疾病诊断率。为帮助临床医务人员进一步提升影像学诊断水平,更好地为患者提供高质量的服务,我们特邀请临床经验丰富的影像学专家编写了《现代影像技术与超声医学》一书。

本书注重将基础理论与临床实践相结合,首先简单介绍了人体影像解剖、X线成像基础、CT 成像基础等影像学的基础理论知识;然后详细介绍了临床常见疾病的影像学诊断,包括胸肺疾病的 X 线诊断、骨与关节疾病的 X 线诊断、胸肺疾病的 CT诊断、肝胆胰脾肾疾病的 CT 诊断等内容。本书在编写过程中不仅借鉴了国内外近年来的影像学资料以反映影像学领域的最新成果,还结合了影像科医务人员丰富的临床经验,内容丰富、重点突出、图文并茂,是一本集科学性、实用性和指导性于一体的影像学书籍。本书不仅可作为临床医务人员选择影像检查方法、学习疾病影像表现的参考书,而且可供医学影像科医务人员、医学影像专业学生参考阅读。

由于编者认识和经验有限,且现代医学影像学的发展日新月异,本书内容难免存在错误和不足之处,希望广大读者不吝赐教,以期再版时予以改正。

《现代影像技术与超声医学》编委会
2022 年 8 月

目 录
CONTENTS

第一章

人体影像解剖

第一节 头 部

头部横断层常用基线:①眦耳线(听眦线),眼外眦与同侧外耳门中点的连线,颅脑横断层扫描多以此线为基线;②Reid 基线,眶下缘中点至同侧外耳门中点的连线,又称为人类学基线或下眶耳线,头部横断层标本的制作常以此线为准,冠状位断层标本的制作也常以该线的垂线为基线;③连合间线,前连合后缘中点至后连合前缘中点的连线,又称 AC-PC 线,现作为标准影像扫描基线。

一、经大脑半球顶部的横断层(图 1-1)

颅腔内可见左、右大脑半球顶部的断面,断面外侧由前向后有额上回、中央前沟、中央前回、中央沟、中央后回和顶上小叶。内侧由前向后可见额内侧回、中央旁沟、中央旁小叶、扣带沟缘支和楔前叶。两大脑半球间是大脑纵裂,内有大脑镰,其前、后端可见三角形的上矢状窦。

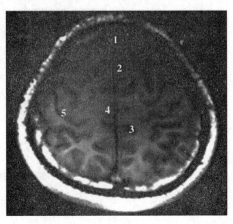

1.上矢状窦;2.额内侧回;3.扣带沟缘支;4.中央旁小叶;5.中央沟

图 1-1 经大脑半球顶部的横断层 T_1WI

二、经半卵圆中心的横断层(图 1-2)

此断面经胼胝体上方。大脑镰位居左右半球之间,其前、后端仍可见上矢状窦的断面。大脑半球断面内的髓质形成半卵圆中心,髓质和皮质分界明显。半卵圆中心的髓质来自3种纤维:①投射纤维,连接大脑皮质和皮质下诸结构,大部分纤维呈扇形放射,称辐射冠;②联络纤维,连接一侧半球各皮质区,联络纤维多而发达;③连合纤维,连接两大脑半球的相应皮质区。

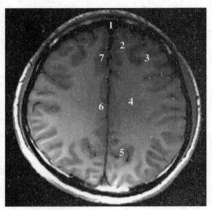

1.上矢状窦;2.额上回;3.额中回;4.半卵圆中心;5.顶枕沟;6.扣带回;7.额内侧回

图 1-2 经半卵圆中心的横断层 T₁WI

三、经胼胝体压部的横断层(图 1-3)

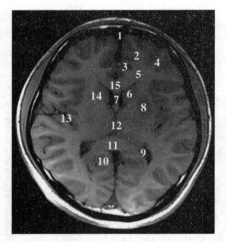

1.上矢状窦;2.额上回;3.扣带回;4.额中回;5.胼胝体额钳;6.尾状核头;7.透明隔;8.豆状核;9.侧脑室三角区和脉络丛;10.扣带回峡;11.胼胝体压部;12.第三脑室;13.外侧裂;14.内囊前肢;15.胼胝体膝

图 1-3 经胼胝体压部的横断层 T₁WI

侧脑室前角呈倒"八"形向前外伸展,两前角后半之间为透明隔,向后经室间孔通第三脑室。透明隔后连穹隆柱。第三脑室呈纵向裂隙状,其后方为胼胝体压部。侧脑室前角外侧是尾状核头,两前角前方为胼胝体膝。背侧丘脑呈团块状位于第三脑室两侧,前端为丘脑前结节,后端为丘脑枕。尾状核和背侧丘脑外侧是"＞＜"形的内囊,CT 图像上基底核和内囊清晰可辨。内囊外侧是豆状核壳,壳外侧是屏状核和岛叶,岛叶外侧可见外侧沟,其内有大脑中动脉走行。胼胝体压部后方的小脑幕呈 V 形,后连大脑镰。

大脑半球内侧面前部可见额内侧回和扣带回,后部可见扣带回和舌回。大脑半球外侧面的脑回由前向后依次为额上回、额中回、额下回、中央前回、中央后回、缘上回、角回和枕外侧回。

四、经前连合的横断层(图 1-4)

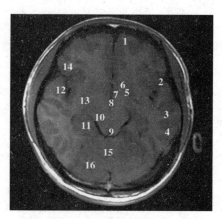

1.额上回;2.外侧沟;3.颞中回;4.颞下回;5.壳;6.尾状核头;7.前连合;8.第三脑室;9.中脑水管;10.红核;11.海马旁回;12.颞上回;13.内囊后肢;14.额下回;15.小脑蚓;16.小脑半球

图 1-4 经前连合的横断层

大脑外侧沟分隔前方额叶及后方的颞叶,小脑在断面后方。中脑位居断面中央,其后部左右稍隆起者为上丘,中脑水管形似针孔样位于顶盖前方,黑质颜色较深位于前外,红核位于其后内。前连合位于大脑纵裂和第三脑室之间,前连合中部纤维聚集成束,两端分别向前、后放散,整体呈 H 形。前连合在 MRI 图像上是重要的标志性结构。侧脑室前角外侧可见尾状核,尾状核和壳相连,其外侧可见屏状核和岛叶。侧脑室下角位于颞叶内,狭窄并略呈弧形,前壁可见尾状核尾,底壁为海马。小脑断面增大呈扇形,中间为小脑蚓,两侧为小脑半球,小脑幕呈"八"形位于颞叶和小脑之间。

五、经视交叉的横断层(图 1-5)

此断层中部可见五角形的鞍上池,由交叉池和桥池组成。池内有视交叉、垂体柄、鞍背、基底动脉末端和动眼神经,视交叉两侧为颈内动脉。额叶的断面进一步缩小,可见内侧的直回和外侧的眶回。鞍上池两侧可见颞叶,颞叶与额叶间隔以蝶骨小翼和外侧沟。颞叶内可见杏仁体位于钩的深面和侧脑室下角的前方。鞍上池后方为脑桥,脑桥后方为小脑,二者间连以粗大的小脑中脚,其间可见第四脑室断面。小脑与颞叶之间隔以三角形的颞骨岩部和伸向前内的小脑幕。

六、经垂体的横断层(图 1-6)

垂体位于断面前份中部,其前方有蝶窦,垂体两侧是海绵窦,海绵窦的外侧为颞叶,两者之间隔以海绵窦外侧壁。垂体后方为鞍背,鞍背后方是脑桥。

颅后窝内的小脑借小脑中脚连于脑桥,其间有不规则的第四脑室。小脑半球内有齿状核;外侧为连于横窦与颈内静脉之间的乙状窦,是颅内血液回流的主要途径。

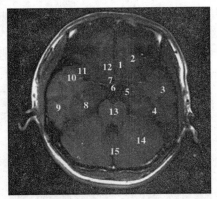

1.直回;2.眶回;3.颞中回;4.枕颞沟;5.钩;6.漏斗;7.视交叉;8.侧副沟;9.颞下回;10.颞上回;11.外侧沟;12.嗅束沟;13.脑桥;14.小脑半球;15.蚓垂体

图 1-5　经视交叉的横断层 T_1WI

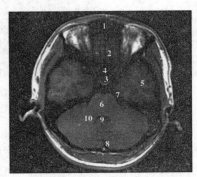

1.额窦;2.直回;3.垂体;4.蝶窦;5.颞叶;6.脑桥;7.展神经;8.小脑镰;9.第四脑室;10.小脑中脚

图 1-6　经垂体的横断层 T_1WI

七、经下颌颈的横断层(图 1-7)

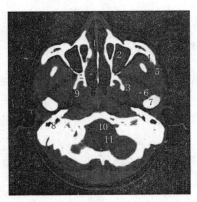

1.鼻中隔软骨;2.上颌窦;3.翼突外侧板;4.颧弓;5.颞肌;6.翼外肌;7.下颌颈;8.乳突;9.翼内肌;10.延髓;11.小脑扁桃体

图 1-7　经下颌颈的横断层 CT 图像

鼻咽居断面中央,前方借鼻后孔与鼻腔相通。鼻咽后方依次可见咽后间隙、椎前筋膜、椎前间隙和椎前肌的断面;后外侧为咽隐窝。咽侧方的咽旁间隙较宽大,呈三角形,位于翼内肌、腮腺、脊柱与咽侧壁之间,上至颅底,下达舌骨平面,呈潜在性漏斗状的疏松结缔组织区域。以茎突及茎突周围肌为界分为咽旁前、后间隙,咽旁后间隙内有颈内动、静脉及第Ⅸ～Ⅻ对脑神经等。

鼻腔两侧为上颌骨、上颌窦。上颌窦后内侧与鼻腔、蝶骨大翼之间为翼腭间隙,后外侧有颧弓、颞肌和翼外肌。翼外肌内侧出现翼内肌和咽鼓管软骨的断面;后外侧有椭圆形的下颌颈和腮腺。

颅后窝断面接近枕骨大孔,可见延髓和小脑扁桃体。

八、经枢椎体上份的横断层(图 1-8)

鼻咽居断面中央,其前部为固有口腔、舌和牙龈;固有口腔与鼻咽之间可见软腭、腭垂和扁桃体窝及其内的腭扁桃体。颊肌紧贴于固有口腔两侧,其后方的面侧区仍可见下颌支和其外侧的咬肌及咬肌间隙,内侧的翼内肌及翼下颌间隙,后方的腮腺及"腮腺床"。咽后间隙位于咽后壁与椎前筋膜之间,上至颅底,向下通食管后间隙,外侧是咽旁间隙及其内的颈动脉鞘等。

枢椎体与椎前筋膜之间为椎前间隙,上至颅底,下达胸部,为一潜在性间隙,颈椎结核的寒性脓肿可进入此间隙向下蔓延。

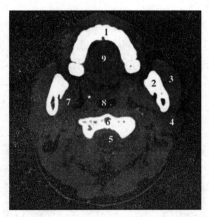

1.上颌骨牙槽突;2.下颌支;3.咬肌;4.腮腺;5.脊髓;6.枢椎体;7.翼内肌;8.鼻咽;9.舌肌

图 1-8　经枢椎体上份的横断层 CT 图像

九、经下颌角的横断层(图 1-9)

此断层经第 3 颈椎,下颌体、下颌角和下颌下腺的断面出现。

口咽居断面中央,其前方为固有口腔。舌的两侧是下颌体和下颌角;其外侧的咬肌和咬肌间隙、内侧的翼内肌和翼下颌间隙断面均明显缩小。下颌骨内侧出现封闭口腔底部的下颌舌骨肌、下颌下腺和二腹肌后腹;在下颌骨与二腹肌前、后腹之间围成的下颌下三角内,有颌下间隙及其内的下颌下腺。

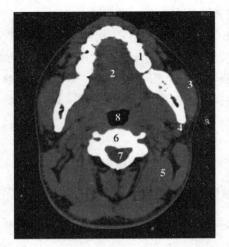

1.下颌骨牙槽突；2.颏舌肌；3.咬肌；4.颈外静脉；5.头颊肌；6.第 3 颈椎体；7.脊髓；8.口咽

图 1-9　经下颌角的横断层 CT 图像

十、正中矢状面（图 1-10）

由于左、右侧大脑半球发育的不对称性，大脑镰很少处于正中位置，故该断层大脑镰不完整。胼胝体居脑部中份。胼胝体的嘴、膝、干与穹隆之间为透明隔。胼胝体压部的前下方，右侧大脑内静脉位于帆间池内，向后汇入大脑大静脉。此处的蛛网膜下腔，自上而下形成了大脑大静脉池、松果体池、四叠体池。胼胝体嘴的下方是胼胝体下回和终板旁回。向后为前连合和终板，向下依次是视交叉、漏斗、灰结节和乳头体。

与胼胝体沟平行的是扣带沟，侧脑室外侧壁上可见尾状核；在室间孔的前方，穹隆柱向后上延续成穹隆体。

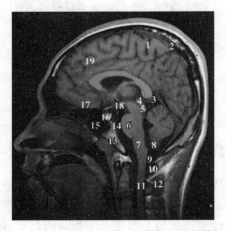

1.中央旁沟；2.大脑镰；3.大脑大静脉；4.松果体；5.四叠体；6.脑桥；7.延髓；8.小脑扁桃体；9.小脑延髓池；10.寰椎；11.脊髓；12.蛛网膜下腔；13.斜坡；14.基底动脉；15.蝶窦；16.垂体；17.直回；18.前连合；19.额上回

图 1-10　颅脑正中矢状面左面观 T_1WI

脑干的腹侧自上而下可见交叉池，池内有大脑前动脉（A1 段）；脚间池，含基底动脉末端和大脑后动脉(P1段);基底动脉位于桥池,紧贴脑桥的基底沟;脑干背侧,菱形窝构成第四脑室底;上髓帆、第四脑室脉络组织、下髓帆和小脑上脚组成其顶部。原裂将小脑分隔成前、后叶;小脑扁桃体的下方是宽阔的小脑延髓池。

小脑幕分隔了上方的大脑枕叶(幕上结构)和下方的小脑及脑干(幕下结构),直窦汇集了大脑大静脉的血液,向后流入窦汇。

垂体前、后叶分界明显,上方被鞍膈覆盖,由垂体柄连于漏斗。垂体窝的下方是形态不规则的蝶窦。

上矢状窦直通窦汇,在颅顶部可见蛛网膜粒突入上矢状窦内。

小脑扁桃体位置变异较大,突入枕骨大孔或其以下3mm均属正常范围。

(刘东泉)

第二节 胸 部

一、胸膜顶层面横断层(图1-11)

气管位居横断面前部的中央,其前方和侧方有甲状腺两侧叶和峡部呈C形包绕,左后方是食管,甲状腺侧叶两侧见颈动脉鞘,鞘内颈内静脉居前外,颈总动脉居后内,两者之间的后方是迷走神经。右喉返神经位于气管的右侧,左喉返神经在左气管食管沟内,膈神经在椎前筋膜深面,前斜角肌前方,斜角肌间隙内有锁骨下动脉和臂丛神经。此断层的最大特征是胸膜顶出现于第1胸椎体两侧,胸膜顶前方有锁骨下动脉和臂丛神经,外侧和后方分别有第1、2肋骨及第1肋间隙。

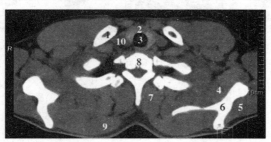

1.锁骨胸骨端;2.甲状腺;3.气管;4.肩胛下肌;5.冈下肌;6.肩胛骨;7.竖脊肌;8.第1胸椎体;9.斜方肌;10.颈动脉鞘

图1-11 经胸膜顶层面的横断层CT图像

二、第3胸椎体层面(图1-12)

此断面经第3胸椎体。上纵隔内头臂干位于气管的前方。左头臂静脉右下移逐步靠近右头臂静脉。右迷走神经离开右头臂静脉的深面至气管的右侧壁。胸导管位于食管、左锁骨下动脉和左肺之间,紧贴左纵隔胸膜。气管多数呈C形,后面恒定地与食管相毗邻。气管的右侧壁与右纵隔胸膜紧贴,左侧则紧贴左颈总动脉和左锁骨下动脉。

血管前间隙位于胸骨柄后方、大血管的前方,两侧为纵隔胸膜围成的间隙。胸腺、低位的甲状腺位于此间隙内。

7

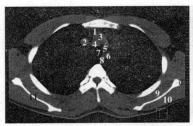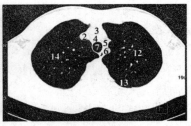

1.血管前间隙；2.右头臂静脉；3.左头臂静脉；4.头臂干；5.左颈总动脉；6.左锁骨下动脉；7.气管；8.食管；9.肩胛下肌；10.冈下肌；11.肩胛骨；12.左肺上叶；13.左肺斜裂；14.右肺上叶

图 1-12 经第 3 胸椎体的横断层 CT 图像

三、主动脉弓层面横断层(图 1-13)

该断层是识别纵隔上部管道结构的关键平面。在 CT 图像上，主动脉弓呈"腊肠"状。心包上隐窝位于主动脉弓的右前方。左心包膈血管、左膈神经、左迷走神经位于主动脉弓的外侧。主动脉弓的内侧从前向后依次是上腔静脉、气管、食管。气管食管沟与主动脉弓之间有左喉返神经。食管、主动脉弓和胸椎体之间有胸导管。

气管前间隙位于大血管和气管之间。间隙由主动脉弓、上腔静脉、奇静脉弓和气管围成。间隙内有气管前淋巴结和心包上隐窝。

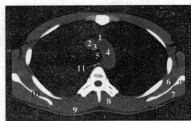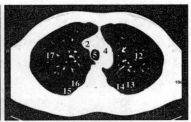

1.心包上隐窝；2.上腔静脉；3.气管前间隙；4.主动脉弓；5.气管；6.肩胛下肌；7.冈下肌；8.竖脊肌；9.斜方肌；10.肩胛骨；11.食管；12.左肺上叶；13.左肺斜裂；14.左肺下叶上段；15.右肺下叶上段；16.右肺斜裂；17.右肺上叶

图 1-13 经主动脉弓层面的横断层 CT 图像

四、奇静脉弓层面(图 1-14)

此断层前经胸骨角，后经第 5 胸椎体。奇静脉弓位于纵隔右侧面，并从后方行向前，形成平滑向外的隆凸。奇静脉弓淋巴结和心包上隐窝位于升主动脉、上腔静脉、奇静脉弓和气管权围成的气管前间隙内。主动脉升部与胸主动脉之间至纵隔左缘称主动脉肺动脉窗。在 CT 图像上呈一低密度空隙，其范围是指主动脉弓下缘和肺动脉权上缘之间 1～2 cm 的小区域，左外侧界为左纵隔胸膜，内侧界为气管，前方为主动脉升部，后方为食管和胸主动脉。此区含有动脉韧带、主动脉肺动脉窗淋巴结和左喉返神经。胸导管位于食管与胸主动脉之间。右肺上叶的段支气管和血管出现于肺门区，为右肺门的第一横断层，奇静脉弓可作为右肺门开始的标志，右肺斜裂出现。

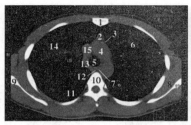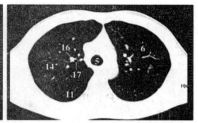

1.胸骨角；2.胸腺；3.心包上隐窝；4.升主动脉；5.气管；6.左肺上叶；7.食管；8.肩胛
下肌；9.肩胛骨；10.第5胸椎体；11.右肺下叶；12.静脉食管隐窝；13.奇静脉弓；
14.右肺上叶；15.上腔静脉；16.右肺上叶后段动脉；17.右肺间段支气管

图1-14　经奇静脉弓的横断层CT图像

五、肺动脉杈层面（图1-15）

此断面经第5胸椎体下份。肺动脉干分为左、右肺动脉，形成状若"三叶草"的肺动脉杈。左
肺动脉由前向后外抵达肺门，是左肺门出现的标志。心包上隐窝围绕着升主动脉、肺动脉干的前
方和左侧。在肺动脉杈和右肺动脉的后方有左、右主支气管。隆嵴下间隙是指前为肺动脉杈和
右肺动脉、两侧为左、右主支气管、后为食管所围成的间隙，内有隆嵴下淋巴结。

肺门区结构将肺内侧面分为纵隔部、肺门区与脊柱部3个部分，将肺与纵隔之间的胸膜腔分
为前、后两部，后部伸入食管与奇静脉之间形成奇静脉食管隐窝。

左肺门区的结构：左主支气管、左上肺静脉和肺动脉，呈前后排列。

右肺门区的结构：从前向后是右上肺静脉、肺动脉和支气管。

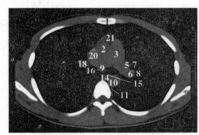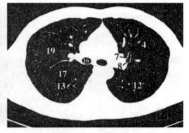

1.胸骨体；2.升主动脉；3.肺动脉干；4.左肺上叶；5.左上肺静脉；6.左肺动
脉；7.前段支气管；8.尖后段支气管；9.气管支气管下淋巴结；10.胸主动脉；
11.副半奇静脉；12.左肺下叶；13.右肺下叶；14.奇静脉；15.食管；16.右主支
气管；17.斜裂；18.右肺上叶动脉；19.右肺上叶；20.上腔静脉；21.胸腺

图1-15　经肺动脉杈的横断层CT图像

六、主动脉窦层面（图1-16）

此断面经第6胸椎体上份。纵隔的结构为出入心底的大血管，心包横窦，心包斜窦，左、右心
耳，食管和胸主动脉。肺动脉瓣呈两前一后排列。胸导管行于胸主动脉与奇静脉之间。心包横
窦位于升主动脉、肺动脉干的根部与左心房之间。左肺下叶的一部分肺组织呈小舌状伸入胸主
动脉与左肺下叶动脉之间，抵达左主支气管的后壁。右主支气管和中间支气管的后外侧壁直接
与肺组织相邻。右肺叶间动脉经上腔静脉与中间支气管之间至肺门，其位置关系较为恒定，是

CT 测量右肺动脉心包段管径的理想部位。

肺门区的结构由前向后排列关系：右肺门（右上肺静脉、叶间动脉、中间支气管）；左肺门（左上肺静脉、左主支气管及左肺上叶支气管、左肺下叶动脉）。

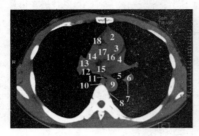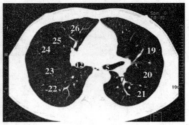

1.胸骨体；2.肺动脉干；3.右肺动脉；4.左心耳；5.左主支气管；6.左肺下叶动脉；7.上段动脉；8.副半奇静脉；9.胸主动脉；10.胸导管；11.食管；12.右主动脉；13.右上肺静脉；14.上腔静脉；15.心包斜窦；16.心包前下窦；17.升主动脉；18.右心耳；19.左肺上叶；20.左肺斜裂；21.左肺下叶；22.右肺下叶；23.右肺斜裂；24.右肺中叶；25.右肺水平裂；26.右肺上叶

图 1-16 经主动脉窦的横断层 CT 图像

七、左、右下肺静脉层面(图 1-17)

此断面经第 6 胸椎间盘。纵隔内可见心的 4 个心腔，房间隔与室间隔相连，呈"S"形。右半心位于房间隔和室间隔的右前方，左半心位于房间隔和室间隔的左后方。左、右下肺静脉汇入左心房，提示两肺门已至下界。

纵隔的右侧是右肺中叶和下叶，左侧是左肺舌叶和左肺下叶。右肺中叶支气管和动脉均已分出两个干。右肺下叶支气管和动脉也为两个干。左肺上叶见舌叶支气管和血管分支。左肺下叶支气管为一总干，位于斜裂和左下肺静脉之间，左肺下叶动脉在断面内已分为 4 支。

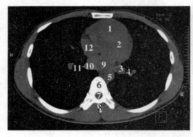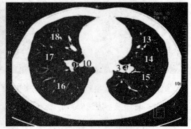

1.右心室；2.左心室；3.左下肺静脉；4.左肺下叶支气管；5.胸主动脉；6.第 7 胸椎体；7.椎管；8.棘突；9.左心房；10.右下肺静脉；11.右肺下叶支气管；12.右心房；13.左肺舌叶；14.左肺斜裂；15.左肺下叶；16.右肺下叶；17.右肺斜裂；18.右肺上叶

图 1-17 经左、右下肺静脉的横断层 CT 图像

八、膈腔静脉裂孔层面(图 1-18)

此断面经第 8 胸椎体。右膈穹出现，其左后方可见腔静脉孔。心呈现 3 个心腔（左、右心室和右心房）。纵隔的右侧是右肺中叶和下叶，左侧是舌叶和左肺下叶。后纵隔内有食管、胸主动脉、奇静脉和胸导管。

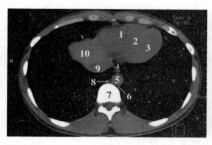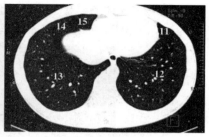

1.右心室;2.室间隔;3.左心室;4.食管;5.胸主动脉;6.半奇静脉;7.第 8 胸椎体;8.胸导管;9.上腔静脉;10.肝右叶;11.左肺舌叶;12.左肺下叶;13.右肺下叶;14.右肺斜裂;15.右肺中叶

图 1-18　经膈腔静脉裂孔的横断层 CT 图像

（刘东泉）

第三节　腹　　部

一、经第二肝门的横断层(图 1-19)

膈穹隆下方和内侧为腹腔,而胸腔则居其上方和外侧。食管左移至胸主动脉前方,于下一断层穿膈食管裂孔。在腹腔内,肝占据右侧,肝左外叶和胃底首次出现于膈左穹隆的下内侧。第二肝门出现是本断面的重要特征。第二肝门是指肝腔静脉沟上份肝左、中间、右静脉出肝处,多出现于第 10 胸椎体上份水平。肝右静脉出肝后多开口于下腔静脉右壁,肝中间静脉和肝左静脉可共同开口于下腔静脉左前壁,可见肝冠状韧带上层和肝裸区。

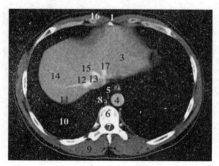

1.胸骨体;2.食管;3.肝左外叶;4.胸主动脉;5.胸导管;6.第 10 胸椎体;7.脊髓;8.奇静脉;9.竖脊肌;10.右肺下叶;11.肋膈隐窝;12.肝右静脉;13.下腔静脉;14.肝右前叶;15.肝中间静脉;16.腹直肌;17.肝左静脉

图 1-19　经第二肝门的横断层 CT 强化扫描图像

二、经肝门静脉左支角部的横断层(图 1-20)

肺消失,仅剩下肋膈隐窝。

腹腔内的结构由右至左表现为肝、胃底和脾,脾首次出现于胃底左后方,呈"新月"状。肝门

11

静脉左支先出现角部,是本断面的重要特征。稍低水平可及横部的起始部和矢状部,囊部可与矢状部同层或稍低一个层面出现。肝左静脉本干已被其上、下根取代。

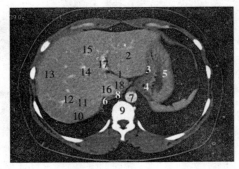

1.静脉韧带裂及肝胃韧带;2.肝左外叶;3.网膜囊;4.贲门;5.胃底;6.膈;7.胸主动脉;
8.胸导管和奇静脉;9.第11胸椎体;10.肝裸区;11.肝右后叶;12.肝右静脉;13.肝右前叶;14.肝中间静脉;15.肝左内叶;16.下腔静脉;17.肝门静脉左支角部;18.肝尾状叶

图 1-20　经肝门静脉左支角部的横断层 CT 强化扫描图像

三、经肝门的横断层(图 1-21)

肝门静脉及其右支的出现是肝门的标志。肝门静脉于下腔静脉前方的横沟内分出左支横部和右支主干,肝门静脉右支行向右后,分出右前支和右后支,分别进入肝的右前叶和右后叶。胆囊出现于肝门静脉右支前方,其左侧可见肝左、右管,右侧可见肝固有动脉右支。经肝门向前,肝圆韧带裂出现,它是肝左叶间裂的天然标志,分开左外叶与左内叶,内含有肝圆韧带。肝中间静脉和肝右静脉已为其属支,断面逐渐变小。

右肾上腺首次出现,居肝裸区、膈和下腔静脉后壁所围成的三角形空隙内。左肾上腺已于上一断层出现,位于胃后壁、膈和脾所围成的充满脂肪的三角内。

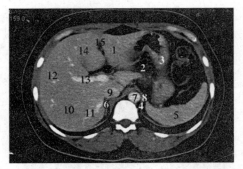

1.肝左外叶;2.小网膜;3.胃体;4.膈;5.脾;6.右肾上腺;7.胸主动脉;8.左肾上腺;9.下腔静脉;
10.肝右后叶;11.肝右后下静脉;12.肝右前叶;13.肝门静脉右支;14.肝左内叶;15.肝圆韧带裂

图 1-21　经肝门的横断层 CT 强化扫描图像

四、经腹腔干的横断层(图 1-22)

腹腔干常出现于第 12 胸椎下缘水平,发自腹主动脉走向前下,分为胃左动脉、脾动脉和肝总动脉。肝断层变小,主要占据右半腹腔。肝圆韧带裂增宽,其左侧为游离的肝左外叶、右侧则为方叶,该裂内可见镰状韧带游离缘及其包含的肝圆韧带。小网膜左份为肝胃韧带,连于胃小弯;

右份为肝十二指肠韧带,该韧带内,除有数个肝门淋巴结的断面外,可见肝固有动脉居肝门静脉左前方,肝总管和胆囊管下行于肝门静脉右前方。网膜孔出现,其前方为肝门静脉,后方为下腔静脉。脾断面呈三角形,居胃体左后方和首次出现的左肾的外侧。

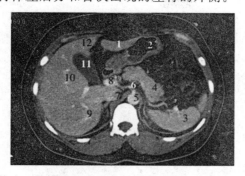

1.肝左外叶;2.胃体;3.脾;4.胰体;5.腹主动脉;6.腹腔干;7.下腔静脉;8.肝门静脉;9.肝右后叶;10.肝右前叶;11.胆囊体;12.肝左内叶

图 1-22 经腹腔干的横断层 CT 强化扫描图像

五、经肠系膜上动脉的横断层(图 1-23)

于脊柱前方,肠系膜上动脉在第 1 腰椎及第 1 腰椎间盘高度发自腹主动脉,肝门静脉与下腔静脉之间的空隙称门腔间隙,其上界为肝门静脉分叉处,下界为肝门静脉合成处。

此断面胰尾、体、颈出现,胰尾抵达脾门。脾动脉左行于胰腺上缘。肝门静脉右侧可见肝总管与胆囊管,于下一断层内两者合成胆总管。胆总管或肝总管走行于肝门静脉与十二指肠上部之间的空隙。小网膜及胃后壁与胰之间可见网膜囊。右肾出现。肝断面进一步变小,由左外叶、方叶、右前叶和右后叶组成,肝门右切迹有助于区别右前叶和右后叶。

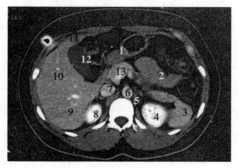

1.幽门;2.胰体;3.脾;4.左肾;5.左膈脚;6.腹主动脉;7.下腔动脉;8.右肾;9.肝右后叶;10.肝右前叶;11.肝左内叶;12.胆囊体;13.脾静脉

图 1-23 经肠系膜上动脉的横断层 CT 强化扫描图像

六、经肝门静脉合成处的横断层(图 1-24)

肠系膜上静脉与脾静脉在胰颈后方合成肝门静脉,多在第 1 腰椎水平。胰头的右侧紧邻十二指肠降部,后方有胆总管下行。胰的前面与胃后壁相邻。脾动、静脉行于胰体后缘,胰体跨越左肾的前面移行为胰尾,胰尾紧邻脾门。左肾静脉于肠系膜上动脉与腹主动脉之间右行,三者之间的关系较为恒定。左、右膈脚居腹主动脉两侧。

七、经肾门中份的横断层(图1-25)

右肋膈隐窝消失。左膈脚起于第1、2腰椎体的前左侧面,右膈脚起于第1～3腰椎体的前右侧面。右肾静脉粗大,汇入下腔静脉,其长度短于左肾静脉,右肾动脉于其后方走向右肾。十二指肠降部内侧可见胰头组成,胆总管下行于胰头后缘,下腔静脉的前方,故下腔静脉是在断层影像上寻认胆总管的标志。钩突位于肠系膜上静脉与下腔静脉之间。

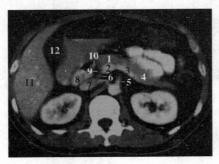

1.胰颈;2.肠系膜上静脉;3.脾静脉;4.胰体;5.肠系膜上动脉;6.胃十二指肠动脉;7.下腔静脉;8.十二指肠;9.胆总管;10.肝固有动脉;11.肝右叶;12.胆囊

图1-24 经肝门静脉合成处的横断层CT强化扫描图像

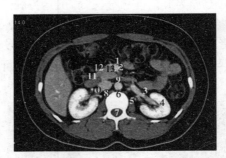

1.肠系膜上静脉;2.肠系膜上动脉;3.左肾静脉;4.左肾;5.腰大肌;6.第2腰椎体;7.脊髓;8.右膈脚;9.腹主动脉;10.下腔静脉;11.十二指肠降部;12.胰头;13.胰钩突

图1-25 经肾门中份的横断层CT强化扫描图像

断面的中份由右向左可见十二指肠降部、胰头及胆总管、肠系膜上动静脉、十二指肠升部和空肠,肠系膜出现,于脊柱的左前方,其根部附着十二指肠升部的左侧。胆总管居胰头后缘右端和十二指肠降部之间,向下即穿入十二指肠壁内。肠系膜上动、静脉是胰颈、钩突和左肾静脉的识别标志,又有助于辨识肠系膜根的起始段。

八、经十二指肠水平部的横断层(图1-26)

十二指肠水平部在脊柱的右侧接续十二指肠降部,水平向左走行,横过第3腰椎前方至其左侧,移行为十二结肠升部。此部位于肠系膜上动脉与腹主动脉之间,如肠系膜上动脉起点过低,可能引起肠系膜上动脉压迫综合征。十二指肠壁厚<5 mm。于脊柱左前方,腹主动脉已发出肠系膜下动脉,后者的起始平面多位于第3腰椎高度。

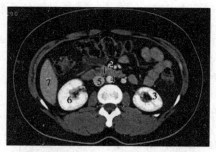

1.十二指肠水平部；2.肠系膜上动、静脉；3.左肾；4.腹主动脉；5.下腔静脉；6.右肾；7.肝右后叶

图 1-26　经十二指肠水平部的横断层 CT 强化扫描图像

九、经肝门静脉的冠状断层（图 1-27）

在胰颈的后方肠系膜上静脉和脾静脉合成肝门静脉。入第一肝门后，肝门静脉左支起始部和右支主干分别走向左前上和右外上。肝门静脉主干的右侧可看到胆囊管和肝总管，肝门静脉主干的左侧可看到肝固有动脉，上述结构均位于肝十二指肠韧带内。肝尾状叶断面增大，其左上和右下均是网膜囊。小网膜左部（肝胃韧带）位于静脉韧带裂内。肝中静脉和肝左静脉各自注入下腔静脉。肝门静脉右前支粗大。

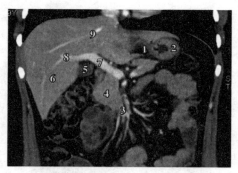

1.网膜囊；2.胃底；3.肠系膜上静脉；4.胰头；5.胆囊；6.肝右前叶；7.门静脉主干；8.肝门静脉右前支；9.肝中间静脉

图 1-27　经肝门静脉的冠状断层 CT 强化扫描图像

（王　燕）

第四节　上肢、下肢

一、肩关节上份横断层（图 1-28）

此断面经肩胛冈及锁骨内侧段。断面的外侧份，可见肩胛骨的肩胛冈、关节盂及肱骨头的横断面，其中关节盂与肱骨头内侧的关节面构成肩关节。关节的前面、外侧及后面被三角肌和冈下

肌包绕。在三角肌前部后方及喙突与肩关节之间有肱二头肌长头腱和肩胛下肌腱。在锁骨内侧份后方,可见锁骨下动、静脉及其后方的臂丛神经。

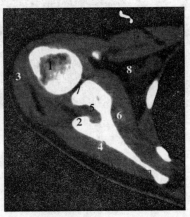

1.肱骨头;2.肩胛骨;3.三角肌;4.冈下肌;5.冈上肌;6.肩胛下肌;7.关节盂;8.臂丛
图 1-28　经肩关节上份横断层 CT 图像

二、肩关节下份横断层面(图 1-29)

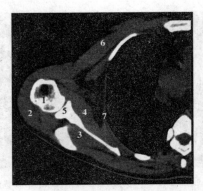

1.肱骨头;2.三角肌;3.冈下肌;4.肩胛下肌;5.肩胛盂;6.胸大肌;7.前锯肌
图 1-29　经肩关节下份横断层 CT 图像

此断面经肩关节中份。在断面外侧部,三角肌呈"C"形由前、外侧、后三面包裹肩关节。肩胛下肌和小圆肌分别越过肩关节前方和后方中止于肱骨小结节或大结节。肱二头肌长头腱则行于肱骨大、小结节间的结节间沟内。三角肌前缘与胸大肌交界处为三角肌胸大肌间沟,内有头静脉行走。肩关节与胸外侧壁之间的三角形间隙为腋窝横断面,其前壁为胸大肌和胸小肌;后壁为肩胛下肌;内侧壁为前锯肌及胸壁。腋窝内可见由锁骨下动、静脉延续而来的腋动、静脉,臂丛神经及腋淋巴结。

三、臂中份横断层解剖(图 1-30)

此断面三角肌消失,肱骨周围完全被臂肌的前(屈肌)群和后(伸肌)群占据,且两者间有典型的从深筋膜延伸至肱骨骨膜侧面的臂内、外侧肌间隔分隔。臂肌前群的喙肱肌于该平面消失,而肱肌首次出现。肱二头肌长、短头汇合。肱三头肌三个头在该平面已融合成一完整肌腹。正中神经、肱静脉、前臂内侧皮神经、肱动脉、尺神经等及穿入深筋膜的贵要静脉和发自肱动脉的尺侧上副动脉仍位于肱骨的内侧,行于臂内侧肌间隔中。桡神经及肱深血管已沿肱骨背面的桡神经沟移行至此断面肱骨的外侧,行于臂外侧肌间隔中。肌皮神经已进入肱肌与肱二头肌之间。

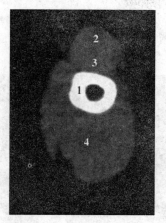

1.肱骨;2.肱二头肌;3.肱肌;4.肱三头肌

图 1-30 经臂中份横断层 CT 图像

四、肘部肱尺关节横断层(图 1-31)

此断面经肘关节上份,肱骨内、外上髁平面。肱骨切面后缘中部的凹陷为鹰嘴窝,恰对其后方的尺骨鹰嘴。两者形成肱尺关节的一部分,被肘关节囊共同包绕。关节囊两侧有尺侧副韧带和桡侧副韧带,分别附着于肱骨内、外上髁。尺骨鹰嘴的后面附有肱三头肌腱,其后面的扁囊状腔隙为鹰嘴皮下囊,为肘关节囊滑膜层向后膨出所形成的滑膜囊。肱骨的前方为肘窝,其内侧界为旋前圆肌,外侧界为肱桡肌,底为肱肌。通过肘窝的重要结构由桡侧向尺侧依次为桡神经及其伴行的桡侧返血管、前臂外侧皮神经、肱二头肌腱、肱动脉、肱静脉、正中神经。尺神经在此平面行于肱骨内上髁后方的尺神经沟内。

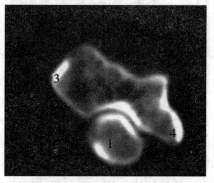

1.尺骨鹰嘴;2.肱肌;3.肱骨外上髁;4.肱骨内上髁

图 1-31 经肘部肱尺关节横断层 CT 图像

五、前臂中份横断层解剖(图 1-32)

桡骨和尺骨的横断面均呈三角形,两骨的骨间嵴之间有前臂骨间膜附着。前臂肌前群位于桡、尺骨及骨间膜的前方,以浅、中、深3层分布。从桡侧至尺侧,浅层依次为:肱桡肌、桡侧腕屈肌、掌长肌和尺侧腕屈肌;中层为旋前圆肌和指浅屈肌;深层为拇长屈肌和指深屈肌。前臂肌后群位于桡、尺骨及骨间膜的后方,分浅、深两层排列。浅层从桡侧至尺侧为桡侧腕长、短伸肌、指伸肌、小指伸肌和尺侧腕伸肌;深层从桡侧至尺侧为旋后肌、拇长展肌和拇长伸肌。分布至前臂肌前群的神经与血管伴行,形成4个血管神经束穿行于肌与肌之间的深筋膜中:桡侧血管神经束、正中血管神经束、尺侧血管神经束和骨间前血管神经束。

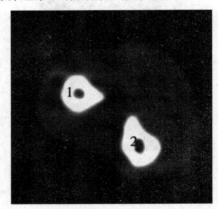

图 1-32　经前臂中份横断层 CT 图像

六、髋部横断层解剖(图 1-33)

断层中心以髋关节为主。髋臼前、后端可见髋臼唇,其中部为髋臼切迹及连于其前、后缘的髋臼横韧带。股骨头、股骨颈及大转子切面由前内向外后延伸。关节囊的前壁外侧份有髂股韧带,内侧份有耻股韧带;后壁可见坐股韧带。髋关节前方为髂腰肌和耻骨肌,其前面为股三角,内有股神经、肱动脉、肱静脉和腹股沟深淋巴结。

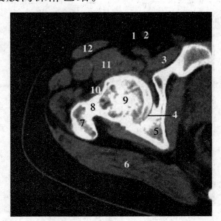

1.股动脉;2.股静脉;3.耻骨肌;4.髋臼唇;5.坐骨体;6.臀大肌;7.股骨大转子;
8.股骨颈;9.股骨头;10.关节囊及髂骨韧带;11.髂腰肌;12.缝匠肌

图 1-33　经髋部的横断层 CT 图像

七、髋部冠状断层解剖(图 1-34)

此断层经股骨头后缘,髋关节居断层的中心,其髋臼由上部的髂骨体和内下部的耻骨体构成。髋臼的上、下缘有髋臼唇附着,股骨头向内上突入髋臼内,关节囊强厚。该断面上关节囊的位置、厚度及附着明显,有助于影像学诊断囊内、外病变。关节的外上方为臀肌,外下方为股外侧肌。髋臼内侧为骨盆侧壁。耻骨体的内下方为耻骨下支,两者之间为闭孔,其内、外侧分别可见闭孔内、外肌。

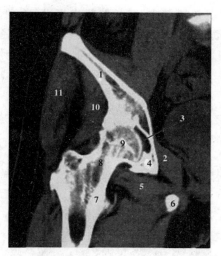

1.髂骨体;2.闭孔内肌;3.股骨头韧带;4.耻骨体;5.闭孔外肌;6.耻骨;7.小转子;8.股骨颈;9.股骨头;10.臀小肌;11.臀中肌

图 1-34　经股骨头后部的冠状断层 CT 图像

八、股部中份横断层解剖(图 1-35)

此断层经腹股沟中点至髌骨上缘中点连线的中点。股骨居中央,其断面近似圆形。后面稍突起为粗线,由此向后、内、外,深筋膜形成 3 条肌间隔。内侧肌间隔中可见在收肌管内下行的股动、静脉和隐神经。在前骨筋膜鞘内有大腿前群肌;后骨筋膜鞘内有大腿后群肌,其深面可见坐骨神经和股深血管的穿支,此处坐骨神经近似扁圆形。内侧骨筋膜鞘内有大腿内侧群肌。股内侧的浅筋膜内有大隐静脉。

九、经膝部髌骨中点横断层解剖(图 1-36)

此断层以骨质结构为主。股骨内、外侧髁占据了断面中央的大部,其后面的凹陷为髁间窝后部;其前方为髌骨,两者之间可见狭窄的膝关节腔,翼状襞突入其内侧部。大腿前群肌已变为肌腱附于髌骨前面。后群肌亦变小。腓肠肌内、外侧头出现(内大外小),二头之间由浅入深可见胫神经、腘静脉和腘动脉,腓总神经位于后外方,腓肠肌外侧头和股二头肌内侧缘后部之间。

十、经膝部中份矢状断层解剖(图 1-37)

此断层为膝关节的典型断面,可见各主要结构。膝关节由股骨、胫骨及髌骨构成,占据断面的前部。髌骨位于股骨下端前方。胫骨上端前面有胫骨粗隆。胫骨髁间隆起明显，其前部附着有前交叉韧带起始部，该韧带向后上方延续抵股骨外侧髁的内侧面；后部有后交叉韧带起始部附着。诊断膝交叉韧带病变，常用 MRI 矢状图像。髌骨下缘至胫骨粗隆间为髌韧带，髌骨与胫骨之间可见髌下脂肪垫和翼状襞。髌上囊位于髌骨与股四头肌之间，并向上延伸。关节后方为腘窝，内有胫神经、腘静脉、腘动脉。

十一、经胫骨体中部横断层(图 1-38)

此断层经胫骨体中部。前骨筋膜鞘中，鉧长伸肌出现，胫前动、静脉及腓深神经在胫骨前肌深面，紧贴小腿骨间膜。后骨筋膜鞘中，主要由小腿三头肌占据，胫后动、静脉及胫神经位于该肌深面；而腓动、静脉居腓骨之内侧。外侧骨筋膜鞘内，腓骨长肌、腓骨短肌呈浅、深配布，腓浅神经已接近小腿前外侧表面。

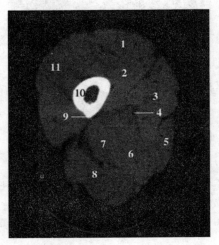

1.股直肌；2.股中间肌；3.长收肌；4.股动脉；5.骨薄肌；6.大收肌；7.半膜肌；8.半腱肌；9.股骨粗线；10.股骨；11.股外侧肌

图 1-35　经股部中份的横断层 CT 图像

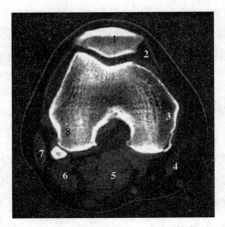

1.髌骨；2.翼状襞；3.股骨内侧髁；4.缝匠肌；5.腓肠肌内侧头；6.腓肠肌外侧头；7.股二头肌；8.股骨外侧髁

图 1-36　经膝部髌骨中点的横断层 CT 图像

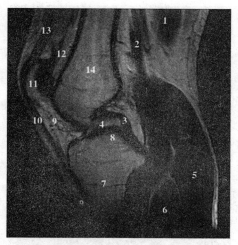

1.股后群肌;2.腘动脉;3.后交叉韧带;4.前交叉韧带;5.腓肠肌;6.比目鱼肌;7.胫骨;8.髁间隆起;9.髌下脂肪垫及翼状襞;10.韧带;11.髌骨;12.髌上囊;13.股四头肌腱;14.股骨

图 1-37　经膝关节中份的矢状 T_1WI 断层

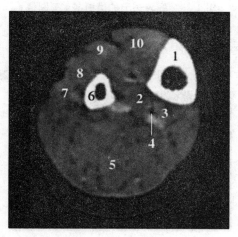

1.胫骨;2.胫骨后肌;3.趾长屈肌;4.胫后血管;5.比目鱼肌;6.腓骨;7.腓骨短肌;8.腓骨长肌;9.趾长伸肌;10.胫骨前肌

图 1-38　经胫骨体中部的横断层 CT 图像

十二、踝关节的横断层解剖(图 1-39)

此断层经内踝尖上方 1 cm,主要显示踝关节的构成及其周围韧带。距骨位居中央,与内、外踝关节面一起构成踝关节。关节的前内侧有内侧韧带加强,外侧被距腓前、后韧带加强。距骨的前面有小腿前群肌腱、足背动脉、足背静脉及腓深神经。踝管居踝关节的后内侧,从前至后依次有胫骨后肌腱、趾长屈肌腱、胫后血管、胫神经脉、足脊。

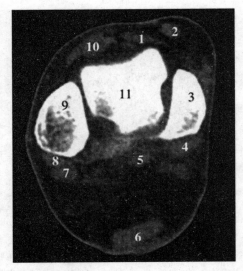

1.趾长伸肌腱;2.胫骨前肌腱;3.内踝;4.胫骨后肌腱;5.趾长屈肌腱;
6.跟腱;7.腓骨短肌腱;8.腓骨长肌腱;9.外踝;10.趾长伸肌;11.距骨

图 1-39　经踝关节的横断层 CT 图像

十三、跖骨中部横断层(图 1-40)

由内向外第 1～5 跖骨依次排列,骨间为骨间背侧肌,背面为肌腱,足底部见趾收肌。

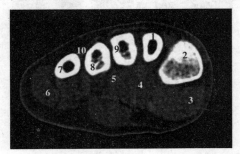

1.第 2 跖骨;2.第 1 跖骨;3.趾短屈肌;4.趾收肌;5.骨间足底肌;6.小
趾短屈肌腱;7.第 5 跖骨;8.第 4 跖骨;9.第 3 跖骨;10.骨间背侧肌

图 1-40　经跖骨中部横断层 CT 图像

(郭文文)

第二章

X线成像基础

第一节　X线成像设备工作原理

一、诊断用 X 射线机的组成与主要部件

　　X 射线成像设备的规格型号很多,结构各异,一般可分为 X 射线机的控制系统(电器部分)和 X 射线机的执行系统(机械部分)。X 射线机的控制系统包括 X 射线管、高压发生器、控制台及其他电器附件设备(图 2-1)。X 射线机的执行系统包括:诊视床、伸缩吊架装置、滤线器摄影装置、快速换片装置、断层摄影装置及其他机械附属装置。控制和执行两大系统是相辅相成不可分割的,只有同时工作时才能发挥 X 射线机的全部作用。下面对 X 射线机的几个重要组成部分做一简单介绍。

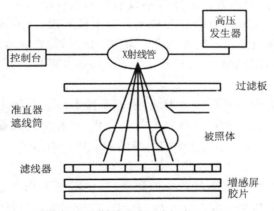

图 2-1　X 射线成像设备工作示意图

(一)X 射线球管

　　X 射线管是 X 射线的输出源。它的发展至今已有将近百年的历史。最初的 X 射线机有3 个电极的离子 X 射线管,而后发展为钨靶面,改用两个电极。尾端加散热片或水容冷却,管电压和管电流都不大,后来为了克服含气管的缺点,使用灯丝作为阴极,即用热阴极代替冷却极。

1929 年,发明了旋转阳极 X 射线管,缓解了焦点小而功率大的矛盾(图 2-2)。但这对矛盾依然存在,且一直伴随至今,目前 X 射线球管仍作为一种消耗品使用。所以,目前的研究方向仍是如何提高 X 射线管的寿命。

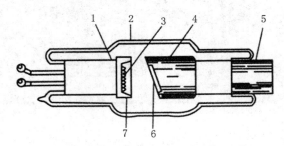

图 2-2　X 射线管基本原理图
1.阴极;2.管壁;3.灯丝;4.阳极;5.阳极柱;6.钨靶;7.聚射罩

目前,使用的高真空热阴极 X 射线管,主要由阳极和阴极组成。

1.X 射线管的阴极

阴极主要由灯丝及聚焦装置组成。前者起电子发射器的作用,一般是用 0.05～0.5 mm 直径的钨丝制成。后者在灯丝附近,与灯丝处于同电位,可使电子更好地聚焦在阳极上,焦点的大小与灯丝尺寸及灯丝在聚焦装置中的位置有关。

由于 X 射线诊断对象不同,对焦点大小要求也不一样。所以,在功率较大的 X 射线管中,往往装有两个粗细及长短不同的灯丝,这种 X 射线管叫双焦点 X 射线管。

2.X 射线管的阳极

阳极是 X 射线管中的电子制动体,即承受高速电子冲击而产生 X 射线。目前,常用的有固定阳极和旋转阳极。固定阳极 X 射线管一般用于治疗设备或少数特殊用途的小功率 X 射线机,而在诊断设备中,由于要求焦点小、功率大和曝光时间短,常采用旋转阳极结构,使电子束在不同时间冲击在焦点轨迹上不同的地方。这种 X 射线管的阳极体形如圆盘,中心微突成薄锥体,圆盘后壁与转子轴相连,故可旋转。启动装置按照异步电机原理,由放置在管外的定子线圈来驱动,速度与激励电压的频率成正比。当电压频率为 50 Hz 时,旋转速度只能达到 2 800 r/min,而当供电频率为 300 Hz 时,可使旋转速度达到 17 000 r/min。可见,提高供电频率则可提高 X 射线管的功率。

在阳极靶面上,电子束受阻而产生 X 射线,被电子撞击的地方称为实际焦点。而 X 射线产生后,只有投照到特定方向的 X 射线才能被有效地利用,实际焦点在投照方向上的投影面称为有效焦点面。有效焦点面积的大小直接影响影像的锐利度。有效焦点面越小,投影时的半影越小,影像也就越锐利。日常工作中所用焦点指有效焦点。

随着医疗实践的发展,根据 X 射线诊断的要求,旋转阳极 X 射线管正朝着大功率、大电流、微焦点、高速旋转和防护完善的方向不断发展,人们通过选择优良的靶面材料、减小靶面倾斜角、增大靶盘直径以及利用变频电路提高阳极旋转速率等措施,使 X 射线管的性能和质量不断提高。

(二)高压整流电路及中频高压发生器

所有的 X 射线机都含有供给灯丝电压的降压变压器和供给管电压的升压变压器。因为管电压必须保证阴极为负,阳极为正,才能使灯丝发射的热电子获得奔向阳极的加速度。因此,升压变压器升高的电压必须加以整流,整流后的电压稳定性对 X 射线的质与量都有极大的影响。

1.高压整流电路

常用的高压整流电路有:自整流式、单相全波整流、三相全波整流及双三相全波整流等。

自整流式高压发生电路依靠 X 射线管本身的单向导电性能进行整流。由于 X 射线管仅能在交流电的半周期内工作,所以,整流效率不高,管电压波动大,其辐射的 X 射线强度及质量远不如其他几种电路,但由于自整流电路可使 X 射线机具有重量轻、成本低、便于携带和使用方便等优点,所以目前仍有使用价值。

在单相全波整流电路中,X 射线管所消耗的能量,平均地分配在两个半周期内。所以,同一 X 射线管在全波整流电路内的最高使用容量提高了 1 倍,所产生的 X 射线线质也有所提高。为提高 X 射线管的使用功率和 X 射线辐射强度,在高压半导体整流器出现后,中型以上的诊断 X 射线机已普遍采用电压脉动率较小的三相全波整流电路。在同样条件下,这种电路的输出功率约为单相全波整流电路的1.57 倍。此外,由于管电压的脉动较小,有利于短时间曝光对运动器官进行动态摄影。

为使 X 射线管得到更加平稳的电压,可提高高压发生器的有效功率。目前,大功率 X 射线主机的高压电路,采用双三相全波整流电路和下面介绍的中频高压发生器。双三相全波整流电路的高压变压器次级绕阻分成两部分,分别接成星型及三角形。整个电路实际上是由两个全波整流电路串联而成,X 射线管两端电压是两个整流电路输出之和。三相全波整流的输出电压脉动率约为 13%,而双三相全波整流的输出电压脉动则在 5%～6%,大大提高了 X 射线管的功率及所发射的 X 射线质量。

2.中频高压发生器

中频高压发生器的工作原理与上述整流电路不同,它先将工频电压经整流、滤波变成低波纹系数的直流电压,然后通过逆变换产生数千 Hz 的中频电压,再经升压、整流、滤波后输出给 X 射线管(图 2-3)。

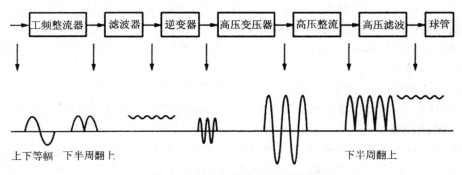

图 2-3 中频高压发生器原理图

采用中频高压发生器与前面提及的整流电路相比,具有如下一些优点。

(1)由于管电压高而且波纹系数小,且不随工频电压波动而变化。所以,输出剂量远高于普通整流电路。

(2)由于具有平稳的管电压特性,所产生的 X 射线中,软线成分大大降低。这样,就可减少对皮肤的辐射剂量。

(3)可减小曝光时间,从而减少运动模糊对 X 射线影像的影响。

(4)由于频率越高,变压器的效率越高,使用中频技术,可使高压变压器的体积缩小,从而使整个高压发生器的体积缩小。

中频技术的应用,是继旋转阳极管、影像增强器以及 CT 发明以后的又一大进展。中频逆变技术的应用,导致了所谓中频 X 射线机的出现。现在,中频技术已广泛地应用于各类 X 射线机中。

(三)滤线设备

X 射线管发出的原发射线在进入人体组织后,能产生波长比原发射线更长的续发射线(又称二次射线或散射线)向四周发射。这些续发射线也能使增感频产生荧光,使胶片感光受到影响,影像的细节部分显得模糊。为了提高照片质量,必须采取有效措施,减小或消除续发射线的影响,各类滤线设备就是为此目的而设。目前,常用的滤线设备有滤线器、集线筒及遮光器。

1.遮光器

遮光器又称缩光器、视野调节器。装在 X 射线管管套放射窗口处,是控制 X 射线照射视野的重要装置。

简易遮光器是在一个金属框架内,装有两对活页铅板,一对做水平方向运动,另一对做垂直方向运动。活页铅板的张合程度可通过调节杆进行手动调节,或由控制电机通过传动机构进行电动调节。

较复杂的遮光器除具有多层活页铅板外,还装有低压光源。利用反光镜将光线反射到床面上,然后调节铅门叶片位置,使光束放大或缩小,达到 X 射线视野的预定区域。这样就可免去计算手续直接对 X 射线照射视野进行调节和定位。

2.集线筒

集线筒与遮光器的作用相同,其主要差异是照射视野不可调节。

3.滤线器

滤线器是减少续发射线的有效工具,应用时放置在被照射物体与胶片之间。作用原理与遮光器及集线筒不同。遮光器及集线筒是减少原发射线,从而减少续发射线,而滤线器直接减少续发射线。临床上往往两者同时使用,提高滤线性能。

滤线器的主要组成部分是滤线栅。它由许多薄铅条与可透 X 射线的物质(如树脂、纸片),相互间隔黏结压制而成。

X 射线经过滤线栅后,原发 X 射线也会被铅条吸收一部分,致使到达胶片上的原发射线减少。所以,在使用滤线器时,应适当改变照射条件,如增加管电流和曝光时间,或增加管电压。

(四)X 射线成像装置

目前通常见到的 X 射线成像装置主要分为模拟和数字两种。模拟成像主要以 X 射线胶片、影像增强器为主。数字成像则包括 X 射线胶片、IP 板和平板探测器等(IP 板、平板探测器将在数字 X 射线摄影系统介绍)。

X 射线胶片用于 X 射线摄影。由 X 射线管发出的 X 射线透过人体的拍摄部位,投射到 X 射线胶片上,使胶片感光,形成浅影。然后通过专门的洗片机,显影、定影,形成 X 射线照片。数字成像的 X 射线胶片则不同于模拟胶片。存储于计算机中的数字图像信息通过激光相机或热敏相机,直接被打印出来。

影像增强器主要用于 X 射线的透视,是一种以图像转换为背景的光电转换器。影像增强器是一种电真空器件,管中高度真空,内有输入荧光屏、光电阴极、聚焦电极、阳极和输出荧光屏等。

当 X 射线通过人体后,随着人体各部位组织对 X 射线吸收的差异,形成一幅 X 射线图像。X 射线透过人体,投照到影像增强器的输入荧光屏上,荧光物质按吸收的 X 射线光子的强度激发出一幅荧光图像。荧光光子照射到与荧光层紧密结合的光电子阴极时,后者即发出与荧光强度相当的光电子,即将荧光图像转换为按电子密度变化的电子图像。增强器的阳极加有 25～30 kV 的正电位,使光电子飞向阳极并逐渐加速。同时,聚焦电极使电子聚焦和影像倒置,聚焦电极的级数越多,聚焦效果越好。这些被加速和聚焦后的电子束通过阳极孔轰击由荧光物质构成的荧光输出屏,由电子图像转换为可见光图像,这是一幅亮度增大、尺寸缩小的倒置图像。小型 C 臂机就用到了影像增强器(图 2-4)。

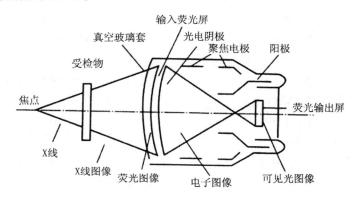

图 2-4　影像增强器结构原理图

二、X 射线机的技术指标和质量控制

X 射线球管在提高图像质量、减小几何模糊度方面起到了主要的作用。在技术上要求采用小焦点、大功率和高速旋转阳极 X 射线管。有效焦点面积小,则影像锐利。旋转阳极旋转速度快有利于散热。球管是X 射线成像的关键部件,所以首先要考虑 X 射线球管技术指标。

高压发生器为球管提供曝光时的工作能量。一般来说,功率越大,图像越清晰,但越高的曝光对人体的损害也就越大。

最大管电压是指加于 X 射线管两极间的最高电压峰值(kV)。最大管电流是指某一管电压和曝光时间内所允许的最大电流平均值,单位为毫安(mA)。最长曝光时间也是 X 射线球管的重要参数。它是指在某一管电压和管电流条件下允许的最长曝光时间,单位为秒(s)。使用时若超过此值,由于热量的积累,将使焦点过热而损坏。

以小型 C 臂 X 射线机为例,列出主要性能指标,如表 2-1 所示。

表 2-1　小型 C 臂 X 射线机的主要性能指标

	技术性能	要求
	发生器类型	变频式
	最大输出功率	2.1 kW
	最大透视管电压、管电流	110 kV、20 mA
X 射线发生器	具有脉冲透视模式	有
	低剂量透视模式	有

27

	技术性能	要求
X射线球管	摄影管电压	105 kV
	摄影毫安秒	80 mA·s
	毫安秒范围	1～100
	小焦点大小	0.6 mm
	大焦点大小	1.4 mm
	阳极热容量	50 kHU
	阳极散热率	30 kHU/min
	管套热容量	1 200 kHU
	管套散热率	8 kHU/min
	束线器	虹膜和多叶型束光器
影像增强器	影像增强器尺寸	9″
	中心分辨率	40 线对/cm
	对比率	23∶1
	CCD摄像机	1 008×560×12 bit
图像处理系统	监视器	有
	图像同屏显示数量	9
	标记功能	有
	曝光暗区校正补偿技术	有
	图像边缘增强功能	有
	具有图像扫描切换技术	有
	具有数字点片技术	有
	去除伪影及降噪技术	有
	具有最后透视图像记忆功能	有
	患者信息标注功能	有

注:HU 即热单位(heat unit),定义为:在单相全波整流电路中,高压电缆每根长度在6 m以下,管电压峰值为1 kVp,管电流有效值为1 mA,管负载时间为1秒时阳极所产生的热量,即1 HU=1 kVp×1 mA×1 s,1 HU=0.71 J,对不同整流方式,HU的计算方法不同

三、常用 X 射线机的种类和用途

医用 X 射线机可分为诊断 X 射线机和治疗 X 射线机两大类。医用诊断 X 射线机可分为携带式、移动式和固定式等类形。一般,临床上按照 X 射线管管电流的大小来分类(图 2-5)。

(1)10/15 mA 携带式诊断 X 射线机:可分装在方箱及支架袋内,并备有背包袋便于携带,适合于乡村、矿山、部队与巡回医疗队,作一般透视和摄影用。其管电压为 75 kV,管电流强度分别为 10 mA、15 mA,曝光时间为 6 秒、10 秒。整机结构包括 3 个部分:X 射线发生器采用固定阳极单焦点 X 射线管、自整流组合式机头;控制器附有透视用的脚头开关和摄影手持计时器;机架包括 203 mm×254 mm 的荧光屏和控制照野大小的手动遮光器,焦点尺寸 1.5 mm×1.5 mm,

焦点至荧光屏距离 600 mm。

（2）50 mA X 射线机：可供一般透视、摄影及胃肠检查用。其规格为 50 mA，80 kV（峰值）。包括 X 射线发生器、控制器、机架和简易诊视床 4 部分。移动式用折叠式摇臂支持机头，下有移动底座，以便推入病房和手术室，但无诊视床。

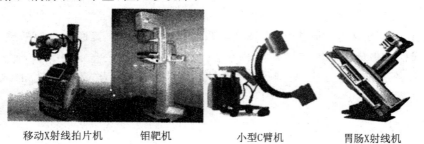

移动X射线拍片机　　　钼靶机　　　　小型C臂机　　　　胃肠X射线机

图 2-5　常用 X 射线机

低剂量透视 X 射线机具有连续使用长、综合性能指标高、重量轻、操作安全和灵活，适用于快速实时透视诊断。该透视机选用小功率 X 射线管，让受检者在低剂量的线束照射下接受透视；同时，采取严密的铅屏蔽防护措施，使泄漏射线计量低于国家标准，操作者无须任何防护而不会受到射线损伤，并可在明室环境下观察透视图像。另外，该机还采用微焦点 X 射线管和平板 X 射线影像增强器，是 X 射线影响增强近万倍，从而能在观察屏上获得清晰的图像。

（3）300 mA 固定诊断 X 射线机：由控制器、高压发生器、旋转阳极 X 射线管、支架、电动诊视床、摄影平床及断层摄影附属装置等组成。适合于中型综合医院、结核病治疗机构及医疗保健单位进行透视摄影，胃肠诊断和纵向断层摄影。

（4）500 mA 固定式诊断 X 射线机：供大、中型的综合性医院及防治院作 X 射线常规与某些特殊摄影的诊断。可进行透视、一般摄影、胃肠检查及摄影以及胆囊、静脉、肾盂造影，并可在直立、水平方向倒倾 15°，对患者作多种轨迹的断层摄影、倾斜断层摄影、垂直或倾斜滤线器摄影等。该机为大型固定式综合性机组，包括旋转阳极 X 射线管、控制箱（台）、高压发生器、高压电缆、电动诊视床、摄影平床、断层摄影机、胃肠摄影点片选择装置、天地轨和固定立柱等。

除上述常规 X 射线机外，还有一些用于特殊用途的 X 射线机设备。

（5）X 射线乳腺摄影机：主要用于对妇女乳房作 X 射线摄影，能早期发现和诊断乳房肿瘤，并能明确鉴定其良性和恶性。该机是一组合体，控制器、直流高压发生器和投照架等均装在同一机箱上。投照架可上下升降，也能回转适应立、坐、卧和正、侧等各种位置的摄影。该机采用钼靶或铑靶阳极 X 射线管发射的软 X 射线，可清晰地显示皮肤、皮下脂肪、导管结缔组织、血管等组织结构，摄得的 X 射线片对比度好、层次分明。

（6）胃肠 X 射线机：采用遥控多向电动诊视床和影像增强管——电视系统，配置有自动卷片的 100 mm 点片照相机，附有 8″×10″ 和 10″×12″ 的大片简易摄影装置可对进行食管、胃部和十二指肠消化道的普查，消化道肿瘤的粗筛，也可用于一般门诊胃肠检查。目前，胃肠 X 射线机也逐渐向全数字化方向发展，取消了影像增强器，而直接换用平板代替。

（王　燕）

第二节 X线检查方法

X射线检查方法可分为普通检查、特殊检查和造影检查三类。普通检查包括透视和X射线摄影,是X射线检查中最早应用和最基本的方法。后来,在普通检查方法的基础上又创造了多种特殊摄影和各种造影检查方法,特别是近些年来更为突出,从而为人体各部位的结构和器官显影开辟了新的途径。

一、普通检查

(一)荧光透视

荧光透视简称透视,是一种简便而常用的检查方法。透视时,需将检查的部位置于X射线管和荧光屏之间。除观察形态外还可观察器官的活动,如呼吸运动,心脏和大血管的搏动,胃肠道的蠕动和排空等。

一般,透视在荧光屏上所显示阴影的亮度不够强,较轻微和细致的结构或改变不易显示,较厚和较密实的部位则基本不易透过而显影不清,所以透视最适用于胸部以观察肺、心脏和大血管。在骨骼系统一般限于观察四肢骨骼的明显病变如骨折、脱位等;对颅骨、脊柱,骨盆等均不适用。对腹部病变,除观察膈下积气和胃肠道梗阻,积气、积液以及致密的异物外,一般不做透视,但在进行胃肠钡餐检查和钡剂灌肠时就必须用透视。

透视的优点在于比较经济方便,而且当时即可得出初步结果,还可以直接观察器官的运动功能。其主要缺点为不能显示轻微改变和观察厚部位,而且不能留有永久的记录以供随时观察或复查时比较。

一般,透视工作在暗室中进行,故在工作开始前应充分做好眼的暗适应,否则轻微改变会被遗漏。暗适应需时10分钟左右。使用影像增强装置,荧光屏亮度大大提高,透视可不在暗室中进行。

在检查前,应简单告诉被检查者透视的步骤和目的,并尽量脱去有扣子或较厚的衣服,除去一切外物如饰物、膏药和敷料等,以免产生混淆阴影引起误诊。

(二)摄影

摄影也是一种常用的主要检查方法。摄影时,需将受检部分置于X射线管与胶片之间,并贴近胶片,固定不动。胸部和腹部摄片时需停止呼吸,否则影像模糊。摄片时,也须将外物如饰物和敷料等除去,以免造成混淆的阴影。

摄影可用于人体任何部位。常用的投照位置为正位,其次为侧位;在不少部分如四肢和脊柱等,需要同时摄正位、侧位,其他的投照位置包括斜位、切线位和轴位等。摄影的优点在于能使人体厚、薄的各部结构较清晰地显示于X射线片上,并可作永久记录,以便随时研究或在复查时作对照、比较,以观察病情的演变。缺点是检查的区域为胶片大小所限制,不能观察运动功能而且费用较大。

在实际工作中,透视和摄影是相互辅助而应用的,一方的优点即是另一方的缺点,因此,常常两者并用,取长补短,以使诊断更为全面正确。

二、特殊摄影检查

(一)体层摄影

普通 X 射线照片是 X 射线投照路径上所有影像重叠在一起的总和投影。感兴趣层面上的影像因与其前、后影像重叠,而不能清晰显示。体层摄影则可通过特殊的装置和操作获得某一选定层面上组织结构的影像,而不属于该选定层面的结构则在投影过程中被模糊掉。体层摄影常用于明确平片难以显示,重叠较多和处于较深部位的病变,多用于了解病变内部结构有无破坏、空洞或钙化,边缘是否锐利以及病变的确切部位和范围,显示气管、支气管腔有无狭窄,堵塞或扩张;配合造影检查以观察选定层面的结构与病变。

(二)荧光缩影

荧光缩影是将被检查部位的阴影显示于荧光屏上,再以照相机将屏上的影像摄成缩小的照片。在荧光屏上产生明亮的影像需要毫安较大的 X 射线机(100～500 mA)。缩影片大小可为35 mm、70 mm 和100 mm。在 35 mm 和 70 mm 的小片上,不易看到细节,须用适当的放大设备来观察。在缩影片上发现问题,还需摄大片详细研究。荧光缩影最常用于大量的肺部集体检查,这种方法可以代替常规透视检查,包括医院和诊疗机构中的胸部透视。它不仅比透视的效率高,使被检查者和工作人员所受的射线量远为减少,并且还可留作记录。

(三)放大摄影

放大摄影是根据投影学原理,将检查部位和 X 射线片之间的距离增加,使投照的影像扩大,但较模糊失真。应用小的 X 射线管焦点(0.3 mm),可以减少 X 射线束的扩散作用,使扩大的阴影比较清晰。摄片时,X 射线管同胶片的距离为100～150 cm,检查部位同胶片间距依所需要的放大率而定。放大率可以列公式计算:

$$放大率=靶片距/靶物距$$

这种放大摄影可用于显示细致结构,从而观察有无早期和细微的改变。

(四)记波摄影

常规 X 射线摄片只能记录器官某一瞬间的状态,而不能显示其活动情况。记波摄影(kymography)的目的是使器官的活动如心脏大血管的搏动、膈的升降、胃的蠕动等在片上成为波形而加以观察。记波摄影的特殊装置是一个由许多横行宽铅条所组成的格栅,每个铅条宽12 mm,中间隔有 0.4 mm 的裂隙(木条)。将此格栅置于身体和胶片之间,摄片时胶片在格栅后等速均匀向下移动 11 mm 距离。这时格栅前的器官活动如心脏大血管的搏动,在每裂隙间都呈现为锯齿状波记录在 X 射线片上。这种方法称为阶段性记波摄影,常用于心脏大血管的检查。对胃肠蠕动、膈运动也可应用。

另一种记波方式是胶片固定而格栅移动,称为连续性记波摄影。它所记录的波形为不同时期不同点综合而成。因此不能用以观察同一点在不同时期的改变。

(五)高千伏摄影

高千伏摄影是用高于 120 kV 的管电压进行摄影。常为 120～150 kV。需用高电压小焦点X 射线管,特殊的滤线器和计时装置。由于 X 射线穿透力强,能穿过被照射的所有组织,可在致密影像中显示出隐蔽的病变。

(六)软 X 射线摄影

软 X 射线摄影是用钼靶,铜靶或铬靶 X 射线管,用低的管电压以产生软 X 射线进行摄影。

由于波长长,软组织的影像分辨率高。软 X 射线摄影多用于女性乳腺摄影,显影效果好。

(七)硒静电 X 射线摄影

硒静电 X 射线摄影又称干板摄影是利用半导体硒的光电导特性进行摄影。用充电的特制硒板代替胶片,然后进行摄影。用特制的显影粉显影,再转印在纸上,加温固定,即于纸上出现与 X 射线片上影像相似的影像。对观察软组织较好,例如乳腺。由于手续繁,不稳定,受辐射线量大且效果不如胶片,而未被推广使用。

(八)立体 X 射线摄影

立体 X 射线摄影是应用两眼同时视物而产生立体感的原理来摄一对照片,再通过立体镜进行观察。应用较少。

三、造影检查

普通 X 射线检查是依靠人体自身的天然对比,而造影检查则是将对比剂引入器官内或其周围,人为地使之产生密度差别而显影的方法。造影检查显著地扩大了 X 射线检查的范围。

对比剂可分两类,即:①易为 X 射线透过的气体,常称之为阴性对比剂;②不易为 X 射线透过的钡剂和碘剂,常称之为阳性对比剂,对比剂引入人体的途径与方法有直接引入和生理积聚两种。

(一)直接引入

除胃肠钡餐造影可以口服外,大多需要借助工具,如导管和穿刺针等,将对比剂引入管道或空腔脏器中。例如,经气管内导管将碘剂注入支气管内,以行支气管造影;经尿道内导尿管将碘水剂注入膀胱中以行膀胱造影;经肛管将钡剂注入结肠中,以行钡剂灌肠;经心室内导管注入碘水剂以行心血管造影;穿刺血管或向血管内插入导管注入碘水剂以行血管造影;穿刺脑室,注入对比剂以行脑室造影;行腰穿,向脊柱蛛网膜下腔中注入对比剂以行脊髓造影等。

(二)生理积聚

生理积聚是对比剂在体内的生理吸收与排泄。也就是将碘剂通过口腔或经血管注入体内后,使其选择性地从一个器官排泄,暂时存于其实质或其通道内而显影。经静脉肾实质或肾盂造影、口服胆囊造影和静脉胆管造影是常用的利用生理积聚的造影方法。

四、X 射线检查方法的选择和综合应用

X 射线检查方法繁多,如何选择和综合应用以达到诊断目的十分重要。检查方法选择的原则应以临床要求和检查部位为依据,一般是先简单、后复杂,但也有灵活性,根据具体情况综合应用。透视是最简单的方法,如胸部检查可首先采用。又如肠梗阻,往往需要透视与摄片结合采用。在厚度大的部位,如颅骨、脊椎等,应该摄片。特殊摄影应在其他检查方法的基础上作进一步研究时应用,如胸部体层摄影。

某些疾病仅作普通检查(透视或摄片)即可做出诊断,如长骨骨折。另一些疾病则需采用特殊检查或造影检查才能达到诊断目的,例如检查胆囊需作胆囊造影。有时需采用特殊检查与造影检查相结合,例如胆囊造影时,并用体层摄影。在选择检查方法和综合应用时,必须从实际出发,既要解决诊断问题,又要减少患者负担,诊断一经确定,就无需再作多种检查。

(王　燕)

第三节 X线成像技术

一、C形臂成像

(一)C形臂透视机的组成

一部C形臂透视机由X射线管、C形的弓臂、增强器、脚踏开关、控制面板及计算机处理的影像显示系统组成。在C形臂透视机中,一束射线通常从下面穿透组织,把影像送到增强器,然后图像就可以呈现在显示器屏幕上,同时它还可以在不同的方向上旋转,以便从不同的角度观察物体。控制面板的功能键可以调整图像的生成和质量。图像系统不仅能显示透视图像,而且还能储存图像,以便对比、浏览和转存。

(二)C形臂成像图像的特点

(1)C形臂成像的实质是X射线成像,X射线图像属于灰度成像,是由黑到白不同灰度的影像组成。这种灰度成像是通过密度及变化来反映人体组织结构的生理和病理状态。

(2)人体组织结构的密度与X射线图像的密度不同。前者是指人体组织单位体积物质的质量,后者是指X射线图像上所显示影像的黑白程度。两者之间又有一定的关系,即物质的密度越高,比重越大,吸收的X射线量就越多,在图像上呈白影。相反,物质的密度越低,比重越小,吸收的X射线量就越少,在图像上呈黑影。在临床工作中,描述图像上组织结构黑白程度时,通常以低密度、中密度和高密度来表示,相对应的分别为黑影、灰影和白影。图像上所示影像密度的高低与组织结构类型有关,还与其厚度有关。组织和器官发生病变时,X射线图像上可显示原有的密度发生改变,可称之为密度减低或密度增高。

(3)X射线图像是X射线束穿透某一部位内不同密度和厚度组织结构后的投影总和,是该穿透路径上各个结构影像的相互叠加。这种叠加的结果可使一些组织结构或病灶的投影因累积增益而得到很好的显示,但也可使一些组织或病灶的投影被覆盖而影响显示。

(4)C形臂显示的图像属于数字化X射线图像,可以在显示器上改变影像的灰度和对比度,从而使组织结构及病灶得到最佳显示。

(三)正常脊柱影像特点

C形臂在脊柱相关慢性疼痛诊疗中的作用至关重大,脊柱的X射线平片不能直接显示椎间盘、脊髓等软组织密度的影像,但能提供颈、腰椎骨性结构情况,包括颈腰椎骨质改变和顺序改变、椎管前后径、椎弓根间距、椎间孔大小改变和韧带钙化等,从而间接推断脊髓和神经根的异常。因此,熟悉正常脊柱的影像特点必不可少。

1.颈椎正位

颈椎X射线正位片,可显示椎弓根、钩椎关节、横突、棘突和气管等。椎弓根类圆形高密度影,投影在椎体外部,椎弓根间距自上而下逐渐递减,上部颈椎椎弓根常显示不清。颈椎椎体上缘呈浅杯状凹陷,其两侧的唇状骨缘形成钩突,与上位椎体下面侧方的斜坡相应钝面构成钩椎关节(亦称Luschka关节)。钩突的前外部为椎动脉、椎静脉及包绕的交感神经丛,外后侧参与构成椎间孔的前壁,有颈神经根通过,因此钩突的退行性增生常可引起相应的临床症状。第7脊椎横突向下倾斜,第 1 胸椎横突向上倾斜。棘突为中线上卵圆形影或叉状影。

2.颈椎侧位

颈椎 X 射线侧位可显示颈椎顺列、椎体、椎间隙、关节突关节(椎间关节)和棘突等。椎体呈长方形,从颈椎、胸椎到腰椎逐渐增大。椎体前缘、椎体后缘和棘突前缘皮质线的连线呈自然连续的弧线。上、下关节突构成的关节突关节(椎间关节)呈自前上向后下斜行的透亮线影。枢椎棘突较其上方的寰椎后弓和下方的颈₃棘突突然显得肥大,颈棘突最长。

3.颈椎斜位

由于椎间孔位于正中矢状面的 45°处,向前开放,由于颈椎的形状和重叠,椎间孔还向下 15°。因此为了"展开"并在 X 射线片显示颈椎间孔,需要采用 45°斜位,同时 X 射线束向头侧 15°。左后斜位时,显示右侧小关节及椎间孔;反之,右后斜位时显示左侧者。可以清楚地看到关节面及关节突起有无骨折和脱位。椎间孔略呈倒置的泪滴状,上部较宽而下部较窄,椎间孔内含神经根袖和脂肪。

4.颈椎张口位

观察寰枢椎时必须用张口位,齿状突直立而显示清楚。寰椎前弓与齿状突重叠,前弓影像较浅,与侧块相连,后弓与横肋突相连。注意齿状突与寰椎侧块之间的距离及寰枢关节间隙的大小。一般,齿状突与寰椎两侧侧块间的距离应相等,但有时由于关节松弛而致齿状突偏于一侧,如不合并其他异常,则不一定是病理现象。

5.胸椎正位

由于胸椎的自然后凸及椎体边缘互相重叠,多数椎间隙看清。椎体的厚度应一致,胸椎横突较短,棘突可见于脊柱中线。

6.胸椎侧位

椎体呈四边形,椎间隙较易看清,棘突向后下突出,横突则呈轴位。胸椎呈轻度后凸,椎管亦是如此。

7.腰椎正位

腰椎构造同胸椎,但体积更大,椎间隙亦较宽。两侧横突应对称等长,棘突轻度下斜,因此,其尖端投影于所属椎体略下方,与下一个椎体相重叠。棘突间距离大致相等。上下关节间隙均清晰可见,在椎体边缘间画横线时,椎间隙上、下两线应互相平行,各椎体及其椎间盘(椎间隙)的厚度大致相等。

8.腰椎侧位

侧位像椎体呈四边形,分析椎体与椎间隙的形态、大小比正位容易,整个腰椎呈轻度前凸,需注意各个椎体的序列。两侧上下关节突可以看出,但会有一定的重叠,棘突稍向后下方倾斜,至第四、第五腰椎棘突接近水平。

9.腰椎斜位

任何骨及其组成在斜位像上都比常规的正面或侧位像上难于识别。椎骨也不例外,然而腰椎的斜位像却有助于观察。在良好的 45°斜位像上,腰椎呈现一个"Scotty 狗"的影像(Brown RC 和 Evans ET,图 2-6)。狗的头和颈部可能是最容易识别的结构,颈部是椎弓关节突部,狗耳是上关节突,眼睛由椎弓根构成,横突形成狗鼻子,下关节突形成狗前腿。另外,椎弓峡部裂在这一位置最容易显示。

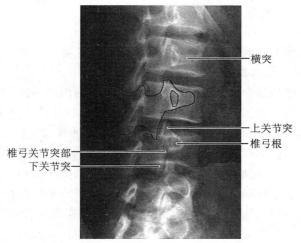

图 2-6 "Scotty 狗"

(四)C 形臂下造影

人体内有些组织和器官缺乏自然对比,用 X 射线片检查无法显示它的内在结构,需要引入一种高于或低于它本身密度的物质以造成对比,这种方法称为造影。在脊柱相关慢性疼痛的诊疗中常用的造影有以下几种。

1.硬膜外造影

硬膜外造影可以显示硬膜外显像情况和神经根走向,对硬膜外注射以及经椎间孔硬膜外注射有确切的指导作用。

2.椎间盘造影

将对比剂直接注入椎间盘髓核内,以显示椎间盘髓核的形态变化,为椎间盘髓核本身的退变及其引起相关腰痛的定位和定性诊断提供可靠的证据。

3.脊神经根造影

神经根造影可以选择性地只显示某一个脊神经根,对于某些复杂的腰腿痛病例来说可以起到进一步鉴别诊断的作用。

临床上在进行脊柱相关慢性疼痛的注射治疗过程中,为了确认穿刺针的位置,经常会打造影剂,C 形臂下透视确认位置,常用的有骶管造影、骶髂关节造影和膝关节腔造影等。

(五)总结

C 形臂的实质是 X 射线成像,其特点决定了它只能显示二维的图像,有一些报道和研究将 C 形臂与手术导航系统相连进行骨科、介入科的相关手术指导,但随着术中 CT、O 形臂以及导航系统的不断发展升级,术中三维重建、与导航无缝连接、无射线暴露下实时指导手术等均有了飞速的发展并在临床上得到广泛的应用。然而,C 形臂具有轻便、快捷、实时和高效等优点,其将会继续在慢性疼痛疾病相关诊疗中起到重要的作用。

二、O 形臂成像

(一)O 形臂影像系统简介

O 形臂(O-ARM)影像系统是专为手术室环境手术应用而设计的可移动 X 射线系统。该系统提供基本的透视、多平面 2D 影像和 3D 影像,其中 3D 影像可以提供三个正交视图(轴位、矢状位、冠状位)的快速 3D 重构显示。

1.O 形臂的组成

O 形臂影像系统由两个主要组件组成:O 形臂底盘和移动影像站(MVS),两种装置通过单芯电缆内连,提供电源和信号数据。

O 形臂底盘的主要组件是台架和机柜。台架组件包含内圈、X 射线发生器(源)和平板 X 射线探测器的转子装置。外部台架组件包括一个伸缩门,可以打开使患者通过,走向手术台,可使用无菌盖布。包含 LED 的光圈,可指示 X 射线源和探测器的位置。机柜提供 X 射线控制用户界面,称为悬垂控制面板,自动运动控制装置,电动化机械组件和包含电池电源的贮能元件。通过悬垂控制面板,可以将自动控制台架组件进行精密的纵向、侧向、向上、向下、摆动和倾斜定位。

移动影像站可以在手术期间提供图像处理机和用户界面。平板监视器可以高清晰度显示活动和存储的图像。根据不同的 X 射线采集模式,监视器上的影像将在 2D 模式的双影像显示、多 2D 模式的四影像显示和 3D 模式的三正交影像显示之间进行切换。标准键盘可使用户向影像站输入患者数据、添加注释等。

2.O 形臂的 X 射线类型

O 形臂系统使用的两种 X 射线类型是:脉冲透视和脉冲曝光。

脉冲透视模式包括标准透视和高级透视,用于生成 2D 和 2D 多平面影像。

脉冲曝光透视法用于 3D 影像,时间限于每次面板扫描 13 秒,减少动态模糊。

3.O 形臂的运行模式

(1)O 形臂影像系统提供三种运行采集模式:2D 透视模式(2D)、多平面 2D 模式(M-2D)和 3D 模式(3D)。通过位于 O 形臂底盘上的悬垂控制面板、MVS 键盘或无线鼠标可以选择每种模式。通过与机架连接的手动或脚踏开关可以激活每种模式。

(2)2D 透视模式:采集模式使用脉冲 X 射线,提供高分辨率实时患者影像。

(3)M-2D 模式:在此种采集模式下,可以存储或预置多达四个单独的台架位置和相关的透视设置,供操作员调用。第五个预定位置用作"停放"定位,使台架远离外科医师工作区域。

(4)3D 模式:通过 360°旋转台架转子,可以创建一系列的脉冲 X 射线曝光,系统可存储曝光,重建算法,生成患者相关解剖部位的三维影像。此时,在 MVS 监视屏可以显示轴位、冠状位和矢状位正交平面的高分辨率影像。

4.O 形臂的其他功能

(1)患者测验数据功能:通过 MVS 键盘访问,本菜单可输入患者的测验信息和有关医师信息,从而将患者影像集成到保存的测验记录,存入系统数据库。系统还可以重新调用每个患者的全套测验记录,该记录列举了每项已经执行的研究。选择特定的系列影像,影像将出现在监视屏的左侧窗格内。选择的影像可以 DICOM 格式导出到本地,保存到快照文件,然后下载到外部存储器,或发送到视频图形打印机,在胶片或纸张上打印出来。

(2)DICOM 导出功能:O 形臂影像系统可以导出数字化 2D 和 3D 影像,以医学(DICOM)格式,通过网络传送到 DICOM 服务级用户,功能相当于图像档案和通信系统(PACS)服务器或其他 DICOM 装置。DICOM 影像可以从 MVS 用户界面中导出。

(3)通过外存储装置的导出功能:O 形臂影像系统也可将 MVS 监视屏上出现的任何影像保存到快照文件。"快照"然后可以传送到 CD 或 USB 闪盘。

(4)视频图形打印功能:位于 MVS 中的打印机,作用相当于视频图形打印机。它可以将

MVS监视器活动窗格上出现的任何影像打印到透明胶片或纸张。

（5）影像指导手术功能：Medtronic Navigation提供一个可选功能，可使O形臂影像系统连接Medtronic影像指导手术（IGS）系统，使IGS用于整形外科和其他相关手术。

（二）O形臂的辐射

自从O形臂投入临床使用的第1天起，人们就开始关注其辐射量。根据文献报道，O形臂在使用过程中对于患者的辐射量要小于CT对患者的辐射量。因为O形臂可以在手术开始前对患者进行三维扫描，然后把相关信息传入导航，手术过程中不需要再次曝光，因此对于医护人员来说实现了零辐射或微量辐射。即便如此，医护人员对于其辐射应该做到足够了解、充分防护。

（三）总结

O形臂与导航的无缝对接使其得到了更广泛的应用与发展，但在临床应用当中也存在一些问题，例如其三维成像只能针对特定的体积范围内的结构；其对于软组织的显示清晰度需要进一步提升等。相信随着技术的不断进步以及人们认识的不断提高，O形臂会对外科手术提供更大更多的帮助。

（王　燕）

第三章

CT成像基础

第一节　CT成像的基本概念

一、像素

像素又称像元,是数字图像的面积单元,或可被视为图像矩阵中的一个小方格。像素也是医学数字图像的最小单位,CT的像素尺寸为0.1～1.0 mm。

二、体素

体素是容积采集数字图像的立方体积单元。容积采集中的体素常对应于像素,如将CT层面的厚度视为深度,那么像素乘以深度即为体素。如被成像层面的深度为10 mm,像素为1 mm×1 mm,则体素为10 mm×1 mm×1 mm。

三、矩阵

矩阵是像素以二维方式排列的阵列,与重建后的图像的质量有关。在相同大小的采样野中,矩阵越大像素也就越多,重建后图像质量越高。目前CT机常用的矩阵是512×512,也有个别厂商采用256×256、1 024×1 024的矩阵。

四、原始数据

原始数据是CT扫描后由探测器接收到的信号,经模数转换后传送给计算机,其间已转换成数字信号经预处理后,尚未重建成横断面图像的这部分数据被称为原始数据。通常原始数据经由重建系统处理形成图像。

五、重建

原始扫描数据经计算机采用特定的算法处理,最后得到能用于诊断的一幅横断面图像,该处理方法或过程被称为重建或图像的重建。CT有专门用于图像重建的计算机,称为阵列处理器,图像的重建速度是计算机的一项重要指标,也是衡量 CT 机器性能的一个重要指标。

六、重组

重组一般是利用横断面图像数据重新构建图像,不涉及原始数据处理的一种处理方法。如多平面图像重组、三维图像处理等。由于重组是使用已形成的横断面图像,重组图像的质量与已形成的横断面图像有密切关系,一般要求断层层厚薄、连续、层数多,所以,扫描和重建的横断面层厚越薄、图像的数目越多,重组后的图像质量越高、三维显示的效果越好。

七、重排

重排是多层螺旋 CT 扫描图像重建阶段,根据锥形束的形状调整线束角度,是适应标准图像重建平行线束的一个中间处理步骤。

八、卷积核

卷积核又称重建函数、重建滤波器或滤波函数,它是一种算法函数。重建函数的选择可影响图像的分辨率及噪声等。在实际使用中,该参数可由操作人员选择。

九、插值

插值是螺旋 CT 图像重建的一种预处理方法。其基本含义是采用数学方法在已知某函数两端数值,估计一个新的、任一数值的方法。由于 CT 扫描采集的数据是离散的、不连续的,需要从两个相邻的离散值求得其间的函数值。目前,单、多层螺旋 CT 都需采用该方法做图像重建的预处理。

十、部分容积效应

在 CT 中,主要有两种现象:部分容积均化和部分容积伪影。在一个层面同一体素中,如有不同衰减系数的物质时,其所测得的 CT 值是这些组织衰减系数的平均值。换言之,在同一扫描层面的体素内,含有两种或两种以上的不同密度的组织时,其所测得的 CT 值是取层面内所有组织的平均值,这种现象称为部分容积均化。在临床扫描工作中,对小病变的扫描,应使用薄层扫描或部分重叠扫描,以避免部分容积效应的干扰。

同时,部分容积效应在某些特定的部位会产生特征性的表现,如在颅底骨与脑组织的交界处,由于该两种组织的衰减差别过大,导致 CT 图像重建时计算产生误差,部分投影于扫描平面并产生伪影称之为部分容积伪影。部分容积伪影的形状可因物体的不同而有所不同,一般在重建后横断面图像上可见条形、环形或大片干扰的伪影,部分容积伪影最常见和最典型的现象是头颅横断面扫描时颞部出现的条纹状伪影,这种现象也与射线硬化作用有关。

十一、周围间隙现象

在同一扫描层面上,与该层面垂直的两种相邻且密度不同的组织,其边缘部分所测得的 CT 值不能真实反映各自组织的 CT 值。同时由于两种组织交界处相互重叠造成扫描射线束的衰减误差,导致了交界处边缘模糊不清,该现象被称之为周围间隙现象。一般,密度高的组织,其边缘 CT 值比本身组织的 CT 值低。反之,密度低的,其边缘 CT 值比本身组织的 CT 值高。当密度差别小的组织相邻时,图像上的微小密度差别难以辨别。从形成机制而言,周围间隙现象仍属于部分容积效应的一种表现。

十二、阳极热容量和散热率

X线管阳极的热容量大,表示可承受的工作电流大,连续工作的时间可以延长,所以,CT机所用的X线管阳极热容量越大越好。

与X线管性能指标有关的还有散热率,同样散热率越高,阳极的散热越快,连续扫描的能力越强。现代的螺旋CT扫描机,对X线管阳极的要求更高,因为以前的扫描是逐层进行,层与层扫描之间还可用于散热,现今的螺旋扫描一般都要连续扫描几秒甚至几十秒,旋转速度的提高也要求单位时间内剂量输出率要高,所以必须要求X线管有良好的阳极热容量和散热率。热容量和散热率一般由MHU和kHU分别表示。

十三、动态范围

动态范围是指探测器线性段最大响应值与最小可检测值之间的比值,在CT中其响应与转换的效率通常与接收器所采用的介质和材料有关。CT探测器中钨酸钙的吸收转换效率是99%,动态范围是1 000 000∶1。

十四、单扇区和多扇区重建

单扇区和多扇区重建目前主要用于冠状动脉CTA检查。根据雷登的图像重建理论,一幅图像重建至少需要180°旋转的扫描数据。目前,不同厂家冠状动脉CT图像的重建分别采用180°加一个扇形角的扫描数据,被称为单扇区重建;采用不同心动周期、相同相位两个90°或120°的扫描数据合并重建为一幅图像称为双扇区重建;采用不同心动周期、相同相位的4个60°扫描数据合并重建为一幅图像称为多扇区重建。单、多扇区重建的目的主要是为了改善冠状动脉CT检查的时间分辨率。

多扇区重建算法的时间分辨率大大提高,结合变速扫描技术应用,也就是根据患者心动周期,调节扫描速度的方式,即扫描速度与心率自动匹配,从而提供最佳的时间分辨率。

十五、过度射线和过扫范围

过度射线和过扫范围都与多层螺旋扫描有关。

(一)过度射线

过度射线主要是由于多层螺旋扫描使用锥形束射线,使得在每一层横断面重建的原始数据中冗余了一个扇形角射线,尽管在横断面的图像重建中这部分数据可被适当利用,但有时由于螺距的设置和原始数据利用率等问题,使多层螺旋扫描的辐射剂量较非螺旋扫描有所增加。

(二)过扫范围

过扫范围是由于螺旋扫描螺旋状的扫描轨迹所需,为适应横断面图像重建原始数据量的要求,必须在一个扫描容积的头尾部分补上适当的扫描范围,以使横断面的重建有足够的原始扫描数据量。过扫范围在单、多层螺旋扫描中都存在,而过度射线主要存在于多层螺旋扫描中,随着探测器阵列纵向宽度的增加,冗余的扇形角和过度扫描的范围趋于增加。

十六、纵向分辨率和各向同性

过去与 CT 有关的质量参数主要由空间分辨率和密度分辨率表示。笼统地说，空间分辨率主要表示 CT 扫描成像平面上的分辨能力（或称为平面内分辨率，也有称为横向分辨率，即 x、y 方向）。在螺旋 CT 扫描方式出现后，由于多平面和三维的成像质量提高，出现了应用上的一个新概念即纵向分辨率或称 z 轴分辨率。纵向分辨率的含义是扫描床移动方向或人体长轴方向的图像分辨率，它表示了 CT 机多平面和三维成像的能力。纵向分辨率的优与劣，主要涉及与人体长轴方向有关的图像质量，例如矢状或冠状位的多平面图像重组。目前，4 层螺旋 CT 的纵向分辨率约 1.0 mm，16 层螺旋 CT 的纵向分辨率是 0.6 mm，而 64 层的纵向分辨率可达 0.4 mm。

由于在 CT 成像范围的 3 个方向（x、y 和 z）的分辨率接近或一致，该现象又被称为各向同性。

十七、物体对比度和图像对比度

在 X 线源成像的方式中，物体对比度或称为射线对比度是指相邻两个物体之间的 X 线吸收差异。同样，在 CT 成像中物体对比度与物体的大小、物体的原子序数、物体的密度、重建的算法和窗的设置有关。CT 值大于 100 Hu 时的对比度差，称为高对比度；CT 值小于 10 Hu 时的对比度差，称为低对比度。

图像对比度是重建后的图像与 CT 值有关的亮度差（AH）。它与射线衰减后 CT 值的高低及接收器亮度的调节有关。

十八、扫描覆盖率

扫描覆盖率与多层螺旋扫描有关，其基本含义是指扫描机架旋转一周探测器阵列覆盖的范围，螺旋扫描时间与覆盖范围的比值被称为扫描覆盖率。一般，所采用探测器的排数越多、准直器打开的宽度越大，扫描覆盖范围越大。扫描覆盖率的大小取决于以下两个因素：一是扫描所使用探测器阵列的宽度，二是扫描机架旋转一周的速度。

十九、灌注和灌注参数

灌注是指单位时间内流经 100 g 组织的血容量。如果时间单位用分钟，血容量单位用 mL，那么灌注的单位就是 mL/(min·100 g)。但是，由于 CT 检查难以测得人体组织的质量，而测定组织的体积则较容易。所以，影像诊断中灌注的另一种定义方法是，单位时间内流经单位体积的血容量，表示方法为 %/min。

组织血流量（blood flow，BF）：单位时间内流经某一体积（V）组织的血容量称为组织血流量，其单位为 mL/min。

组织血容量（blood volume，BV）：某一体积组织内血液的含量称为组织血容量，单位是 mL，单位体积的含血量称为相对组织血容量（relative blood volume，rBV），它没有单位，常以百分数表示。

平均通过时间（mean transit time，MTT）：指血液流过毛细血管床所需的时间。该时间很短，一般仅数秒钟，那么，组织的血容量除以平均通过时间即为组织血流量。

二十、窗技术

CT 发明初期亨斯菲尔德定义的 CT 值范围为 ±1 000,而目前临床应用 CT 机的 CT 值标尺大都被设置为大于 2 000。常用的 CT 值标尺如 −1 024～+3 071,则总共有 4 096 个 CT 值范围。由于人眼识别灰阶的能力有限(一般不超过 60 个灰阶),包括显示介质(显示器的灰阶设置一般为 256 个)都无法显示所有 CT 图像所包含的窗值范围,为了适应人体组织解剖结构显示的需要,通过窗值调节适当显示兴趣区组织的技术被称为窗技术或调窗。

窗宽和窗位的调节在 CT 机中通常受操作台控制,调节窗宽、窗位旋钮能改变图像的灰度和对比度。窗宽增加,灰阶数增加,灰阶变长,显示图像中所包含的 CT 值也增加,同样小窗宽的显示图像则包含较少的 CT 值。

(李　波)

第二节　CT 成像的基本原理

X 线的基本特性之一是具有穿透性。在医学的应用中,X 线在穿透人体与人体的相互作用过程中,遵循了 X 线在物体中的衰减规律,即衰减的强度变化通常根据物质的原子序数、密度、每克电子数和源射线能量的大小。

一、X 线摄影的图像形成方式

与 X 线摄影相同,CT 成像仍然利用了 X 线,但其图像形成的方式与 X 线摄影有较大的不同。在 X 线摄影中,X 线摄影是投射成像,而 CT 是采样数据重建成像。在这种投射成像方式中,某一强度的 X 线是通过投射方式,即具有一定强度的源射线通过患者后,其被衰减的射线被感光介质直接用来形成图像。早期接受衰减辐射的成像介质为胶片,而现代 X 线摄影则被 IP 板或探测器平板取代。投射成像由于其成像方式的局限性,根据 X 线与人体组织相互作用的特性,只能形成一幅灰度差图像,其图像的对比度取决于 X 线与人体组织相互作用后形成的射线衰减对比(图 3-1)。在图 3-1 中,从 X 线源产生的辐射,一次性地投射于胸部并被用于成像,一方面,人体所有的三维组织结构都被以一种方式传递为射线强度衰减值,并且在 X 线行进路径上的所有组织结构形成了重叠;另一方面,投射方式成像只能显示射线衰减差较大的组织与器官,如图 3-2 中的胸部包含了肋骨、含空气的肺和纵隔软组织,其中仅射线衰减差较大的肺和肋骨能被较好地显示。同样,其他部位如头颅的 X 线摄影也是如此,尽管头颅 X 线片包含了脑组织,但它只能显示射线衰减差较大的颅骨(图 3-2)。另外,X 线摄影的组织密度显示能力,还与用于成像的感光介质材料有关。如早期使用的胶片,由于其成像的特性曲线陡直,对显示中间密度较为重要的该成像介质宽容度较小,组织密度分辨能力就非常有限。现代的成像板和探测器平板,由于采用了数字成像方式,可利用数字图像处理技术展开成像的特性曲线,使组织密度分辨率有所改善。

二、CT 图像的形成方式

CT 与模拟 X 线摄影的最大区别:一是层面采集;二是重建成像。有关这两个重要的差别,我们将分别予以阐述。如之前我们已经述及,X 线摄影的成像方式:相对每一个像素而言,成像平面接收到的是一个沿 X 线源方向射线衰减后的平均值。在 CT 成像中,通过人体后的衰减射线也被成像介质记录,但 CT 除了记录通过人体后的衰减射线外,还同时测量和记录源射线的强度,并且该源射线的强度被用来计算通过物体后衰减射线的衰减值,由计算机重新计算后重建图像。图 3-2 是一幅头颅 X 线摄影平片,根据 X 摄影的成像原理,其中仅X线衰减差较大的骨性组织结构被显示,而脑组织在 X 线摄影中基本不显示;图 3-3 是层面采集的 CT 图像,一个层面图像在 CT 成像采集过程中,根据源射线的强度,通过物体后衰减射线在形成像素(体素)之前都被单独测量和计算。如在脑出血和非出血部位的两个像素值之间,CT 图像两点的 CT 值差为28 Hu,其差值的幅度接近 50%;而在 X 线摄影中,该两点的平均衰减密度差值则非常接近,为1 738和1 734。由于成像方式不同,CT 图像明显提高了组织的密度分辨率。当然,CT 能提高密度分辨率的另一个重要原因是,CT 采用的成像介质探测器的动态范围要大大高于 X 胶片,甚至成像板和平板探测器。

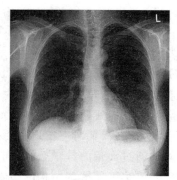

图 3-1 普通 X 线摄影仅能显示衰减差较大的组织结构,如肋骨、肺

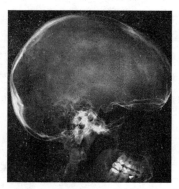

图 3-2 颅脑 X 线摄影仅能显示骨性组织结构

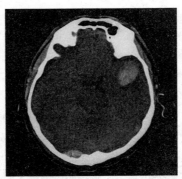

图 3-3　CT 是层面采集成像,由计算机根据衰减值计算,重新还原成像

综上所述,与 X 线摄影不同,CT 由于采用了横断面层面采样,形成图像的每一个像素衰减值都被单独与源射线比较并计算,在随后的图像重建过程中,可依照对应的像素位置,再根据像素点不同的衰减值,使原组织密度一一还原。

三、CT 的图像重建

CT 的图像重建主要通过数学方法计算获得。CT 发明的初期曾尝试多种数学重建方式,如代数重建法、联立方程重建法等,目前 CT 图像重建主要使用的方法是滤过反投影重建法。

滤过反投影法也称卷积反投影法。它是在反投影之前,对所有的投影数据进行卷积滤过(使用卷积核,使结果图像更清晰即有无所谓的"星月状"晕伪影。其成像的过程大致可分成三步:首先是获取全部的投影数据并做预处理。在这一过程的开始时先取得各投影数据的衰减吸收值并将其转换成重建所需的形式,如果数据中有射线硬化产生,同时将其校正。经过预处理的数据又称为原始数据,该原始数据也可存入硬盘,在需要时可再取出为重建图像用。其次是将所得数据的对数值与滤波函数进行卷积,其间须通过大量的数学运算,同时采用的滤波函数还须考虑图像的分辨率和噪声等。通常,高分辨率的算法可使解剖结构的边缘得到增强并改善分辨率,但噪声也相应增加。最后,进行反投影,并根据临床显示的要求不同选定矩阵大小,现在经滤过后的原始数据被反投影成像并可通过显示器显示。通常,重建后图像的大小与是否采用放大有关;图像的亮度则与 X 线通过物体后的衰减有关。

通常,滤过反投影的初始值始终为零(即设定的计算机内存初始值)。反投影开始后,沿着测量计算方向,其每一个投影值均被添加到计算机内存的图像像素中,被成像物体的细节和物体的衰减,不仅仅用于图像重建所需像素值的构成,而且与整个图像形成有关。经多次反投影后,最终可形成一幅清晰的 CT 图像。

(李　波)

第三节　CT 成像的扫描方法

CT 扫描需根据检查目的选用一种扫描方式。依据 CT 机的类型,如同样是螺旋 CT 机,下述两种扫描方式是有差别的。

一、逐层扫描

逐层扫描又称序列扫描或非螺旋式扫描。通常,扫描时需预设层厚、层距和扫描范围,每扫描一层检查床移动相应的距离,然后做下一个层面的扫描,如此循环往复,直至完成整个预设范围的扫描。在螺旋扫描方式出现前,所有的 CT 检查都采用逐层扫描方式;而螺旋 CT 出现后,除了颅脑和颈、腰椎椎间盘等少数几个检查部位外,都被螺旋扫描方式替代。

二、螺旋扫描

螺旋扫描或称容积扫描,可分为单层螺旋扫描和多层螺旋扫描。螺旋扫描方式是扫描机架和检查床同时旋转和移动,X 线同时连续曝光采集图像,一次完成一个部位或器官的扫描,由于该扫描方式 X 线管焦点的运行轨迹在人体表面的投影类似螺旋状,故被称为螺旋扫描。螺旋扫描由于可连续采集一个甚至多个人体部位的扫描数据,采集速度快、扫描范围内无信息遗漏;在增强扫描中可节省对比剂的用量,现已替代逐层扫描方式,被广泛用于除颅脑等器官外的绝大部分 CT 的检查。

三、普通扫描

CT 的普通扫描又称平扫或非增强扫描,是 CT 检查中用得最多的一种方法,它的含义是按照定位片所定义的扫描范围、不注射对比剂的扫描。平扫是一种 CT 检查方法,无论逐层扫描或螺旋扫描方式,均可用于 CT 的平扫检查。

在平扫检查中须注意下列一些情况。

(1)准确的定位不仅可减少不必要的扫描,同时也使患者少受不必要的射线剂量。

(2)做必要的记录,有些情况比较特殊或对诊断有参考价值的信息,需随时记录在申请单上,为诊断或下次检查参考。

(3)四肢的检查一般需做双侧同时扫描,以供诊断参考。

(4)体位、方向须准确标明因为 CT 检查中左右的标注是根据仰卧、俯卧,还是头先进、足先进,由计算机程序自动标注,方位的概念对于诊断来说特别重要。

四、增强扫描

静脉内注射对比剂后的扫描称增强扫描,可增加组织与病变间密度的差别,有利于发现平扫未显示或显示不清楚的病变及观察血管结构和血管性病变,有助于病变的定位、定性。增强扫描有多种扫描方法。

(一)常规增强扫描

常规增强扫描多采用静脉团注法注入对比剂,即以 $2\sim4$ mL/s 的流速注入对比剂 $60\sim100$ mL,延迟一定时间后进行扫描。

(二)动态增强扫描

动态增强扫描是指静脉注射对比剂后对兴趣区进行快速连续扫描,有以下几种。

1.进床式动态扫描

扫描范围包括整个被检查器官,可分别在血供的不同时期,进行双期和多期螺旋扫描。

2.同层动态扫描

同层动态扫描是对同一感兴趣层面连续进行多次扫描,测定 CT 值制成时间-密度曲线,研究该层面病变血供的动态变化特点,鉴别病变性质。感兴趣区的选择是关键。

3.两快一长扫描

两快一长扫描是动态增强扫描的特殊形式,两快是指注射对比剂速度快,开始扫描的时间快,一长是指扫描持续的时间足够长,一般持续数十分钟。主要用于肝海绵状血管瘤、肝内胆管细胞型肝癌及肺内孤立性结节的诊断和鉴别诊断。

五、定位扫描

定位扫描是正式扫描前确定扫描范围的一种扫描方法。它和一般扫描的不同之处是,平扫和增强扫描时 CT 的扫描机架是围绕患者做 360°旋转,每扫描一层检查床移动相应的距离或螺旋扫描一次完成一个部位的扫描;而定位扫描时扫描机架内的 X 线管在 12、9、3 点钟位置固定不动,曝光时只有检查床做一个方向的运动。

另外,定位扫描一般一个患者或一个检查部位只做一次。机架内的 X 线管在 12 点钟位置时,其扫描的结果得到的是前后或后前(根据患者是仰卧还是俯卧)位的定位像,X 线管在 9 点钟或 3 点钟的位置时得到的是侧位的定位像。

定位扫描得到的是类似数字 X 线摄影平片,由于定位像的扫描剂量较低,其空间分辨率也较低。定位像除用于确定扫描层面和范围外,还用于已扫描层面和范围的归档保存。

定位像一般采用狭缝扇形束扫描方式获得。在多层螺旋扫描的定位像扫描中,锥形束射线必须用附加的准直器,将锥形束射线准直成狭缝扇形束扫描,其目的是为了减少辐射线和提高图像的质量。

六、能量成像

能量成像是利用物质在不同 X 线能量下产生的不同的吸收来提供影像信息的,获得时空上完全匹配的双能量数据,在原始数据空间实现能谱分析,可以提供双能量减影、物质分离、物质定量分析、单能量成像和能谱曲线分析等功能。

能量成像比较有代表性的是西门子公司的双能量成像技术(DE)和 GE 公司的能谱成像技术。Philips 公司开发的"三明治"探测器,通过两种不同的探测器重叠安装,使用一个球管同时照射,从而产生不同的两组数据,进而进行组织分辨。能量成像的实现方式从技术层面上分为实验室类型和临床类型两大类。前者的代表即光子计算系统,后者临床类型即双 kVp 成像,包括瞬时双 kVp 技术与双球管技术。采用双球管模式的能量成像中,由于能量时间分辨率不足可引起运动伪影。这种伪影不仅可出现在心血管系统中心脏的收缩与舒张,也可出现在消化系统中胃肠的蠕动及呼吸系统中双肺的呼吸运动。减影使这种运动伪影更加明显。采用双球管模式实现图像空间双能减影中的另一个问题是硬化效应。由于减影图像是由低电压与高电压的图像组合而成,而低电压的图像往往带有较严重的硬化效应,这样使得组合的减影图像也存在硬化效应。

由于运动伪影和硬化效应的干扰,双能减影图像中存在许多不准确性与不确定性,从而临床应用方面受到了很多制约。而通过单球管高低双能(80 kVp 和 140 kVp)的瞬时切换(<0.5 毫秒能量时间分辨力)的能谱 CT 双能量解析过程是在投影数据空间完成的,因而不受自

主和不自主的运动干扰,在准确的硬化效果校正的基础上得到准确的能谱成像。图像空间双能减影与常规混合能一样,采用单一硬化效应的校正。投影数据空间能谱成像对求解到基物质对的原始数据分别进行准确的硬化效应校正。

七、功能成像

(一)CT灌注成像

CT灌注成像(CT perfusion imaging,CTPI)是静脉快速团注对比剂的同时,对选定的感兴趣层面进行连续快速扫描,得到一组动态图像,然后在工作站上利用CTPI软件分析每个像素对应的密度变化,获得每一像素的时间-密度曲线,根据该曲线计算出反映组织血流灌注状态的多个参数(如血流量、血容量、峰值时间、平均通过时间等),最终得到灰度或伪彩色显示的灌注图像。CTPI可分析脏器局部血流量的动态变化情况并以图像的形式显示,能反映组织的血管化程度及血流灌注情况,提供常规CT增强扫描不能获得的血流动力学信息及生理功能变化,属于功能成像的范畴。

灌注组织的强化程度与其血管化程度、血管壁的通透性和细胞外液量有关,组织的血管化程度与早期强化相关,而血管壁的通透性和细胞外液量则与后期强化相关。

对于不同的被检部位,CTPI检查方法略有差别,一般先行平扫,选择感兴趣层面进行灌注扫描。层面选择的原则是尽量取病灶最大平面,层面内尽量包含病变的各种成分和至少一条较大的血管,如胸腹部的主动脉、颅脑的上矢状窦等。确定感兴趣层面后,快速团注对比剂的同时启动灌注扫描程序,对比剂用量40~50 mL,注射速度5~10 mL/s,层厚1.25~2.50 mm。64层及以上多层CT(MSCT)的扫描覆盖范围更大,可完成全器官灌注成像。

CTPI最早开展的检查项目是脑灌注成像,用于诊断平扫无法显示的超早期脑梗死及脑部肿瘤的鉴别诊断。目前也逐渐用于心肌、肝、脾、肾等的诊断及用于器官移植后了解移植血管的存活情况和移植器官的血流灌注情况。

(二)CT定量测定

CT定量测定常用的有定量骨密度测定、心脏冠状动脉的钙化含量测定和肺组织密度测量等。

定量骨密度测定是CT的一种检查方法。它是利用X线对人体组织的衰减,其CT值与物质的密度线性相关,并借助于已知密度的专用体模,通过人工或专用软件的计算,最后得出人体某一部位的骨密度值。它是确定有无骨质疏松的一种常用检查手段,目前大多数CT机所做的骨密度测定都是单能定量CT(SE-QCT)。

心脏冠状动脉的钙化含量测定是在序列扫描后,利用软件测量、定量功能测量钙化体积的一种扫描检查方法。该方法需借助心电门控装置,在屏住呼吸后采用序列扫描的方式以3 mm的层厚层距一次完成心脏的容积扫描,随后利用专用的软件程序采用人工定义的方法确定钙化的范围,最后由软件程序计算钙化的体积并确定冠心病发生的危险程度。

肺组织密度测量也是CT扫描后利用专用的软件,来进行肺组织通气功能评估的一种CT检查方法。

八、心脏及冠状动脉CT成像

对于心脏和大血管病变,传统CT和一般螺旋CT因扫描速度慢,受心脏搏动的影响较易产生运动性伪影,随着 MSCT、双源 CT 的应用,心脏 CT 检查的应用日益广泛。该检查可提供详尽的心脏大血管的解剖信息,评估左、右心室功能,是先天性心脏病和心脏瓣膜疾病的检测手段之一。同时,它还可显示心包腔积液或钙化,并进行冠状动脉重组、冠状动脉钙化积分分析、心功能分析等。

心脏 CT 检查常规行横断面平扫加 CTA,平扫常用步进式扫描方式,CTA 采用螺旋容积扫描方式,利用容积数据进行三维重组,还可行心肌灌注成像。血管疾病的诊断一般需行 CTA 检查。

目前,多层螺旋 CT 对心脏的检查成像主要采用了前瞻性心电图(ECG)触发和回顾性 ECG 门控两种方法。

前瞻性 ECG 触发是根据患者心电图 R 波的出现预先设定一个延迟时间,然后曝光扫描,心脏容积数据的采集是在注射对比剂后采用了序列扫描的"步进、曝光"技术,并将获得的图像用不同的后处理方法显示。此方法可以显著减少 X 线辐射剂量,但不能进行心脏功能测定。回顾性 ECG 门控心脏容积数据的获取则是采用注射对比剂后的一段时间内,螺旋扫描连续采集全部心脏的容积数据,同时记录患者的心电图,然后回顾性和选择性地重建图像,并采用不同的后处理方法显示图像。此方法可以同时进行心脏功能测定,但 X 线辐射剂量较大。

对比剂用量为 1.2~1.4 mL/kg(要综合考虑受检者的血流速度、心率及所用 CT 机型等因素,一般用 70~80 mL 即可),注射速度为 4.5~5.0 mL/s,开始注射对比剂后,12~18 秒启动扫描。通常采用对比剂追踪触发扫描技术,将感兴趣区置于肺动脉干层面的主动脉根部,设定触发阈值为 100~120 Hu,注入对比剂后,当感兴趣区的 CT 值达到阈值时,自动触发扫描(须有约 6 秒的吸气、屏气延迟时间)。

随着多排(层)螺旋 CT 技术的不断进展,单脏器或多脏器的扫描时间大为缩短,故注射对比剂时间也相应缩短。因此,在不增加对比剂总量的前提下,可应用提高注射速率、降低管电压或者使用低浓度对比剂等方法提高 CTA 的显示效果。但是无论选择哪种方法,准确捕捉扫描时机至关重要,最好在动脉密度值达到高峰时结束扫描,稍微提前或推后,都有可能导致检查失败。

不同厂家的高端螺旋 CT 具有不同优势,使用低剂量对比剂的方法也不尽相同,以心脏为例,64 排 CT 可以在 5~6 秒完成心脏冠状动脉扫描,而 640 层 CT 采用 16 cm 的宽探测器进行成像,双源 CT 采用 3.4 的大螺距进行采集,当心率<70 次/分时,均可实现亚秒扫描,完全可以在使用低剂量对比剂的高峰平台期内完成扫描。后 64 排 CT 最大的优势就是可以采用低管电压技术联合迭代重建进行低辐射剂量的研究,不仅可提高血管密度,还可降低噪声,提高密度分辨力;实现了冠状动脉钙化斑块的去除、心肌血供的定量测量和斑块的精确定性。

七、CT 血管成像

CT 血管成像是指静脉内注入对比剂后,在靶血管内的对比剂浓度快速达到峰值时,进行螺旋扫描,经工作站后处理,重组出靶血管的多维图像。如何确定靶血管内的对比剂达到峰值的时间至关重要,通常经静脉内注射对比剂后,影响靶血管对比剂达到峰值的时间的因素包括以下几个方面:对比剂循环时间、扫描延迟时间、对比剂注射速率、对比剂注射总量、扫描时间、患者年龄及体重。

(一)人体各脏器的对比剂循环时间及对比剂用量

通常情况下,经手背静脉或肘静脉高压注射器注射非离子型碘造影剂。

（二）扫描延迟时间的确定方法

1.经验延迟法

即根据对比剂在人体各脏器的循环时间来确定扫描的延迟时间,此方法受个体差异的影响,不能完全准确判断扫描延迟时间。

2.对比剂智能追踪技术

该技术通常在靶血管或该血管附近设定一个感兴趣区,并设定一定的CT增强阈值,注射对比剂后一定时间开始扫描,当靶血管密度增高达到阈值时,软件自动启动将扫描床移动到扫描位置开始扫描。目前各CT制造厂家已有专用的注射对比剂增强程度智能化跟踪软件,它们的共同特点是有实时监控功能,一旦靶血管的CT值增加达到设定的阈值,即自动开始扫描。使用该方法需要注意如下几点:①选择靶血管区域适当的感兴趣血管作为获得启动扫描阈值获得区,该感兴趣血管最好选择靶血管或与靶血管邻近,而且直接与靶血管连接的血管;②设定的阈值通常比靶血管增强最佳CT值低100～150 Hu;③感兴趣血管CT值达到阈值后,设备从感兴趣血管扫描层面到正式开始扫描层面有一定移动扫描床的时间,通常为1～2秒;④在感兴趣血管密度达到阈值,扫描床移动到开始扫描层面这个时间内,靶血管内对比剂仍然在发生变化。

3.时间-密度曲线

时间-密度曲线是指采用团注方法,将小剂量对比剂以一定速度注射后扫描靶血管,获得对比剂达到靶血管的峰值时间,通常使用同一批号、相同浓度对比剂15～20 mL。使用该方法的注意事项包括以下几点:①测试到达靶血管达峰时间的对比剂注射速率应与正式扫描注射对比剂速率一致;②确定正式扫描延迟时间的时候,一定要累加测试达到时间和扫描开始前的时间;③小剂量团注测试的时间分辨力可为1～2秒,只要能满足临床要求即可,可以减少患者所接受的不必要的辐射,通常应用低剂量扫描,每次扫描时间2秒。

CTA技术已经很成熟,其血管成像可以显示血管腔内、管壁和腔外病变。不仅可以对大范围解剖血管成像,而且可以对小范围小血管高分辨精细显像,甚至可以用于研究运动器官的血管。此外,对于一些带有金属支架不宜行MRA检查的大血管病变患者也可以行CTA检查。目前,CTA几乎可以应用于全身各部位血管成像,包括头颈部、心胸部、腹部及四肢等部位。常见如颅脑部的血管畸形、颅内动脉瘤、颈动脉和椎动脉狭窄等,心胸部的冠心病、主动脉夹层、大动脉炎、主动脉缩窄、肺栓塞、肺动脉高压、支气管动脉栓塞等,周围血管病变如腹腔干、肾动脉、肠系膜动脉狭窄或闭塞,四肢的下肢动脉栓塞或狭窄等。

八、CT导向穿刺活检

CT导向穿刺活检是在CT扫描基础上,确定病灶位置,然后对病灶区所对应的体表表面,贴上进针的体表定位标志,并选此区域进行平扫,找出病灶的中心层面所对应的体表标志的进针点。根据CT图像的处理软件,确定进针的深度和角度,按此深度和角度进针完毕后,还需在进针点再扫描1～2层,以观察针尖是否到位。如若到位,即将穿刺针小幅度地上下来回穿刺几次,抽出针芯,加上适当的负压,抽出病变组织,送去活检。最后在所穿刺的部位再扫描几层,了解有无出血和气胸等,该方法主要用于病变的活检。

九、胆系造影CT扫描

胆系造影CT扫描是指先经静脉或口服对比剂,使胆系显影增强后再做CT扫描的一种检查方法。

胆系造影 CT 扫描是一种无创或微创的检查方法,可清楚地显示胆囊内和胆囊壁的病变,根据胆囊和胆管是否显影,还可评价胆囊的功能是否正常。

根据胆系用药方法的不同,还可分为静脉胆囊造影 CT 扫描和口服胆囊造影 CT 扫描。静脉胆囊造影 CT 扫描通常注射 40%~50% 的胆影葡胺 20~30 mL,于注射后 30~60 分钟进行 CT 扫描检查。口服胆囊造影 CT 扫描通常口服 0.5~1.0 g 碘番酸,服药后 12~14 小时进行 CT 扫描检查。

十、CT 透视

CT 透视是一种连续扫描成像 CT 装置。在第三代滑环式扫描 CT 机的基础上,采用连续扫描、快速图像重建和显示,实现实时 CT 扫描成像。

CT 透视是快速扫描、快速重建和连续图像显示技术的结合,由 CT 机附加功能完成。首先扫描 150° 采集数据,然后再扫描 60° 或 45°,采集的数据替代相应部分的原有数据,与原有的 300° 或 315° 数据组成一幅新的图像,即透视图像。

CT 透视主要被用来做 CT 引导下的活检穿刺或介入治疗。CT 透视除了可做常规的穿刺外,还可以做囊肿等的抽吸、疼痛治疗(脊髓腔注射镇痛药物)、关节腔造影、吞咽功能和关节活动的动态观察等。

十一、特殊扫描

(一)薄层扫描

薄层扫描是指层厚小于 5 mm 的扫描方法。在普通 CT 机和螺旋 CT 机上都可实施,平扫和增强扫描均可。主要优点是减少部分容积效应。主要用于:①较小组织器官如鞍区、颞骨乳突、眼眶、椎间盘等,常规用薄层平扫;②检出较小病灶,如肝脏、肾脏等的小病灶,胆系和泌尿系统的梗阻部位等,在普通扫描的基础上加做薄层扫描;③一些较大的病变,为了观察病变的内部细节,局部可做薄层扫描;④拟进行图像后处理,最好用薄层螺旋扫描,扫描层面越薄,重组图形的质量越高。

薄层扫描因层面接受 X 线光子减少,噪声增大,信噪比降低,密度分辨力降低。为保证符合诊断需要的图像质量,通常需增大扫描条件。

(二)重叠扫描

重叠扫描是指层距小于层厚,使相邻的扫描层面部分重叠的扫描方法。例如扫描层厚 10 mm,层距 7 mm,相邻两个层面就有 3 mm 厚度的重叠。此方法对 CT 机没有特殊要求,管电压、管电流、扫描时间、算法、矩阵与普通扫描相同。优点是减少部分容积效应,易于检出小于层厚的小病变。缺点是扫描层面增多致患者的 X 线吸收剂量增大。一般只用于感兴趣区的局部扫描,以提高小病灶检出的机会,不作为常规的 CT 检查方法。

(三)靶扫描

靶扫描是指感兴趣区局部放大后再进行扫描的方法,又称放大扫描、目标扫描。通常对检查部位先进行一层普通扫描,利用此图像决定感兴趣区,局部放大(即缩小扫描视野)后进行薄层扫描。高档螺旋 CT 机上,通常采用扫描后小范围、大矩阵重建,以减小像素尺寸,提高空间分辨力。靶扫描图像增加了感兴趣区的像素数目,提高了空间分辨力;而普通扫描后的局部放大像,仅是感兴趣区的像素放大,数目不变,空间分辨力没有提高。靶扫描主要用于小器官和小病灶的显示,如蝶鞍、肾上腺扫描。对 CT 机没有特殊要求,扫描条件与普通扫描相同。

(四)高分辨力 CT 扫描

高分辨力 CT(high resolution CT,HRCT)是通过薄层扫描,大矩阵、骨算法重建图像,获得具有良好的空间分辨力 CT 图像的扫描方法。管电压 120～140 kV,管电流 120～220 mA,层厚 1～2 mm,层距可视扫描范围大小决定,可无间距或有间距扫描,矩阵通常为 512×512,选用骨算法重建。此方法突出优点是具有良好的空间分辨力,主要用于小病灶、小器官和病变细微结构的检查。如肺部 HRCT,能清晰显示以次级肺小叶为基本单位的肺内细微结构,有助于诊断和鉴别诊断支气管扩张,肺内孤立或播散小病灶、间质性病变等。也可用于检查内耳、颞骨乳突、肾上腺等小器官。HRCT 扫描因层厚小,需使用高的曝光条件。

（周　猛）

第四章

MRI成像基础

第一节　MRI 成像的基本原理

　　生物体组织能被电磁波谱中的短波成分(如 X 线)穿透,但能阻挡中波成分如紫外线、红外线及微波。令人惊异的是,人体组织允许磁共振产生的长波成分如无线电波穿过,这是磁共振能用于临床的基本条件之一。

　　磁共振实际上是指核磁共振。由于害怕"核"字引起某些人的误解与疑惧,目前通称为磁共振。核子自旋运动是自然界的普遍现象,也是核磁共振的基础。1946 年美国科学家 Bloch 与 Purcell 几乎同时独立地完成了核磁共振试验,这一科研成果获得了 1952 年诺贝尔物理学奖。自从揭示了"化学位移"现象以来,磁共振学迅速发展起来。1967 年 Jasper Jackson 在活的动物身上首次获得 MR 信号,1972 年 Lautebru 利用水模成功地获得了氢质子二维的 MR 图像,从 20 世纪80 年代开始 MR 进入了医学临床应用阶段。

　　根据 19 世纪的 Gauss 学说,电与磁是一回事,可统称为电磁。电荷沿一导线运动或质子沿轴自旋即可产生磁场,而导线切割磁力线又可产生电流。自然界任何原子核的内部均含有质子与中子,统称核子,都带正电荷。核子像地球一样具有自旋性,并由此产生自旋磁场。具有偶数核子的许多原子核其自旋磁场相互抵消,不能产生核磁共振现象。只有那些具有奇数核子的原子核在自旋中才能产生磁矩或磁场,如 ^1H(氢)、^{13}C(碳)、^{19}F(氟)、^{31}P(磷)等。因此,可被选用为核磁共振成像中的靶子,而氢原子更是其中的佼佼者。氢原子是人体内数量最多的物质,原子核中只含 1 个质子而不含中子,最不稳定,最易受外加磁场的影响而发生核磁共振现象,所以,现阶段临床应用的磁共振成像主要涉及氢质子。氢质子带 1 个正电荷,又能自旋,其周围自然形成一个小磁场,整个氢原子核实际上是一个自旋的小磁体。"核"的意思是指核磁共振成像主要涉及原子核(尤其是氢原子核),与核周围的电子层关系不大。"磁"有两个含义:①磁共振过程发生在一个巨大外磁体的孔腔内,它能产生一个恒定不变的强大的静磁场(B_0);②在静磁场上按时叠加另外一个小的射频磁场以进行核激励并诱发核磁共振(B_1),还要叠加一个小的梯度磁场以进行空间描记并控制成像。"共振"是借助宏观世界常见的自然现象来解释微观世界的物理学原理。例如,一个静止的音叉在另一个振动音叉的不断作用下即可能引起同步振动,先决条件是两个音叉固有的振动频率相同。核子间能量的吸收与释放亦可引起共振,处于低能级的氢质子吸收的能量恰好等于能级差即跃迁到高能级水平,释放的能量恰好等于能级差又可跌落回低能级水平,核子这种升降波动是在一个磁场中进行的,故称之为"核-磁共振"(图4-1)。

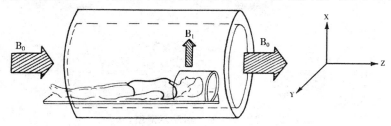

图 4-1 磁共振示意图

从人体进入强大的外磁场(B_0),到获得清晰的 MR 图像,人体组织与受检部位内的每一个氢质子都经历了一系列复杂的变化。①氢质子群体的平时状态:在无外磁场 B_0 的作用下,平常人体内的氢质子杂乱无章地排列着,磁矩方向不一,相互抵消;②在外加磁场中的氢质子状态:人体进入强大均匀的外加磁场 B_0 中,体内所有自旋的混乱的氢质子,其磁矩将重新定向,按量子力学规律纷纷从杂乱无章状态变成顺着外磁场磁力线的方向排列,其中多数与 B_0 磁力线同向(处于低能级),少数与 B_0 磁力线逆向(处于高能级),最后达到动态平衡;③通过表面线圈从与 B_0 磁力线垂直的方向上施加射频磁场(RF 脉冲),受检部位的氢质子从中吸收了能量并向 XY 平面上偏转;④射频磁场(RF 脉冲)中断后氢质子放出它们吸收的能量并回到 Z 轴的自旋方向上;⑤释出的电磁能转化为 MR 信号;⑥在梯度磁场(由梯度线圈发出)辅助下 MR 信号形成 MR 图像。

一、氢质子群体的平时状态

某些原子核(如氢原子核)可以看成是一个具有自旋能力的小星球,因为它带有电荷,自旋进动必然产生磁矩声,$\vec{U}$ 代表着该原子核周围小磁场的大小与方向。由这种磁偶极产生的小磁场颇似一个旋转着的小磁棒(图4-2)。平时人体内的氢原子核处于无规律的进动状态,无数的氢原子核杂乱无章地进动着,漫无方向地排列着,其磁矩与角动量相互抵消,整个人体不显磁性(图4-3A)。

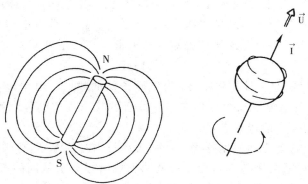

图 4-2 磁偶极产生的小磁场示意图

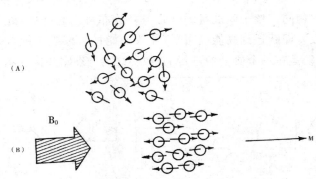

图 4-3　原子活动示意图

二、在外加静磁场中的氢质子状态

人体进入强大均匀的磁体空腔内,在外加静磁场 B_0 的作用下,原来杂乱无章的氢原子核一齐按外磁场方向排列并继续进动,整个人体组织处于轻度磁化状态(图 4-3B)。由于氢质子的自旋量子数 $I=1/2$,只有两种基本的排列方向,一是顺向排列(向上自旋),二是逆向排列(向下自旋),前者与静磁场磁力线方向相同,相应的磁化量子数 $m=+1/2$,处于低能级状态;后者与静磁场磁力线方向相反,相应的磁化量子数 $m=-1/2$,处于高能级状态。在静磁场中氢质子自旋矢量的方位角 $\theta = \text{arc Cos } m\sqrt{I(I+1)}$。

在静磁场中自旋(磁动量)矢量有一个转矩或电偶,它们环绕静磁场的纵轴进动,其速率可用 Larmor 公式算出:

$$f = \omega/2\pi = \gamma B_0/2\pi$$

式中,f 为共振频率(Hz),ω 为每秒的角频率(弧度),γ 为旋磁比,B_0 为静磁场。对每一种原子核来说 γ 是一个常数。

一大群原子核在静磁场中进动,每一个原子核的磁矩位相是杂乱无章的。也就是说,它们在进动的圆环中其磁化矢量的顶端处于不同的位置,但联合起来可形成一个总的磁矩 $\vec{M}$。这个净磁矩 $\vec{M}$ 是接收线圈产生 MR 信号的根据。

对 MR 成像作用最大的核子是质子,尤其是氢质子。因为它在人体内数量最大,其重量小而磁动量大,在水溶液中氢原子核的数量级为 $10^{23}/cm^3$,其中半数以上与静磁场 B_0 的磁力线方向相同,处于低能级状态。每个氢原子核磁矩的总矢量($\sum$)可用以下公式计算:

$$\vec{M} = \sum Pi\mu i$$

式中,$\vec{M}$ 为净磁矩,μi 为氢原子核的磁矩,Pi 为氢原子核的数量。由于能量差极小,因此在两个能级状态中自旋$=1/2$ 的氢原子核数目基本相等。例如,在 1.5 T 的静磁场中处于同向低能级状态的氢原子核比处于逆向高能级状态者仅多 1×10^{-5}。

在低能级与高能级状态之间根据静磁场场强大小与当时的温度,势必要达到动态平衡,称为"热平衡"状态。此时,从低能级转入高能级的氢原子数恰好等于从高能级转入低能级的氢原子数,最后的磁化状态 M,称为"平衡"状态或"静息"状态。

三、施加射频(RF)脉冲后的氢质子状态

MR 信号的产生分两个步骤,一是磁共振的激励过程,二是磁共振的弛豫过程。如前面所

述,氢质子是一群处于一定能量级与方向上不断自旋进动的微粒,它们类似于一般磁体,具有磁性、角动量与旋转性。在 MR 扫描机的孔腔内,人体内所有的氢质子小磁体都将顺着强大静磁场 B_0 的方向排列,其中较多的氢质子其磁矩方向与静磁场 B_0 相同(处于低能级),较少的氢质子其磁矩方向与静磁场 B_0 相反(处于高能级)。人体内大量氢质子的小磁极相加,形成一个微弱的小磁场,其总磁化矢量 M 仅为静磁场 B_0 的几百万分之一,但方向相同。在常温的"热平衡"状态下顺静磁场 B_0 排列的氢质子数毕竟比逆向排列者多 10^6 倍,因此人体磁化矢量 M 与静磁场 B_0 方向一致。

通过射频(RF)线圈中的电流对 MR 孔腔中的人体组织施加一个垂直方向的交变磁场 B_1,诱发氢质子产生核磁共振,这就是磁共振的激励过程。交变磁场 B_1 是由射频线圈发出的,所以 B_1 又称为射频磁场。B_1 交变地发出与中断,按磁共振所需要的频率工作,所以又称为射频脉冲。射频磁场 B_1 与静磁场 B_0 有两点不同:①B_1 十分微弱,为 B_0 的万分之一,例如,B_0 的场强为 1.0T,而 B_1 仅为 0.000 1T 即足以诱发核磁共振;②静磁场 B_0 不仅强大,而且恒定,其磁力线方向与 MR 扫描机的孔腔平行。B_1 磁场迅速交变,其磁力线方向总是与静磁场方向垂直。

B_1 磁场的交变振动频率具有严格的选择性,必须准确地选择 B_1 磁场的频率,使之相当于 Larmor 共振频率,才能诱发受检组织内氢质子的磁共振现象。Rabi 发现,在静磁场 B_0 的垂直方向上施加一个交变磁场 B_1,只有在 Larmor 频率时,交变磁场的能量才会突然大量地被吸收,这种现象称为共振吸收现象。按照量子力学理论,氢质子在磁场中只能采取两种能级状态:高能级与低能级(图 4-4)。通过原子间的热运动相互碰撞,能量相互传递,氢质子可在 2 个能级间跃迁;通过吸收电磁场的光子氢质子也能从低能级跃迁到高能级,因为光子只能整个地被吸收,所以在一定的场强下能级差也是一定的,射频磁场 B_1 发射的电磁能(射频能量)必须恰好等于能级差才会被处于低能级状态的氢质子吸收,并借助于这个射频能量跃迁到高能级状态。在一定的场强条件下射频磁场的交变频率必须符合 Larmor 频率,它所发出的射频电磁能才恰好等于能级差。

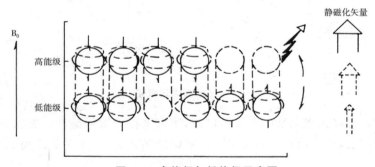

图 4-4　高能级与低能级示意图

所谓核磁共振就是指氢质子在两种能级上相互转换,当按照 Larmor 频率施加射频能量时,迫使氢质子的磁矩从 $m=+1/2$ 低能级跃迁到 $m=-1/2$ 高能级状态。二者的能级差 $E1/2-E-1/2=rhB_0$,rhB_0($=h/2\pi$)是一个常数。

磁共振的能量吸收只能在垂直于静磁场 B_0 的横向上查出来。因为横向上的磁化矢量 M_{XY} 具有时间依赖性,按照法拉第感应定律,M_{XY} 在进动过程中切割静磁场 B_0 的磁力线,可在接收线圈上感应出相应的电压。与此相反,在热运动平衡状态下的纵向磁化矢量是静止的,它不切割磁力线,因而不产生感应电流。当施加射频(RF)磁场 B_1 时,随着氢质子自旋进动的同步旋转,即会产生横向磁化矢量(图 4-5)。射频磁场 B_1 垂直于静磁场 B_0,其作用是旋转磁化矢量 M 偏离静息状态,M 在纵向上逐渐缩短,在横向上逐渐延长。如果射频磁场 B_1 施加的时间足够长,净磁化矢量 M 可俯垂 90°,在横向上垂直于静磁场 B_0 而不断转动。旋转角度 θ 称为 RF 偏转角,$θ=γB_1T_2$,该公式中 B_1 是射频磁场的大小,T 是施加的时间。由此可见,RF 偏转角度可通过 B_1 磁场的强弱与施加时间加以控制。

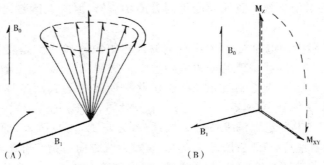

图 4-5 磁化矢量示意图

从图 4-5(B)可以看出,在射频磁场 B_1 的作用下,磁化矢量 M 开始转动,随着时间的延长 M 在横向上逐渐增大,从原来的 Z 轴上向 XY 平面贴近(图 4-6)。

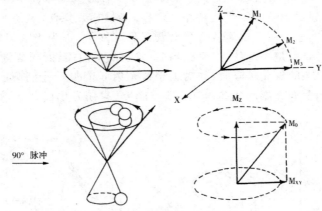

图 4-6 磁场形成示意图

(1)射频磁场 B_1 是以无线电波的频率提供的,所以又称为射频脉冲。施加射频脉冲会使氢质子旋转在同一相位上,称为同步。同步化可以看做净磁化矢量 M 在静磁场 B_0 中的相对性同步转动。

(2)控制射频磁场 B_1 的幅度与时限,可准确地控制 M 与静磁场 Z 轴(纵轴)的夹角,使之转至 90°、180°或其他角度(图 4-7)。

(3)使磁化矢量 M 产生 90°或 180°转动的射频脉冲分别称为 90°脉冲或 180°脉冲。

(4)磁化矢量的转动角度可以通过 Larmot 公式加以计算,即 $V_1=\dfrac{1}{2\pi}γ\cdot B_1$。这个公式说明在激发脉冲后磁化矢量的进动过程,$V_1$ 是旋进的频率,B_1 是射频脉冲的幅度。在单位时间内(tp)磁化矢量转动的周数为 rB_1tp,每周 360°,所以磁化矢量的转动角度为 $θ=\dfrac{γ}{2\pi}B_1tp\cdot360°$。根据标准射频频率的理论，一个长度为 t 的射频脉冲可以覆盖其频率范围的 1/2，也就是说，100 μs 脉冲可以覆盖 5 kHz。

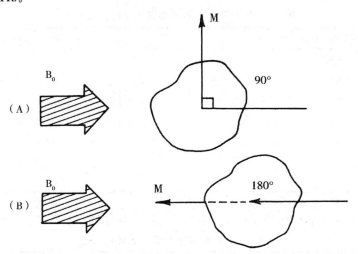

图 4-7　磁场形成示意图

总之，施加 90°、180°或其他角度的射频脉冲后，人体组织内受检部位的氢质子因接收了额外的电磁能，其磁化矢量偏离了静磁场的方向而转动 90°或 180°，部分处于低能级的氢质子因吸收了能量而跃迁到高能级状态。这一接收射频磁场电磁能的过程就称为磁共振的激励过程。在激励过程中氢质子吸收了额外的电磁能，由低能级升入高能级，从而进入了磁共振的预备状态。

四、射频脉冲停止后的氢质子状态

一旦射频(RF)磁场 B_1 停止，净磁化矢量 M 就仅受静磁场 B_0 的作用，并环绕着 B_0 进动。如果在静磁场 Y 轴方向上安置一个线圈，净磁化矢量 M 在盘旋转动时必将在该线圈中感应出一个 AC 电压，$V = M_{XY}° Cos \omega t_2$，该公式中 $M_{XY}°$ 是 90°射频脉冲中止时横向上的磁化矢量，t 是从 90°盘旋转动至电压测量时的间隔，由此引起的信号强度是一个余弦，其大小与磁化矢量呈正比，其频率相当于 Larmor 频率。当横向磁化矢量从缩短至消失，信号也衰减至零，这种衰减呈指数衰减，需要恒定的时间 t_2*，与此同时线圈上测出的电压也递减至零。因此，感应电压比较准确的表达公式应为 $V = M_{XY}° e^{-t/t_2*} Cos \omega t_2$。上述现象称为"自由感应衰减"或称 FID 信号。无论吸收或释放电磁能，都必须在 Larmor。共振频率的特殊条件下才能进行。氢原子核等在 Larmor 共振频率条件下这种电磁能的吸收与发射过程，就是核磁共振。

如果知道静磁场 B_0 的场强大小，即可计算出 Larmor 共振频率，Larmor 方程式为 $\omega_0 = \gamma B_0$，即共振频率(MHz)=γ·静磁场场强(T)，式中，ω_0 为共振频率(MHz)；B_0 为静磁场场强(T)；γ 为一个常数，称为旋磁比，氢原子核的旋磁比为 42.58 MHz/T_2。以超导型 MR 扫描机为例，当静磁场场强为 0.5 T 时，$\omega_0 = 42.58 \times 0.5 = 21.3$ MHz；当场强为 1.0 T 时，$\omega_0 = 42.58 \times 1.0 = 42.58$ MHz；当场强为 1.5 T 时，$\omega_0 = 42.58 \times 1.5 = 63.9$ MHz。上述频率非常接近于自动电话机与民用无线电收音机的波频，因此通常称 B_1 磁场为射频磁场，称产生这一波频的线圈为射频(RF)线圈。

对 MRI 来说，Larmor 方程有以下实用价值。

(1)静磁场场强的大小决定了 MR 扫描机工作时所需要的射频频率,静磁场场强与共振频率之间呈线性关系(表 4-1)。

表 4-1　氢原子核在不同静磁场中的共振频率

MR 扫描机的场强(T)	共振频率(MHz)
0.15	6.4
0.3	12.8
0.5	21.3
0.6	25.5
1.0	42.6
1.5	63.9
2.0	85.3

(2)除氢核子外还有某些核子亦可产生核磁共振,但其旋磁比有所不同(表 4-2)。

表 4-2　某些顺磁性物质的旋磁比

原子核	旋磁比 γ(MHz/T)
^1H	42.58
^{19}F	40.05
^{31}P	17.23
^{23}Na	11.26
^{13}C	10.76

(3)静磁场的微小变化将使共振频率发生相应的微小变化,梯度线圈产生的微小磁场叠加在静磁场上,会引起频率与时相的微小变化,通过频率编码与相位编码,可以确定每一个像素的空间位置,这是 MR 成像的基础。

当射频磁场 B_1 中断时,激励过程即告完成,弛豫过程随之开始,受激励的氢质子将释放出它们吸收的能量,重新回到静磁场原先排列的平衡位置上。在返回过程中转动的净磁化矢量 M 将感应出一个电磁波,通过接收线圈检测出来,就是呈指数衰减的 MR 信号。

总而言之,激励的氢质子释放能量并返回原先排列方位的过程就称为弛豫。释放的能量以无线电磁波的形式发射出来,是 MR 成像的基础(图 4-8)。

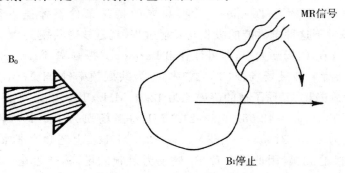

图 4-8　MR 成像的基础

弛豫过程伴随着能量释放,只有在发射频率与吸收频率相同的条件下,即在 Larmor 共振频率时吸收的能量才能释放出去。能量释放会伴发下列情况:①射频线圈可兼做天线接收器(接收线圈),释放的能量以无线电波的形式发射,被接收线圈接收并记录成 MR 信号;②能量不可逆性地散布于人体周围组织"晶格"中,化为热量或诱发分子运动(T_1 弛豫);③能量可逆性地转移到其他正在共振的氢质子上,使其相位的一致性丧失(T_2 弛豫)。

射频线圈(接收线圈)只能记录与静磁场 B_0 方向垂直的能量成分;与静磁场 B_0 平行的能量成分因变化太慢,不能在 RF 线圈内诱发出有意义的 MR 信号。受检部位每个小的组织体素(容积)所发出的 MR 信号均有细微的差异,利用梯度磁场的频率编码与相位编码方法,足以破译出 MR 信号的细微差异,通过傅立叶转换,可将组织内每个 MR 信号的位置及强度计算出来,并重建成电视屏幕上的亮点,信号越强则亮点越白。

净磁化矢量 M 回返的过程由两个时间常数所决定,分别称为 T_1 弛豫时间与 T_2 弛豫时间。净磁化矢量先从静磁场 B_0 的垂直面上开始衰减,称为横向弛豫(T_2 弛豫);继之逐步返回静磁场 B_0 的方向,称为纵向弛豫(T_1 弛豫)。

净磁化矢量 M 在弛豫过程中是不断转动的,在垂直于静磁场 B_0 的 XY 平面上转动的半径越来越短(T_2 弛豫),在平行于静磁场 B_0 的 Z 轴上逐渐延长(T_1 弛豫)。

在 MR 技术中仍然沿用横断面(轴面)、冠状面及矢状面代表人体的三维空间。Z 轴代表静磁场 B_0 的磁力线方向,人体进入磁体圆孔腔内,组织形成的净磁化矢量 M_0 与 Z 轴平行,这一过程需时几秒钟。施加 90°射频脉冲后,净磁化矢量 M 偏转 90°,在 XY 平面上转动(M_0)。90°脉冲中断后弛豫开始,此后随着弛豫时间的延长 M_{XY} 缩短,而 M_Z 延长,如图 4-9,图 4-10 所示。

弛豫过程中纵向磁化矢量的增长(T_1 延长)与横向磁化矢量的缩短(T_2 缩短)均呈指数函数关系,在一定的静磁场中 T_1 与 T_2 是两个时间常数。

$$T_1(纵向弛豫)\cdots\cdots M_2 = M_0(1 - e^{\frac{t}{t_1}})$$

$$T_2(横向弛豫)\cdots\cdots M_{XY} = M_0 e^{\frac{t}{t_2}}$$

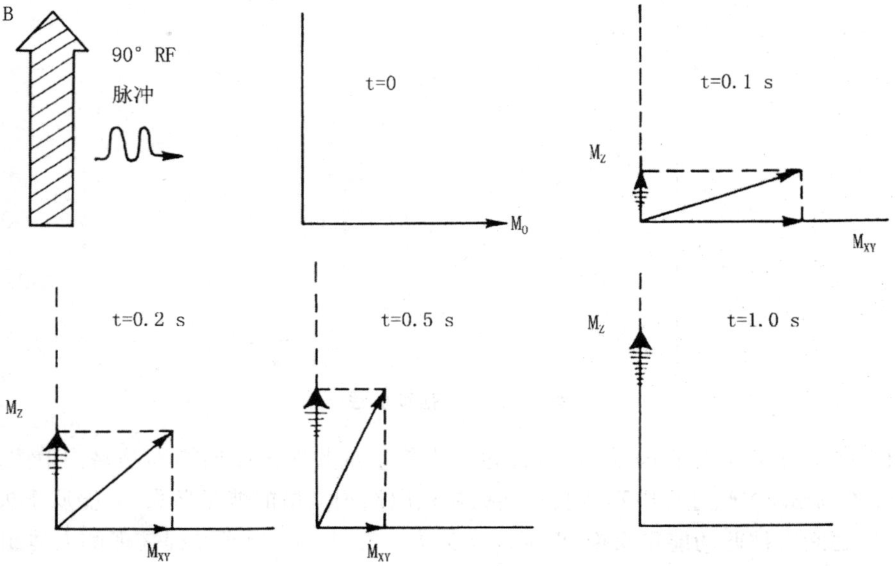

图 4-9　弛豫过程中 M_{XY}、M_Z 与时间的关系

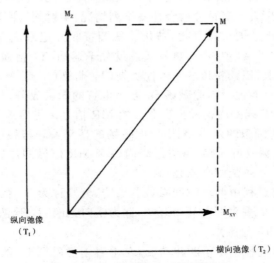

图 4-10　T₁ 弛豫与 T₂ 弛豫的方向

90°脉冲后净磁化矢量 M 与静磁场 B₀ 呈 90°,此时 M₁(Mz)成分为 0;纵向弛豫开始后 M 矢量偏转,并回返至平衡状态,此时 M₁(Mz)最长并与静磁场 B₀ 的方向平行。M₁(Mz)方向上的纵向弛豫过程呈指数增长曲线,其特征性的时间常数 T₁ 在磁共振学上被定义为从零增长到 $1-1/e$ 所需要的时间,即从零到达其最终最大值 63% 所需要的时间。

T₂ 弛豫代表 90°脉冲之后在均一静磁场 B₀ 中共振氢质子脱离相位(丧失相位一致性)所需要的时间。90°脉冲中断的瞬间,M 矢量的 Mz(Mxy)成分最大,弛豫开始后横向上的 Mz(Mxy)成分向零递减,达到平衡状态时横向磁化矢量 Mz(Mxy)不复存在,此刻共振质子间的相位一致性丧失殆尽。Mz(Mxy)递减过程也是一个指数递减曲线,其特征性的时间常数 T₂ 在磁共振学上被定义为最大值递减至 $1/e$ 所需要的时间,即从最初最大值到达 37% 所需要的时间(图 4-11)。

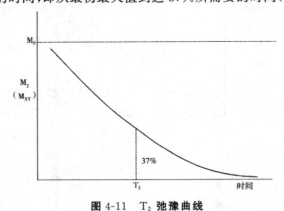

图 4-11　T₂ 弛豫曲线

T₁ 弛豫方向平行于外磁场 B₀ 方向,在此过程中能量从共振氢核向周围晶格中散失。T₂ 弛豫方向垂直于外磁场 B₀,在此过程中不涉及从共振氢核向周围晶格的能量散失,共振质子失去相位的一致性,共振核之间有彼此的能量交换,但无能量丢失。T₁ 与 T₂ 弛豫过程是理解人体组织 MR 成像的关键。目前 MR 成像中常见的 T₁ 与 T₂ 加权像即表现了组织的 T₁ 与 T₂ 弛豫特征。

T_1 弛豫即纵向弛豫，又称为"自旋-晶格弛豫"。RF 脉冲使氢原子核吸收能量而处于激励状态；激励的氢原子核必须将它们吸收的过多的能量逸散于周围的环境即分子晶格中，才能重新返回原来的平衡状态，所以这一弛豫过程称为"自旋-晶格弛豫"。回返到平衡状态也需要一个激发的射频磁场，引起自旋-晶格弛豫的射频磁场是由周围环境中的原子核晶格提供的，又称为晶格磁场。晶格磁场最常见的来源是周围组织中磁核产生的偶极磁场，例如在水分子中有 2 个氢原子核，其中一个氢核产生一个小磁场，并影响邻近的另一个氢质子，这就是一个偶极磁场（图 4-12）。晶格磁场的波动频率必须与激励氢质子的进动频率相一致，也就是在 Larmor 共振频率的条件下才能激发氢质子释放它们吸收的能量，从而回返到原来的平衡状态。在液体中晶格磁场的波动是由分子盲目的热运动（布朗运动）引起的。

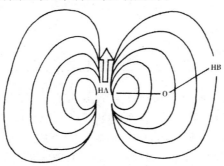

图 4-12　偶极磁场示意图

分子重新定向的平均速率与分子的大小有关。小分子（如水）比大分子（如脂质）重新定向要快得多，巨大分子（如蛋白质或 DNA）重新定向则十分缓慢。在适当的 MR 场强中，中等大小的分子如脂肪分子，其转动频率最接近于 Larmor 进动频率，因此脂肪质子的弛豫比水分子要弛豫得快；而水分子的平均转动频率远远大于氢质子的进动频率，所以水分子弛豫相当缓慢。巨大分子如蛋白质的转动频率比氢质子的进动频率缓慢得多，所以蛋白分子弛豫得相当缓慢。进动频率与外加静磁场的场强成正比，所以，T_1 弛豫时间还具有场强依赖性。

分子弛豫快其 T_1 弛豫时间就短，例如，脂肪的 T_1 为几百毫秒，而纯水的 T_1 为 3 秒。在共振频率（ω_0）中弛豫率与晶格磁场的场强成正比，因此，Larmor 频率的变化势必改变组织的弛豫时间。外加静磁场场强增大会使共振频率 ω_0 增大，组织的弛豫时间也随之延长（长 T_1）。

游离水弛豫缓慢（长 T_1 与长 T_2），但生物组织中的水却弛豫得相当快，T_1 弛豫时间仅为几百毫秒。为了解释这一现象，有人认为组织中的部分水分子吸附在蛋白质分子的表面上，形成结合水（图 4-13）。由于大分子蛋白的牵扯结合水的运动速度缓慢下来，比较接近于 Larmor 进动频率，因而弛豫增快，T_1 值得以缩短。正常组织中的游离水与结合水处于一种快速的动态平衡状态，在病理情况下这种快速动态平衡发生紊乱，例如肿瘤及邻近的水肿区，其结合水释放，游离水增加，因而呈长 T_1 与长 T_2 信号。

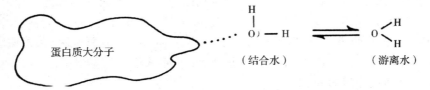

图 4-13　组织中水分子的两种形式：游离水与蛋白结合水

表 4-3 列出了在 1.4 T 场强中各种组织的弛豫时间,从中可见胼胝体、白质的 T_1 值明显短于脑灰质;因为白质中的含水量明显低于灰质。

表 4-3　场强为 1.4T 时各种脑组织的弛豫时间

脑组织	T_1 值(ms)	T_2 值(ms)
壳核	747±33	71±4
尾状核	822±16	76±4
丘脑	703±34	75±4
皮层灰质	871±73	87±2
胼胝体	509±39	69±8
半卵圆中心白质	515±27	74±5
内囊	559±18	67±7
脑脊液(侧脑室)	190±353	250±3

T_2 弛豫即横向弛豫,在此过程中不存在能量从氢原子核向周围晶格中的转移,但激励氢核与静息氢核之间彼此交换能量,也就是说,处于静息状态的氢核吸收了激励氢核释放的能量。横向磁化矢量丧失的速率决定着 T_2 弛豫时间的长短。横向磁化矢量之所以丧失,是由于氢核之间相互作用使其磁动量丧失了位相上的一致性。在一个理想的均匀磁场中,所有氢核的进动频率应当相同并保持位相的一致性。但外加静磁场都不够均匀,人体组织的固有晶格小磁场也不够均一,这就导致了磁场的不均匀性,后者使氢核以略有差异的速率进动,共振频率的差异会越来越大,必然引起位相一致性的丧失及横向磁化矢量的丧失。T_2 弛豫时间就是指人体局部小磁场横向磁化矢量丧失所需要的时间,它主要与人体组织的固有小磁场有关。大分子比小分子的 T_2 弛豫快,因为大分子重新定向比较缓慢。结合水(与巨大分子如蛋白质紧密结合)的进动速度接近于 Larmor 共振频率,所以 T_2 弛豫快,但比 Larmor 共振频率慢得多的巨大分子其 T_1 弛豫慢。与 T_1 相比 T_2 对外磁场的大小不那么敏感。在生物组织中 T_2 的波动范围为 50～100 毫秒。游离水的 T_2 值比结合水长得多,病灶处 T_2 值延长显然与游离水/结合水比率增大有关,肿瘤、梗死、炎症及其水肿区内游离水比例高,所以呈长 T_2 高信号。

如果不检测自由感应衰减,可以另外观测"自旋回波"。众所周知,在一个 90°脉冲之后一定的时间(T_2)内,MR 信号应衰减殆尽,这段时间即所谓自旋-自旋弛豫时间,或称为横向弛豫时间。但实际上横向磁化矢量的衰减速度比自由感应衰减速度快得多,即 T_2 * 值比 T_2 值短得多,T_2 * 就是所谓的实际横向弛豫时间。造成横向弛豫速度加快的主要原因是外加静磁场的空间不均匀性。由于静磁场场强在空间上不太均匀,人体不同部位的氢质子实际上是在略有差异的不同的场强条件下自旋,其进动频率自然也会略有差异。这样一来,必然加速自旋氢质子丧失其位相上的一致性,因而横向磁化矢量的实际缩短速度比单纯的 T_2 弛豫速度要快。世界上迄今尚未制造出理想的完全均匀的静磁场,为了克服磁场空间不均匀性带来的弊端,物理学家在 MR 技术中创用了 180°射频脉冲。在 90°脉冲后一定时间内(t),再施加一个 180°射频脉冲,在 t(ms)后(即所需时间 t=90°脉冲后 2t)可以重建位相的一致性(重聚焦),这样一来,因静磁场空间不均匀而失去位相一致性的核,又回到彼此一致的位相上,并能从这一过程中记录下 MR 信号,故称为回波。2t 也称为回波延迟时间(TE)。

为了更好地理解这一物理过程,可以参看图 4-14。A 代表 90°脉冲后即刻的横向磁化矢量

($t_1=0$)，B代表$t_1=t$时的横向磁化矢量。此时该矢量已进动了许多圈，并呈扇形散开于不同的方位上，有的进动快（F），有的进动慢（S），此时围绕着Y轴施加一个180°射频脉冲，企图将脱离位相一致性的各个横向磁化矢量驱赶到镜面像的位置上，这样一来进动快的横向磁化矢量F又回过头去尾随进动慢的横向磁化矢量S，向相反的方向进动。显然，再经过t（ms）那些自旋进动快的氢质子（F）会追上那些自旋进动慢的氢质子，同时回返到90°脉冲后一致的位相上（C），这是人为创造的一个"自旋回波"（SE）。从90°脉冲开始至回波完成之间的时间间隔就是所谓"回波时间"（TE）。

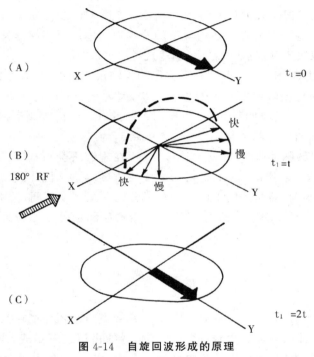

图4-14 自旋回波形成的原理

自旋回波形成的过程像一场独出心裁的赛马。$t_1=0$相当于比赛开始，所有的参赛马都排列在起跑线上。比赛开始后$t_1=t$，每匹马按自己的速度拉开了距离，快马（F）跑得远，慢马（S）跑得近。此时一声回跑令，马匹均按原速回返，$t_1=2t$时快马慢马几乎同时回到起跑线。

（王月强）

第二节 MRI成像的基本设备

MRI成像设备相当复杂，各厂家的产品有所差异，但基本设备均由两大部分组成：一是MR信号发生与采集部分，二是数据处理及图像显示部分。本节重点介绍MRI设备的主要部件，以便使用户有选择的余地。

一、磁场

(一)磁场的产生

磁场由运动的电荷产生,运动电流(D)与导线长度(dB)的乘积即产生一个小的磁场(dB)。导线总长度产生的磁场总和即为总磁场。复杂形状的导线与多个导线会产生相当复杂的磁场。

(二)场强

稳定的外磁场(B_0)是磁共振的基本条件,但究竟采用多大的场强才能产生最好的 MR 图像迄今仍有争议。在一般情况下,FID 的信噪比(SNR)越高 MR 图像质量越好,但有一些因素会影响信噪比的提高。T_1 弛豫时间在一般情况下随着场强的增加而相应延长,从($B_0^{1/4}$ 至 $B_0^{1/2}$)。在成像过程中信噪比取决于 T_1 与 TR 之比,也就是说 SNR 取决于 90°脉冲间纵向弛豫量。如果 TR 值固定,T_1 增加会使 SNR 丢失,但这种丢失比场强增加获得的 SNR 增加要小得多。

T_1 值变异引起的对比度噪声比(CNR)更为复杂,因为必须同时考虑两个因素,一是 T_1 改变所致的对比度变化,二是场强增加对 SNR 的作用。因此,CNR 将取决于两种特定组织的 T_1 值相对变化。T_2 弛豫时间与场强的关系不大,无需考虑 T_2 的影响。

在高场强条件下射频脉冲(RF)不均匀比较明显,在观察野会形成不确定的倾斜角,并引起 SNR 丢失。其他一些因素不影响 SNR,但可影响成像质量,也必须予以考虑:①在高场强中化学位移伪影比较明显,在水/脂肪交界线上由于两种成分的共振频率不同,会引起一道薄线影;②在高场强中运动伪影加重,其原因尚不清楚;③RF 储热效应随场强的平方而增加,但与成像质量无关。

二、磁体

(一)磁体的种类

全身 MR 成像所用的磁体分为 3 种:①阻抗型(常导型);②超导型;③永磁型。

阻抗型(常导型)磁体由电流产生磁场(图 4-15),导线由铝或铜制成,线圈分为几组,缠绕成圆桶状,它们均有明显的电阻,故为阻抗型电磁体。电阻会消耗电能并使磁体产热。电能消耗量与场强的平方成正比。场强过高冷却系统将无法承受。全身阻抗型 MR 扫描仪的场强只能达到 0.02～0.40 T 老式阻抗型 MR 扫描机当场强为 0.15 T 时,耗电量为 30 KW 量级。新式 0.5 T 阻抗型 MR 扫描仪耗电量为 45 KW 量级。阻抗型磁体的磁力线与磁体圆桶平行,也就是说与受检患者身体的长轴平行,但也有与之垂直者。总而言之,阻抗型磁体的优点是空气芯阻抗磁体造价低,工艺不复杂,可现场安装;磁体重量轻,仅 5 吨左右;磁场可关闭,切断电源即可。阻抗型磁体的缺点为耗电量大,0.2 T 磁体耗电达 60 KW 以上;产热量大,需大量循环水加以冷却;场强低,因提高场强冷却系统不能承受;磁场均匀性受室温的干扰较大。

超导型磁体也由导线的电流产生磁场,它与阻抗型的主要差别在于导线由超导材料制成,后者没有电阻,因而没有电能损耗,从理论上说其电流将长流不息,但实际上电流随着时间延长会有极小量的损耗。为了保持超导状态,导线必须浸泡在液氦中(温度为 4.2 K)。液氦容器以外包绕着真空层,其外又包绕着液氮(温度为 77 K)及又一个真空层。液氮的作用是减慢贵重液氦的挥发。这两种冷冻剂的蒸发率与外磁场场强的大小关系不大。液氦与液氦容器称为冷冻剂低温控制器。如果不用液氮制冷,也可换用外屏蔽式机械制冷器,如果屏蔽制冷的温度低于液氮制冷,可使液氦的挥发率进一步降低。超导型磁体可获得较高的磁场强度,全身 MR 扫描的场强可达 2.0 T,但与阻抗型磁体相比耗费也相应增加,而且需定时补充挥发的液氦与液氮。所有超导型磁体的磁力线均与孔洞的长轴及患者身体的长轴平行。超导磁体的导线线圈用铌钛合金镀在铜线表面上绕制而成,密封在杜瓦容器内,其外还有一层循环的冷却水。总而言之,超导型磁体的优点:①场强高,试验用 MR 扫描机已有 4.7 T 的产品,用于人体者多为 0.35～2.00 T;②磁场稳定而均匀,不受外界温度的影响,可用于磁共振波谱分析等研究项目,亦可进行磁共振血管造影(MRA);③磁场亦可关闭,极特殊情况下可使磁体升温,线圈失超,场强下降,但液氦液氮会大量挥发,场强急速下降会使人体产生感应电流,有一定危险性;④磁场强度可以调节,做到一机多用。超导型磁体的缺点:①需要昂贵的冷冻剂,尤其是液氦,使日常维持费用增高;②工艺复杂使造价较高。

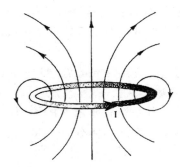

图 4-15　环状带电导线产生的磁场

　　永磁型磁体由铁磁物质组成,制造时诱发出较强的磁场。全身 MR 永磁体的场强可达 0.3 T,其重量甚重,可达 100 吨。近年,改用稀土合金如钐钴与钕铁,产生的场强提高而重量减轻。用钕生产的一台永磁型磁体其稳定场强为 0.2 T,仅重 4 081 Kg,但造价比铁磁物质昂贵得多。永磁型磁体的磁力线垂直于孔洞与患者的身体长轴。总而言之,永久磁体的优点:①造价与维持费用低,不耗电,不耗冷冻剂;②边缘磁场小,磁铁本身为磁力线提供了反转通路,磁场发射程度小,对周围环境影响小;③磁力线垂直于孔洞,可使用螺线管射频线圈,有助于提高信噪比。永久磁体的缺点:①场强低,只能达到 0.30～0.35 T;②重量过大;③磁场稳定性较差,要求室温波动<1 ℃,因此均匀性也较差;④磁场不能关闭,一旦有金属吸附其上就会影响磁场均匀度。

(二)磁屏蔽

　　如果固定磁场的场强足够大,明显影响周围环境,就必须有适当的屏蔽对磁体及磁场加以保护。否则对附近的设备如 CT 机、X 射线机、影像增强器、电视显示器、心电图仪和脑电图机均会产生不良作用。还会对带有心脏起搏器及神经刺激器的患者造成危险。另外,较大的铁磁性物体如汽车、钢瓶等从附近经过,也会影响磁体的均匀性,造成 MR 图像质量下降。一般的磁屏蔽是由大量的铁组成,放在磁体间的墙壁内,或直接安在磁体上面。近年,采用超导线圈以抵消磁体远处的磁场。铁本身能像海绵吸水那样吸收磁力线,所以目前仍以廉价的铁制造磁屏蔽。

(三)射频屏蔽

　　磁共振扫描机使用的射频脉冲可对邻近的精密仪器产生干扰;人体发出的 MR 信号十分微弱,必须避免外界射频信号的干扰才能获得清晰的图像。因此,MR 扫描机周围应当安装射频屏蔽。射频屏蔽一般安装在扫描室内,由铜铝合金或不锈钢制成。扫描室四壁、天花板与地板等六个面均需密封,接缝处应当叠压,窗口用金属丝网,接管线的部位使用带有长套管的过滤板,拉门及接缝处均应贴合,整个屏蔽间与建筑物绝缘,只通过一点接地。接地导线的电阻应符合要求。射频屏蔽使外界射频信号如电视、广播、计算机噪声、步话机与汽车发动机等来的干扰波受到阻挡,并接地短路。

(四)匀场线圈

无论何种磁体,在制造过程中都不可能使孔洞内的磁场完全均匀一致。另外,磁体周围环境中的铁磁性物体如钢梁也会进一步降低磁场的均匀性。为了使外磁场趋于均匀,可进行被动调整与主动调整。被动调整是在磁体孔洞内贴补金属小片,主动调整则采用匀场线圈。匀场线圈是带电流的线圈,外形相当复杂,位于磁体孔洞内,产生小的磁场以部分调节外磁场的不均匀性。匀场线圈可为常导型,亦可为超导型,在常导型中电流由匀场电源供应。

MR 成像所需要的磁场均匀度随时间而有些飘移,患者身体也会使其均匀性有些减低,因此匀场线圈的电流应不定期地加以调整。磁共振波谱分析要求的均匀度较高,在实验之前应对感兴趣区的匀场状况加以调节。

一般磁体孔径范围内的磁场均匀度应<50 ppm,当然 ppm 值越低磁场均匀度越好。匀场线圈既可调整磁场均匀性,又可控制磁场形状。一般,在磁体安装完成后即调节均匀度,应使孔洞范围内的均匀度<50 ppm,受测标本内每立方厘米内的均匀度<0.01 ppm。目前安装的医用MR 扫描机多用小铁片做被动调整,有的已不用匀场线圈,因后者既耗电又受电流稳定性的影响。

三、磁场梯度

梯度线圈为带电线圈,位于磁体圆桶内部,套在 1 m 孔径的低温控制器内,从而使 RF 线圈与患者所能使用的孔洞内径更小。目前,设计的梯度线圈有 2 种:一种产生的梯度与外磁场 B_0 平行(图 4-16A),一种产生的梯度与外磁场 B_0 垂直(图 4-16B)。第二套梯度线圈与 B 相同,其长轴旋转 90°,提供的梯度位于同一层面上,但与外磁场 B_0 平行。梯度典型数值为 1~10 mT/m 量级,即 0.1~1 GaUSs/cm。梯度场的目的是提供成像的位置信息。目前,设计的特殊磁场梯度有 3 种:一是层面选择梯度,二是频率编码梯度,三是相位编码梯度。这 3 种磁场梯度的设计不仅取决于任何一种的物理差异,也取决于采用的特定脉冲序列。3 种磁场梯度的任何一种均可用以完成这 3 项作用之一。

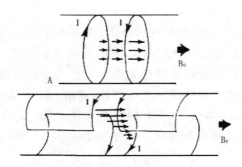

图 4-16　梯度线圈示意图

A.梯度场与外磁场 B_0 平行;B.梯度场与外磁场 B_0 垂直

磁场梯度的方向均按 3 个基本轴线(X、Y、Z 轴)的方向。但联合使用梯度场亦可获得任意斜轴的图像。与匀场线圈不同,磁场梯度可随时开关,在整个脉冲序列中可有不同的幅度。梯度改变的幅度与速率必须精确调节,需在计算机直接控制下供应适当的电流,与常规多层面自旋回波成像相比,多数迅速采集数据的方法均需要梯度场迅速变化。也就是说,对梯度场及其供电系统有很高的技术要求。

与外磁场 B_0 相比梯度磁场相当微弱,但它却提供了扫描物体的空间分辨力。在 Larmor 方程上,$\omega_0 = \gamma B_0$,即质子的共振频率等于其旋磁比与外磁场强度的乘积。外磁场的轻微变化必然使受检组织的共振频率发生相应的变化。在固定的外磁场上附加一个线性的梯度场,就会在受检物体上形成不同共振频率的空间坐标。以 1.0 T 的磁场为例,采用两组线圈通以不同方向的电流,在磁体两侧即形成 0.002 5 T 的磁场差(梯度),一端为 1.002 5 T,另一端为 0.997 5 T,中心为 1.0 T_2 位于 1.0 T 处氢质子的共振频率为 42.577 1 MHz,位于较高场强端氢质子的共振频率为 42.683 5 MHz,位于较低场强端者为 42.470 6 MHz。选用不同频率的射频脉冲去激励相应位置的氢质子,就可以选择层面。控制梯度场的大小及 RF 脉冲的带宽就可以选择层厚。

在 X、Y、Z 三个方向上施加的梯度磁场可以对冠状、矢状与轴面进行层面选择。三个梯度场中之一作为层面选择梯度,另外两个分别做频率编码与相位编码。例如,将 X 方向上的梯度场 G_x 用于层面选择,在施加 RF 脉冲与 G_x 脉冲后 X、Y 层面上的氢质子产生共振。此时,立即施加频率编码梯度 GY,沿 Y 轴进行频率编码,由于处在磁场不同位置的质子共振频率不同,从而可以确定它们在 Y 轴上的位置。在 Z 轴方向上进行相位编码,处在较强磁场端的质子进动快,处在较弱磁场端的质子进动慢,根据相位编码可以确定不同进动速度的质子的位置。频率编码与相位编码可对每个体素进行空间定位,而在施加梯度场后每个体素与成像的像素是对应的,它们发出的 MR 信号幅度就是图像上的黑白灰度。

磁场梯度系统是磁共振的核心之一,其性能直接关系到成像质量,下列几点应特别注意:①均匀容积,标准鞍形线圈的容积内仅 60% 能达到磁场均匀度的要求,该容积位于孔洞的中轴区,线圈的均匀容积区越大,成像区的限制越小;②线性,是衡量梯度场平稳度的指标。非线性百分比越高磁场准确性越差,图像边缘区产生的暗影与解剖变异越明显,一般梯度场的非线性不应 >2%;③梯度场强度与变化幅度,与图像层厚和扫描野有关,梯度场强可变就能选择不同的扫描野,并可选择不同的空间分辨率,还可影响扫描时间,梯度放大器的性能主要取决于梯度场强与变化幅度。梯度场强度一般为 1 Guass/1 cm;④梯度场启动时间:快速扫描要求从启动至达到额定值的时间越短越好,一般梯度场启动时间为 1 毫秒。

四、射频线圈及其电子学

射频系统用来发射射频脉冲,使磁化的氢质子吸收能量产生共振(激励);在弛豫过程中氢质子释放能量并发出 MR 信号,后者为检测系统所接受。由此可见,射频系统主要由发射与接收两部分组成,其部件包括发射器、功率放大器、发射线圈、接收线圈及低噪声信号放大器等。

(一)发射器

射频脉冲是诱发磁共振现象的主导因素,它由能产生宽带频率的频率合成器发出,既需要发射波有精确的时相性,又需要复杂而准确的波形,整个过程需要由计算机控制。应当指出的是,它产生的频带围绕着 Larmor 频率左右,并非恰好等于 Larmor 频率。这些发射波由射频(RF)线圈放大并发射出去。发射线圈也可作为接收器,接收进动原子核发出的放射波,当然也可采用第二个线圈担任接收功能。一般发射器的功率为 0.5～10 KW,合格的发射功率应能激励所选层面内的全部质子,以取得最大的信号强度。由于人体外形、重量与组织类型不同,对射频功率的要求也有所不同,因此高场强磁共振机通常需要先测定患者的体重,以供计算机选用不同的发射功率。

每种原子核的共振频率 $\omega_0 = \gamma B_0$(旋磁比×外磁场强度),不同原子核的旋磁比不同,在相同外磁场条件下彼此的共振频率必然不同。例如,在 1.0 T 条件下氢核的共振频率为 42.58 MHz,钠核为 11.26 MHz,要想做多种原子核的共振波谱,发射器与接收器的频率范围必须较宽。

(二)全容积线圈

MRI 主要有 2 类线圈:一是全容积线圈,二是局部或表面线圈。全容积线圈激励与接受很大容积组织的信号,如头部线圈与体部线圈。表面线圈仅激励与接受小容积组织内的信号,但信噪比相当高,如膝关节线圈等。

全容积线圈有 2 种常用的形状,一为螺旋管形(图 4-17),一为马鞍形(图 4-18)。近年来,又设计出轨迹圆筒形与鸟笼形线圈。在选择线圈时应当记住,线圈产生的发射波的 B_1 成分(射频成分)必须与外磁场 B_0 垂直。螺旋形线圈用于外磁场与患者身体长轴垂直的磁体,如永久型磁体。马鞍形线圈用于外磁场与患者身体长轴平行的磁体,如超导型磁体。

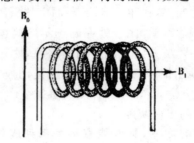

图 4-17　螺旋形线圈

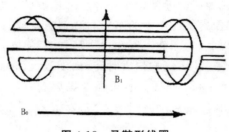

图 4-18　马鞍形线圈

(三)正交线圈

正交线圈可产生环状极性发射波。它的两个相等的线圈转动时彼此相差 90°。单一线圈产生的线性发射波与环形极性发射波不同。环形极性线圈有几个优点:一是信噪比增加,二是 RF 产热减少,三是改善了体部 RF 场的均匀性。

(四)表面线圈

局部或表面线圈仅能显示小容积的解剖结构,但信噪比极高,能在较短时间内得到与体部线圈相同的分辨率,或在同样时间内提高局部的分辨率。

为了理解表面线圈的功能,必须首先了解噪声的来源。在场强>0.3 T 的磁场中主要来自两方面:①体内电解质的盲目运动;②体内带电荷分子的盲目运动。这些盲目运动在线圈内诱发出电压,叠加在进动原子核诱发的电压(信号)上,即引起所谓"噪声"。从整个容积中接收信号的线圈,也从该容积中接收噪声,并将后者叠加在 MR 图像上。因此,任何小的感兴趣区都含有整个容积的噪声。

如果仅仅接收一个小区域的信号与噪声,信号衰减量仅为该局限区者而非减去整个容积的噪声。噪声的其他来源还有:①带双极电动量分子的盲目的布朗运动;②线圈本身的电阻。如果采用良好的线圈这两种噪声与电解质运动产生的噪声相比可以减少到最小限度。

发射/接收线圈与单纯接收线圈所有局部(或表面)线圈不外乎两种类型:一是发射与接收并用的线圈,二是单纯的接收线圈。局部线圈一般均有相对不均匀接收野,但例外者也有。发射/接受线圈还有相对不均匀发射野。因此,仅有一个小区域可发射精确的 90° 与 180° 脉冲,这就缩小了敏感区。单纯接收线圈与发射的 RF 偶尔。全容积发射线圈有良好的均匀性,但接收线圈与发射波之间的相互作用也能引起以下 2 个问题:①损伤接收线圈本身,因它的原设计仅能从人体中接收较少的信号;②使 RF 发射野变形,因而向感兴趣区发射的倾斜角不准确。对线形激励线圈来说,这个问题尚可解决,通过调整接收线圈的放置方向,使其 B_1 场与发射线圈的 B_1 场垂直。环形极性线圈及特殊解剖处,目前也有了相应的解决办法。为了提高表面线圈的功能,近来推出了许多种新产品。如果两个表面线圈无相互作用,其信噪比相同,可同时采集成像,那么就能用于检查对称的解剖部位,如双侧颞颌关节、双侧膝关节半月板,这种线圈已经问世。

在选用表面线圈时应尽量贴近感兴趣区,才能提高信噪比,获得高质量的 MR 局部图像。直径小的线圈比直径大的线圈信噪比高。对距离表面线圈较远的部位,大口径线圈的信噪比略高于小口径线圈。例如检查距离表面仅 2~3 cm 的颞颌关节,采用 5 cm 口径的表面线圈比采用 10 cm 口径的表面线圈效果好。检查整个膝关节可采用能包裹全膝的小型鸟笼样表面线圈。如果仅检查一侧半月板,应采用小型圈状表面线圈,贴近在半月板表面即可。增大表面线圈的口径并不能改善对深层组织的分辨力,因而限制了表面线圈在内脏的应用。

（五）接收器

信号从接收线圈传到预放大器,旨在增加信号强度,以免后处理过程减弱了信噪比。信号从预放大器传至相位敏感检测器,发生解调作用,从信号中减去接近 Larmor 频率的无关波形,使信号呈千赫范围,然后经计算机处理并转化为 MR 图像。

五、计算机及数字处理

计算机系统是仅次于磁体的昂贵部件,性能要求大大高于 CT 所用的计算机。目前,MR 扫描机多采用小型计算机,如 Eclips140 等型号,内存能力在 1 兆字节以上。计算机主要外部设备包括:①阵列处理机,用于数据处理及二维傅立叶转换;②磁盘,存储 500 兆字节以上,数据传输速度为 1.2 兆字节/秒以上;③磁带机,用于存储图像及原始数据;④MR 处理器,包括表格存储器、时控板及海量存储器;⑤图像存储显示器,MR 图像与原始数据存在磁盘、软盘与磁带里,通过显示屏可随时显示;⑥操作台,分主诊断台与卫星诊断台两种,前者控制扫描,后者评价图像,部分功能可在两个诊断台上同时进行。

计算机不能直接运算 MR 信号,信号必须首先转换成具体的数字,这一任务由模拟-数字转换器(ADC)完成,它采集自旋回波等信号,按具体的间隔,并给予每一个采集间隔以数据。采集的标准时间间隔为 5~20 μs。采集一个自旋回波的处理时间,称为采样时间窗。采样窗的间期(ms)等于采样间隔(μs×采集次数(一般为 256)。在一定梯度场中,观察野的大小取决于采集间隔期限。在一定的观察野中,空间分辨率取决于窗的长度。如果采集窗长,T_2 弛豫作用也影响分辨率。

计算机控制系统称为中心处理单位(CPU)。图像重建在第二个相连的计算机上进行,称为阵列处理机(AP)。它能同时处理大量数据并迅速进行傅立叶转换。计算机运算的最后结果是一个数字阵列,然后按灰阶的数值排列组合成 MR 图像,并显示在屏幕上。多数 MR 扫描机在电视屏显像前还对数字资料进行了一定程度的调整,以提高图像的质量。

一旦重建成 MR 图像,数据即进入磁盘以短期保存。从磁盘中可提取数据进入磁带以长期保存。用数字光盘存储量更大,也更易于提取图像。

(王月强)

第三节　MRI 成像的图像特点

一、多参数成像

具有一定 T_1 差别的各种组织,包括正常与病变组织,转为模拟灰度的黑白影,则可使器官及其病变成像。MRI 所显示的解剖结构非常逼真,在良好清晰的解剖背景上,再显出病变影像,使得病变同解剖结构的关系更明确。

值得注意的是,MRI 的影像虽然也以不同灰度显示,但反映的是 MR 信号强度的不同或弛豫时间 T_1 与 T_2 的长短,而不像 CT 图像,灰度反映的是组织密度。

MRI 是多参数成像,其成像参数主要包括 T_1、T_2 和质子密度等,可分别获得同一解剖部位或层面的 T_1WI、T_2WI 和 PDWI 等多种图像;而包括 CT 在内的 X 线成像,只有密度一个参数,仅能获得密度对比一种图像。在 MRI 中,T_1WI 上的影像对比主要反映的是组织间 T_1 的差别;T_2WI 上的影像对比主要反映的是组织间 T_2 的差别;而 PDWI 上的影像对比主要反映的是组织间质子密度的差别。

在 T_1WI 上,脂肪 T_1 短,MR 信号强,影像白;脑与肌肉 T_1 居中,影像灰;脑脊液 T_1 长;骨与空气含氢量少,MR 信号弱,影像黑。在 T_2WI 上,则与 T_1WI 不同,例如脑脊液 T_2 长,MR 信号强而呈白影。

二、多方位成像

MRI 可获得人体轴位、冠状位、矢状位及任意倾斜层面的图像,有利于解剖结构和病变的三维显示和定位。

三、流空效应

体内流动的液体中的质子与周围处于静止状态的质子相比,在 MR 图像上表现出不同的信号特征,称为流空效应。血管内快速流动的血液,在 MR 成像过程中虽然受到射频脉冲激励,但在终止射频脉冲后采集 MR 信号时已经流出成像层面,因此接收不到该部分血液的信号,呈现为无信号黑影,这一现象称为流空现象。血液的流空现象使血管腔不使用对比剂即可显影,是MRI 成像中的一个特点。

流动血液的信号还与流动方向、流动速度及层流和湍流有关。在某些状态下,流动液体还可表现为明显的高信号。

四、质子弛豫增强效应与对比增强

一些顺磁性和超顺磁性物质使局部产生磁场,可缩短周围质子弛豫时间,此效应称为 质子弛豫增强效应,这一效应是 MRI 行对比剂增强检查的基础。

(王月强)

第五章

DSA成像理论与检查技术

第一节　DSA 成像理论

一、基本原理

(一)成像原理

1.概述

DSA 由美国威斯康星大学的 Mistretta 小组和亚利桑那大学的 Nadelman 小组首先研制成功,于 1980 年 11 月在芝加哥召开的北美放射学会上公布于世。数字减影血管造影基于数字荧光成像。20 世纪 60 年代初,影像增强器、电视系统用于 X 线机。60 年代末开发了碘化铯输入荧光体。80 年代初,开始了数字 X 线成像,在 X 线电视系统的基础上利用计算机数字化处理,使模拟视频信号经过采样模数转换(A/D)后直接进入计算机进行存储、分析和保存。这种系统实际上是 X 线电视系统与计算机数字图像系统的结合。其最具有代表性的是数字减影血管造影,它使得血管造影的临床诊断能够快速、方便地进行,促进了血管造影和介入治疗技术的普及和推广,亦促成了专门用于数字减影血管造影临床应用的设备———DSA 系统产品的诞生。

2.成像原理

DSA 是建立在图像相减的基础上的。最早是利用两相似图像照片,作光学减影处理,来突出两者间的差别。目前的 DSA 是基于顺序图像的数字减影,其结果是在减影图像中消除了整个骨骼和软组织结构,使浓度低的对比剂所充盈的血管在减影图像中被显示出来。

数字减影血管造影是利用影像增强器将透过人体后已衰减的未造影图像的 X 线信号增强,再用高分辨率的摄像机对增强后的图像作一系列扫描。扫描本身就是把整个图像按一定的矩阵分成许多小方块,即像素。所得到的各种不同的信息经模/数转换成不同值的数字,然后存储起来。再把采集到的造影图像的数字信息与未造影图像的数字信息相减,所获得的不同数值的差值信号,经数/模转换成各种不同的灰度等级,在阴极射线管上构成图像。由此,骨骼和软组织的影像被消除,仅留下含有对比剂的血管影像。

对采集到的没有注入对比剂的数字图像存于存储器 1 内作为 mask 像。把采集到注入对比剂的数字图像存于存储器 2 内,称其为造影像。然后经运算逻辑电路使两图像对应像素进行数字相减,则得出减影图像,存入显示存储器中,再经显示器显示出来,即减影像。

因此,在造影期间进行两次曝光,一次是在对比剂到达兴趣区之前,一次是在对比剂到达兴趣区并出现最大浓度时。如果患者在曝光过程中保持体位不移动,则两图像之间的唯一差别是含有对比剂的血管,它们两者的差值信号就是 DSA 的信号。随着血管内碘浓度(PI)与血管直径(d)乘积的增加,DSA 差值信号也增加。故 DSA 的信号由对比剂的投射浓度(PI)和血管直径(d)所决定。

(二)成像方式

DSA 的成像方式分静脉性 DSA 和动脉性 DSA。静脉 DSA 分外周静脉法和中心静脉法;动脉 DSA 分选择性动脉 DSA 和超选择性动脉 DSA。现阶段随介入放射学的发展及广泛的临床应用,以选择性和超选择性动脉 DSA 为主。

1.静脉 DSA(IVDSA)

发展 DSA 最初的动机是希望从单的静脉注射方式显示动脉系统,因此,最早应用的 DSA 检查采用外周静脉(如肘静脉)注射大量对比剂。但是,实验与临床应用的结果很快证实,即使是显示较大的血管,也需作对比剂团注。团注的概念是在单位时间内血管内注入一定量的对比剂,其量略大于同期血管内的血流量,从而取代该节段血管内的血液。当这部分血流流经兴趣血管时,其中的对比剂仍保持密实,稀释较少,从而达到较高的对比。

但是,静脉内团注的对比剂在到达兴趣动脉之前要在各心腔与肺循环被稀释。稀释程度可以用简单的流量理论估计静脉给造影剂时被稀释的情况。稀释的碘的平均动脉浓度(P)是所注射碘的总量(mg)除以造影团块通过期间的血容量(mL),即:

$$P_1 = \frac{P_c \times R \times T}{V}$$

P_1 为碘的平均动脉浓度;Pc 为对比剂浓度;R 为注射速率;T 为注射时间;V 为对比剂团块通过期间总血量。

在外周静脉法中,对比剂离开左心室时需要 0 秒,R 为 20 mL/s,T 为 2 秒,假设心排血量为 100 mL/s,将此值代入上式:

$$P_1 = \frac{P_c \times 20 \text{ mL/s} \times 2 \text{ 秒}}{800 \text{ mL}} = \frac{P_c}{20}$$

这就是说,当对比剂从外周静脉到达动脉系统时,其原来的平均碘浓度已被稀释为 1/20。

另外,还可以用指示剂稀释法或 Stewart-Hamilton 关系式来描述对比剂衰减的时间-浓度曲线,估计造影剂的稀释情况。

$$曲线的峰值碘密度 \propto \frac{注射碘总量}{中心血容量} \qquad 对比剂团曲线宽 \propto \frac{中心血容量}{心排血量}$$

Stewart-Hamilton 是对染料稀释技术感兴趣的生理学家。IVDSA 也可以认为是一种首次通过的染料稀释检查,染料即为对比剂。中心血量是指注射部位与感兴趣区之间的所有血量,对比剂在此过程中被稀释。兴趣血管的显示还和显影峰值碘浓度及对比剂团廓清曲线宽度有关。

Stewart-Hamilton 关系式对 DSA 的提示如下。

(1)动脉内碘浓度与对比剂的碘浓度成正比。

(2)兴趣区血管内峰值碘浓度与注射对比剂的剂量有关,注射的对比剂量与对比剂廓清曲线峰值高度成正比,但不影响曲线宽。因而,IVDSA 检查中若希望得到较理想的高而窄的对比剂廓清曲线(时间-浓度曲线),一般要每次注射大剂量对比剂,一次典型的 IVDSA 检查大约需要注射 40 g 碘甚至更多。所以静脉给对比剂时,动脉内的碘浓度大大降低,实际应用中 IVDSA 需要对比剂的量大而浓度高。

(3)IVDSA 时,动脉内碘浓度取决于所给予的碘总量,与注射速率无关。因为,对比剂团块必须流经体循环和肺循环,且循环路径长。在心血管的弹性限制和耐受范围内,对比剂的流率很难改变患者原有的血流速度。

(4)IVDSA 时,注射位置可行中心或外周注射对比剂,前者是指把导管顶端送到右心房或上、下腔静脉开口附近,后者只需在肘部穿刺后使导管沿正中或贵要静脉上行 10 cm 以上。和中心注射相比,外周注射较方便。但是对比剂注射速度相应较低,中心血容量较大。比如以 10 mL/s 速度注射 40 mL 对比剂,则注射时间已长达 4 秒,大致相当于肺循环时间。中心血容量为心排血量与平均通过时间的积,即对比剂在其中被稀释的血量。中心血容量增加导致对比剂团廓清曲线的峰值降低,宽度增加。和中心注射相比,外周注射时碘信号值大约减少 20%。DSA 中,血管显示需要的最低限度的碘量与血管直径成反比,故低的碘信号值对于小血管的显示极为不利。

(5)心功能差的患者,心排血量低,而中心血量高。这样,将降低时间-浓度曲线的峰值,并延长曲线宽度。心功能太差的患者,不宜做 IVDSA,原因是大剂量的造影剂加重了患者的负荷,高渗性的离子型造影剂也使血容量增加,图像质量差。

综上所述,IVDSA 中的外周静脉法,动脉显影的碘浓度是所注射对比剂浓度的 1/20,对比剂团块特性曲线的峰值与注射碘的总量成正比,与心排血量成正比,与中心血量成反比。所以,IVDSA 是一种高剂量的造影检查,每次检查需要多次注入大量造影剂,方能显示感兴趣区的全貌。

2.动脉 DSA(IADSA)

IADSA 分选择性动脉 DSA 和超选择性动脉 DSA。目前应用广泛,它使用的对比剂浓度低,对比剂团块不需长时间的传输与涂布,并在注射参数的选择上有许多灵活性。同时影像重叠少,图像清晰,质量高,DSA 成像受患者的影响减小,对患者的损伤也小。

DSA 的一个极为重要的特性是,DSA 显示血管的能力与血管内碘浓度和曝线量平方根的乘积成正比。比如,欲使一直径 2 mm 的血管及其内径 1 mm 的狭窄,与一直径 4 mm 的血管及其内径 2 mm 的狭窄成像一样清晰,可有两种选择:将血管内的碘浓度加倍或将曝线量提高到 4 倍。在这种情况下,大大提高曝线量,从设备的负荷与患者的辐射剂量方面讲都是不现实的。当然以提高血管内的碘浓度更为可取,因而动脉 DSA 及其亚型(选择和超选择 IADSA)的方法应运而生。

IADSA 时,对比剂直接注入兴趣动脉或接近兴趣动脉处,对比剂稀释要轻微得多。比如,在颈总动脉于 1 秒内注入 8 mL 15% 的对比剂(75 mgI/mL),同时典型的血流速度为 8 mL/s,那么由于注射的压力,对比剂可潜在地置换血流达 1 秒。即使有些轻微的稀释,动脉内的碘浓度在此期间也仍会有 50~70 mgI/mL,比用较高剂量,较高浓度注射的 IVDSA 可在同一部位达到的碘浓度仍高约 3~4 倍,可明显改善小血管的显示。

由于 DSA 对于对比剂的对比信号很敏感,当血管内对比剂浓度太高时,重叠血管就不易观察。IADSA 与血管造影相比,对比剂的用量将降低 1/4~1/3。在实际工作中,对比剂的用量、注射速率,要根据兴趣动脉的内径流量及注射部位至靶器官的距离作适当的调整。

对于 IADSA 时血管内碘含量的计算,可通过时间-视频密度曲线和时间-浓度曲线对感兴趣区进行测量与推算,可得到对比剂出现和消失的时间,对比剂在血管内循环过程及流率,对比剂时间-浓度曲线的波幅、波宽、斜率等。这些指标对选择造影剂的量、浓度、流率有参考价值,同时对疾病的诊断提供科学的依据。

(1)IVDSA 的缺点:①静脉内注射的造影剂到达兴趣动脉之前要经历约 20 倍的稀释。②需要高浓度和大剂量的造影剂。③显影血管相互重叠对小血管显示不满意。④并非无损伤性,特别是中心静脉法 DSA。

(2)IADSA 的优点:①造影剂用量少,浓度低。②稀释的造影剂减少了患者不适,从而减少了移动性伪影。③血管相互重叠少,明显改善了小血管的显示。④灵活性大,便于介入治疗,无大的损伤。

3.动态 DSA

DSA 的影像是从蒙片像与造影像相减得来的。在造影过程中,由于肢体移动,就会出现蒙片与造影片配准不良,而产生运动性伪影的 DSA 图像。然而,随着 DSA 技术的发展,对于运动部位的 DSA 成像,以及 DSA 成像过程中 X 线管与检测器同步运动而得到的系列减影像,均已成为了事实。所以,将 DSA 成像过程中,X 线管、人体和检测器的规律运动的情况下,而获得 DSA 图像的方式,称之为动态 DSA。

(三)减影方式

DSA 的减影方式基本上分为 3 种,即时间减影、能量减影和混合减影。20 世纪 60 年代曾经采用过光学减影、电视减影,目前已不再应用。现应用最多的是时间减影中连续方式、脉冲方式和路标方式。

1.时间减影

时间减影是 DSA 的常用方式,在注入的对比剂团块进入兴趣区之前,将一帧或多帧图像作 mask 像储存起来,并与时间顺序出现的含有对比剂的充盈像一一进行相减。这样,两帧间相同的影像部分被消除了,而对比剂通过血管引起高密度的部分被突出地显示出来。因造影像和 mask 像两者获得的时间先后不同,故称时间减影。

(1)常规方式:常规方式是取 mask 像和充盈像各一帧进行相减,有手动和自动供选择。手动时由操作者在曝光期根据显示器上显示的造影情况,瞬间摄制 mask 像和充盈像,mask 像的选定尽可能在血管充盈前的一瞬间,充盈像的选定以血管内对比剂浓度最高为宜;自动时由操作者根据导管部位至造影部位的距离、患者的血液循环时间、事先设定注药至 mask 像间的时间,以及注药到充盈像的时间。这样,mask 像和充盈像就根据设定而确立,并作减法运算。

(2)脉冲方式:脉冲方式为每秒进行数帧的摄影,在对比剂未注入造影部位前和对比剂逐渐扩散的过程中对 X 线图像进行采集和减影,最后得到一系列连续间隔的减影图像。此方式与间歇性 X 线脉冲同步,以一连串单一的曝光为其特点,射线剂量较强,所获得的图像信噪比较高,图像质量好,是一种普遍采用的方式。这种方式主要适用于脑血管、颈动脉、肝动脉、四肢动脉等活动较少的部位,对腹部血管、肺动脉等部位的减影也可酌情使用。

(3)超脉冲方式:超脉冲方式是在短时间内进行 6~30 帧/秒的 X 线脉冲摄像,然后逐帧高速重复减影,具有频率高、脉宽窄的特点。连续观察 X 线数字影像或减影图像,具有动态显像。这种方式的优点是能适应心脏、冠脉、主肺动脉等活动快的部位,图像的运动模糊小。

（4）连续方式：X 线机连续发出 X 线照射，得到与电视摄像机同步、以 25～50 帧/秒的连续影像信号。亦类似于超脉冲方式，以电视视频速度观察连续的血管造影过程或血管减影过程。这种方式的图像频率高，能显示快速运动的部位，如心脏、大血管，单位时间内图像帧数多，时间分辨率高。

（5）时间间隔差方式：mask 像不固定，顺次随机地将帧间图像取出，再与其后一定间隔的图像进行减影处理，从而获得一个序列的差值图像。mask 像时时变化，边更新边重新减影处理。时间间隔方式相减的两帧图像在时间上间隔较小，能增强高频部分，降低了由于患者活动造成的低频影响，对于心脏等具有周期性活动的部位，适当地选择图像间隔帧数，进行时间间隔方式减影，能够消除相位偏差造成的图像运动性伪影。时间间隔也可以作为后处理方式。

（6）路标方式：路标技术的使用为介入放射学的插管安全迅速创造了有利条件。具体操作：先注入少许对比剂后摄影，再与透视下的插管作减影，形成一幅减影血管图像，作为一条轨迹并重叠在透视影像上。这样就可以清楚地显示导管的走向和尖端的具体位置，使操作者顺利地将导管插入目的区域。

这种方法分为 3 个阶段：①活动的数字化透视图像，踩脚闸到松开脚闸，最后的图像——辅助 mask 图像形成；②活动的减影透视，减影开始于一幅 mask 像形成之后，只要没有注射对比剂，显示器上就没有图像，注射少量对比剂后，血管开始显像，血管充盈最多时对比度最高，此时充盈像代替了辅助 mask 像；③活动的图像与透视 mask 像相减，显示差值部分。

综上所述，路标技术是以透视的自然像作"辅助 mask 像"，用含对比剂的充盈像取代辅助 mask 像而作实际 mask 像，与后来不含对比剂的透视像相减，获得仅含对比剂的血管像，以此作为插管的路标。

（7）心电触发脉冲方式：心电触发 X 线脉冲与固定频率工作方式不同，它与心脏大血管的搏动节律相匹配，以保证系列中所有的图像与其节律同相位，释放曝光的时间点是变化的，以便掌握最小的心血管运动时刻。外部心电图信号以 3 种方式触发采像：①连续心电图标记；②脉冲心电图标记；③脉冲心电图门控。心电触发方式避免了心脏搏动产生的图像运动性模糊。所以，在图像频率低时也能获得对比度和分辨率高的图像。此方式主要用于心脏大血管的 DSA 检查。

2.能量减影

能量减影也称双能减影，即进行兴趣区血管造影时，同时用两个不同的管电压如 70 kV 和 130 kV 取得两帧图像，作为减影对进行减影。

能量减影是利用碘与周围软组织对 X 线的衰减系数在不同能量下有明显差异这一特点进行的，在质量衰减系数与能量曲线上，碘在 33 keV 时，其衰减曲线具有锐利的不连续性，此临界水平称 K 缘。而软组织衰减曲线则是连续的，没有碘的特征，并且能量越大，其质量衰减系数越小。

碘的这种衰减特征与碘原子在 K 层轨迹上的电子有关，若将一块含骨、软组织、空气和微量碘的组织分别用略低于和略高于 33 keV 的 X 线能量（若分别为 70 kV 和 120～130 kV）曝光，则后一帧图像比前一帧图像的碘信号大约减少 80%，骨信号大约减少 40%，气体则在两个能级上几乎不衰减。若将这两帧图像相减，所得的图像将有效地消除气体影，保留少量的软组织影及明显的骨与碘信号。若减影前首先将 130 kV 状态时采集的影像由 1.33 的因数加权，则减影处理后可以很好地消除软组织及气体影，仅留下较少的骨信号及明显的碘信号。

3.混合减影

混合减影是 1981 年 Bordy 提出的技术,基于时间与能量两种物理变量,是能量减影同时间减影技术相结合的技术。

基本原理:对注入对比剂以后的血管造影图像,使用双能量 K 缘减影,获得的减影像中仍含有一部分骨组织信号。为了消除这部分骨组织信号,得到纯含碘血管图像,须在造影剂未注入前先做一次双能量 K 缘减影,获得的是少部分骨组织信号图像,将此图像同血管内注入对比剂后的双能 K 缘减影图像再作减影处理,即得到完全的血管图像,这种技术即为混合减影技术。

混合减影经历了两个阶段,先消除软组织,后消除骨组织,最后仅留下血管像。

混合减影要求在同一焦点上发生两种高压,或在同一 X 线管中具有高压和低压两个焦点。所以,混合减影对设备及 X 线球管负载的要求都较高。

二、特殊功能

随着 DSA 技术的发展,对于运动部位的 DSA 成像以及 DSA 成像过程中 X 线管与检测器同步运动而得到系列减影像,已经实现。所以,将 DSA 成像过程中,X 线管、人体和检测器规律运动的情况下,而获得 DSA 图像的方式,称之为动态 DSA。按照 C 形臂和导管床的运动方式分为旋转运动、岁差运动、钟摆运动和步进等。这些检查技术可实时动态三维显示。

(一)旋转和岁差运动

1.旋转运动 DSA

旋转 DSA 是在 C 臂旋转过程中注射对比剂、进行曝光采集,达到动态观察的检查方法。它利用 C 臂的两次旋转动作,第一次旋转采集一系列蒙片像,第二次旋转时注射对比剂、曝光采集充盈像,在相同角度采集的两幅图像进行减影,以获取序列减影图像。有的厂家开发了实时蒙片模糊技术,不再需要专门采集蒙片的运动过程。

实时旋转 DSA 技术采用的是角度触发技术,即 C 臂旋转中每间隔一定的角度自动进行图像的采集,从而大大降低了射线剂量,为医师及患者提供了最大限度的保护。旋转速度由早期的25°/秒发展到60°/秒,图像帧频为 8~75/秒可调。

实时旋转 DSA 技术实际上是对常规体位 DSA 检查的重要补充,只通过一次对比剂的注入就可以获得不同角度的多维空间血管造影图像,增加了影像的观察角度,能从最佳的位置观察血管的正常解剖和异常改变,提高病变血管的显示率。

该技术在临床上主要应用于心血管以及头颈部血管性病变,尤其是颅内动脉瘤的诊断,应用实时旋转 DSA 技术可以做到多角度全面观察病变部位,并可清楚地显示出动脉瘤的瘤颈,为治疗方案的选择和术后效果的评定提供了最直观的影像根据。

2.岁差运动 DSA

岁差运动是相对于旋转 DSA 运动观察的另一种运动采集形式。类似于常规体层摄影圆轨迹焦点和胶片的运动方式,该运动由 C 臂带动检测器和 X 线管同步转动完成。

岁差运动利用 C 臂和托架两个方向的旋转,精确控制其转动方向和速度,形成了 X 射线管焦点在同一平面内的圆周运动,增强器(检测器)则在 C 臂的另一端,与焦点运动平面平行的平面内做相反方向圆周运动。该运动模式与天文学中的岁差运动相似,故称为岁差运动。

在运动中注射对比剂、曝光采集,形成系列减影像,同时实时动态显示。它对于观察血管结构的立体关系十分有利。

在临床应用中,岁差运动主要用于腹部、盆腔血管重叠的器官,以观察血管立体解剖关系。

(二)步进

步进主要用于四肢动脉 DSA 的检查,尤其是下肢血管造影的跟踪摄影,同时对介入治疗很有临床应用价值。

1.工作原理

采用快速脉冲曝光采集图像,实时减影成像。在脉冲曝光中,X 线球管和检测器保持静止,导管床携人体自动匀速地向前移动,或者是导管床与人体静止,X 线球管和检测器匀速地向前移动。通过检查床面或 C 臂的自动移动,跟踪对比剂在血管内充盈过程并连续获取造影图像,实时减影显示。对跟踪采集的图像数据,计算机按顺序自动进行连接,以此获得该血管的全程减影像。

2.步进方式

根据曝光时是静态下曝光还是动态下曝光,将步进分为分段步进和连续步进两种方式。

(1)分段步进是以往常用的一种方式,预先设定步进程序。当第一段曝光时序完成后,床面或 X 线管自动移动一定距离后停止,此时进入第二段曝光区域,再进行曝光。第三段、第四段以此类推。相邻两曝光区域有部分重叠。对于各区域段采集后的图像数据通过计算机处理进行剪接,获得血管全程减影像。步进时序的设定由对比剂在血管内的流速决定,曝光时的区域应是对比剂在血管内充盈最佳时段。此方式的缺点是步进及曝光时序难以与对比剂的充盈高峰相吻合。

(2)连续步进指在注入对比剂的同时,X 线管以脉冲曝光方式跟踪对比剂在血管内充盈高峰同步进行,利用窄 X 线束连续采集,既获得了全程血管图像数据,又可降低受检者的辐射剂量。因是连续跟踪采集,重建后的全程血管减影图像不出现剪接处的位移影,血管连续显示。在连续追踪采集的过程中,可以同时转动被检四肢,使重叠的血管分离显示。

(王　燕)

第二节　DSA 检查技术

一、DSA 适应证和禁忌证

(一)适应证

(1)血管性疾病:血管瘤、血管畸形、血管狭窄、血管闭塞、血栓形成等。

(2)血管疾病的介入治疗;血管手术后随访。

(3)肿瘤性疾病:了解肿瘤的血供、范围及肿瘤的介入治疗;肿瘤治疗后的随访。

(4)心脏冠状动脉疾病:冠心病和心肌缺血的诊断;冠状动脉疾病的介入治疗;心脏疾病的诊断与介入治疗等。

(5)血管外伤的诊断与介入治疗。

(二)禁忌证

(1)碘过敏。

(2)严重的心、肝、肾功能不全。

（3）严重的凝血功能障碍,有明显出血倾向。严重的动脉血管硬化。

（4）高热、急性感染及穿刺部位感染。

（5）恶性甲状腺功能亢进症、骨髓瘤。

（6）女性月经期及妊娠 3 个月以内者。

二、术前准备

（一）患者准备

（1）碘过敏和麻醉药过敏试验。

（2）检测心、肝、肾功能及出凝血时间、血小板计数。

（3）术前 4 小时禁食。

（4）术前半小时肌内注射镇静剂。

（5）穿刺部位备皮。

（6）向患者和家属简述造影目的、手术过程,消除顾虑及紧张心理。同时告知术中、术后可能发生的意外情况和并发症,争取患者和家属理解合作,并签署手术知情同意书。

（7）儿童及不合作者施行全身麻醉。

（8）建立静脉通道,便于术中给药和急救。

（二）器械准备

1.手术器械准备

手术器械包括消毒手术包,造影用穿刺针、扩张器、导管、导丝。注射器若干个。

2.造影设备准备

DSA 设备、高压注射器,术前检查设备运行状况,确保手术正常进行。备好抢救设备。

（三）药物准备

1.常规药物

配备肝素、利多卡因、生理盐水及各类抢救药。

2.对比剂

浓度为 $60\% \sim 76\%$ 离子型或 $300 \sim 370$ mgI/mL 非离子型对比剂。

三、头颈部 DSA 检查技术

（一）血管解剖

1.动脉系统

头颈部的动脉血供主要来自颈动脉和锁骨下动脉的椎动脉、甲状颈干及肋颈干。

（1）颈总动脉及其分支:右颈总动脉发自于右头臂动脉(或无名动脉);左颈总动脉常发自主动脉弓。左、右颈总动脉约在两侧甲状软骨水平(C_4水平)处分为颈内动脉和颈外动脉。

颈内动脉是颈总动脉两终支之一,是大脑半球供血的主要渠道。颈内动脉分支有眼动脉、前交通动脉、后交通动脉、脉络膜前动脉、大脑前动脉、大脑中动脉。

（2）椎动脉系统:锁骨下动脉的第一分支,是小脑供血的主要血管。两侧椎动脉在脑桥下缘汇合成基底动脉。两大终末支为左、右大脑后动脉。

2.静脉系统

头颈部的静脉主要由颅内静脉、颅外静脉组成。

(1)颅内静脉:由大脑深静脉、大脑浅静脉、硬脑膜静脉窦和颅后凹静脉组成。

(2)颅外静脉:主要由面总静脉、枕静脉和耳后静脉等组成。

(二)造影技术

1.手术操作

(1)颈动脉:包括颈总动脉、颈内动脉、颈外动脉。

动脉造影常规采用 Seldinger 技术行股动脉穿刺,并置放 4～5F 动脉鞘,以导引钢丝作向导将导管送入颈动脉或椎动脉。导管顶端一般插至第 4、5 颈椎平面,然后在导管内注入少量对比剂,经证实后即可造影。

(2)椎动脉:左椎动脉的开口部和左锁骨下动脉的上行段平行。因导管较易进入,一般先应用左椎动脉插管。导管插入后,经少量对比剂推注证实为椎动脉便可造影。

2.造影参数选择

造影检查时,常规选用浓度为 50%～60%离子型对比剂或相应浓度的非离子型对比剂。常用造影参数见表 5-1。

表 5-1 头颈部血管造影常用参数

检查部位		造影参数				摄影程序	
		流率(mL/s)	量/次(mL)	压力(PSI)	帧数(fp/s)	成像方式	延迟方式
头	颈内动脉	6～7	8～10	150～300	3～6	IADSA	注射延迟
颈	颈外动脉	3～4	6～8	150～300	3～6	IADSA	注射延迟
部	颈总动脉	5～6	10～15	150～300	3～6	IADSA	注射延迟
	椎动脉	3～4	6～8	150～300	3～6	IADSA	注射延迟

3.造影体位

颈内动脉造影常规摄影体位为头颅正侧位,必要时加左右斜位。

四、胸部 DSA 检查技术

(一)血管解剖

胸部血管中,大动脉的起始部和大静脉的汇集部均位于心脏,其中包括主动脉、肺动脉和肺静脉、上腔静脉、下腔静脉。胸部其他血管有支气管动脉、支气管静脉、胸廓内动脉(内乳动脉)、肋间动脉等。

1.主动脉

升主动脉起自左心室主动脉口,长约 5 cm,达右侧第 2 胸肋关节处,继续移行为主动脉弓,至胸 4 椎体水平移行为降主动脉,穿过膈肌裂孔后即为腹主动脉。冠状动脉是升主动脉唯一分支。

2.肺动脉

肺动脉属于肺的功能性血管。主肺动脉短而粗,在主动脉弓下方气管分叉前分为左、右肺动脉。

3.肺静脉

左右各两支,分别称为左肺上静脉和左肺下静脉、右肺上静脉和右肺下静脉,均起自肺门且分别注入左心房。

4.支气管动脉

支气管动脉属于肺的营养性血管。多数直接或间接从胸主动脉发出,部分发源于肋间动脉、锁骨下动脉或腹主动脉等,数目为1～4支不等。

5.肋间动脉

肋间动脉从胸主动脉后壁发出,呈节段、对称性;共有9对,分布于第3～11肋间隙。

6.上腔静脉

上腔静脉起始于右侧第1肋软骨水平,由左、右无名静脉合成。全长6～8 cm,宽1.5～2.0 cm,下行进右房后上部,入口处无瓣膜。

(二)造影技术

1.手术操作

(1)肺动脉造影:经股静脉穿刺插管,导管端可置于肺动脉主干或左右肺动脉分支,或右室流出道。

(2)支气管动脉造影:经股动脉穿刺插管,将导管插到第5、6胸椎水平,在透视下确定支气管动脉显示,并没有与脊髓动脉共干后开始注射对比剂造影。肋间动脉造影方法与支气管动脉造影大致相同。

(3)上腔静脉造影:可应用穿刺法,穿刺头臂静脉或贵要静脉或肘正中静脉。

2.造影参数选择

对比剂浓度为50%～60%离子型对比剂或相应浓度的非离子型对比剂。造影常用参数见表5-2。

表 5-2 胸部血管造影常用参数

检查部位		造影参数			摄影程序	
	流率(mL/s)	量/次(mL)	压力(PSI)	帧数(fp/s)	成像方式	延迟方式
主动脉	18～20	35～40	450～600	25	IADSA	注射延迟
肺动脉(单)	6～8	10～12	150～300	25	IVDSA	注射延迟
胸部 支气管动脉	1～2	4～6	150或手推	3～6	IADSA	注射延迟
锁骨下动脉	3～4	8～10	150	3～6	IADSA	注射延迟
肋间动脉	1～2	3～4	150或手推	3～6	IADSA	注射延迟
上腔动脉(插管法)	8～10	15～25	300～400	2～4	IVDSA	注射延迟

3.造影体位

常规采用正位成像,必要时加摄斜位或侧位。

五、心脏与冠状动脉DSA检查技术

(一)正常心脏及冠状动脉解剖

1.正常心脏外形及特点

心脏位于胸腔纵隔内,2/3在正中线的左侧,1/3在右侧。心脏有前、后两面及左缘、右缘和下缘3个边缘。

2.正常心腔结构

心脏内部被房间隔和室间隔以及二尖瓣和三尖瓣分隔成左、右心房和左、右心室,共4个心腔。

(1)右心房可分为前部的固有心房和后部的腔静脉窦。

(2)右心室腔按功能分成流入道和流出道,以室上嵴为界。流入道入口即右房室口,在其纤维瓣环上附着三尖瓣。流出道也称漏斗部或肺动脉圆锥,其出口为肺动脉口,纤维瓣环附有肺动脉瓣。

(3)左心房是心脏最靠后的部分。两侧有左、右肺静脉开口。

(4)左心室位于右心室的左后下方,近似圆锥形。左室腔以二尖瓣为界分为流入道和流出道两部分。

3.冠状动脉与冠状静脉

人体正常的冠状动脉分为左、右两大支,分别起自左、右主动脉窦壁。

(1)左冠状动脉及其分支:主干长 0.5～3.0 cm,主要分支有前降支和回旋支。

(2)右冠状动脉及其分支:主要分支有右圆锥支、右房支、右室前支、锐缘支、右室后支、左室后支、后降支等。

(3)冠状静脉:多伴行相邻的冠状动脉。

(二)造影技术

1.心大血管造影

心大血管造影是临床诊断心血管疾病金标准之一。

(1)手术操作:选择性右心房、右心室及肺动脉造影,是经股静脉穿刺插入 5～7F 右心造影导管,按造影目的分别进行造影。选择性左心室造影则是经股动脉、桡动脉或肱动脉等处,穿刺并插入"猪尾形"导管进行造影。插管过程中,应密切观察心电变化、血压及其他生命体征指标,积极预防并发症。

(2)造影参数选择:造影检查时,常规选用浓度为 50%～60%离子型对比剂或相应浓度的非离子型对比剂。常用造影参数见表5-3。

表 5-3　心血管造影常用参数

检查部位		造影参数				摄影程序	
		流率(mL/s)	量/次(mL)	压力(PSI)	帧数(fp/s)	成像方式	延迟方式
心	心脏、大血管	18～20	35～40	450～600	25	IADSA	注射延迟
血	左冠状动脉	2～3 秒内注射完	8～10	手推	25	IADSA	注射延迟
管	右冠状动脉	2～3 秒内注射完	6～8	手推	25	IADSA	注射延迟

(3)造影体位:心脏摄影角度随心脏的位置、形态和旋转程度不同而作相应改变。常用体位有正位、侧位、长轴斜位、四腔位(肝锁位)、半坐位、延长右前斜位等。

2.选择性冠状动脉造影

(1)手术操作:选用冠状动脉造影导管(Judkins 导管),采用股动脉或桡动脉穿刺插管,将导管分别选择性插入左、右冠状动脉口部,先行测压或试注造影证实导管在冠状动脉口内即行造影。

(2)造影参数选择:对比剂浓度为 50%～60%的离子型含碘对比剂或相应浓度的非离子型对比剂。造影参数见表5-3。

(3)造影体位:①左冠状动脉造影体位有右肩位、肝位、左肩位、蜘蛛位。正位、侧位可作为补充体位。②右冠状动脉造影体位有 LAO 30°～40°位、RAO 30°～45°位。正位(AP)并 CRA 15°～25°位常作为左、右前斜位的补充体位。

六、腹部 DSA 检查技术

(一)肝脏 DSA

1.血管解剖

肝的血管可分为入肝血管和出肝血管。入肝血管为肝固有动脉和门静脉。出肝血管为肝静脉。

(1)动脉系统:①肝总动脉一般起源于腹腔动脉右侧,分出胃十二指肠动脉后改名为肝固有动脉。肝固有动脉是肝营养性血管,在肝门处分左、右肝动脉和胃右动脉。②肝右动脉入肝前发出一支胆囊动脉,入肝后分为右前叶动脉、右后叶动脉和右尾状叶动脉。③肝左动脉较肝右动脉稍细,末端分出左内叶动脉、左外叶动脉和左尾状叶动脉。

(2)静脉系统:①肝静脉系统包括肝左静脉、肝中静脉和肝右静脉,分别接受肝左、中、右叶的血液。②门静脉系统由肝内和肝外两大部分组成。肝外门静脉称门静脉主干。门静脉由肠系膜上静脉和脾静脉在腰1、2平面汇合而成。门静脉主干长约 6 cm,门静脉是肝的机能性血管,入肝脏的血量是肝动脉的 3 倍(门静脉约为 75%,肝动脉约为 25%)。

2.造影技术

(1)手术操作:①采用 Seldinger 技术,行股动脉或肱动脉穿刺插管。②先行选择性腹腔动脉造影,再行超选择性肝动脉造影。

(2)造影参数选择:对比剂浓度为 50%～60% 的离子型对比剂,或相应浓度的非离子型对比剂。造影参数见表 5-4。

表 5-4　腹部血管造影常用参数

检查部位		造影参数				摄影程序	
		流率(mL/s)	量/次(mL)	压力(PSI)	帧数(fp/s)	成像方式	延迟方式
腹部血管	腹主动脉	15～18	35～40	450～600	3～6	IADSA	注射延迟
	肾动脉	5～6	8～10	150～300	3～6	IADSA	注射延迟
	肾上腺动脉	1～2	3～4	150～200	3～6	IADSA	注射延迟
	胃及十二指肠动脉	3～4	6～8	150～200	3～6	IADSA	注射延迟
	肠系膜上动脉	5～6	10～12	150～200	3～6	IADSA	注射延迟
	肠系膜下动脉	4～5	8～10	150～200	3～6	IADSA	注射延迟
	门静脉(间接法)	6～8	50	300～400	3～6	IADSA	注射延迟
	门静脉(直接法)	10	40～60	300～400	3～6	IADSA	注射延迟
	下腔动脉(插管法)	8～10	25～30	300～400	3～6	IADSA	注射延迟
	髂外动脉	6～8	10～12	150～300	3～6	IADSA	注射延迟
	髂内动脉	6～8	10～12	150～300	3～6	IADSA	注射延迟
	髂总动脉	10～12	18～20	300～450	3～6	IADSA	注射延迟

3.造影体位

正位,必要时加摄斜位。

七、胃肠道 DSA 检查技术

(一)血管解剖

1.腹主动脉

腹主动脉起始于第 12 胸椎前方横膈的主动脉裂孔,是降主动脉的膈下部分。在第 4 腰椎平面分出为两侧髂总动脉。腹主动脉的分支包括脏支和壁支。脏支有腹腔动脉、肠系膜上动脉、肠系膜下动脉、肾动脉、肾上腺动脉和精索内(或卵巢动脉)。壁支有膈下动脉、腰动脉和骶正中动脉。双侧髂总动脉和骶正中动脉为腹主动脉的终末支。

2.腹腔动脉

腹腔动脉在胸 12 椎体下部或胸 12～腰 1 椎体间起自腹主动脉的腹侧,是腹主动脉最大和最先的主要分支。腹腔动脉通常在胰腺和脾静脉的上缘分为 3 支:胃左动脉、脾动脉和肝总动脉。

3.肠系膜上动脉

由腹主动脉的腹壁发出,开口处相当于胸 12～腰 1 椎间隙或腰 1 椎体的上部平面,末端至右髂窝。回结肠动脉是肠系膜上动脉的终末支。

4.肠系膜下动脉

起自腹主动脉的下段,约在腰 3 椎体水平。主要供养左半结肠及直肠。

(二)造影技术

1.手术操作

采用 Seldinger 技术,行股动脉或肱动脉穿刺插管。先行选择性腹腔动脉造影,再行超选择性肝动脉造影。

2.造影参数选择

对比剂浓度为 50％～60％的离子型对比剂,或相应浓度的非离子型对比剂。造影常用参数见表 5-4。

3.造影体位

正位,必要时加摄斜位。

八、胰、胆、脾 DSA 检查技术

(一)血管解剖

1.胰腺血管

胰腺的供养动脉来源于多个动脉的分支。

胰头的动脉来自胰十二指肠上、下动脉在胰头处形成的动脉弓;胰体和胰尾的动脉来自脾动脉的胰背动脉、胰横动脉、胰大动脉(最大)和胰尾动脉(恒定)。胰腺的静脉血经胰十二指肠上、下静脉和脾静脉注入门静脉。

2.胆系血管

胆道血供来自肝动脉的分支,胆囊动脉来自肝固有动脉或肝右动脉。胆囊的静脉与同名动脉伴行,直接注入门静脉。

3.脾脏供养血管

脾脏的主要血供来源于脾动脉,它是腹腔动脉的最大分支。脾静脉起自脾门处,系门脉分支。脾静脉有 1～5 支,以 2 支为最多。

(二)造影技术

1.手术操作

同腹腔动脉造影。

2.造影参数选择

对比剂浓度为 50％～60％ 的离子型对比剂,或相应浓度的非离子型对比剂。造影常用参数见表5-4。

3.造影体位一般都用正位,必要时加摄不同角度的斜位。

九、肾脏及肾上腺血管 DSA 检查技术

(一)血管解剖

1.动脉系统

(1)肾动脉在左、右侧各有一支,自腰 1 椎体中部与腰 2 椎体之间水平由腹主动脉侧壁发出。

(2)肾上腺动脉:肾上腺的动脉血供非常丰富。每侧肾上腺一般有 3 支动脉供应。

2.静脉系统

(1)肾静脉:肾内静脉的分布大致与肾内动脉相仿。肾静脉出肾门注入下腔静脉,肾盂输尿管静脉和肾包膜静脉在肾门引流入右肾静脉。

(2)肾上腺静脉左右各 1 支,左肾上腺静脉注入左肾静脉;右肾上腺静脉直接注入下腔静脉。

(二)造影技术 DSA 检查技术

1.手术操作

(1)采用 Seldinger 技术,行股动脉穿刺插管。

(2)于第 1 腰椎水平先行腹主动脉造影,再行肾动脉造影。

(3)先行腹主动脉造影,然后行膈动脉造影,再行肾上腺动脉造影。

2.造影参数选择

对比剂浓度为 50％～60％ 的离子型对比剂,或相应浓度的非离子型对比剂。常用造影参数见表5-4。

3.造影体位

常规用正位,必要时加斜位。

十、下腔静脉 DSA 检查技术

(一)血管解剖

下腔静脉为单一的大静脉,收集膈肌以下的腹、盆部和下肢的静脉血液。左及右髂总静脉在第 4、5 腰椎平面汇合成下腔静脉。

(二)造影技术

1.手术操作

(1)股静脉穿刺法:适用于髂股静脉通畅者。

(2)插管法:股静脉插管或经上肢及颈静脉插管,或者上下联合插管。

2.造影参数选择

对比剂浓度为 50％～60％离子型对比剂,或相应浓度的非离子型对比剂。股静脉穿刺造影,对比剂用量 18～20 mL/次,流率 4～5 mL/s。

3.造影体位

常规取正位,必要时可加摄斜位或侧位。

十一、盆腔 DSA 检查技术

(一)正常盆腔血管解剖

1.髂动脉系统

髂总动脉由腹主动脉在腰 4 椎体平面分成左、右髂总动脉,是腹主动脉的终末支。髂总动脉在骶髂关节平面处分成髂内和髂外动脉。髂外动脉移行为股动脉。

2.髂静脉系统

髂静脉是盆腔和下肢静脉血回流的主干,由髂内、外静脉汇成髂总静脉。

(二)造影技术

1.髂动脉

(1)手术操作:使用 Seldinger 技术行股动脉穿刺。导管插入后于腹主动脉远端行两侧髂总动脉造影,再行单侧髂总动脉造影及髂内或髂外动脉造影。

(2)造影参数选择:对比剂浓度为 50％～60％离子型对比剂或相应浓度的非离子型对比剂。造影常用参数见表 5-4。

(3)造影体位:正位,必要时加摄斜位。

2.髂静脉

(1)手术操作:穿刺股静脉,插入导管造影。

(2)造影参数选择:对比剂浓度为 50％～60％离子型对比剂,或相应浓度的非离子型对比剂。髂总静脉造影时,对比剂总量 12～15 mL,流率 3～4 mL/s;髂内和髂外静脉造影时,总量 8～10 mL,流率2～3 mL/s。

(3)造影体位:正位及左右斜位。

十二、四肢 DSA 检查技术

(一)血管解剖

1.上肢血管

(1)上肢动脉:正常肢体动脉的主干和分支的行走途径、分布位置及数目比较恒定。上肢动脉主干有腋动脉、肱动脉、桡动脉和尺动脉。双侧上肢动脉都是锁骨下动脉的延续。

(2)上肢静脉:一般分为深浅两组。上肢的浅静脉变异较大,深静脉的分支、走行与同名动脉伴行,深、浅静脉均有静脉瓣。

2.下肢血管

(1)下肢动脉:主干有股动脉、腘动脉、胫前动脉、胫后动脉、足背动脉等。

(2)下肢静脉:主要有浅静脉、深静脉和交通静脉。浅静脉位于皮下组织和深筋膜外,深静脉与同名动脉伴行,深、浅静脉之间由交通静脉连结。浅静脉由两条主干即小隐静脉和大隐静脉构成。

(二)造影技术

1.手术操作

(1)动脉造影:四肢动脉造影大多采用股动脉穿刺,Seldinger插管技术,按不同的部位将相应导管应置于靶血管进行造影。

(2)静脉造影:逆行性静脉造影:采用Seldinger技术经皮股静脉穿刺插管,将导管置于患侧股静脉注射对比剂。顺行性静脉造影:常规采用7~9号静脉穿刺针穿刺浅静脉,注射对比剂后根据临床需求进行动态或静态方式造影。

2.造影参数

对比剂浓度为40%的离子型对比剂,或相应浓度的非离子型对比剂。

常用造影参数见表5-5。

表5-5 四肢血管常用造影参数

检查部位		造影参数				摄影程序	
		流率(mL/s)	量/次(mL)	压力(PSI)	帧数(fp/s)	成像方式	延迟方式
	上肢动脉	4~5	12~15	150~300	3~6	IADSA	注射延迟
	下肢动脉	7~8	15~20	150~300	3~6	IADSA	注射延迟
四肢	四肢静脉(顺行)	1~1.5	60~80	150~300	3~6	IVDSA	注射延迟
	四肢静脉(逆行)	2~3	8~10	150~300	3~6	IVDSA	注射延迟

3.造影体位

取正位,必要时加侧位和斜位。

十三、DSA图像质量控制

(一)影响DSA图像质量因素

影响DSA图像质量的主要因素有机器设备、成像方式、操作技术、造影方法及对比剂等方面因素。

1.设备因素

(1)X线源:DSA的图像在以每秒几帧至几十帧之间快速形成,这就要求具有产生高剂量、短脉冲和恒定输出的高压发生器;$80×10^4$ Hu以上,具有大小焦点和大功率的X线球管;并配置功能完善的遮线器和X线滤过装置。

(2)影像接收器:影像增强器(image intensifier,II)或数字平板检测器,应具有每秒30帧以上的显像能力、理想的光敏度、适宜的亮度、较高的影像分辨率和最小的失真度,有适应不同部位使用的可变输出野。

(3)电视摄像系统:电视摄像管应具有较高的影像分辨率和最适宜的图像合成时间,确保II输出屏上1毫伦X线产生的微弱荧光都能无遗漏地采集到;系统动态幅度大;每帧图像的水平稳定度差异要<1%。防止图像信息递减丢失,从而获得精确的影像信息。

2.成像方式和操作技术因素

(1)成像方式的影响:目前DSA设备一般有4种成像方式用于实时减影:脉冲成像

(PI mode)、超脉冲成像(SPI mode)、连续成像(CI mode)和时间间隔差成像(TID mode)方式。PI方式单位时间内摄影帧频低,每帧图像接受的X线剂量大,图像对比分辨率较高;CI方式则恰相反。因此,造影时应根据受检部位和诊断要求选择相应的成像方式,以获取优质的减影像。

(2)操作技术的影响。①摄影条件:X线剂量与密度分辨率成正比。DSA设备的曝光参数常设有"自动曝光"和"手动曝光"两种:一般而言,对密度高且体厚的部位选用自动条件比较理想,而对密度低且体薄的部位采用手动条件,并经曝光测试后选择最适宜的曝光条件,以避免过度曝光或曝光不足。②摄影体位:DSA图像不仅要有很好的密度分辨率,还要有合适的体位。因此,DSA检查技术中常把正、侧位视为基本体位,按需再加上一些特殊体位。③其他摄影技术因素:合理应用遮光器和密度补偿装置以使影像密度均衡;正确选择照射野、焦点至人体距离、人体至探测器距离和焦点至探测器距离,可防止图像放大失真和模糊。④后处理技术:充分利用再蒙片、图像配准、图像合成、边缘增强和窗口技术等多种后处理技术来消除伪影、减少噪声、提高兴趣区信噪比,以改善DSA图像质量。

3.造影方法和对比剂因素

(1)造影方法的影响:动脉法DSA可明显减少对比剂浓度和用量,提高影像密度分辨率和空间分辨率,缩短曝光时间,获取高信噪比、无血管重叠清晰的图像。其中,以选择性IADSA和超选择性IA-DSA成像尤佳。

(2)对比剂的影响:对比剂浓度和用量与DSA图像质量直接相关。造影时,应根据不同的造影方法和部位、注射速率和持续时间、导管的大小与先端位置等情况选择所用对比剂浓度和用量。

4.患者本身因素

在DSA检查过程中,患者本身自主和不自主的移动、心脏跳动、吞咽、呼吸或胃肠蠕动等,可形成运动性伪影。为此,术前对患者要进行训练,争取配合;对意识差或无意识的患者,应给予镇静剂或适当麻醉,并对受检部位施行附加固定等,并正确把握曝光时机,以避免DSA图像模糊。

(二)改善DSA图像质量措施

DSA的图像质量受成像链中各项因素影响,改善DSA图像质量必须从DSA成像链中的可变因素着手。

(1)术前与患者说明检查过程和注意事项,争取患者术中相应配合,尽可能地减少运动性伪影的产生。

(2)定期做好设备质控检测,保证设备处于良好状态。

(3)根据X线摄影学原理和诊断要求,选择最佳摄影体位。

(4)根据病变部位结构特点,选择恰当的造影检查方式和参数。

(5)正确使用遮线器、密度补偿器以减少空间对比,防止饱和伪影的产生。

(6)合理应用曝光测试方法,减少不必要的照射。

(7)充分利用DSA设备的图像后处理功能,使影像符合诊断要求。

(8)正确匹配相机,并定期检测。

(王 燕)

第六章

介入放射技术

第一节　经皮穿刺活检术

一、基本原理

经皮穿刺活检术是指在医学影像设备的导向下,利用穿刺针,经皮穿刺器官或组织后取得组织学或组织学标本进行细胞学或病理学诊断的方法。经皮穿刺活检是一种简便、安全、有效的诊断手段,现已广泛应用于全身各个部位。

二、器材与药物

主要器材有活检针。根据穿刺针头的形态和抽取组织细胞的方式不同,可分为细胞抽吸针和组织切割针两大类。

(一)细胞抽吸针

细胞抽吸针包括 Chiba 针与 Turner 针,多为细针,用于获取细胞学与细菌学材料。

(二)组织切割针

有粗有细,取材较多,可供组织学检查,按其针构造又分为两类。一类是具有切割作用的针尖,包括 Madayag 针和 Greene 针等;另一类是远端具有一活检窗,如 Westcott 针。近年来最常用的是自动或弹射式活检枪,属于切割针范畴。该活检枪有弹射装置,在激发扳机后,切割针弹射进入病变部位获取组织材料。

另一类特殊的活检针是锯齿状的旋切针,由套管针和锯齿状切割针组成,可以进行组织环钻和旋切,为骨活检术中最常用、最有效的活检针。直径在 $6 \sim 12$ G,常用的旋切针有 Faranseen 针、Otto 针及 Rotex 针。活检针如图 6-1 所示。

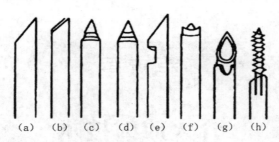

图 6-1　活检针的形状与大小

(a)Chiba 抽吸针 20 G,21 G;(b)Turner 抽吸针 16～22 G;(c)Madayag 抽吸针 22 G;(d)Greene 抽吸针 22 G,23 G;(e)Westcott 切割针 20 G,22 G;(f)Faranseen 旋切针 18～22 G;(g)Otto 旋切针 18～21 G;(h)Rotex 环钻针 22 G

三、操作技术

(一)穿刺前的准备

1.医师的准备

全面了解或复习病史,复核影像学图像和资料,特别注意有无凝血机制障碍、高血压、冠心病等。术前应与患者及家属谈话,办理术前签字手续,交代注意事项,以取得患者的配合。

2.患者的准备

对于穿刺有紧张、焦虑情绪的患者,穿刺前给以镇静剂。对拟行胸部穿刺而有咳嗽者,应给予止咳药,待咳嗽停止后再行穿刺。拟行腹部脏器穿刺而且穿刺针需经胃肠道者,穿刺前应禁食。对盆腔脏器穿刺时,嘱患者排空大小便。

3.穿刺器械和监视仪器的准备

穿刺器械应严格消毒后使用,对重复使用的穿刺针等器械在使用前应检查其可靠性。在患者进入监视仪器检查台之前,应检查机器是否处于正常运转状态。

4.急救药物的准备

急救药物包括升压药、呼吸兴奋剂、强心剂、高渗糖、地塞米松、止血药、镇痛药、氧气等。

(二)导向手段

经皮穿刺活检是在影像技术导向下进行,不同于开放式和盲目活检。常用的导向手段有电视透视、USG、CT 和 MRI。

1.电视透视

简便、经济、操作灵活和定位快。可直接观察进针方向与深度,尤其适用于胸部和四肢骨骼的穿刺活检。

2.USG

USG 简便灵活、不受体位限制、无放射性损伤,还可准确了解病灶的大小、深度和周围组织结构情况。适用于腹部病变。

3.CT

CT 具有良好的密度分辨率和层面空间分辨率。能清晰显示病变及周围组织结构的关系,定位准确,并发症少,使用范围广。倾斜穿刺有困难、操作时间长、费用高是其缺点。

4.MRI

MRI实时透视、无X线损伤并能变轴面成像为其优点。但顺磁性介入材料贵是其主要缺点。

(三)技术及方法

所有穿刺活检均在无菌状态下进行,对穿刺器械应严格消毒,选定穿刺点,对穿刺点及其周围皮肤进行消毒并铺巾。用1%~2%利多卡因作穿刺点局部麻醉。进针前,根据穿刺针粗细,用手术刀片在皮肤作小切口,或用一稍粗针头在皮肤上刺一针眼,以利穿刺针穿过皮肤。定位与穿刺均在影像监视下进行。

1.抽吸活检术

将抽吸活检针穿刺进入病灶中,并进一步核实针头的位置,确保其位于病灶内。退出针芯,连上10 mL或20 mL注射器,在负压状态下将穿刺针小幅度推进和退后数次,以利于病变组织或细胞吸入针芯内,抽吸物送活检(图6-2)。抽吸结束的拔针过程中,只需保持注射器与针内腔的负压,不能再继续抽拉注射器。在针尖即将退出皮肤、皮下组织的瞬间,应停止抽吸负压,这样可防止针内腔的标本吸入注射器筒内,以免造成涂片困难。如抽出的是血性液体,则可能已穿至血管,应将针拔出重新穿刺。穿刺针退出后,轻轻推注注射器,将针内腔的标本物质推注在载玻片上,然后推片、固定。若取材较多,可涂几张玻片。最后将其送病理检验室进行细胞学检查。在穿刺针退出的即刻,使用无菌纱布覆盖穿刺点并局部压迫数分钟,以防止穿刺点出血。

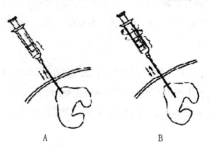

图6-2 抽取活检术
A.负压下推进穿刺针;B.负压下退针并旋转

2.切割活检术

切割术的目的是获取组织标本,以能对病变进行组织学检查,其诊断敏感性与特异性均明显高于细胞学诊断。由于肿瘤较大时其中心常发生坏死,肿瘤边缘部分为生长活跃区,故取材时应选择在肿瘤边缘部分(图6-3)。

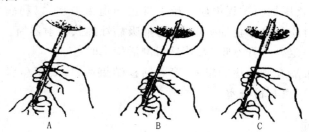

图6-3 切割活检术
A.穿刺针达病灶缘;B.推进切割针针芯;C.推进切割针针套,取得组织

将切割穿刺针整体经皮穿向病灶,针头进入病灶边缘即可,向前推进切割针芯,然后保持针芯不动,再向前推进切割针针套。套管前进中,即将针芯沟槽的组织切下,封存于套管与针芯槽口内,然后将切割针整体退出。

自动活检枪切割组织的原理与此类似。进入病灶边缘时按动枪栓,将针套快速弹射出并切取组织,最后退出(图6-4)。切割针退出后将针芯推出,取出组织条,将其放入10%福尔马林或无水乙醇中,送病理检查。

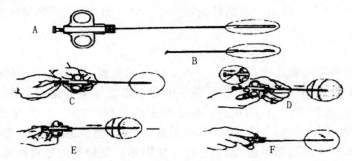

图6-4 自动活检枪及使用示意图

A.正面;B.侧面;C.后拉枪栓,听到"咔嗒"声,说明针弹簧已被锁住,针处于准备状态;
D.后拉活栓,使内针芯后退入切割外套管内并使针整体进入靶区;E.固定针整体不动,用拇指推进活塞,内针芯进入病变区,此时标本槽口外露,正位于病变内,此时扣动扳机,切割外套被弹射入病变区,组织被切割与槽口内;F.整体拔出活检针

3.旋切(环钻)活检术

旋切活检术主要用于骨骼病变的活检,基本方法与切割术类似。由于骨骼组织较坚硬,所使用的活检针不同。将旋切针的套针准确穿刺抵达病变区骨面,穿过骨皮质,拔出针芯,从套针内置入旋切或环钻针至病变,在同一方向加压拧旋几次,切取标本。最后将获取的标本固定,并送病理检查。

四、注意事项

(1)穿刺活检时应在无菌状态下进行,对穿刺器械应严格消毒。

(2)麻醉药物到达深度与定位深度基本一致。

(3)肿瘤较大时,取材应选择在肿瘤边缘部分的生长活跃区或采取多方向取材。

(4)在保证标本数量的前提下,应尽量减少穿刺次数。

(5)抽吸活检术时,负压抽吸过程中应小幅度推进与退出数次,以利病变组织或细胞抽吸入针芯内;针尖退出皮肤时应及时停止抽吸,以免将抽吸病灶抽入注射器筒。

(6)穿刺活检术中一定要避开血管,尤其是切割活检术时。

(7)对施行胸腹部脏器穿刺活检的患者,穿刺活检结束后,应观察患者1~2小时,患者无不适或无并发症发生后方可离开检查室。

五、并发症及处理

各种类型的穿刺活检方法所表现出的并发症类似,发生率与穿刺针的直径和类型有着密切的关系,包括疼痛、出血、感染、气胸和诱发转移等。

(一)疼痛

疼痛较轻时无须处理,1～2 天内可自行消失。剧烈疼痛时应考虑损伤血管或神经,除给予镇痛药外,还应给予止血与消炎等处理。

(二)出血

少量伤口出血时,采取按压止血,多可自行停止。出现血压快速下降或持续性、进行性下降时,应考虑大血管破裂,除了给予对症处理外,应立即寻找原因,必要时立即行外科手术修补或介入止血治疗。

(三)感染

穿刺活检后感染多与穿刺器械或皮肤消毒不严有关,应加强无菌观念,一旦出现感染症状,应及时给予抗感染治疗。

(四)气胸

气胸多在肺部穿刺后即刻发生,少量气胸可自行吸收,中、大量气胸应及时采取抽气或负压引流的方法治疗。

(五)诱发转移

恶性肿瘤穿刺活检时可能出现肿瘤通过针道转移、种植,为了防止诱发转移,应尽量减少穿刺次数。

六、应用范围

经皮穿刺抽吸活检在肿瘤的鉴别诊断中已被公认为是并发症少,敏感性和特异性高的方法之一。占位性病变是经皮穿刺活检的主要适应证,用于鉴别肿瘤与非肿瘤、肿瘤良恶性、原发性与转移性,以及明确肿瘤的组织学类型,以便确定治疗方案。肺、肝、肾等实体器官的慢性浸润性病变也值得活检进行分型。

(一)肺活检术

肺部经皮活检是肺部非血管介入技术中的重要内容。一些影像学难以明确性质的病变,通过活检取得细胞学、组织学资料,可做出定性诊断和鉴别诊断,对于治疗方案的选择、制定以及治疗后随访、预测预后等均有重要作用。

(二)肝活检术

影像学导向下经皮穿刺肝肿块活检术已被广泛采用。以往,几乎所有活检都用细针(21～22 G),虽然安全,但只能得到细胞学的诊断,即只能诊断是否为恶性肿瘤,却不了解特殊的组织类型。近年来人们已趋向于使用能取得组织块的切割针(16～20 G)。同时,由于活检样本的病理技术也有了改进,准确率可达 90%,安全程度依旧。

(三)骨活检术

骨骼病变的穿刺,基本方法与腹部脏器类似。骨骼病变具有多样性,如囊性病变、炎性病变、溶骨性肿瘤、成骨性肿瘤、代谢性病变、骨性病变浸润软组织等,随着病变性质的不同,病变处骨骼的硬度差异较大,穿刺时应根据病变骨骼的密度与部位选择不同类型的活检针。

(刘东泉)

第二节　经导管血管栓塞术

经导管血管栓塞术(transcatheter arterial embolization,TAE)是介入放射学的基本技术之一,是指在 X 线电视透视下经导管向靶血管内注入或送入某种栓塞物质,使之闭塞,从而达到预期治疗目的的一项技术,急诊介入主要用于治疗血管性出血及肿瘤、实体器官的破裂出血。TAE 在介入放射学中的作用与结扎术和切除术在外科学中的角色类似。因本术具有微创性、全程影像引导和选择性靶血管插管技术而使得栓塞的准确性和可控性大大提高,成为一项崭新的革命性的临床治疗方法。

Lussenhop 等在 20 世纪 60 年代试用冻干牛心包碎片经导管注入脊髓动脉,治疗无法手术的脊髓 AVM,此后 TAE 逐步在临床推广应用。20 世纪 70 年代至 80 年代初,分别出现 TAE 用于治疗胃十二指肠和鼻出血,治疗以肾癌为代表的恶性肿瘤和以脑膜瘤为代表的富血性良性肿瘤以及脾功能亢进、脑动脉瘤和 AVM 等。其间多种栓塞物质被研究开发,经受考验的常用的有吸收性明胶海绵、聚乙烯醇、组织黏合剂、弹簧钢圈、可脱离球囊、无水乙醇等,这为 TAE 技术的发展奠定了基础。特别是电解可脱性铂金圈、可脱性钢圈和房间隔封堵器的应用,使 TAE 在栓塞动脉瘤、巨大的异常血管通道(如动静脉瘘、动脉导管未闭、房间隔缺损)等方面的安全性、准确性和疗效显著提高。

一、治疗机制

栓塞物质经导管注入靶血管内,使血管发生栓塞,进而对靶血管、靶器官和局部血流动力学造成不同程度的影响:阻塞或破坏异常血管床、腔隙和通道使血流动力学恢复正常;阻塞血管使之远端压力下降或直接从血管内封堵破裂的血管以利于止血;使肿瘤或靶器官造成缺血坏死。

(一)对靶血管的影响

栓塞的目标血管称为靶血管,它通常包括主干、小动脉和外周三大部分。栓塞物质可分别使毛细血管床、小动脉和主干,或三者同时被栓塞。栓塞物质对靶血管的影响与其性质有关。一般同体栓塞剂进入靶血管后,在与其直径相同的血管内停留下来,形成机械性栓塞,在此基础上栓子周围及被栓血管的远端和近端常可并发血栓形成,造成局部血流中断。一般固体栓子对血管壁的结构不产生破坏。栓塞后早期镜下观察血管壁的内皮、肌层和外层保持完整。栓子周围可见异物反应。随着时间的延长,部分可吸收的栓塞剂被吸收后,可观察到血管的机化和血管的再通。未再通者血管萎缩变细,结构模糊,甚至消失,局部纤维化,血管永久性闭塞。液体栓塞剂如无水乙醇,多通过化学破坏作用损伤血管内皮,并使血液有形成分凝固破坏成泥状,从而淤塞毛细血管床,并引起小动脉继发血栓形成。栓塞后早期镜下即可见小动脉及毛细血管广泛血栓形成,血管内皮细胞肿胀、脱落。栓塞后一个月左右,镜下可见血栓机化,较少有再通现象,血管结构破坏,甚至仅轮廓残存。

栓塞后血管是否再通的影响因素很多,主要有:①栓塞物质是否可被吸收,不能被吸收的固体栓塞物质,如医用胶类、不锈钢圈、PVA 颗粒等,造成的局部血管栓塞多不再通;可被吸收的栓塞物质如自体血凝块、明胶海绵等,则较易再通,但靶血管被可吸收物质长段充填,再通亦十分困难。②能对靶血管造成严重伤害的栓塞剂如无水乙醇等,栓塞后血管较难再通,即使部分再通,血管亦明显变细。③栓塞的靶血管为终末血管,缺乏侧支循环,栓塞后不易再通,反之易再通。④靶器官栓塞后大部坏死,则血管难再通,少或无坏死者多可再通。

(二)对靶器官的影响

被栓塞血管的供应器官、肿瘤或血管本身统称为靶器官。栓塞靶器官供血动脉的直接后果是造成局部不同程度缺血,进而根据不同靶器官对缺血的耐受性和不同栓塞程度以及栓塞方式而产生不同的影响。①重度缺血坏死,栓塞使大部分组织器官缺血坏死,并伴随功能丧失和随后的萎缩吸收或液化坏死,多发生在缺少侧支血供的器官如肾、脾。使用液态栓塞物质易造成大范围坏死,因其作用强烈通常可造成大范围的靶血管栓塞,侧支循环不易建立。②中度缺血坏死,靶器官部分缺血坏死,通常发生在栓塞程度较轻、小动脉栓塞或靶器官存在较丰富的侧支循环等情况下,可伴有器官功能的部分丧失,如脑动脉栓塞,部分性脾、肾动脉栓塞;使用微粒和液态栓塞物质作某动脉分支的栓塞,亦可造成局部坏死,而同样情况下使用其他较大颗粒栓塞物质则不造成坏死。③轻度缺血坏死,靶器官缺血,但不产生坏死,且缺血可通过侧支循环血供代偿而恢复,因此,对器官的功能影响为一过性,多无严重的后遗症,此影响多产生存有丰富血供的器官,如胃、十二指肠、头面部和盆腔,双重血供的器官如肝脏、肺脏,用较大的栓塞物栓塞动脉主干如脾动脉主干栓塞。

(三)栓塞水平和栓塞程度

栓塞水平是指栓塞剂到达或闭塞血管的位置,可分为毛细血管、小动脉、动脉主干和广泛水平栓塞几种(图6-5)。毛细血管水平栓塞常使靶器官产生严重坏死。小动脉栓塞,栓塞后侧支循环较易建立,除靶器官缺乏侧支血供的情况外,多不造成靶器官的严重坏死。主干栓塞后其分支血压迅速下降,侧支循环极易建立,除心、脑对缺血、缺氧极为敏感的器官外,极少造成靶器官坏死。广泛水平血管栓塞是指以上三者均被同时或相继栓塞,可产生严重的靶器官坏死。

栓塞程度是指靶血管和/或所属分支闭塞的比例,或可理解为栓塞后靶血管血流减少的程度,可造成相应程度的靶器官坏死。如一个靶器官有数条供应的动脉,仅栓塞50%以下的供血动脉可称为部分栓塞,50%～90%的栓塞称为大部栓塞,90%以上的栓塞可称为完全性栓塞。栓塞程度越高,靶器官坏死的范围越大。

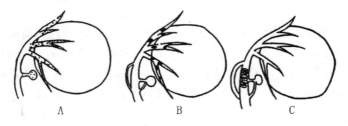

图6-5 不同水平的栓塞
A.毛细血管;B.小动脉;C.动脉主干

(四)对局部血流动力学的影响

血管一旦被栓塞,局部血流动力学会发生改变,从而实现栓塞的治疗作用。

(1)局部血供中断或明显减少,潜在的侧支通路开放对靶器官供血。此情况常出现于动脉主干及小动脉水平的栓塞,由于远端的毛细血管床尚未严重受累,且呈低压状态,侧支循环易于建立。若对毛细血管床进行完全性栓塞,则侧支循环不易建立。

(2)栓塞后血液发生重分布,对于双重血供的器官如头面部、胃十二指肠、盆腔等,对其一支或一侧动脉主干的栓塞,很快可由另一支或对侧动脉代偿供血。虽然血供不一定能恢复到先前的状态,但在一般情况下不致产生缺血症状,且随着时间的延长,局部供血量可恢复至接近栓塞前水平。

(3)恰当的栓塞可使异常循环所致的盗血、分流、涡流等得到纠正或解除,如治疗各种动静脉畸形、动静脉瘘、动脉瘤和静脉曲张等。

(4)栓塞术通过直接用栓塞物质堵塞破裂的血管,或将出血动脉近端栓塞,使之压力下降并继发局部血管痉挛性收缩或继发性血栓形成而达到止血的目的。

二、使用器材及操作方法

(一)器材

用于栓塞术的器材主要为常用的导管和导丝,在此仅介绍较新的特殊器材。

1.导管

除普通导管外,现常采用超滑导管,其外层涂有亲水膜,遇水十分光滑,易于随导丝跟进靶血管。再就是应用微导管,一般外径为 2.8～3 F(1F=0.33 mm),配有 0.025 in(0.635 mm)的微导丝,可由内径 0.038 in(0.9652 mm)的导管送入,用于超选择插入迂曲的或细小的靶动脉。

2.导丝

为了超选择性插管,目前超滑导丝和超硬导丝亦较常用,前者主要用于进入迂曲的血管,同时可减少血管损伤。超硬导丝可起到良好的支撑力,可引导导管进入成角较大的血管。

(二)操作技术

血管栓塞的操作技术并不十分复杂,正确合理的操作有赖于对血管影像和血流动力学改变的正确诊断。准确的靶血管插管、选择适当的栓塞物质、把握栓塞剂的释放方法、随时监测栓塞程度和控制栓塞范围。所以,对术者的综合知识、手眼协调能力、操作的灵巧性、对器材的感知和临床经验等有相当高的要求。

栓塞术前的血管造影检查是十分必要的,是栓塞的基础。没有清晰的血管造影图像和对其正确的认识,栓塞术即是盲目的。

1.血管造影的目的

包括:①明确病变的诊断,即使已有其他影像学甚至病理学资料,亦应对病变从血管造影诊断方面加以研究,主要包括对病变部位和性质的确定,了解血管本身的解剖位置和变异情况;②明确靶动脉的血流动力学改变,主要包括血管的走行、直径、动静脉显影的时间和顺序、血流速度、侧支循环,以及病变的显影程度和造影剂排空时间等,术后造影则是对栓塞程度和范围评估的重要手段。

选择或超选择性靶血管插管水平可影响栓塞术的疗效和并发症的发生率,原则上要求导管应插入欲被栓塞的血管,而尽量避开非靶血管。对于走行迂曲、复杂的靶血管超选择性插管往往很困难,可采用改变插管入路,选用不同形状的超滑导管和超滑、超硬导丝,甚至微导管等,提高超选择性插管的成功率。

栓塞物质的选择是栓塞术的重要一环。选择适当的栓塞物质可提高疗效,减少并发症。

2.选择的原则

包括:①根据靶血管的直径选择适当大小的栓塞物质;②根据治疗目的选择作用不同性质的

栓塞物质,如肿瘤的姑息性治疗选用携带化疗药物的微囊、碘油、吸收性明胶海绵等,AVM、动静脉瘘和动脉瘤等的根治性治疗,则选用永久性栓塞物质,出血或肿瘤术前栓塞则可选用中短期栓塞物质。

栓塞物质经导管注入靶血管的过程是完成栓塞术的关键步骤,栓塞过程中术者需始终注视动态影像,手眼动作协调,以控制栓塞剂的准确释放。

3.常用释放栓塞剂的方法

包括:①低压流控法,即导管插入靶血管但并不阻断其血流,以低压注入栓塞物质,由血流将栓塞剂带到血管远端而形成栓塞的方法,常用于颗粒性和液态栓塞物质的释放,其技术关键是在透视监视下低压注入栓塞物质,边注射边观察造影剂流速和流向,一旦流速减慢或明显减慢即意味着靶动脉前端部分或大部分栓塞,造影物质停滞或反流时证实前方血管已近全部堵塞;②阻控法,即以导管端部嵌入靶学管或以球囊导管阻断其血流,然后再注入栓塞物质的方法,多用于液态栓塞物质的释放,有助于减少血流对液态栓塞物质的稀释,亦防止其反流,本技术并不常用;③定位法,即导管准确插入靶动脉的欲被栓塞的部位,然后送出栓塞物质,完成局部栓塞,常用于大型栓塞物质的释放,技术关键是定位准确,选用栓塞物质较被栓血管直径稍大或与动脉瘤腔大小相近,透视下将栓塞物质经导管送入被栓塞的部位,经注入造影剂证实位置正确,方可释放栓塞物质。

(三)栓塞程度的监测和控制

根据病情选择所需的栓塞程度,以取得较好疗效,且对减轻不良反应和并发症也十分重要的。栓塞不足则疗效欠佳,过度栓塞可造成严重并发症。目前对术中栓塞程度和范围的监测,仍主要依靠术者的经验,缺乏实时量化监测的有效手段。术者根据注入造影物质显示靶血管的血流速度判断栓塞程度。一般认为可见流速变慢时栓塞程度达30%～50%,明显减慢时达60%～90%,造影剂呈蠕动样前进或停滞则栓塞程度达90%以上。此种监测方法易受术者经验和血管痉挛等因素影响。分次少量注入造影剂并不断造影复查了解栓塞程度是较好的控制方法。术者必须有一个十分明确的概念,即栓塞剂一旦进入血管是难以取出的,所以宁可注入偏少再追加,而不可过量。

三、临床应用

(一)适应证

(1)止血:特别是动脉性出血,如外伤性盆腔和内脏出血、泌尿系统出血、消化道出血、产科大出血、严重鼻出血和颌面部出血、大咯血、手术后所发生的内出血等(图6-6)。静脉性出血,主要为保守治疗无效的食管静脉曲张出血,可通过经皮肝穿门脉插管入曲张的胃冠状静脉栓塞止血(图6-7)。

(2)异常血流动力学的纠正或恢复,如AVM、动静脉瘘、静脉曲张、动脉瘤。

(3)治疗肿瘤,原则上富血管性实体瘤有明确的供血动脉并可插管到位者,均可通过栓塞其供血动脉,使肿瘤缺血坏死,达到缩小肿瘤体积,减轻或消除由其引起的症状,改善患者生存质量和延长生存期;或减少术中出血、获得二期手术切除机会。某些肿瘤可通过栓塞得以根治(图6-8)。

(4)内科性器官切除,如脾功能亢进和巨脾、异位妊娠的栓塞治疗。

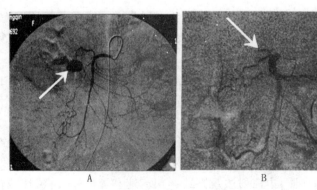

图 6-6 消化道大出血栓塞治疗

A.肠系膜上动脉造影示胰十二指肠下动脉出血(箭头所示);B.栓塞后造影示造影剂不再溢出(箭头所示)

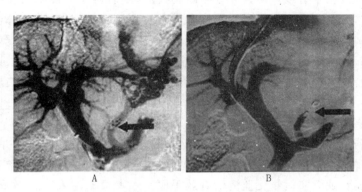

图 6-7 食管静脉曲张大出血栓塞治疗

A.TIPPS 术中造影显示胃冠状静脉及其增粗扩张;B.弹簧圈栓塞后造影

显示冠状静脉主干阻塞,其分支消失(箭头所示),消化道出血得以控制

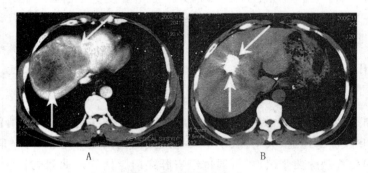

图 6-8 肿瘤栓塞治疗

A.肝右叶实质性肿块,临床诊断为原发性肝癌(箭头所示);

B.多次 TACE 治疗后肿瘤明显固缩,患者存活近 4 年(箭头所示)

(二)禁忌证

(1)难以恢复的肝、肾衰竭和恶病质患者。

(2)导管未能深入靶动脉,在栓塞过程中随时有退出的可能。

(3)导管端部前方有重要的非靶血管不能避开,可能发生严重并发症者。

四、栓塞反应及并发症

血管栓塞术既是介入治疗的一个重要手段,又是一个创伤过程。任何组织、器官的栓塞都或多或少地会引起患者的生理反应和病理变化。但若术前准备充分,介入操作规范,术后处理恰当,则可减轻术后反应的程度,降低并发症,并使患者术后早日康复。

（一）栓塞反应

栓塞反应是指靶器官栓塞后出现的、预料中的症状和体征,多为自然过程,对症处理后可康复。其表现及程度与使用栓塞物质的种类、栓塞水平和程度、不同靶器官有关,轻者可无明显症状和体征,重者可出现栓塞后综合征:①疼痛,栓塞后靶器官缺血损伤,释放致痛物质或局部肿胀刺激包膜引起,疼痛可持续 1~10 天,并逐渐缓解,但疼痛剧烈者需用镇痛剂,疼痛较严重且持续时间较长者,应注意排除发生并发症的可能;②发热,好发于实质脏器栓塞后和使用吸收性明胶海绵较多者,可能与坏死组织释放的致热物质和坏死组织、明胶等的吸收热有关,体温常在 38 ℃左右,脾栓塞时体温可高达 39.5 ℃左右,一般坏死组织越多,体温越高,持续时间亦越长,此种反应性发热患者的精神状态常较好,除难以忍受的高热外,在 38 ℃以下时,可不予以积极处理,以利于坏死组织的吸收,应注意排除合并感染引起的发热;③消化道反应,主要有恶心、呕吐、食欲下降和腹胀等,多发生于腹部脏器的栓塞治疗后,常持续 1~3 天,并逐渐好转,仅严重者需对症处理。

（二）并发症

并发症是指术后出现的不期望发生的症状和体征。轻者可通过适当的治疗好转,严重者可致残或致死,应引起重视,尽量避免其发生。

（1）过度栓塞引起的并发症,是指栓塞程度和范围过大,尤其是在使用液态栓塞剂和过量使用颗粒或微小栓塞物质时,其后果是造成大范围组织坏死,引起相应的肝功能衰竭,胃肠、胆管坏死及穿孔,胆汁湖,皮肤坏死,脾液化等。

（2）误栓,是指非靶血管或器官的意外栓塞。其后果与被误栓器官的重要性和误栓程度有关。提高操作技术水平和在有经验的医师指导下进行栓塞可减少或避免其发生。

（3）感染,可发生于所用器材和栓塞剂污染及手术场所消毒不严的情况下,栓塞后大量组织坏死时亦可为感染埋下伏笔。感染常发生在实质性器官,如肝和脾。

五、其他栓塞技术

除用栓塞剂栓塞血管外,还有其他理化方法用于栓塞技术。

（一）电凝法

国外最早由 Philips 于 1973 年研究。电源多采用直流恒流电源,阳极用不锈钢导丝,也有人用铂金材料,阴极多用外科电刀设备上的接地板。其机制较复杂,一般认为是多种因素综合作用的结果。正常血管壁内、外存在着内负外正的电位差,而血小板、血细胞及蛋白质为负电荷,当使血管壁成内正外负的电压时,电位差倒转,吸附上述负电荷物质沉积而凝血。此外,离子因素、平滑肌收缩与高温因素也可能有关系。

1.电凝法的优点

（1）定位精确。

（2）栓塞永久。

（3）无反流性误栓。

（4）不引入异物。

（5）可用于血小板减少或肝素化等。

2.电凝法的缺点

（1）阳极导丝易被腐蚀而断裂。

（2）所需通电时间难以预计。

（3）不锈钢微粒可能脱落。

（4）耗时。

（5）需特殊设备与阳极导丝。

（二）热造影剂注入法

热造影剂注入法即将加热到100 ℃的造影剂通过导管注入靶血管内,引起血管壁损伤,注入后1～5天有血栓形成,2周后出现机化,引起血管永久性闭塞。也可用等渗盐水、葡萄糖液加热后注入,应用造影剂的好处是可在透视监视下注入,避免过量。

（刘东泉）

第三节　经皮腔内血管成形术

一、历史和发展

经皮腔内血管成形术(percutaneous transluminal angioplasty,PTA)是经皮穿刺血管,置入导丝、球囊导管、支架等器械,再通动脉粥样硬化或其他原因所致的血管狭窄或闭塞性病变的介入治疗技术。

1964 年,Dotter 和 Judkins 采用 12 F 同轴导管系统,经预先穿过病变的导丝的引导,通过了动脉阻塞性和狭窄性病变,在阻塞的部位产生了一个开放的动脉内腔,从而里程碑式地宣告了经皮腔内血管成形术(PTA)的诞生。1974 年,Andreas Gruntzig 发明了聚氯乙烯制成的双腔球囊导管,它以小剖面的球囊导管带入较大剖面的球囊,借助球囊的均匀径向张力将狭窄的管腔扩开,随着这一技术的日趋成熟,PTA 技术在治疗血管阻塞和狭窄性疾病的应用越来越广泛。

在 20 世纪 80 年代后又陆续出现了几种新的血管成形技术,主要是粥样斑切除术、激光血管成形术、血管内支撑器及超声血管成形术等。一些日新月异的新血管影像技术,如血管镜、血管内超声和 CTA、MRA 等对于 PTA 的发展也起到越来越重要的指导和评价作用。现在 PTA 技术可用于全身动脉、静脉、人造或移植血管狭窄闭塞性疾病的治疗,成为此类病变治疗中不可或缺的重要治疗手段(图 6-9,图 6-10)。

二、临床要点

PTA 的机制:充胀的球囊压力造成了狭窄区血管壁内、中膜局限性撕裂,血管壁中膜过度伸展以及动脉粥样斑断裂,从而导致血管壁张力减退和腔径的扩大。激光血管成形术、粥样斑切除术等是利用激光的汽化消融或者机械性内膜切除、吸收设备清除引起血管狭窄的斑块从而治疗血管狭窄、闭塞。PTA 的优点在于对患者创伤小，并发症少，见效快，操作较简便，一旦发生再狭窄可以重复 PTA 治疗。

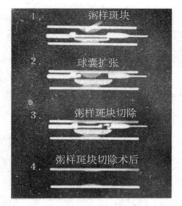

图 6-9　定向冠状动脉粥样斑块切除术

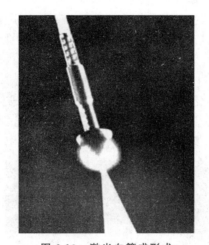

图 6-10　激光血管成形术

三、适应症与禁忌症

PTA 原来主要用于肢体血管，以后扩展至内脏动脉，如肾动脉、冠状动脉，并且由动脉发展至静脉，如扩张治疗腔静脉狭窄；治疗人造血管、移植血管的狭窄或闭塞。在疾病的急诊介入治疗中，PTA 主要应用于各种原因所致的急性心血管、脑血管、主动脉、颈部血管、肢体血管、肾血管狭窄闭塞所致的急症治疗。

(一)适应证

(1)中等大小血管或大血管局限、孤立性狭窄。

(2)多发、分散的短段狭窄和闭塞：①动脉粥样硬化及大动脉炎引起的有血流动力学意义的血管狭窄或闭塞。②血管搭桥术后吻合口狭窄及移植血管狭窄。③血管肌纤维不良所致的局限性狭窄。④肾动脉狭窄所致的继发性高血压。⑤原发性下腔静脉膜性狭窄或节段性不完全梗阻。⑥血管移植术前病变血管扩张的辅助措施；或因缺血造成截肢，术前试行挽救肢体或降低截肢的水平。

（二）禁忌证

（1）碘过敏（对碘过敏患者，目前已可用 CO_2 行 DSA 造影）。

（2）严重心律失常，心功能不全。

（3）肝、肾功能不全，或凝血机制异常，凝血功能障碍和治疗后的凝血酶原时间<40%。

（4）长段狭窄或闭塞、小血管病变、溃疡性狭窄或已有钙化的狭窄或闭塞病变。对肢体动脉而言，闭塞段血管长度超过 10 cm，或为钙化性狭窄，或伴外周小血管病变；对冠状动脉而言，多支病变，或血管腔内有 3 个月以内新鲜血栓，或溃疡性血管狭窄等。

（5）大动脉炎活动期。

四、器械要求和术前准备

（一）器械要求

PTA 技术主要使用各式各样的血管球囊成形导管。包括同轴球囊导管（双腔球囊导管）、快速交换球囊导管、切割球囊导管、激光、热球囊导管等。在 PTA 治疗过程中，能否顺利地操作并达到预期的治疗效果，选择合适的球囊导管至关重要。理想的球囊导管应具有良好顺应性，较小的直径有较大的球囊；球囊膨胀后其顺应性很低，有较强的径向张力及较快的充盈与排空速度。球囊导管可有不同的长度和直径，应根据病变的长度和管腔的直径选用，一般长度应超过狭窄段5～10 mm，直径为正常管腔的110%左右。球囊段有 2～3 个金属标记，表示球囊有效段的两端和中点，常用的球囊膨胀时可耐受 404～1 010 kPa。多数血管成形导管为 5 F，球囊直径为 4～8 mm，双腔型，中孔可通过导丝及注入造影剂，侧孔与球囊相通，可注入造影剂将其膨胀。冠脉与外周小血管的球囊成形导管一般为 3 F，球囊直径 2～6 mm（图 6-11）。

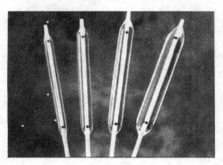

图 6-11　不同直径的球囊

为了减少并发症和预防再狭窄，从术前 3～5 天开始应用抗血小板聚集药物，如阿司匹林100～300 mg（1 次/天）、噻氯匹定 250 mg（2 次/天）或氯吡格雷 75 mg（1 次/天）。

（二）术前准备

介入治疗前应进行全面的体格检查，应进行包括超声、CT、MRI 等详尽的影像学检查，术前的血管造影检查能够提供更为详尽的病变血管解剖，因而是十分必要的。术前的实验室检查包括凝血参数、血小板计数、凝血酶原时间、部分凝血酶原时间和血清肌酐水平。当计划施行肾动脉和髂动脉的 PTA 时，因为存在血管破裂的危险性，推荐进行血型检查。

在 PTA 治疗之前，患者应禁食 8 小时。如果对肾动脉或下肢动脉施行 PTA 术，可在介入治疗之前口服的钙通道阻滞剂（硝苯地平 10 mg）防止动脉痉挛。

五、操作技术和注意事项

(一)操作技术

血管造影确定病变位、程度和侧支供血情况以及狭窄上下方的血压、血流动力学改变后,将造影导管换成球囊导管。将球囊置于狭窄区,球囊的中点应与狭窄的中点相吻合,用压力泵或手推稀释的造影剂充胀球囊。充胀的球囊作用于狭窄的血管,使之发生扩张。透视下显示狭窄段对球囊的压迹(蜂腰征),如压迹在球囊的有效扩张段,可继续加压注入,使压迹消失,一般每次扩张 15～30 秒,必要时可重复 2～3 次,将球囊用注射器抽瘪后,退出。扩张结束后,要复查血管造影,了解血管扩张情况,同时再次测量原狭窄区上下方的血压差以确定扩张治疗的效果。

(二)注意事项

导丝通过狭窄段为 PTA 治疗的关键。对完全性闭塞者,需先打通血管。所选球囊直径与狭窄段两端正常管径相当或稍大 1～2 mm,球囊长度应超过狭窄长度 1～2 cm。术中经导管注入 3 000～5 000 U 肝素行全身肝素化,同时术中给予 1 000 U/h 静脉滴注。治疗术中,在通过狭窄段时,动作轻柔,防止粗暴操作致使血管痉挛、夹层、穿孔、闭塞,导致 PTA 失败。

六、术后处理和疗效判断

(一)术后处理

一般处理同经血管介入治疗。因术中要用肝素抗凝,术后压迫止血时间应足够(15 分钟),无出血后方可加压包扎。术后继续全身肝素化 24～48 小时,现多使用低分子肝素,如速避凝 0.3～0.4 mL,2 次/天,皮下注射,注意检测出凝血时间,使 INR 值在正常的 1.5～2.5 倍,3 天后改服用阿司匹林、氯吡格雷、双嘧达莫等抗血小板药物 3～6 个月。以上处理供参考,应根据患者具体情况,个体化处理。

(二)疗效判断

疗效的评价包括血流动力学评估及临床治疗效果评价。成功的 PTA 治疗应是血流动力学、形态影像学得到改善及临床症状得到缓解。PTA 的近期和远期疗效均较好,髂、肾动脉的 PTA 成功率在 90% 以上,五年平均血管开放率在 70% 以上,冠状动脉单支病变 PTA 成功率在 90% 以上。影响疗效的因素中,除病变部位外,病变性质、病变的解剖与病理学特征、患者全身状况、设备情况以及术者经验等也是重要因素。例如,在肾动脉狭窄中,以纤维肌发育不良的疗效最好,扩张成功率在 90%～95%,临床上高血压治愈和改善率达 93%;其次为动脉粥样硬化症;而多发性大动脉炎的疗效较差。

七、并发症处理原则和预防

PTA 的并发症较少,发生率为 0.76%～3.3%,常见的有以下几种。

(一)穿刺部位血肿形成、出血

这是最常见的并发症,主要原因是术中使用肝素量较大,球囊导管的外径较粗,压迫止血不易充分。为预防该并发症发生,压迫止血必须充分,适当延长压迫时间;或留置导管鞘 24 小时,既可减少穿刺部位发生血肿的概率,又可以为术后急性血管闭塞的处理提供方便。出现小的血肿不需特殊处理,可自行吸收,较大的血肿影响肢体血液循环,则需外科行血肿清除及动脉穿刺口缝合。

(二)动脉痉挛

动脉痉挛在 PTA 操作过程中较常见,主要由于操作过程中导丝、导管对血管的刺激,尤其是在操作粗暴、选用器械不当的情况下会增加这种可能。动脉痉挛处理不当可导致血管闭塞,治疗无法完成,因此,在通过迂曲狭窄的血管段时,要求动作轻柔,避免暴力推送;出现动脉血管痉挛,可注入利多卡因2~3 mL或罂粟碱15~30 mg解除痉挛、扩张血管,如疑有血栓形成,可注入尿激酶溶栓。

(三)血管内膜损伤

因为球囊扩张本身就是一个对动脉的损伤的过程,所以,在PTA的操作过程中对血管内膜的损伤是难免的,尤其在动脉硬化的患者。严重的内膜损伤会导致内膜掀起形成夹层,严重的影响血流,甚至导致血管的穿孔。发生夹层或穿孔时,应立即将球囊扩张导管置病变处,充盈膨胀,然后置入血管内支架固定掀起的内膜或急诊外科手术修补治疗。

(四)球囊破裂

球囊破裂可造成动脉切割或急性血栓形成,甚至导致血管破裂,而需急诊手术治疗。术前需了解球囊导管的最大承受压力,术中扩张时最好使用压力表。球囊破裂如为纵向破裂,退管一般是安全的;如为横向破裂,破裂的远端球囊退出时可能折返,推出会有阻力,退出困难需用大血管鞘套取,退出时边退边旋转导管,使破裂顺一个方向有序地套入鞘内后取出。

(五)异位栓塞、远侧端血管闭塞

在PTA操作过程中,穿刺、血管扩张、导丝及导管对血管壁的损伤均可继发血栓形成,操作或经高压注射器造影可致血栓脱落,导致急性的血管闭塞。如出现急性的血管闭塞,可将导管头尽量靠近血栓形成部位灌注溶栓、抗凝药物:尿激酶100万~200万单位;同时给予肝素抗凝;局部溶栓无效,远端肢体可能由此产生缺血坏死。

(六)术后再狭窄

术后再狭窄是PTA治疗后存在的主要问题,PTA术后再狭窄多发生在PTA后数月至1年之内,平均发生率约为30%。主要原因:①PTA是一种损伤血管壁成分的机械治疗方法,术后必然会引起一系列修复反应,球囊扩张的结局具有两重性,内、中膜局限性撕裂造成了血管腔的扩大,血流灌注得以恢复;同时内、中膜撕裂也引起纤维组织增生导致再狭窄。②血管壁的弹性回缩和原有病变的进展导致再狭窄。

为了减少再狭窄,可采取三种措施。

1.改进设备

已研制成新型材料的球囊,可减少对血管的损伤。

2.药物治疗

减少、预防和治疗PTA进程中和PTA后出现的血管痉挛、血小板黏附、血栓形成和内膜纤维细胞增生。常用药物为阿司匹林、肝素、硝苯地平(心痛定)、硝酸甘油以及正在试用的前列腺环素、血栓素合成酶抑制剂等。

3.新技术的应用

经皮血管内支架植入术、超声血管成形术、激光血管成形术等。

八、结语

球囊血管成形术具有微创、并发症少、收效快、操作较简便、可重复性强等优点,在治疗血管阻塞和狭窄性疾病方面有着广泛的应用,但由于其术后再狭窄率较高,正逐渐被以血管内支架成形术、激光血管成形术、粥样斑切除术等为代表的新的血管成形技术所取代,现在更多的是作为血管内支架植入的前期准备和治疗得到应用。

(刘东泉)

第七章

头颈部DSA技术与介入治疗

第一节　头颈部 DSA 造影技术

一、手术操作

(一)颈动脉

包括颈总动脉、颈内动脉、颈外动脉,应用 Seldinger 技术行股动脉穿刺,将所选用的单弯导管插至升主动脉弓,常规先行右侧颈动脉及分支的造影。转动导管,使导管的尖端向上,缓慢地向后拉,使导管尖端抵达无名动脉开口处,然后旋转导管使导管尖端指向内侧,继续推进使其进入右颈总动脉。转动 C 臂,使颈部成侧位像,将导管顶端插至第 4～5 颈椎平面时,根据造影目的将导管送入颈外或颈内动脉,然后注入少量对比剂,证实导管在靶血管后,透视下行造影定位,确认无误后即可造影。左颈总动脉自主动脉弓发出,其主干与主动脉弓约呈锐角,旋转导管使其尖端向上,然后缓慢向后拉动导管,使导管先端进入左颈总动脉开口,并利用回抽和推动等操作技巧,使导管进入左颈总动脉,采用同样的方法将导管送入颈外或颈内动脉进行相应的造影。由于血管扭曲,导管不能顺利进入无名动脉或颈总动脉,可用导丝引导。颈外动脉分支较多,常用超选择性插管进行造影。

(二)椎动脉

任何一侧椎动脉的造影均可获得椎-基底动脉血管像。左椎动脉的开口部和左锁骨下动脉的上行段平行,导管容易进入左椎动脉,也是常用左椎动脉插管造影的原因。将导管推进至主动脉弓部,使导管尖端指向外上方,直指左锁骨下动脉,略向上推进,并旋转导管 180°,使其尖端指向内上方进入左椎动脉,继续向前插进 3～4 cm,注射对比剂后证实为椎动脉,再进行造影位置的定位,即可造影。

右椎动脉因插管困难而较少应用,若有动静脉畸形或烟雾病者,或当左侧椎动脉狭窄、闭塞时,则行右椎动脉插管造影。导管经主动脉弓进入无名动脉后,转动导管使其尖端指向外上方插入右锁骨下动脉,再转动导管使其头端向上,略向后拉导管,使导管头端进入右椎动脉开口,注射对比剂后证实为椎动脉,继续向前插进 3～4 cm,再进行造影位置的定位,即可造影。

二、造影参数选择

对比剂常规选用 300~370 mgI/mL 非离子型对比剂,也可使用浓度为 50%~60% 离子型对比剂。主动脉弓造影时,造影参数为:对比剂总量 30~35 mL,流率 18~20 mL/s,压限 600~900 PSI;颈内动脉造影时,对比剂用量 6~8 mL,流率 3~4 mL/s,压限 150~200 PSI;颈外动脉造影时,对比剂用量 5~6 mL,流率 2~3 mL/s,压限 150~200 PSI;超选择性颈外动脉分支造影时,对比剂用量 3~5 mL,流率 2~3 mL/s。椎动脉造影时,对比剂用量 5~7 mL,流率 3~4 mL/s,压限 150~200 PSI。

三、造影体位

颈内动脉造影常规摄取头颅侧位和头位(汤氏位),必要时加左右斜位。侧位为水平侧位,使两外耳孔重合,前颅底骨重叠;汤氏位,透视下观察要使双侧岩骨与眼眶内上缘重叠。颈外动脉造影取正侧位,必要时加左右斜位。椎动脉造影的常规体位是标准侧位和汤氏位。若颈内、外动脉分支不明显,可采用 15°~30° 斜位来显示颈内、外动脉的根部。若要了解主动脉弓、头臂动脉、左颈总动脉及椎动脉的起始点分布情况,可采用主动脉弓造影,即左前 45°~60° 斜位,可使主动脉弓、头臂干、左颈总动脉及椎动脉显示清晰。

(吴树旺)

第二节 图像处理与重建

一、3D-DSA 技术

三维旋转数字减影血管造影(three dimensional rotational digital subtraction angiography,3D-RDSA)技术是利用血管造影机的 C 形臂快速旋转过程中对感兴趣区进行造影,再利用三维重建技术对血管进行重建的新技术。能提高动脉瘤的诊断准确性,特别是对瘤体形态、大小、瘤颈及与载瘤血管关系的显示优于 2D-DSA 和旋转 DSA,同时也提高动脉瘤、动脉狭窄和动静脉畸形在治疗时的准确性、安全性,缩短手术时间,减少患者和操作者的 X 线辐射剂量。3D-DSA 的主要重建技术如下。

(一)最大密度投影(MIP)

MIP 可 360° 全方位旋转,血管影像清晰,原始信息丢失较少,主要用于血管直径和动脉瘤直径测量,可以较精确的显示血管之间的解剖关系,不会使微弹簧圈产生伪影,因此,对弹簧圈大小、形态的选择,尤其对第一个弹簧圈选择有重要意义,同时 MIP 还可以显示动脉瘤微弹簧圈栓塞后形成的钢圈与血液的界面,确认栓塞的程度与效果。

(二)表面阴影成像(SSD)

在 MIP 重建的基础上,设置适当的图像阈值而形成立体感较强的图像,主要用于整体血管三维重建,但若图像阈值设置不恰当,则会使细小的血管消失,使某些血管影像模糊;也有可能丢失一些重要的小血管或重建一些原来不存在的解剖关系,同时也有可能使弹簧圈产生伪影。选择适当的图像阈值,可以提高图像细节的分辨能力。

（三）容积再现（VRT）

它是血管壁在一定程度上透明化,使血管表面与深部结构同时立体地显示,血管图像清晰、逼真。可以发现血管内壁上的硬化斑块及透视出血管壁上动脉瘤或其分支的开口。

（四）仿真内窥镜（VE）

根据 3D 图像,选取病变血管,通过仿真内窥镜,可以观察血管腔内情况,显示动脉瘤瘤颈在载瘤动脉的开口,有无动脉瘤瘤腔内起源的正常动脉及其某些动静脉瘘的瘘口(图 7-1)。

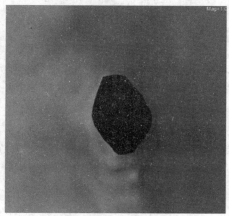

图 7-1　仿真内镜截图

（五）虚拟支架置入术

在有待进行支架置入的病变血管时,通过虚拟支架功能的运行,能形象地展示支架置入的效果,可清晰地模拟显示内支架置入后的情况,包括支架置入的位置、大小是否合适,支架贴壁情况,封闭部位是否合适等。如不合适可再次更换支架,直至欲置入支架十分适合时,再选择同样支架置入体内,使实际支架置入获得一个良好的治疗效果。另外,对于颅内动脉瘤,尤其是宽颈动脉瘤,既要置入支架同时又需要弹簧圈的栓塞,应用虚拟支架置入系统,除了可以显示支架置入后的情况外,还可以利用工作站的处理,清晰显示瘤腔的大小,这样更容易确定第一次微弹簧圈置入的大小,使微弹簧圈不因过小而不能充分成篮;也不因过大挤压支架使之变形。因此,利用虚拟支架系统可达到事半功倍的效果(图 7-2)。

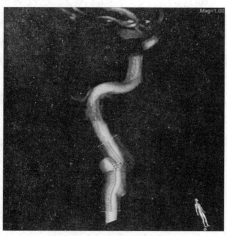

图 7-2　虚拟支架示意图

(六)重建缩放功能

3D 重建后有些细微病变不能显示清楚,可通过重建缩放功能获得满意的效果。重建缩放功能是当重建是以较小容积进行时,重建结果会扩大,容积显示表面大小则保持不变,又称新建重建。增加图像的容积,扩大图像细节,对动脉瘤表面上或膨大的血管团上的可疑血管能有效的甄别(图 7-3)。

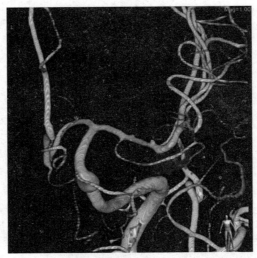

图 7-3　二次重建示意图

二、3D 路途功能

在旋转造影后,只要在 3D 状态,可以根据工作站选定的位置,进入 ACC 状,当你旋转某个需要的图像时,机器会自动旋转至相应的位置。采用 3D 路途,既可进行微导管及导丝的进入,又可以旋转 C 臂进行动态路途,为脑部血管病变的治疗提供方便。

三、C 臂 CT 功能

称类 CT 功能或血管 CT,是继普通 CT 之后的一种新技术,利用 C 臂的旋转,FPD 的数据采集,通过计算机对采集来的数据进行重建,将二维投影图像变换成三维目标图像,获得 CT 图像。在脑血管治疗中,有时会有动脉瘤的再次破裂、出血等意外情况的发生,在常规 DSA 的治疗中若出现此类事件的发生,必须把病人送入 CT 室进行 CT 扫描,来确定出血程度及采取相应的治疗措施,甚至中断治疗。采用类 CT 功能,即可在 DSA 检查或治疗中及时进行 CT 扫描,可快速获得结果,为治疗提供更大的保证。同时在每次治疗结束后,也可以进行 CT 扫描,确保治疗的安全性。

C 臂 CT 功能的应用既保证手术的安全又为并发症治疗赢得了时间,降低了并发症对脑组织的损害,是脑血管病变的介入治疗必须具备的功能(图 7-4)。

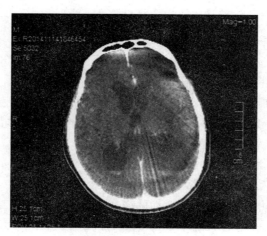

图 7-4 C 臂 CT 图

（吴树旺）

第三节 头颈部相关病变的介入治疗

一、颅内病变的介入治疗

（一）颅内血管病变

1.颅内动脉瘤

颅内动脉瘤未破裂时,可不出现蛛网膜下腔出血的一些临床症状,有些脑动脉瘤是在其他的检查中偶然被发现。当颅内动脉瘤破裂时,以蛛网膜下腔出血为主要临床症状,若不及时治疗则危及生命。动脉瘤的好发部位,主要在血管的分叉部、以粗血管分叉处最多。动脉瘤的治疗方法,以往以外科手术为主,采用阻断动脉瘤的血供,即用动脉夹对动脉瘤进行夹闭,对人体的损害比较大。随着神经介入技术水平的提高、介入材料的不断发展,越来越多的动脉瘤都趋向介入的微创手术。这就要求在 DSA 的造影中不但要发现动脉瘤的形态、大小、位置等,更重要的是要对瘤体与载瘤动脉的关系、瘤颈的大小,进行测量与评估,决定采用相应的手术。

临床上颅内出血的患者,先行 CT、MRI 检查,对蛛网膜下腔出血者行 CTA、MRA 进行初步诊断,最后行 DSA 检查。对蛛网膜下腔出血者行 DSA 检查时要进行多血管、多部位的造影,尤其对病变侧的血管,有时也要进行压颈实验,评价颅内动脉的交通情况。DSA 的摄影关键是显示动脉瘤与载瘤动脉的关系,瘤体的形态、大小。对于动脉瘤大小的测定,可放入比例尺或采用标准钢球作为测量的校正值,但球的放置位置因 X 线放大率的不同而存误差。新的 DSA 设备中进行旋转造影并 3D 重建,采用 3D 图像的自身测量系统,其测量值会更为准确性。在常规的造影中,可采用蒙片的方式确定载瘤动脉、动脉瘤与骨的位置关系,有利于开放手术的定位。通过 DSA 检查既可明确动脉瘤的位置、形态、大小与方向,与载瘤动脉的关系,可以确定对动脉瘤的治疗方案,采用开放手术还是介入手术。若采用介入手术,则可在造影的同时直接进行手术。

介入治疗的具体流程是：

（1）疑有脑动脉瘤者先行 CTA 或 MRA 检查，既可进行预先诊断，也可以初步检查瘤体的位置、形态、大小，以及与载瘤动脉的关系。

（2）全脑血管造影：进一步确诊，并确定治疗的方法。

（3）栓塞治疗：在全身麻醉下根据不同位置的动脉瘤，将微导管超选择性进入动脉瘤内，依据瘤体形态、大小，选用不同形态与大小的弹簧圈，通过手控的方式将弹簧圈送入动脉瘤内进行栓塞治疗。最后通过造影确认栓塞的程度与效果。

颅内动脉瘤形态较多，大小不等，位置不同，不同部位的动脉瘤显示的角度、体位不同。下面对几种具有代表性的颅内动脉瘤病例做一简单介绍。

前交通动脉瘤造影与介入治疗：前交通动脉瘤在头位（汤氏位）上与大脑前动脉重叠，同时又是 A_1 与 A_2 的交界处，在侧位上与大脑中动脉重叠，需要通过正侧或斜位及瓦氏位将其显示出来。根据瘤体的偏向采用不同的倾斜方向与角度，一般斜位角度不宜太大，约 $15°$ 左右。根据瘤体的指向不同，采用头位或足位，以显示瘤颈与载瘤动脉的关系，角度约 $20\sim25°$。通过旋转造影及 3D 重建，可显示动脉瘤与载瘤动脉的关系。

介入治疗：在造影的基础上，选择动脉瘤的最佳显示位置，依据瘤体的形态与大小选择相应的弹簧圈，进行动脉瘤的栓塞。栓塞后进行造影复查，评估栓塞的效果（图 7-5）。

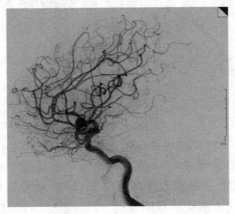

图 7-5　前交通动脉瘤

后交通动脉瘤造影与介入治疗：颈内动脉的后交通动脉瘤，在 DSA 检查中，多数在正位像与颈内动脉重叠，但大多数情况用侧位图像可以作出诊断。在标准侧位上可显示动脉瘤的颈部、后交通动脉分叉部及其他分支血管。若不能清晰显示时，可采用侧位加头位或足位及其它位置进行造影。有条件者应行旋转 DSA，通过 3D 成像，可充分显示动脉瘤的瘤颈与载瘤动脉的关系。

介入治疗：在造影的基础上，选择动脉瘤的最佳显示位置，依据瘤体的形态与大小选择相应的弹簧圈，进行动脉瘤的栓塞。栓塞后进行造影复查，评估栓塞的效果（图 7-6）。

大脑中动脉分叉部动脉瘤造影与介入治疗：大脑中动脉分叉部的动脉瘤采用正位像可以显示出来，侧位像与大脑前动脉重叠，斜位更能显示瘤颈与载瘤动脉的关系，值得注意的是右（左）侧动脉瘤采用左（右）前斜位有时会取得更好的效果。由于大脑中动脉分叉部的动脉瘤在分叉血管处，血管容易相互重叠，不易显示瘤颈与载瘤动脉的关系，需进行多位置的摄影。若使用旋转 DSA 加 3D 重建，能明确地显示大脑中动脉及其末梢血管与动脉瘤的关系。

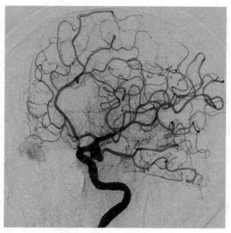

图 7-6　后交通动脉瘤

介入治疗：在造影的基础上，选择最佳显示位置，依据瘤体的形态、大小、瘤颈宽窄及载瘤血管的关系，选择相应的弹簧圈进行动脉瘤的栓塞。栓塞达到一定程度后进行造影，观察栓塞的情况，防止弹簧圈对载瘤动脉的影响。栓塞后进行造影复查，评估栓塞的效果（图 7-7）。

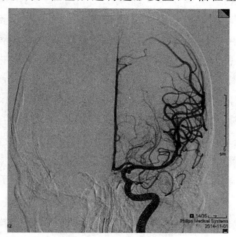

图 7-7　大脑中动脉瘤

基底动脉前端的动脉瘤造影与介入治疗：这部分的动脉瘤大多数发生在基底动脉前端与左右大脑后动脉交叉的部位，采用头位就可以观察到瘤体的形态。有些动脉瘤会向左或右进行偏离，要观察到瘤颈与载瘤动脉的关系，则需要头位加左右斜位（角度 10°～15°）。侧位上因与大脑后动脉的影像重叠，观察瘤颈较困难。有时采用标准头颅正位也可较好显示瘤体的形态，根据瘤体的指向不同，采用头位或足位，以显示瘤颈与载瘤动脉的关系，角度约 10～15°。通过旋转造影及 3D 重建，可显示动脉瘤与载瘤动脉的关系。

介入治疗：在造影的基础上，依据瘤体的形态与大小选择相应的弹簧圈，选择最佳位置进行动脉瘤的栓塞。栓塞后进行造影复查见图 7-8。

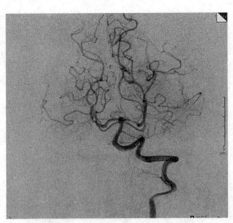

图 7-8　基底动脉瘤

2.脑动静脉畸形造影与介入治疗

脑动静脉畸形(arteriovenous malformation,AVM)是一种先天性局部脑血管发生的变异,病变部位的动脉直接与静脉相接,形成了脑动、静脉之间的短路,产生一系列脑血流动力学上的改变,临床上可表现为反复的颅内出血,部分性或全身性抽搐发作,短暂脑缺血发作及进行性神经功能障碍等。脑动静脉畸形有供血动脉与引流静脉,其大小与形态多种多样。可发生于脑的任何部位,病灶左右侧分布基本相等。90%以上位于小脑幕上。动静脉畸形在 DSA 检查时,动脉与静脉的直接吻合易于发现,在血管造影的图形上可以看到异常的血管团,扩张的静脉。

为了明确畸形血管与周围血管的关系,DSA 检查时应分别进行颈内、颈外动脉和椎动脉造影。每次造影必须充分显示静脉的回流情况,以掌握畸形血管多支供血及多支分流情况,有利于介入治疗。摄影体位用颈动脉、椎动脉的常规造影体位,后颅窝处的病变追加头颅前后位。造影的关键是使动脉早期的图像显示清晰,同时要观察动脉期、实质期及静脉期,尤其动、静脉的交界处,畸形静脉的走向,分支血管的流向。也要对非畸形侧血管进行造影,观察畸形静脉的侧支情况,为介入治疗提供可靠的依据。

介入治疗:在全身麻醉下进行 DSA 造影,明确畸形团的位置、供血动脉数量及引流静脉的情况,选择最佳显示位置,根据畸形团不同的供血动脉,将微导管超选择性插入供血动脉,通过造影确认微导管的位置,注射对比剂核实畸形团供血状态,无误后再注入组织胶(目前多采用 onyx 或外科胶 G-NB-2)将畸形血管栓塞。大多情况下,需要进行多支畸形血管的栓塞,最后通过造影确认栓塞的程度与效果(图 7-9)。大多数 AVM 有较多动静脉沟通,不可能栓塞所有的供应动脉或瘘口,而且动脉栓塞不全者往往复发。有些 AVM 的栓塞,达不到对所有的畸形血管进行栓塞,仅作部分或大部分血管的栓塞,栓塞的程度因畸形团的大小不同而不同。

3.脑血管狭窄的造影与介入治疗

由于动脉硬化形成斑块,使脑部血管管腔变小,血流量减少,脑组织供血不足,产生一系列临床症状。这种狭窄常发生在脑部较大的动脉内,以大脑中动脉的 M1 段和大脑前动脉的 A1 段为多见,较小血管的狭窄在 DSA 的检查中一般难以显示。DSA 摄影的关键是注意观察动脉壁的不规整、狭窄、闭塞情况,采集其动脉期及静脉期的影像。发现狭窄的血管,应对狭窄段进行放大造影,有利于提高测量狭窄血管的长度、狭窄程度的精确度。

介入治疗:通过造影确认狭窄血管的长度、狭窄的程度,无症状的狭窄大于 75% 则需要治疗。测量病变血管的直径、狭窄的长度,选择相应的球囊扩张支架。将导管超选择性插入病变血管,再将带有支架的球囊送入病变部位,通过造影或在路途的标志下,打开球囊,释放支架。再次造影评估支架释放位置及血管再通的程度(图 7-10)。

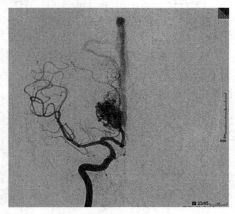

图 7-9　动静脉畸形

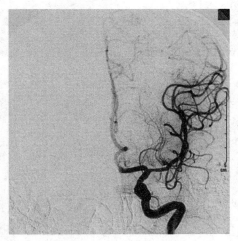

图 7-10　大脑中动脉狭窄

4.硬脑膜动静脉瘘(DAVF)造影与介入治疗

硬脑膜动静脉瘘(dural arteriovenous fistulae,DAVF)是硬脑膜内的动静脉沟通或动静脉瘘,是海绵窦、横窦、乙状窦等硬膜窦及其附近动静脉间的异常交通,为颅内外供血动脉与颅内静脉窦沟通,多见于成年人。硬脑膜动静脉瘘的供血动脉为颈内动脉、颈外动脉或椎动脉的脑膜支,血液分流入静脉窦。由于动脉血液直接流入静脉窦而导致静脉窦内血液动脉化及静脉窦内压力增高,从而使得脑静脉回流障碍甚至逆流,出现头痛、搏动性耳鸣、颅内压增高、脑代谢障碍、血管破裂出血等临床表现。进行 DSA 检查时,需要对颈外动脉、颈内动脉分别进行造影,必要时进行超选择性造影,明确主要的供血动脉及回流的静脉。

介入治疗:根据 DSA 检查情况,确认瘘口的位置,既可经动脉途径也可经静脉途径栓塞。经动脉栓塞是经股动脉穿刺插管,使导管进入供血动脉的主干,再超选择性插管,把微导管插至供血动脉远端近瘘口处进行栓塞。经静脉栓塞是经股静脉或颈静脉、经眼上静脉和术中穿刺静脉

窦或引流静脉3种栓塞方法。采用"三明治"技术注射法,即先在导管中注满5%的葡萄糖,再用
1 mL注射器抽取0.9 mL 5%的葡萄糖,0.1 mL的IBCA,使栓塞剂夹在5%的葡萄糖中注入畸
形团中,防止栓塞剂在导管内凝固。目前采用液态栓塞系统(ONYX),在注射胶之前要确定导管
先端是否在畸形团里,确认无误后进行注射。

先用DMSO封管后缓慢注入Onyx胶进行栓塞,边注射边进行观察,防止胶体向其他血管
飘散导致非靶血管的闭塞。也可采用外科胶(G-NB-2)加碘油进行栓塞,但需要用5%的葡萄糖
进行导管的冲洗,防止外科胶与血管黏合。注射完毕后应尽快撤出导管,防止导管被粘住拔不出
来。再行造影复查,评估栓塞的程度与效果(图7-11)。

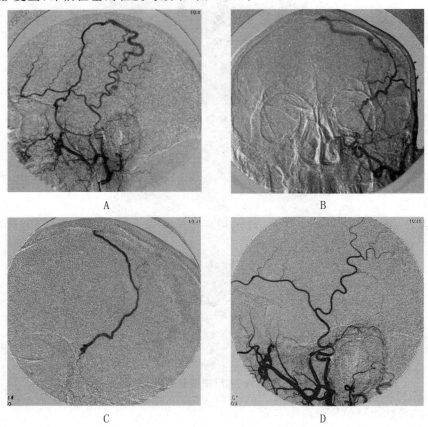

A

B

C

D

图 7-11　硬脑膜动静脉瘘

A.栓塞前侧位;B.栓塞前正位;C.栓塞中;D.栓塞后

5.海绵静脉窦瘘造影与介入治疗

这种疾病多由外伤引起,因外伤骨折导致颈内动脉在海绵静脉窦处发生破裂,与海绵静脉窦
之间形成的动静脉瘘称为颈内动脉海绵静脉窦瘘(carotid cavernous fistula,CCF)。其症状为一侧
的眼结膜充血及眼球突出,可闻及与心跳一致的血管杂音。DSA检查需要对颈内、外动脉进行
选择性血管造影,DSA摄影的关键是显示动脉早期、静脉瘘口及静脉回流的图像。造影时采用
常规对比剂的用量,颅内血管显影效果较差,甚至不能显示,因颈内动脉直接与海绵窦连接,对比
剂因海绵窦的分流,进不了颈内动脉远端的分支,产生"偷流现象"。为了使颈内动脉的分支血管

也能显示,对比剂用量要比常规剂量要大,其造影参数为:对比剂用量 10～12 mL,流率 8～10 mL/s,压限 200～300 PSI。采用旋转造影并 3D 重建,更能找出瘘口的位置(图 7-12)。

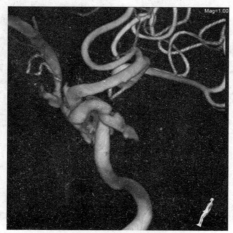

图 7-12　海绵静脉窦瘘 3D 图像

　　介入治疗:根据 DSA 检查情况,确认瘘口的位置。根据瘘口的大小选择相应大小的球囊。将球囊(balloon)装在导管前端,转动导管使球囊进入颈内动脉的瘘孔,由于动静脉在瘘口有压差,漂浮的球囊随血流易进入海绵静脉窦内。当球囊进入海绵静脉之后使之膨胀、堵住瘘孔,同时进行颈内动脉造影,确认堵塞的程度。一旦确认瘘孔被堵塞,则释放球囊,复查造影确认治疗效果(图 7-13)。一般采用球囊栓塞瘘口,或采用弹簧圈栓塞海绵窦瘘口,甚至可采用覆膜支架直接覆盖颈内动脉的破口,达到治疗的目的。

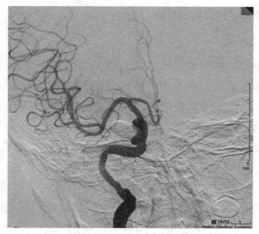

图 7-13　海绵静脉窦瘘

(二)颅内肿瘤

　　对颅脑肿瘤进行 DSA 检查时,必须对颈内动脉、颈外动脉和椎动脉分别造影,颈内动脉、椎动脉通常取常规体位。但后颅窝有肿瘤时,颈外动脉需正位造影,采用与椎动脉正位同样体位,更能将病变部位显示出来。根据肿瘤发生的部位,有时候也需要行椎动脉造影,多用患侧造影为好,尤其是恶性肿瘤应行多血管造影,了解肿瘤的分别情况。但后颅窝内有肿瘤时,也需进行双侧造影(图 7-14)。

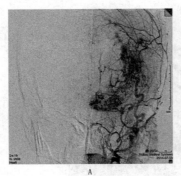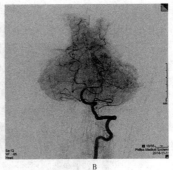

A

B

图 7-14　颅内肿瘤

A.恶性肿瘤；B.良性肿瘤

由于 CT、MRI 对颅内肿瘤的诊断有较大的价值，DSA 的检查具有创伤性，目前对于颅内肿瘤的诊断与治疗，采用介入手段相应较少。关于对比剂注入条件，只要不是特殊的狭窄及闭塞，采用常规的条件注入。为了使肿瘤染色明显，也可适当增加对比剂的总量，减少流速。各血管的注射参数见表 7-1。

表 7-1　各血管的注射参数

部位	注射速率（mL/S）	注射总量（mL）	注射压力（PSI）
颈内动脉	3～7	9～12	200～300
颈外动脉	3～4	5～6	200～300
椎动脉	3～4	7～8	200～300

二、头颈部病变的造影与介入治疗

（一）鼻出血

多由鼻部外伤、鼻腔疾患、高血压、缺乏维生素 C 或 K 以及伤寒等急性传染病引起，血液从鼻孔流出而成鼻出血，鼻出血亦称为鼻流血。鼻出血量多时，又称为鼻洪或鼻大衄。也就是常见的出鼻血。常规治疗采用止血药，前后鼻孔填塞等对症治疗，若经保守治疗效果不佳者可采用介入栓塞治疗。即经皮股动脉穿刺导管插入靶血管，使用栓塞物质对靶血管进行栓塞，达到止血的治疗目的。

方法：采用 seldinger 技术进行股动脉穿刺，并置放 5F、6F 的动脉鞘，以导丝作向导将 5F 的单弯导管送入颈外动脉，先行颈外动脉造影，明确瘤体的供血情况，确认供血动脉，再行超选择性插管，使导管进入靶血管。当进入目标血管后，应先在导管内注入少量对比剂，证实导管的位置后方可进行造影。颈外动脉造影参数：8～10 mL，流率 2～3 mL/s，压限 200～300 PSI。颌动脉造影参数：5～6 mL，流率 2～3 mL/s，压限 200～300 PSI。确认出血或病变血管后才能注射栓塞剂进行栓塞。要考虑对侧是否有血供，需要对对侧进行同样的造影，必要时也进行栓塞。根据不同的病变性质采用相应的栓塞材料，如 PVA 颗粒、明胶海绵等。栓塞后约 3～5 分钟进行造影复查，核实栓塞情况。若栓塞不满意，则加大栓塞剂再进行栓塞，当造影见到供血的血管断流时，栓塞成功（图 7-15）。

（二）颈部血管狭窄

颈内动脉系统病变导致脑缺血是以大脑半球和眼部症状为主，如对侧上肢、面部产生轻度偏瘫、失语，对侧偏身感觉障碍等；椎基动脉缺血，主要为脑干、小脑、大脑枕叶等产生一些相应症状；头臂动脉狭窄或闭塞产生脑和手臂缺血的一些症状。临床上多以彩色多普勒超声诊断为初步诊断，辅以 CTA 检查，确定病变的部位，血管狭窄长度及闭塞程度。

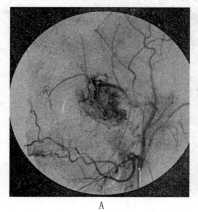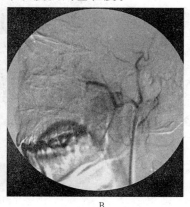

图 7-15　鼻出血
A.血管瘤；B.栓塞后

方法：DSA 为血管病变诊断的金标准，既可进行进一步的检查，同时可行血管的腔内治疗。采用 seldinger 技术进行股动脉穿刺，并置入 5F、6F 的动脉鞘，以导丝作向将 5F 的单弯导管插入腹主动脉，继而进入胸主动脉，在升主动处进行主动脉弓的造影，以了解弓部各血管的供血情况，再将导管选择性的送入内、颈外及椎动脉进行造影，再行超选择性插管，使导管进入靶血管。行 DSA 造影，判断血管狭窄或闭塞的程度。一般行颈总动脉造影，造影参数：6～8 mL，流率 4～6 mL/s，压限 200～300 PSI。

介入治疗：通过造影确认狭窄血管的长度、狭窄的程度，测量病变血管的直径、狭窄的长度，选择相应的球囊扩张支架。为防止狭窄段血管内的斑块脱离进入颅内血管产生栓塞，在进行球囊扩张前，应先对颈内动脉远端进行保护，在进入球囊前，先在颈内动脉远端即狭窄段远端置入栓塞保护器并打开，防止因球囊扩张后动脉斑块脱落导致脑梗死，再行球囊扩张。通过精确定位后扩张球囊，释放支架。支架植入后再次行 DSA 检查，了解血管再通情况（图 7-16）。回收保护器，结束手术。

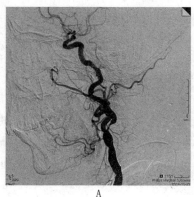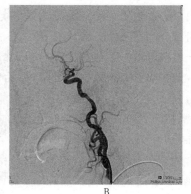

图 7-16　颈动脉狭窄
A.颈内动脉狭窄；B.狭窄治疗后

（吴树旺）

117

第八章

胸肺疾病的X线诊断

第一节 食管疾病

一、食管平滑肌瘤

（一）概述

食管平滑肌瘤在食管良性肿瘤中最常见（约占90％）。男性多于女性，男女之比例为2：1。各年龄均有发病，多发于20～50岁。多为单发，少数为多发。

（二）局部解剖

食管是咽和胃之间的消化管。食管在系统发生上起初很短，随着颈部的伸长和心肺的下降，而逐渐增长。在发育过程中，食管的上皮细胞增殖，由单层变为复层，使管腔变狭窄，甚至一度闭锁，以后管腔又重新出现。

食管可分为颈段、胸段和腹段。人体食管的颈段位于气管背后和脊柱前端，胸段位于左、右肺之间的纵隔内，胸段通过膈孔与腹腔内腹相连，腹段很短与胃相连。颈部：长约5 cm，其前壁借疏松的结缔组织与气管贴近，后方与脊柱相邻，两侧有颈部的大血管。胸部：长18～20 cm，前方自上而下依次有气管、左主支气管和心包，并隔心包与左心房相邻。该部上段的左前侧有主动脉弓，主动脉胸部最初在食管的左侧下降，以后，逐渐转到食管的右后方。

腹部：最短，长1～2 cm，与贲门相续。食管全长有3处狭窄和3个压迹。第一处狭窄位于食管的起始处，距切牙约15 cm，第二处在食管与左主支气管的交叉处，距切牙约25 cm，第三处在食管穿膈处，距切牙约40 cm。上述3个狭窄常是食管损伤、炎症和肿瘤的好发部位，异物也易在此滞留。食管全长还有3处压迹：主动脉弓压迹，为主动脉弓自食管的左前方挤压而成，压迹的大小，随年龄而增加；左主支气管压迹，紧靠主动脉弓压迹的下方，与食管第二处狭窄的位置一致，是左主支气管压迫食管的左前壁所致；左心房压迹，长而浅，为左心房向后挤压食管所致，压迹可随体位和心的舒缩而变化（图8-1）。

（三）临床表现与病理基础

约半数平滑肌瘤患者完全没有症状，是因其他疾病行X线胸片检查或胃肠道造影发现的。

有症状的也多轻微,最常见的是轻度下咽不畅,很少影响正常饮食。一小部分患者诉疼痛,部位不定,可为胸骨后、胸部、背部及上腹部隐痛,很少剧烈疼痛。可单独发生或与其他症状并发。有1/3左右患者有消化功能紊乱,表现为胃灼热、反酸、腹胀、饭后不适及消化不良等。个别患者有呕血及黑便等上消化道出血症状,可能由肿瘤表面黏膜糜烂、溃疡所致。

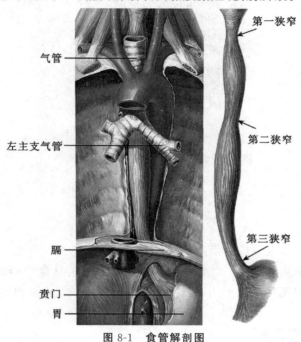

图 8-1　食管解剖图

　　肿瘤呈圆形、椭圆形,也有不规则形状,如分叶型、螺旋形、生姜形、围绕食管生长呈马蹄形的。食管平滑肌瘤病有多个肿瘤的可致整个食管壁增厚,诊断有一定困难。肿瘤质坚韧,多有完整的包膜,表面光滑。主要向腔外生长,生长缓慢,切面呈白色或带黄色。组织切片见为分化良好的平滑肌细胞,长梭形,边界清楚,瘤细胞呈束状或漩涡状排列,其中混有一定数量的纤维组织,偶尔也可见神经组织。食管平滑肌瘤变为肉瘤的很少。

　　(四)X线表现

　　食管钡餐造影是检查该病的主要方法之一。壁间型:肿瘤在腔内或同时向腔外生长,并可同时向两侧生长。切线位表现为向腔内凸出的半圆形或分叶状,边缘锐利的充盈缺损,病变区与正常食管分界清楚,呈弧状压迹并呈锐角;正位肿瘤表现为圆形充盈缺损。当钡剂通过后,肿瘤周围为钡剂环绕,在肿瘤上下缘呈弓状或环状影,称为"环形征",为本病之典型表现。向壁外生长:体积较大,可造成纵隔内软组织肿块,后者与食管内的充盈缺损范围相符,肿块可误认为纵隔肿瘤。肿瘤区黏膜皱襞撑平消失,可见"涂布征",肿瘤周围黏膜皱襞正常,部分肿瘤表面可见不规则龛影(图 8-2)。纤维食管镜检查,是检查该病重要方法,但食管镜检查给患者带来一定痛苦,且禁忌证较多,一般在钡餐检查确定病变位置但对其良恶性征象不明确时可通过食管镜检查,必要时可取样活检。

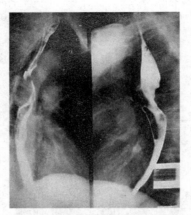
图 8-2　食管平滑肌瘤钡餐影像表现

二、食管癌

(一)概述

食管癌是指由食管鳞状上皮或腺上皮的异常增生所形成的恶性病变。其发展一般经过上皮不典型增生、原位癌、浸润癌等阶段。食管鳞状上皮不典型增生是食管癌的重要癌前病变,由不典型增生到癌变一般需要几年甚至十几年。长期不良的生活或饮食习惯可能是导致食管癌发生的元凶。

(二)临床表现与病理基础

食管癌起病隐匿,早期可无症状。部分患者有食管内异物感,或食物通过时缓慢或有哽噎感。也可表现为吞咽时胸骨后烧灼、针刺样或牵拉样痛。进展期食管癌则常因咽下困难就诊,吞咽困难呈进行性发展,甚至完全不能进食。常伴有呕吐、上腹痛、体重减轻等症状。病变晚期因长期摄食不足可伴有明显的营养不良、消瘦、恶病质,并可出现癌转移、压迫等并发症。

早期食管癌可分为隐伏型、糜烂型、斑块型和乳头型,其中以斑块型为最多见。中晚期食管癌可分为 5 型,即:髓质型、蕈伞型、溃疡型、缩窄型和未定型。我国约占 90％为鳞状细胞癌,少数为腺癌。

(三)X 线表现

食管钡餐造影对食管癌的有较特异性征象,因此诊断率较高。增生型以充盈缺损为主;浸润型以环形狭窄为主要征象;溃疡型多见不规则龛影;混合型则具有多种特征。检查时常见病变近端扩张,破入纵隔或与支气管相通者,可见累及部位的相关影像学改变。对早期食管癌 X 线表现为食管黏膜皱襞紊乱、中断,管壁局限性僵硬、蠕动中断,钡剂流经时速度减慢,病变处出现小的充盈缺损及小龛影等;较晚期食管癌表现食管较明显不规则狭窄,黏膜紊乱、中断及破坏消失,充盈缺损明显,形态多样龛影(图 8-3～图 8-6)。

三、食管炎性疾病

(一)概述

食管炎是指食管黏膜浅层或深层组织由于受到不正常的刺激,食管黏膜发生水肿和充血而引发的炎症。可分为原发性与继发性食管炎。按病理学可分成两大类。

1.急性食管炎

（1）单纯性卡他性炎：常因食入刺激性强的或高温食物引起。

（2）化脓性炎：多继发于食管憩室引起的食物潴留、腐败、感染，或形成脓肿，或沿食管壁扩散造成蜂窝织炎，进而可继发纵隔炎、胸膜炎与脓胸。

（3）坏死性食管炎：强酸强碱等化学腐蚀剂可造成食管黏膜坏死及溃疡形成，愈合后可引起瘢痕狭窄。此外，还可由某些传染病如伤寒、猩红热、白喉等的炎症病变波及食管黏膜所致。

2.慢性食管炎

（1）单纯性慢性食管炎：常由于长期摄入刺激性食物，重度吸烟，食管狭窄致食物潴留与慢性淤血等引起。病理变化常呈现食管上皮局限性增生与不全角化，还可形成黏膜白斑。

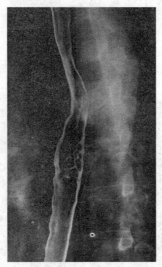

图 8-3 早期食管癌（小结节积簇型）钡餐造影影像表现

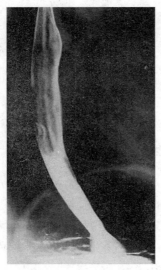

图 8-4 隆起型早癌钡餐造影影像表现

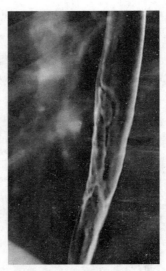

图 8-5　溃疡型早癌钡餐造影影像表现

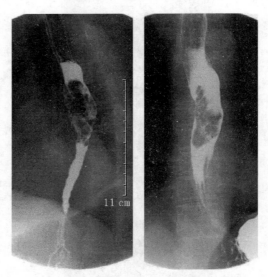

图 8-6　进展期食管癌(肿块型)钡餐造影影像表现

（2）反流性食管炎：是由于胃液反流至食管，引起食管下部黏膜慢性炎性改变。

（3）Barrett 食管炎：慢性反流性食管炎可引起食管下段黏膜的鳞状上皮被胃黏膜柱状上皮所取代，成为 Barrett 食管，该处可发生溃疡或癌变（Barrett 食管腺癌）。

（二）临床表现与病理基础

食管炎其症状主要是以吞咽疼痛、困难、心口灼热及胸骨后疼痛居多，当食管炎严重时可引起食管痉挛及食管狭窄。急性腐蚀性食管炎系因吞服了强酸、强碱等化学腐蚀剂而造成食管严重损伤所引起的炎症。早期症状为流涎、呕吐、发热及吞咽疼痛和困难，胸骨后和剑突下疼痛，约2 周上述症状渐消失，烧伤后期（约 1 个月后）再度出现吞咽困难，并有逐渐加重的趋势，出现部分或完全性食管梗阻。同时可能伴有咳嗽、发热等呼吸道吸入性感染的症状。

食管黏膜接触腐蚀剂后，数小时至 24 小时内食管产生急性炎症反应，食管黏膜高度水肿，表面糜烂,多伴渗出物、出血及坏死组织,由于组织高度水肿和痉挛等造成食管早期梗阻。水肿一般在3天后开始消退,数天至2～3周为炎症反应消退时期,3周后开始瘢痕形成,食管逐步收缩变窄,可造成食管狭窄,严重者食管壁全部被纤维组织代替,并与周围组织粘连。

临床表现通常为胸骨后或心窝部疼痛,轻者仅为灼热感,重者为剧烈刺痛。疼痛常在食物通过时诱发或加重,有时头低位如躺下或向前弯腰也能使疼痛加重。疼痛可放射至背部。早期由于炎症所致的局部痉挛,可出现间歇性咽下困难和呕吐。后期由于纤维瘢痕所致的狭窄,可出现持续性吞咽困难和呕吐。

病理改变急性期为黏膜充血、水肿,易出血,形成糜烂和表浅溃疡;慢性期病变可深达肌层,引起黏膜下层内纤维组织增生,黏膜面可呈轻度息肉样变。纤维收缩可形成食管宫腔狭窄和食管缩短。

(三)X线表现

1.急性食管炎

X线检查应在急性炎症消退后,患者能吞服流食方可作食管造影检查。如疑有食管瘘或穿孔,造影剂可流入呼吸道,最好采用碘油造影。依据病变发展分为如下几种。①急性期(1～3天):因黏膜水肿、出血,管壁蠕动减弱或消失,可产生阵发性痉挛。因黏膜脱落,造影剂在黏膜面附着不好,并可见不规则浅钡斑。②中期(3～10天):食管呈收缩、狭窄状态,不能扩张。可见多发浅或深之溃疡,黏膜皱襞紊乱。③晚期:主要表现为管腔狭窄,其范围一般较长,也可以生理性狭窄部位为主。造影剂难以通过。食管缩短,狭窄以上可见扩张。狭窄部分可见溃疡龛影或有假性憩室形成(图8-7)。

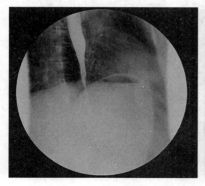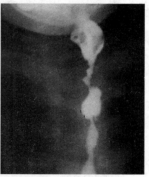

图 8-7　腐蚀性食管炎 X 线影像表现

2.慢性食管炎

反流性食管炎早期食管钡餐造影可能无明显异常,或可见食管下段轻微痉挛改变,偶见锯齿状第三收缩波,可见黏膜充血,水肿。中期,表面糜烂,浅表溃疡,食管壁毛糙,可见针尖状钡点,小龛影。晚期,可出现食管管腔狭窄,狭窄段与正常段分界不清,管壁不光整、僵硬,部分可出现滑动性食管裂孔疝征象(图8-8、图8-9)。胃-食管闪烁显像表现:此法可估计胃-食管的反流量在患者腹部缚上充气腹带,空腹口服含有 300 μCi ^{99m}Tc-Sc 的酸化橘子汁溶液 300 mL(内含橘子汁 150 mL 和 0.1 mol/L HCl 150 mL),并再饮冷开水 15～30 mL 以清除食管内残留试液,直立显像。正常人 10～15 分钟后胃以上部位无放射性存在否则则表示有 GER 存在。此法的敏感性与特异性约 90%。

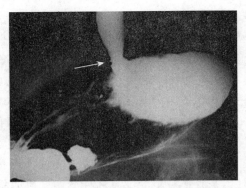

图 8-8　反流食管炎钡餐造影影像表现（箭头所示）

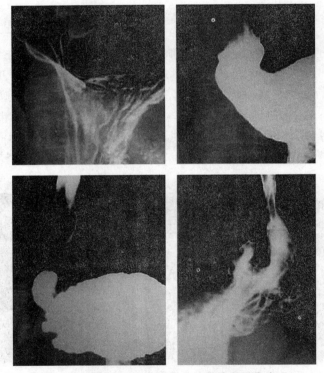

图 8-9　短食管型食管裂孔疝钡餐造影影像表现

四、贲门失弛缓症

(一)概述

贲门失弛缓症,此病过去曾称为贲门痉挛,是由于食管贲门部的神经肌肉功能障碍所致的食管功能性疾病。其主要特征是食管缺乏蠕动,食管下端括约肌高压和对吞咽动作的松弛反应减弱。功能性狭窄和食管病理性扩张可同时存在。本病为一种少见病(估计每 10 万人中仅约 1 人),可发生于任何年龄,但最常见于 20～39 岁的年龄组。儿童少见,在男女性别上差异不大。

(二)临床表现与病理基础

主要为吞咽困难、胸骨后疼痛、食物反流以及因食物反流误吸入气管所致咳嗽、肺部感染等症状。其中,无痛性吞咽困难是本病最常见最早出现的症状。食管扩张严重时可引起心悸、呼吸困难等压迫症状。食管贲门失弛缓症为食管下段肌壁的神经节细胞变性、减少,妨碍了正常神经冲动的传递,而致食管下端贲门部不能松弛。

(三)X线表现

表现为食管自下而上呈漏斗状或鸟嘴状,边缘光滑,黏膜皱襞正常,钡剂通过贲门受阻,呈间歇性流入,狭窄段以上食管不同程度扩张,食管蠕动减弱或消失,第三收缩波频繁出现。需与食管下段占位性病变相鉴别(图 8-10)。

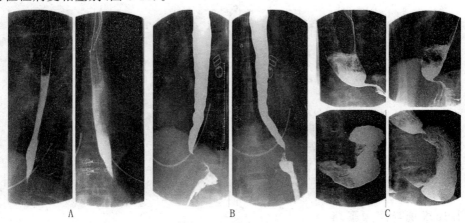

图 8-10 贲门失弛缓症钡餐造影影像表现
A.轻度;B.中度;C.重度

（张贤良）

第二节 气管与支气管疾病

一、气管与支气管炎

(一)概述

气管与支气管炎是由生物、物理、化学刺激或过敏等因素引起的气管与支气管黏膜炎症。临床症状主要为咳嗽和咳痰。可分为急性与慢性两种。

(二)局部解剖

气管起于环状软骨下缘(平第 6 颈椎体下缘),向下至胸骨角平面(平第 4 胸椎体下缘),分为左、右主支气管,其分叉处称气管权。左主支气管细而长,嵴下角大,斜行。右主支气管短而粗,嵴下角小,走行较直。主支气管进入肺门后,左主支气管分上、下两支,右主支气管分上、中、下3 支,进入相应的肺叶,称肺叶支气管。肺叶支气管再分支即肺段支气管(图 8-11)。

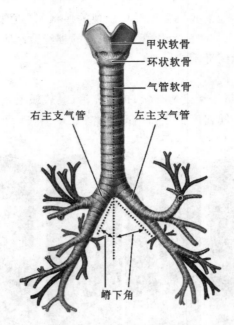

图 8-11　支气管树解剖图

甲状软骨
环状软骨
气管软骨
右主支气管
左主支气管
嵴下角

(三)临床表现与病理基础

急性气管与支气管炎,起病急,通常全身症状较轻,可有发热。初为干咳或少量黏液痰,随后痰量增多,咳嗽加剧,偶伴血痰。听诊可闻及散在干、湿啰音,咳嗽后减少或消失。呼吸道表现在2~3周消失,如反复发生或迁延不愈,可发展为慢性支气管炎。慢性支气管炎以咳嗽、咳痰为主要症状,患者每年发病持续3个月,连续2年或2年以上,并除外引起慢性咳嗽、咳痰的其他疾病。急性气管与支气管炎:气管、支气管黏膜充血水肿,淋巴细胞和中性粒细胞浸润;同时可伴纤毛上皮细胞损伤脱落;黏液腺体肥大增生。

(四)X线表现

早期X线检查阴性,当病变发展到一定阶段,胸片上可出现某些异常征象,主要表现为肺纹理增多、增粗、增强、紊乱、扭曲及变形。由于支气管增厚,当其走行与X线垂直时可表现为平行的线状致密影,即"轨道征"。肺组织的纤维化表现为条索状或网状阴影。弥漫性肺气肿表现为肺野透亮度的增加,肋间隙增宽,心脏垂直,膈低平。小叶中心性肺气肿表现为肺透亮度不均匀,或形成肺大泡。肺组织的纤维化也可导致肺动脉压力过高,累及心脏,使肺动脉段隆凸、右心室肥厚增大(图8-12)。

二、支气管扩张

(一)概述

支气管扩张为较常见的慢性呼吸道疾病,是指支气管管腔超过正常范围的永久性或不可逆转性改变。分先天性和继发性两种,以后者居多。继发性支气管扩张大多继发于急、慢性呼吸道感染和支气管阻塞后,反复发生支气管炎症、致使支气管壁结构破坏,引起支气管异常和持久性扩张。

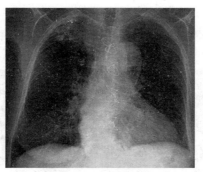

图 8-12 支气管炎 X 线影像表现

双肺纹理增多、增强、增粗、紊乱

(二)临床表现与病理基础

主要为慢性咳嗽、咳大量浓痰、反复咯血、反复肺部感染和慢性感染中毒症状等,其严重度可用痰量估计:轻度,<10 mL/d;中度,10～150 mL/d;重度,>150 mL/d。50％～70％的患者有程度不等的咯血,咯血量与病情严重程度、病变范围有时不一致。患者反复感染常表现为同一肺段反复发生肺炎并迁延不愈。早期或干性支气管扩张可无异常肺部体征,病变重或继发感染时常可闻及下胸部、背部固定而持久的局限性粗湿啰音,有时可闻及哮鸣音。支气管扩张常常是位于段或亚段支气管管壁的破坏和炎性改变,受累管壁的结构,包括软骨、肌肉和弹性组织破坏被纤维组织替代。

肉眼可见支气管壁明显增厚,伴有不同程度的变形,管腔可呈囊、柱状或梭状扩张。扩张的管腔内常有黏液充塞、黏膜明显炎症及溃疡,支气管壁有不同程度破坏及纤维组织增生。镜下可见支气管壁淋巴细胞浸润或淋巴样结节,黏液腺及淋巴细胞非常明显。支气管黏膜的柱状上皮常呈鳞状上皮化生。支气管壁有不同程度的破坏,甚至不能见到正常结构,仅见若干肌肉及软骨碎片。管壁上有中性粒细胞浸润,周围肺组织常有纤维化、萎陷或肺炎等病理基础。一般炎性支气管扩张多见于下叶。由于左侧总支气管较细长,与气管的交叉角度近于直角,因此痰液排出比右侧困难,特别是舌叶和下叶基底段更是易于引流不畅,导致继发感染,伴随支气管行走的肺动脉可有血栓形成,有的已重新沟通。支气管动脉也可肥厚、扩张。支气管动脉及肺动脉间的吻合支明显增多。病变进展严重时,肺泡毛细血管广泛破坏,肺循环阻力增加,最后可并发肺源性心脏病、甚至心力衰竭。

(三)X 线表现

支气管扩张在透视或平片肺部可无异常表现,有的表现为肺纹理增多、紊乱或呈网状、蜂窝状,还可见支气管管径明显增粗的双轨征或者不规则的杵状致密影。扩张的支气管表现为多发薄壁囊状空腔阴影,其内常有液平面。病变区可有肺叶或肺段范围肺不张,表现为密度不均的三角致密影,其内可见柱状、囊状透光区及肺纹理聚拢。继发感染时显示小片状和斑点状模糊影,或大片密度增高影,常局限于扩张部位。经治疗可以消退,易反复发作。因此,支扩、肺部感染、肺不张三者常并存,且互为因果(图 8-13)。

三、先天性支气管囊肿

(一)概述

先天性支气管囊肿是胚胎发育时期气管支气管树分支异常的罕见畸形,分为纵隔囊肿、食管壁内囊肿和支气管囊肿。可为单发或多发,大小可从数毫米至一厘米占据一侧胸廓的 1/3～1/2。纵隔支气管囊肿大多位于隆突附近,通过蒂与一侧支气管相连。通常为孤立性,多位于后纵隔,中纵隔次之,上纵隔最少。可因周围结构的压力产生症状。

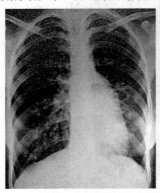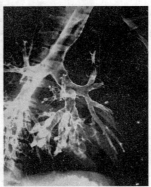

图 8-13　支气管囊状扩张 X 线影像表现

(二)临床表现与病理基础

婴幼儿的纵隔囊肿可压迫大气道引起呼吸困难,哮鸣或持续性咳嗽,运动时明显加重。一些成人的纵隔支气管囊肿可长到很大而没有症状。出现的症状或体征大多数是由于继发感染引起,或者由囊肿压迫周围组织或器官引起。胚芽发育障碍发生在气管或主支气管分支阶段形成的囊肿。

位于纵隔内,称为支气管囊肿;发生在小支气管分支阶段的发育障碍形成的囊肿,多数位于肺组织内,称为肺囊肿。支气管肺囊肿多见于下叶,两肺分布均等;纵隔支气管囊肿大多位于隆突附近,通过蒂与一侧支气管相连通常为孤立性,后纵隔多见,中纵隔次之,上纵隔最少。囊肿为单房或多房,薄壁,内覆呼吸性上皮,通常充满黏液样物质。囊壁可含黏液腺、软骨、弹性组织和平滑肌。

(三)X 线表现

单发囊肿一般下叶比上叶多见,而多发囊肿可见一叶、一侧或者双侧肺。

1.含液囊肿

呈圆形、椭圆形或分叶状;高密度影,密度均匀,出血者可见钙化;边缘光滑锐利,有时囊壁可见弧形钙化,周围肺组织清晰;深呼、吸气相囊肿形态大小可改变;邻近胸膜无改变。

2.含气囊肿

薄壁环状透亮影,囊肿壁厚度 1 mm 左右;囊肿越大壁越薄;囊壁内外缘光滑且厚度均匀一致;透视下或呼吸相摄片,可见其大小和形态有改变;与支气管相通处活瓣性阻塞,则形成张力性含气囊,同侧肺纹理受压集中,且被推向肺尖或肋膈区,纵隔向健侧移位;有时含气囊肿可见有间隔,表现为多房性。

3.液气囊肿

囊肿内可见液气平面;感染后囊壁增厚;反复感染后囊壁可有纤维化改变;并发感染则在其周围可见斑片状浸润影,与周围肺组织发生粘连,可是其形态不规则;位于叶间胸膜附近的肺囊肿感染时,可见局部叶间胸膜增厚。

4.多发性肺囊肿

多见于一侧肺;多为含气囊肿,大小不等,占据整侧肺时,称为蜂窝肺或囊性肺;少数可见小的液平面,立位可见高低不平的多个液平面;囊壁薄而边缘锐利,感染后囊壁可增厚且模糊;通常伴有胸膜增厚;肺体积减小(图 8-14)。

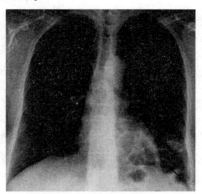

图 8-14　支气管囊肿 X 线影像表现
左下肺多发囊状影(箭头所示),内见液平

四、气管、支气管异物

(一)概述

气管、支气管异物为临床常见急症。异物可存留在喉咽腔、喉腔、气管和支气管内,引起声嘶、呼吸困难等,右支气管较粗短长,故异物易落入右主支气管。本病 75% 发生于 2 岁以下的儿童。

(二)临床表现与病理基础

异物所在部位不同,可有不同的症状。喉异物:异物进入喉内时,出现反射性喉痉挛而引起吸气性呼吸困难和剧烈的刺激性咳嗽。如异物停留于喉入口,则有吞咽痛或咽下困难。如异物位于声门裂,大者出现窒息,小者出现呛咳及声嘶、呼吸困难、喉鸣音等。如异物为小膜片状贴于声门下,则可只有声嘶而无其他症状。尖锐异物刺伤喉部可发生咯血及皮下气肿。气管异物:异物进入气道立即发生剧烈呛咳,并有憋气、呼吸不畅等症状。随着异物贴附于气管壁,症状可暂时缓解;若异物轻而光滑并随呼吸气流在声门裂和支气管之间上下活动,可出现刺激性咳嗽,闻及拍击音;气管异物可闻及哮鸣音,两肺呼吸音相仿。如异物较大,阻塞气管,可致窒息。此种情况危险性较大,异物随时可能上至声门引起呼吸困难或窒息。支气管异物:早期症状和气管异物相似,咳嗽症状较轻。植物性异物,支气管炎症多较明显即咳嗽、多痰。呼吸困难程度与异物部位及阻塞程度有关。大支气管完全阻塞时,听诊患侧呼吸音消失;不完全阻塞时,可出现呼吸音降低。

(三)X 线表现

气管、支气管异物在影像学中的具体表现,通常会和异物形状、异物大小以及异物性质、停滞时间、感染与否等因素息息相关。

1.直接征象

金属、石块及牙齿等不透 X 线的异物在 X 线胸片上可显影。根据阴影形态可判断为何种异物。正位及侧位胸片能准确定位。密度低的异物在穿透力强的正位胸片、斜位胸片及支气管体层片上引起气道透亮阴影中断;间接征象:非金属异物在 X 线上不易显示,根据异物引起的间接征象而诊断。

2.气管内异物

异物引起呼气性活瓣梗阻时,发生阻塞性肺气肿,使两肺含气增多。由于吸气时进入肺内的气体比正常情况少,胸腔负压增大,引起回心血量增多,故心脏阴影增大,同时膈肌上升。呼气时因气体不能排除,胸内压力增高,使心影变小,膈下降。这些表现与正常情况相反。

3.主支气管异物

一侧肺透光度增高:呼气性活瓣阻塞时患侧透明度升高,肺血管纹理变细;纵隔摆动:透视或者拍摄呼、吸气相两张对比判断。呼气性活瓣阻塞时纵隔在呼气相向健侧移位,吸气时恢复正常位置。吸气性活瓣阻塞时纵隔在吸气相向患侧移位,呼气时恢复正常位置;阻塞性肺炎和肺不张:支气管阻塞数小时后可发生小叶性肺炎,较长时间的阻塞后发生肺不张。阻塞性肺炎表现为斑片状阴影,肺纹理增粗、密集、模糊。肺不张后,肺体积缩小,呈致密阴影。长期肺不张引起支气管扩张和肺纤维化,使阴影的密度不均匀;其他改变:肺泡因剧烈咳嗽时内压增高而破裂,肺间质内有气体进入发生间质性肺气肿,气体沿间质间隙进入纵隔而发生纵隔气肿,表现为纵隔旁带状低密度影,继之发生颈部气肿,面、头、胸部皮下气肿。气体从纵隔破入胸腔发生气胸。

4.肺叶支气管异物

早期为阻塞性肺炎,为反复发生或迁延不愈的斑片状阴影。发生肺不张后肺体积缩小、密度增高,病变发生在相应的肺叶内(图 8-15)。

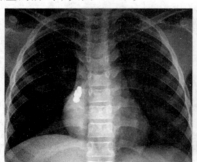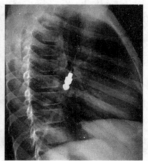

图 8-15　右侧中间段支气管异物 X 线影像表现

(张贤良)

第三节　胸 膜 疾 病

一、胸膜炎

(一)概述

胸膜炎又称"肋膜炎",是胸膜的炎症。胸膜炎是致病因素(通常为病毒或细菌)刺激胸膜所致的胸膜炎症。胸腔内可有液体积聚(渗出性胸膜炎)或无液体积聚(干性胸膜炎)。炎症消退后,胸膜可恢复至正常,或发生两层胸膜相互粘连。由多种病因引起,如感染、恶性肿瘤、结缔组织病、肺栓塞等。

(二)局部解剖

胸膜是衬覆于胸壁内面、膈上面、纵隔两侧面和肺表面等处的一层浆膜。被覆于胸壁内面、纵隔两侧面和膈上面及突至颈根部等处的胸膜部分称壁胸膜,覆盖于肺表面的称脏胸膜,两层胸膜之间密闭、狭窄、呈负压的腔隙称胸膜腔。壁、脏两层胸膜在肺根表面及下方互相移行,肺根下方相互移行的两层胸膜重叠形成三角形的皱襞称肺韧带。

壁胸膜依其衬覆部位不同分为以下4部分。

(1)肋胸膜是衬覆于肋骨、胸骨、肋间肌、胸横肌及胸内筋膜等诸结构内面的浆膜,其前缘位于胸骨后方,后缘达脊柱两侧,下缘以锐角反折移行为膈胸膜,上部移行为胸膜顶;膈胸膜覆盖于膈上面,与膈紧密相贴、不易剥离;纵隔胸膜衬覆于纵隔两侧面,其中部包裹肺根并移行为脏胸膜,纵隔胸膜向上移行为胸膜顶,下缘连接膈胸膜,前、后缘连接肋胸膜;胸膜顶是肋胸膜和纵隔胸膜向上的延续,突至胸廓入口平面以上,与肺尖表面的脏胸膜相对,在胸锁关节与锁骨中、内1/3交界处之间,胸膜顶高出锁骨上方1～4 cm,经锁骨上臂丛麻醉或针刺时,为防止刺破肺尖,进针点应高于锁骨上4 cm。

(2)脏胸膜是贴附于肺表面,并伸入至叶间裂内的一层浆膜。因其与肺实质连接紧密故又称肺胸膜。

(3)胸膜腔是指脏、壁胸膜相互移行,二者之间围成的封闭的胸膜间隙,左、右各一,呈负压。胸膜腔实际是个潜在的间隙,间隙内仅有少许浆液,可减少摩擦。

(4)胸膜隐窝是不同部分的壁胸膜返折并相互移行处的胸膜腔,即使在深吸气时,肺缘也达不到其内,故名胸膜隐窝。主要包括肋膈隐窝、肋纵隔隐窝和膈纵隔隐窝等。①肋膈隐窝左右各一,由肋胸膜与膈胸膜返折形成,是诸胸膜隐窝中位置最低、容量最大的部位。深度可达两个肋间隙,胸膜腔积液常先积存于肋膈隐窝。②肋纵隔隐窝位于心包处的纵隔胸膜与肋胸膜相互移行处,因左肺前缘有心切迹,所以左侧肋纵隔隐窝较大。③膈纵隔隐窝位于膈胸膜与纵隔胸膜之间,因心尖向左侧突出而形成,故该隐窝仅存在于左侧胸膜腔(图8-16)。

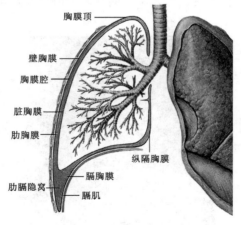

图 8-16　胸膜局部解剖图

(三)临床表现与病理基础

胸膜炎最常见的症状为胸痛。胸痛常突然出现,程度差异较大,可为不明确的不适或严重的刺痛,可仅在患者深呼吸或咳嗽时出现,亦可持续存在并因深呼吸或咳嗽而加剧。亦可表现为腹部、颈部或肩部的牵涉痛。胸膜炎是致病因素刺激胸膜所致的胸膜炎症,使胸膜充血、水肿,白细胞浸润并有多数内皮细胞脱落,胸膜面失去其原来的光泽。胸膜纤维蛋白渗出,致使胸膜增厚粗糙。

(四)X 线表现

急性期主要表现为胸腔游离积液或包裹性积液,部分患者并发支气管胸膜瘘则可见气液平面。积液量少时可见肋膈角变钝。慢性期主要表现为胸膜增厚、粘连,甚至钙化,使患侧肋间隙变窄,胸廓塌陷,纵隔移向患侧,横膈上升。胸膜钙化时在肺野边缘呈片状、不规则点状或条状高密度影。包裹性胸膜炎时,胸膜钙化可呈弧线形或不规则环形。

二、胸膜间皮瘤

(一)概述

胸膜间皮瘤为胸膜原发性肿瘤,是来源于脏层、壁层、纵隔或横膈四部分胸膜的肿瘤。国外发病率高于国内,各为 $0.07\%\sim0.11\%$ 和 0.04%。死亡率占全世界所有肿瘤的 1% 以下。近年有明显上升趋势。50 岁以上多见,男女之比为 $2:1$。与石棉接触有关。目前,恶性型尚缺乏有效的治疗方法。

(二)临床表现与病理基础

局限型者可无明显不适或仅有胸痛、活动后气促;弥漫型者有较剧烈胸痛、气促、消瘦等。患侧胸廓活动受限,饱满,叩诊浊音,呼吸音减低或消失,可有锁骨上窝及腋下淋巴结肿大。由于间皮瘤细胞形态的多样性,光镜下恶性间皮瘤组织学分型尚不统一。世界卫生组织曾将弥漫性恶性间皮瘤分为上皮型、肉瘤型和混合型。电镜检查示瘤细胞表面及瘤细胞内腔面有细长的蓬发样微绒毛,胞浆内丰富的张力微丝及糖原颗粒,有双层或断续的基底膜,瘤细胞间有较多的桥粒为恶性间皮瘤的超微结构特征。

(三)X 线表现

难以显示小的病灶,有时仅可见胸腔积液。病变较大时可以显示突入肺野的结节,呼吸时随肋骨运动(图 8-17)。

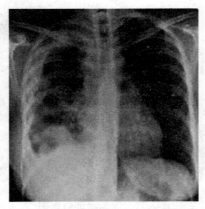

图 8-17　胸膜间皮瘤 X 线影像表现

三、气胸与液气胸

（一）概述

气胸是指气体进入胸膜腔,造成积气状态,称为气胸。通常分为三大类:自发性气胸、创伤性气胸和人工气胸。自发性气胸是由于肺部疾病使肺组织和脏层胸膜破裂,或由于靠近肺表面的微小泡和肺大疱破裂,肺和支气管内空气进入胸膜腔所致。液气胸则是指气胸的同时伴有胸腔内积水。

（二）临床表现与病理基础

起病大多急骤,典型症状为突发胸痛、继而胸闷或呼吸困难,并可有刺激性干咳。也有发病缓慢,甚至无自觉症状。部分患者发病前有用力咳嗽、持重物、屏气或剧烈活动等诱因,也有不少患者在正常活动或安静休息时发病。症状轻重取决于起病急缓、肺萎缩程度、肺原发疾病以及原有心肺功能状况等。胸体征视积气多少而定。少量气胸可无明显体征,气体量多时患侧胸部饱满,呼吸运动减弱,触觉语颤减弱或消失,叩诊鼓音,听诊呼吸音减弱或消失。肺气肿并发气胸患者虽然两侧呼吸音都减弱,但气胸侧减弱更明显。大量气胸时纵隔向健侧移位。右侧大量气胸时肝浊音界下移,左侧气胸或纵隔气肿时在左胸骨缘处听到与心跳一致的咔嗒音或高调金属音。当患者出现发绀、大汗、严重气促、心动过速和低血压时应考虑存在张力性气胸。

（三）X线表现

可对气胸及液气胸做出诊断,并可判断肺组织被压缩的程度。气胸区无肺纹理,为气体密度。少量气胸时,气胸区呈线状或带状,可见被压缩肺的边缘,呼气时显示较清楚。大量气胸时,气胸区可占据肺野的中外带,内带为压缩的肺,呈密度均匀软组织影。同侧肋间隙增宽,横膈下降,纵隔向健侧移位,对侧可见代偿性肺气肿。

（张贤良）

第四节 肺部先天性疾病

一、先天性肺发育不全

（一）概述

肺先天性发育不全可根据其发生程度分为 3 类。①肺未发生:一侧或双侧肺缺如;②肺未发育:支气管原基呈一终端盲囊,未见肺血管及肺实质;③肺发育不全:可见支气管、血管和肺泡组织但数量和/或容积减少。患者可能伴发肺血管及其他畸形病变。先天性肺发育不全的主要原因可能是胸内肺生长发育的有效容量减少,最常见的原因是膈疝一侧膈肌不能关闭,腹腔脏器疝入胸腔,从而影响肺的发育。

（二）局部解剖

肺位于胸腔内,在膈肌的上方、纵隔的两侧。肺的表面被覆脏胸膜,透过胸膜可见许多呈多角形的小区,称肺小叶,其发炎称小叶性肺炎。正常肺呈浅红色,质柔软呈海绵状,富有弹性。成人肺的重量约等于自己体重的 1/50,男性为 1 000~1 300 g,女性为 800~1 000 g。健康男性成人两肺的空气容量为 5 000~6 500 mL,女性小于男性。

两肺外形不同,右肺宽而短,左肺狭而长。肺呈圆锥形,包括一尖、一底、三面、三缘。肺尖钝圆,经胸廓上口伸入颈根部,在锁骨中内 1/3 交界处向上突至锁骨上方达 2.5 cm。肺底坐于膈肌上面,受膈肌压迫肺底呈半月形凹陷。肋面与胸廓的外侧壁和前、后壁相邻。纵隔面即内侧面与纵隔相邻,其中央有椭圆形凹陷,称肺门。膈面即肺底,与膈相毗邻。前缘为肋面与纵隔面在前方的移行处,前缘角锐利,左肺前缘下部有心切迹,切迹下方有一突起称左肺小舌。后缘为肋面与纵隔面在后方的移行处,位于脊柱两侧的肺沟中。下缘为膈面与肋面、纵隔面的移行处,其位置随呼吸运动而显著变化。

肺借叶间裂分叶,左肺的叶间裂为斜裂,由后上斜向前下,将左肺分为上、下两叶。右肺的叶间裂包括斜裂和水平裂,它们将右肺分为上、中、下三叶。肺的表面有毗邻器官压迫形成的压迹或沟。如:两肺门前下方均有心压迹;右肺门后方有食管压迹,上方是奇静脉沟;左肺门上方毗邻主动脉弓,后方有胸主动脉(图 8-18)。

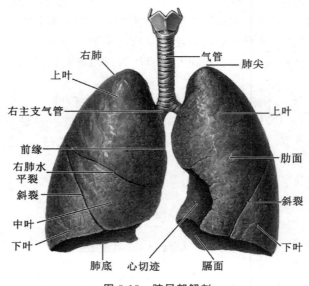

图 8-18 肺局部解剖

(三)临床表现与病理基础

严重病例出生后即死亡。主要表现为呼吸困难,甚至呼吸窘迫,以及长期反复呼吸道感染,体检可见患侧胸廓塌陷,活动度减弱,叩诊呈浊音,听诊呼吸音减低或消失,患者可伴有其他先天性畸形的临床表现,如肾功能不全等。病情轻微者可能无明显临床症状仅于常规 X 线胸片检查时发现。

(四)X 线表现

肺的发育异常通常表现为患侧片状密度均匀密度增高影,无肺纹理,患侧膈肌抬高,肋间隙变窄,纵隔偏向患侧;健侧代偿性肺气肿,血管纹理增粗。按肺发育状况具体分为如下几种。①一侧肺不发育:患侧胸腔无含气肺组织及支气管影,纵隔向患侧移位,健侧肺代偿气肿或伴发肺纵隔疝;②一侧肺发育不全:患侧部分肺膨胀不全,或呈均匀致密影,纵隔向患侧移位;③肺叶发育不全:肺内密实影尖端指向肺门,支气管造影可见支气管扩张(图 8-19)。

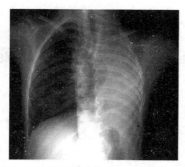

图 8-19 先天性肺发育不全 X 线表现

二、肺隔离症

(一)概述

肺隔离症是一种先天畸形,指没有功能的胚胎性、囊肿性肺组织从正常肺隔离出来。一般不与呼吸道相通连,供血动脉来自主动脉(胸主动脉或腹主动脉分支)。可分为两型:叶内型及叶外型,叶内型较多见,病肺与其邻近正常肺组织被同一脏层胸膜所覆盖,可发生在任何肺叶内,但多见于肺下叶。尤以左侧后基底段为多。叶外型较少见,病部位于其邻近正常肺组织的脏层胸膜外,多数位于左肺下叶与横膈之间。

(二)局部解剖

局部解剖同图 8-18。

(三)临床表现与病理基础

病肺初始阶段可不与正常支气管相通,可无任何症状,仅在 X 线检查时发现胸内有肿块状阴影。可出现咳嗽、咳痰、发热和反复肺感染等症状。肺隔离症是肺的发育畸形,部分肺组织与主体肺分隔,并形成无功能囊性肿块。可分为叶内型和叶外型两种,叶内型即病肺周围系正常肺组织,二者有共同的胸膜包裹,与正常支气管系统相通,并有来自体循环的异常动脉,本型约60%位于左侧,几乎均在下叶的后基底段。叶外型者病变部分有自身的胸膜,也有来自体循环的异常动脉,多在肺下韧带内,同时有肺动脉、肺静脉回流至奇静脉、半奇静脉和门脉系统,病变部位的支气管与正常的支气管不相通,故不具呼吸功能。

(四)X 线表现

肺野下叶后基底段近脊柱旁圆形或类圆形密度增高影少数有分叶状,边界清晰,密度较均匀,常合并感染,与气道相通时可见囊状影像,可见气液平。胸片主要是发现病灶及位置(图 8-20)。

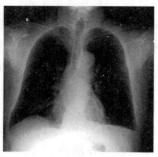

图 8-20 肺隔离症 X 线表现

(张贤良)

第五节　肺实质性病变

一、肺水肿

(一)概述

肺水肿是指由某种原因引起肺内组织液的生成和回流平衡失调,使大量组织液在很短时间内不能被肺淋巴和肺静脉系统吸收,从肺毛细血管内外渗,积聚在肺泡、肺间质和细小支气管内,从而造成肺通气与换气功能严重障碍。在临床上表现为极度的呼吸困难,端坐呼吸,发绀,大汗淋漓,阵发性咳嗽伴大量白色或粉红色泡沫痰,双肺布满对称性湿啰音。肺水肿分为心源性和非心源性两大类。本病可严重影响呼吸功能,是临床上较常见的急性呼吸衰竭的病因。

(二)局部解剖

局部解剖同图 8-18。

(三)临床表现与病理基础

肺水肿间质期,患者常有咳嗽、胸闷,轻度呼吸浅速、急促,查体可闻及两肺哮鸣音。肺水肿液体渗入肺泡后,患者可表现为面色苍白,发绀,严重呼吸困难,咳大量白色或血性泡沫痰,两肺满布湿啰音。

肉眼可见肺表面苍白,含水量增多,切面有大量液体渗出。显微镜下观察,可将其分为间质期、肺泡壁期和肺泡期。间质期是肺水肿的最早表现,液体局限在肺泡外血管和传导气道周围的疏松结缔组织中,支气管、血管周围腔隙和叶间隔增宽,淋巴管扩张。液体进一步潴留时,进入肺泡壁期。液体蓄积在厚的肺泡毛细血管膜一侧,肺泡壁进行性增厚。发展到肺泡期时,可见充满液体的肺泡壁丧失了环形结构,出现褶皱。无论是微血管内压力增高还是通透性增加引起的肺水肿,肺泡腔内液体的蛋白均与肺间质内相同,提示表面活性物质破坏,而且上皮丧失了滤网能力。

(四)X 线表现

间质性肺水肿 X 线主要表现肺静脉影增粗,肺门影变大、变模糊,可见 Kerley 氏线征,肺叶间裂增厚等;肺泡性肺水肿表现为两肺可见大片状模糊影,多位于肺中心部或基底部,及可见"蝶翼征",可伴少量胸腔积液,肺泡性肺水肿病变动态变化大。急性呼吸窘迫征引起的肺水肿 X 线表现通常为散在片状模糊影,随病变发展融合成大片毛玻璃样影或实变影,广泛肺影密度增高称为"白肺",对复张性肺水肿、神经性肺水肿结合病史即可做诊断(图 8-21)。

二、肺气肿

(一)概述

肺气肿是指终末细支气管远端的气道弹性减退,过度膨胀、充气和肺容积增大或同时伴有气道壁破坏的病理状态。按其发病原因肺气肿有如下几种类型:老年性肺气肿,代偿性肺气肿,间质性肺气肿,灶性肺气肿,旁间隔性肺气肿,阻塞性肺气肿。

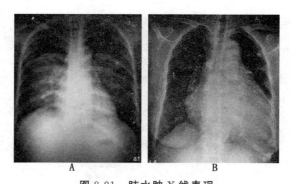

图 8-21 肺水肿 X 线表现

A.肺泡性肺水肿 X 线表现"蝶翼征";B.间质性肺水肿 X 线表现

(二)局部解剖

局部解剖同图 8-18。

(三)临床表现与病理基础

临床表现症状轻重视肺气肿程度而定。早期可无症状或仅在劳动、运动时感到气短,随着肺气肿进展,呼吸困难程度随之加重,以至稍一活动甚或完全休息时仍感气短。此外尚可感到乏力、体重下降、食欲缺乏、上腹胀满。除气短外还有咳嗽、咳痰等症状。典型肺气肿者胸廓前后径增大,呈桶状胸,呼吸运动减弱,语音震颤减弱,叩诊过清音,心脏浊音界缩小,肝浊音界下移,呼吸音减低,有时可听到干、湿啰音,心率增快,心音低远,肺动脉第二心音亢进。

肺气肿按解剖组织学部位分为肺泡性肺气肿和间质性肺气肿。肺泡性肺气肿按发生部位又可细分为腺泡中央型、腺泡周围型、全腺泡型肺气肿。腺泡中央型指肺腺泡中央区的呼吸细支气管呈囊状扩张,肺泡管及肺泡囊无明显改变,腺泡周围型则是肺泡管及肺泡囊扩张,而呼吸细支气管未见异常改变,从呼吸细支气管至肺泡囊及肺泡均扩张即是全腺泡型肺气肿。肺内陈旧瘢痕灶邻近发生的瘢痕旁若肺气肿囊腔超过 2 cm,累及小叶间隔称为肺大泡。间质性肺气肿是因肺内压骤然升高,气体从破裂的肺泡壁或支气管管壁进入肺间质,在肺膜下或下叶间隔内形成小气泡形成,气泡可扩散至肺门、纵隔,甚至颈胸部皮下软组织内。

(四)X 线表现

X 线主要表现为肺野扩大,肺血管纹理变疏变细,肺透亮度增加,肋间隙增宽,纵隔向一侧偏移,横膈下移,心缩小等,侧位像显示胸腔前后径增大(图 8-22)。

三、Wegener 肉芽肿

(一)概述

Wegener 肉芽肿是一种坏死性肉芽肿性血管炎,属自身免疫性疾病。该病在 1931 年由 Klinger 首次描述,在 1936 年由 Wegener 进一步作了病理学的描述。该病男性略多于女性,从儿童到老年人均可发病,未经治疗的 Wegener 肉芽肿病死率可高达 90% 以上,经激素和免疫抑制剂治疗后,Wegener 肉芽肿的预后明显改善。尽管该病有类似炎性的过程,但尚无独立的致病因素,病因至今不明。

(二)局部解剖

局部解剖同图 8-18。

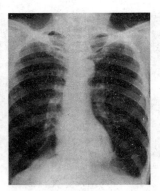

图 8-22　肺气肿 X 线表现

（三）临床表现与病理基础

Wegener 肉芽肿临床表现多样，可累及多系统。典型的 Wegener 肉芽肿有三联征：上呼吸道、肺和肾病变。可以起病缓慢，持续一段时间，也可表现为快速进展性发病。病初症状包括发热、疲劳、抑郁、食欲缺乏、体重下降、关节痛、盗汗、尿色改变和虚弱。其中发热最常见。大部分患者以上呼吸道病变为首发症状。通常表现是持续地流鼻涕，而且不断加重。肺部受累是本病基本特征之一，约 50％的患者在起病时即有肺部表现，总计 80％以上的患者将在整个病程中出现肺部病变。胸闷、气短、咳嗽、咯血以及胸膜炎是最常见的症状，及肺内阴影。大部分病例有肾脏病变，出现蛋白尿，红、白细胞及管型尿，严重者伴有高血压和肾病综合征，终可导致肾衰竭，是 Wegener 肉芽肿的重要死因之一。

全身系统和脏器均可受累，病理特点：呼吸道上部（鼻，鼻窦炎，鼻咽部，鼻中隔为主）或下部（气管，支气管及肺）坏死性肉芽肿性病变，小血管管壁纤维素样变，全层有单核细胞，上皮样细胞和多核巨细胞浸润，病变严重时可侵犯骨质引起破坏。肺部可见空洞形成。肉芽肿也见于上颌骨、筛骨眼眶等处，广泛的血管炎引起的梗死及溃疡造成鞍状鼻畸形，眼球突出等。肾脏病变呈坏死性肾小球肾炎的改变。全身性灶性坏死性血管炎，主要侵犯小动脉、细动脉、小静脉、毛细血管及其周围组织，血管壁有多形核细胞浸润，纤维蛋白样变性，肌层及弹力纤维破坏，管腔中血栓形成，管壁坏死，形成小动脉瘤，出血等。

（四）X 线表现

肺野内单发或多发大小不等类圆形影或团状影，少数为粟粒型。多分布于两肺中下野及肺尖部。球形病灶可出现肉芽肿坏死、液化而形成空洞，厚薄不规则，可为单房或多房。肺浸润病变多表现大小不一边缘模糊斑片状影。以上表现可同时存在，可伴有胸腔积液、肺不张、肺梗死或气胸等（图 8-23）。

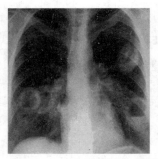

图 8-23　Wegener 肉芽肿 X 线表现

四、肺泡蛋白质沉积症

（一）概述

肺泡蛋白质沉积症（pulmonary alveolar proteinosis，PAP）是以肺泡和细支气管腔内充满 PAS 染色阳性，来自肺的富磷脂蛋白质物质为其特征。好发于青中年，男性发病率约 3 倍于女性。病因未明，可能与免疫功能障碍（如胸腺萎缩、免疫缺损、淋巴细胞减少等）有关。

（二）局部解剖

局部解剖同图 8-18。

（三）临床表现与病理基础

发病多隐袭，典型症状为活动后气急，以后进展至休息时亦感气急，咳白色或黄色痰、乏力、消瘦。继发感染时，有发热、脓性痰。少数病例可无症状，仅 X 线有异常表现。呼吸功能障碍随着病情发展而加重，呼吸困难伴发绀亦趋严重。

肉眼肺大部分呈实变，胸膜下可见黄色或黄灰色结节，切面有黄色液体渗出。镜检示肺泡及细支气管内有嗜酸 PAS 强阳性物质充塞，是Ⅱ型肺泡细胞产生的表面活性物质磷脂与肺泡内液体中的其他蛋白质和免疫球蛋白的结合物，肺泡隔及周围结构基本完好。电镜可见肺泡巨噬细胞大量增加，吞噬肺表面活性物质，胞浆肿胀，呈空泡或泡沫样外观。

（四）X 线表现

典型表现为从两肺弥漫且基本对称的由肺门向外放散的弥漫细小的羽毛状或结节状阴影，呈"蝶翼"状，类似肺泡性肺水肿；可表现两肺弥漫性颗粒状致密影，融合成斑片状，边缘模糊；可因支气管沉积物阻塞表现节段性肺不张、肺气肿等（图 8-24）。

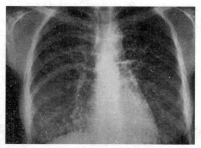

图 8-24　肺泡蛋白沉积症 X 线表现

（张贤良）

第六节　肺部感染性病变

一、大叶性肺炎

（一）概述

病原体先在肺泡引起炎症，经肺泡间孔向其他肺泡扩散，致使部分肺段或整个肺段、肺叶发生炎症改变。典型者表现为肺实质炎症,通常并不累及支气管。致病菌多为肺炎链球菌。

(二)局部解剖

局部解剖图同图 8-18。

(三)临床表现与病理基础

起病急骤,寒战、高热、胸痛、咳嗽、咳铁锈色痰。早期肺部体征无明显异常,重症者可有呼吸频率增快、鼻翼翕动、发绀等。实变期可有典型体征,如患侧呼吸运动减弱,语颤增强,叩诊浊音,听诊呼吸音减低,有湿啰音或病理性支气管呼吸音。

大叶性肺炎其病变主要为肺泡内的纤维素性渗出性炎症(图 8-25)。一般只累及单侧肺,以下叶多见,也可先后或同时发生于两个以上肺叶。典型的自然发展过程大致可分为 4 个期。充血水肿期:主要见于发病后 1~2 天。肉眼观,肺叶肿胀、充血,呈暗红色,挤压切面可见淡红色浆液溢出。镜下,肺泡壁毛细血管扩张充血,肺泡腔内可见浆液性渗出物,其中见少量红细胞、嗜中性粒细胞、肺泡巨噬细胞。渗出物中可检出肺炎链球菌,此期细菌可在富含蛋白质的渗出物中迅速繁殖。红色肝变期:一般为发病后的 3~4 天进入此期。肉眼观,受累肺叶进一步肿大,质地变实,切面灰红色,较粗糙。胸膜表面可有纤维素性渗出物。镜下,肺泡壁毛细血管仍扩张充血,肺泡腔内充满含大量红细胞、一定量纤维素、少量嗜中性粒细胞和巨噬细胞的渗出物,纤维素可穿过肺泡间孔与相邻肺泡中的纤维素网相连,有利于肺泡巨噬细胞吞噬细菌,防止细菌进一步扩散。灰色肝变期:见于发病后的第 5~6 天。肉眼观,肺叶肿胀,质实如肝,切面干燥粗糙,由于此期肺泡壁毛细血管受压而充血消退,肺泡腔内的红细胞大部分溶解消失,而纤维素渗出显著增多,故实变区呈灰白色。镜下,肺泡腔渗出物以纤维素为主,纤维素网中见大量嗜中性粒细胞,红细胞较少。肺泡壁毛细血管受压而呈贫血状态。渗出物中肺炎链球菌多已被消灭,故不易检出。溶解消散期:发病后 1 周左右,随着机体免疫功能的逐渐增强,病原菌被巨噬细胞吞噬、溶解,嗜中性粒细胞变性、坏死,并释放出大量蛋白溶解酶,使渗出的纤维素逐渐溶解,肺泡腔内巨噬细胞增多。溶解物部分经气道咳出,或经淋巴管吸收,部分被巨噬细胞吞噬。肉眼观,实变的肺组织质地变软,病灶消失,渐近黄色,挤压切面可见少量脓样混浊的液体溢出。病灶肺组织逐渐净化,肺泡重新充气,由于炎症未破坏肺泡壁结构,无组织坏死,故最终肺组织可完全恢复正常的结构和功能。

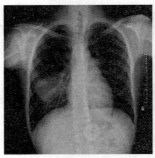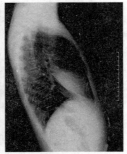

图 8-25　大叶性肺炎 X 线影像表现
可见大片状高密度影

二、支气管肺炎

(一)概述

病原体经支气管入侵,引起细支气管、终末细支气管及肺泡的炎症,常继发于其他疾病。其病原体有肺炎链球菌、葡萄球菌、病毒、肺炎支原体以及军团菌等。

(二)临床表现与病理基础

主要为发热、咳嗽、呼吸困难和发绀,全身中毒症状,肺部可闻及中、小湿啰音等。重症者,以上症状体征明显加重,可有呼吸衰竭,心力衰竭,中毒性脑病、脱水性酸中毒、中毒性肠麻痹,中毒性肝炎,还可并发脓胸、脓气胸、肺脓肿、肺大泡和败血症等。

病理可分为一般性和间质性两大类。一般性支气管肺炎主要病变散布在支气管壁附近的肺泡,支气管壁仅黏膜发炎。肺泡毛细血管扩张充血,肺泡内水肿及炎性渗出,浆液性纤维素性渗出液内含大量中性粒细胞、红细胞及病菌。病变通过肺泡间通道和细支气管向周围邻近肺组织蔓延,呈小点片状的灶性炎症,而间质病变多不显著。有时小病灶融合起来成为较大范围的支气管肺炎,但其病理变化不如大叶肺炎那样均匀致密。后期在肺泡内巨噬细胞增多,大量吞噬细菌和细胞碎屑,可致肺泡内纤维素性渗出物溶解吸收、炎症消散、肺泡重新充气。间质性支气管肺炎主要病变表现为支气管壁、细支气管壁及肺泡壁的发炎、水肿与炎性细胞浸润,呈细支气管炎、细支气管周围炎及肺间质炎的改变。蔓延范围较广,当细支气管壁上细胞坏死,管腔可被黏液、纤维素及破碎细胞堵塞,发生局限性肺气肿或肺不张。病毒性肺炎主要为间质性肺炎。但有时灶性炎症侵犯到肺泡,致肺泡内有透明膜形成。晚期少数病例发生慢性间质纤维化,可见于腺病毒肺炎。

(三)X线表现

支气管肺炎又称小叶性肺炎,其典型X线表现为:病变多见于两肺中下肺野的内、中带;病变具有沿支气管分布的特征,多呈斑点及斑片状密度增高影,边界不清,可以融合呈大片状,液化坏死后可见空洞形成。当支气管堵塞时,可有节段性肺不张形成。支气管肺炎吸收完全,肺部组织可完全恢复,久不消散的则会引起支气管扩张等(图8-26)。

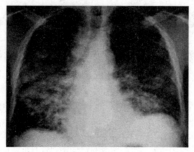

图8-26 支气管肺炎X线影像表现
右中下肺及左下肺见斑片状密度增高影,边界不清

三、间质性肺炎

(一)概述

以弥漫性肺实质、肺泡炎和间质纤维化为病理基本改变,以活动性呼吸困难、X线胸片示弥

漫阴影、限制性通气障碍、弥散功能降低和低氧血症为临床表现的不同类疾病群构成的临床病理实体的总称。炎症主要侵犯支气管壁肺泡壁,特别是支气管周围血管周围小叶间和肺泡间隔的结缔组织,而且多呈坏死性病变。

（二）临床表现与病理基础

起病常隐匿,病程发展呈慢性经过,机体对其最初反应在肺和肺泡壁内表现为炎症反应,导致肺泡炎,最后炎症将蔓延到邻近的间质部分和血管,最终产生间质性纤维化,导致瘢痕产生和肺组织破坏,使通气功能降低。继发感染时可有黏液浓痰,伴明显消瘦、乏力、厌食、四肢关节痛等全身症状,急性期可伴有发热。

可分为四期:一期,肺实质细胞受损,发生肺泡炎;二期,肺泡炎演变为慢性,肺泡的非细胞性和细胞性成分进行性地遭受损害,引起肺实质细胞的数目、类型、位置和/或分化性质发生变化,肺泡结构的破坏逐渐严重而变成不可逆转;三期,间质胶原紊乱,肺泡结构大部损害和显著紊乱,镜检可见大量纤维组织增生;四期,肺泡结构完全损害,代之以弥漫性无功能的囊性变化。不能辨认各种类型间质性纤维化的基本结构和特征。

（三）X 线表现

病变分布广泛,多好发于两肺门及肺下野,且两肺同时受累,多见于支气管血管周围间质,呈纤细条索状密度增高影,走行僵直,可相互交织成网格状。病变也可呈细小结节影,大小一致,分布不均,通常不累及肺尖和两肺外带。由于其炎性浸润,可使肺门影增大,密度增高。病变消散较慢,部分消散不完全的可导致慢性肺间质性纤维化或支气管扩张（图 8-27）。

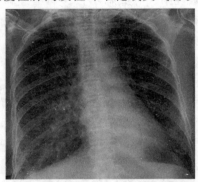

图 8-27　间质性肺炎 X 线影像表现
双肺可见纤细条索状密度增高影,走行僵直

四、真菌性肺炎

（一）概述

引起原发性真菌性肺炎的大多是皮炎芽生菌、荚膜组织胞浆菌或粗球孢子菌,其次是申克孢子丝菌、隐球菌、曲菌或毛霉菌等菌属。真菌性肺炎可能是抗菌治疗的一种合并症,尤其见于病情严重或接受免疫抑制治疗以及患有艾滋病而致防御功能下降的患者。

（二）临床表现与病理基础

常继发于婴幼儿肺炎、肺结核、糖尿病、血液病等,滥用抗生素和激素等是主要诱因。具有支气管肺炎的各种症状和体征,但起病缓慢,多在应用抗生素治疗中肺炎出现或加剧,可有发热、咳嗽剧烈,痰为无色胶冻样,偶带血丝。肺部听诊可有中小水泡音。其病理改变可由过敏、化脓性炎症反应或形成慢性肉芽肿。

（三）X 线表现

肺曲菌球是肺曲菌病的最具特征的表现，多位于肺部空洞或空洞内的圆形类圆形致密影，大小在 3～4 cm，密度一般均匀，边缘光整，可部分钙化，其位置可以改变。在曲球菌与空洞壁之间有时可见新月形空隙，称为空气半月征。如支气管黏液阻塞支气管可引起远侧肺组织的实变和不张，病灶坏死可形成脓肿，少数可见空洞形成，侵袭性曲菌病主要表现为单侧或双侧肺叶或肺段的斑片样致密影（图 8-28）。

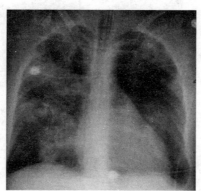

图 8-28　真菌性肺炎 X 线影像表现
双肺可见片状高密度影，其内可见空洞及空洞内可见类圆形致密影，密度尚均匀，可见空气半月征

五、过敏性肺炎

（一）概述

过敏性肺炎是一组由不同致敏原引起的非哮喘性变应性肺疾患，以弥漫性间质炎为其病理特征。系由于吸入含有真菌孢子、细菌产物、动物蛋白质或昆虫抗原的有机物尘埃微粒（直径<10 μm）所引起的变态反应，因此又称为外源性变应性肺泡炎。

（二）临床表现与病理基础

于接触抗原数小时后出现症状：有发热、干咳、呼吸困难、胸痛及发绀。少数患者接触抗原后可先出现喘息、流涕等速发变态反应，4～6 小时后呈Ⅲ型反应表现为过敏性肺炎。肺部可有湿啰音，多无喘鸣音，无实化或气道梗阻表现。

病理表现为亚急性肉芽肿样炎症，有淋巴细胞、浆细胞、上皮样细胞及朗格汉斯巨细胞浸润等，以致间质加宽。经过慢性病程后出现间质纤维化及肺实质破坏，毛细支气管为胶原沉着及肉芽组织堵塞而闭锁。持续接触致敏抗原后可发生肺纤维性变，严重时肺呈囊性蜂窝状。

（三）X 线表现

急性早期 X 线胸片可以不显示明显异常。曾有报道病理活检证实有过敏性肺炎，但 X 线胸片完全正常。另有 26 例临床症状典型的蘑菇肺仅 8 例显示 X 线胸片异常。另一组报道107 个农民肺 99 例（93％）X 线胸片有弥漫性肺部阴影。阴影的多少与肺功能、BAL、临床症状严重程度不一定相平行。X 线胸片表现多为两肺弥散的结节。结节的直径从 1 mm 至数个毫米不等，边界不清，或呈磨玻璃阴影。有的阴影为网状或网结节型，病变分布虽无特殊的倾向但肺尖和基底段较少。细网状和结节型多为亚急性表现。Fraser 等曾见到农民肺、蘑菇肺和饲鸽者肺，急性期在暴露于重度抗原后短时内两下肺泡样阴影比较常见。肺泡样阴影常为闭塞性细支气管炎的小气道闭塞,所致肺泡内的内容物形成密度增加的影像。弥漫性网状或网状结节状阴影的持续存在再加上急性加重期的腺泡样阴影(图 8-29)。

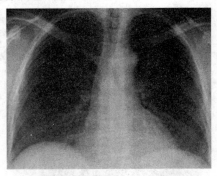

图 8-29　过敏性肺炎 X 线影像表现
两中下肺的磨玻璃影

六、肺脓肿

(一)概述

肺脓肿是多种病原菌感染引起的肺组织化脓性炎症,导致组织坏死、破坏、液化形成脓肿。以高热、咳嗽、咳大量脓臭痰为主要临床特征。常见病原体包括金黄色葡萄球菌、化脓性链球菌、肺炎克雷伯菌和铜绿假单胞菌等。

(二)临床表现与病理基础

吸入性肺脓肿起病急骤,畏寒、高热,体温达 39～40 ℃,伴有咳嗽、咳黏液痰或黏液脓性痰。炎症累及壁层胸膜可引起胸痛,且与呼吸有关。病变范围大时可出现气促。此外还有精神不振、全身乏力、食欲缺乏等全身中毒症状。如感染不能及时控制,可于发病后 10～14 天,突然咳出大量脓臭痰,偶有中、大量咯血而突然窒息致死。血源性肺脓肿多先有原发病灶引起的畏寒、高热等感染中毒症的表现。经数天或数周后才出现咳嗽、咳痰,痰量不多,极少咯血。慢性肺脓肿患者常有咳嗽、咳脓痰、反复发热和咯血,持续数周到数月。可有贫血、消瘦等慢性消耗症状。肺部体征与肺脓肿的大小和部位有关。早期常无异常体征,脓肿形成后病变部位叩诊浊音,呼吸音减低,数天后可闻及支气管呼吸音、湿啰音;随着肺脓肿增大,可出现空瓮音;病变累及胸膜可闻及胸膜摩擦音或呈现胸腔积液体征。慢性肺脓肿常有杵状指(趾)。

病理表现为肺组织化脓性炎症、坏死,形成肺脓肿,继而坏死组织液化破溃到支气管,脓液部分排出,形成有气液平的脓腔,空洞壁表面常见残留坏死组织。病变有向周围扩展的倾向,甚至超越叶间裂波及邻接的肺段。若脓肿靠近胸膜,可发生局限性纤维蛋白性胸膜炎,发生胸膜粘连;如为张力性脓肿,破溃到胸膜腔,则可形成脓胸、脓气胸或支气管胸膜瘘。肺脓肿可完全吸收或仅剩少量纤维瘢痕。若支气管引流不畅,坏死组织残留在脓腔内,炎症持续存在,则转为慢性肺脓肿。脓腔周围纤维组织增生,脓腔壁增厚,周围的细支气管受累,致变形或扩张。

(三)X 线表现

急性化脓性炎症阶段,表现为大片的致密影,密度均匀,边缘模糊,如有坏死液化则密度可减低,坏死物排出后空洞形成,可见液平面,如病变好转,则显示脓肿空洞内容物及液平面减少甚至消失,愈合后可不留痕迹,或仅少许条索影。病程较快的患者,由于坏死面积较大可见肺组织体积减小。病程较慢者空洞周围纤维组织增生,空洞壁也更为清晰,肺脓肿邻近胸膜可增厚,也可形成脓胸或脓气胸(图 8-30)。

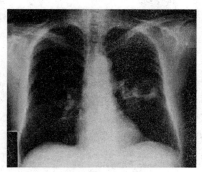

图 8-30　肺脓肿 X 线影像表现

左中肺脓肿空洞,其内可见液平面,边缘模糊

七、肺结核

(一)概述

肺结核是由结核分枝杆菌引发的肺部感染性疾病,是严重威胁人类健康的疾病。结核分枝杆菌的传染源主要是排菌的肺结核患者,通过呼吸道传播。健康人感染此菌并不一定发病,只有在机体免疫力下降时才发病。临床分型如下。

(1)原发性肺结核:多见于年龄较大儿童。婴幼儿及症状较重者可急性起病,高热可达 39～40 ℃;可有低热、食欲缺乏、疲乏、盗汗等结核中毒症状。少数有呼吸音减弱,偶可闻及干性或湿性啰音。

(2)血行播散型肺结核:起病急剧,有寒战、高热,体温可达 40 ℃以上,多呈弛张热或稽留热,血沉加速。亚急性与慢性血行播散性肺结核病程较缓慢。

(3)浸润型肺结核:多数发病缓慢,早期无明显症状,后渐出现发热、咳嗽、盗汗、胸痛、消瘦、咳痰及咯血。

(4)慢性纤维空洞型肺结核:反复出现发热、咳嗽、咯血、胸痛、盗汗、食欲缺乏等,胸廓变形,病侧胸廓下陷,肋间隙变窄,呼吸运动受限,气管向患侧移位,呼吸减弱。

(二)临床表现与病理基础

可出现呼吸系统症状和全身症状。呼吸系统症状主要为咳嗽咳痰、咯血、胸痛、呼吸困难等;全身症状为结核中毒症状,发热为最常见症状,多为长期午后潮热,部分患者有倦怠乏力、盗汗、食欲缺乏和体重减轻等。

1.原发性肺结核

结核分枝杆菌经呼吸道进入肺后,最先引起的病灶称原发灶,常位于肺上叶下部或下叶上部靠近胸膜处,病灶呈圆形,约 1 cm 大小。病灶内细菌可沿淋巴道到达肺门淋巴结,引起结核性淋巴管炎和肺门淋巴结结核。肺原发灶、结核性淋巴管炎、肺门淋巴结结核合称为原发复合征,是原发性肺结核的特征性病变。

2.血行播散型肺结核

由结核分枝杆菌一次大量侵入引起,结核分枝杆菌的来源可由肺内病灶或肺外其他部位的结核灶经血播散。这些部位的结核分枝杆菌先进入静脉,再经右心和肺动脉播散至双肺。结核在两肺形成 1.5~2 mm 大小的粟粒样结节,这些结节病灶是增殖性或渗出性的,在两肺分布均匀、大小亦较均一。

3.浸润型肺结核

多见于外源性继发型肺结核,即反复结核菌感染后所引起,少数是体内潜伏的结核分枝菌,在机体抵抗力下降时进行繁殖,而发展为内源性结核,也有由原发病灶形成者,多见于成年人,病灶多在锁骨上下,呈片状或絮状,边界模糊,病灶可呈干酪样坏死灶,引发较重的毒性症状,而成干酪性(结核性)肺炎,坏死灶被纤维包裹后形成结核球。经过适当治疗的病灶,炎症吸收消散,遗留小干酪灶,钙化后残留小结节病灶,呈现纤维硬结病灶或临床痊愈。有空洞者,也可经治疗吸收缩小或闭合,有不闭合者,也无存活的病菌,称为"空洞开放愈合"。

4.慢性纤维空洞型肺结核

由于治疗效果和机体免疫力的高低,病灶有吸收修补,恶化进展等交替发生,单或双侧,单发或多发的厚壁空洞,常伴有支气管播散型病灶和胸膜肥厚,由于病灶纤维化收缩,肺门上提,纹理呈垂柳状,纵隔移向病侧,邻近肺组织或对侧肺呈代偿性肺气肿,常伴发慢性气管炎、支气管扩张、继发肺感染、肺源性心脏病等;更重使肺广泛破坏、纤维增生,导致肺叶或单侧肺收缩,而成"毁损肺"。

(三)X 线表现

1.原发型肺结核(Ⅰ型肺结核)

多见于儿童,少数见于青年,常无影像学异常。如果发生明显的感染,常常表现为气腔实变阴影(图 8-31),累及整个肺叶。原发性肺结核患者可发生胸腔积液,常仅表现为胸腔积液而无肺实质病变。淋巴结增大常发生于儿童原发性肺结核感染。有时可侵及肺门淋巴结(图 8-32)和纵隔淋巴结,尤其好发于右侧气管旁区域,可增大。淋巴结增大在成人原发性肺结核中罕见,除非是免疫功能低下的患者。原发复合征:即是肺部原发灶,局部淋巴管炎和所属淋巴结炎三者的合称,X 线表现多为上叶下部及下叶后部靠近胸膜处的云絮状或类圆形高密度灶,边缘可模糊不清。如有突出于正常组织轮廓的肿块影,多为肺门及纵隔肿大的淋巴结。典型的原发复合征显示为原发灶,淋巴管炎与肿大的肺门淋巴结连接在一起,形成哑铃状,此种征象已不多见。

2.胸内淋巴结结核

按病理改变分型为炎症型和结节型。炎症型多为从肺门向外扩展的高密度影,边缘模糊,与周围组织分界不清,亦可成结节状改变。结节型多表现为肺门区域突出的圆形或卵圆形边界清楚的高密度影,右侧多见。如气管旁淋巴结肿大可表现为上纵隔影增宽,如呈波浪状改变,则为多个肿大的淋巴结。对于一些隐匿于肺门阴影中或是气管隆嵴下的肿大淋巴结,通过行 CT 扫描可清楚地显示其大小及形态。

3.血行播散型肺结核(Ⅱ型肺结核)

急性粟粒性肺结核 X 线表现:典型病灶分布特点为"三均匀",即广泛均匀分布于两肺的粟粒样的结节状高密度灶,大小为 1~2 mm,部分呈磨玻璃样改变,病灶晚期可见融合。CT 扫描尤其是高分辨率 CT 扫描可清晰显示弥漫性的粟粒性病灶,并可观察病灶有无渗出。

4.亚急性或慢性血行播散型肺结核

X 线表现为"三不均匀",即双肺多发大小不一,密度不均的渗出增殖灶和纤维钙化,钙化灶多见于肺尖和锁骨下,渗出病灶多位于其下方,病灶融合可产生干酪性坏死形成空洞和支气管播散。(图 8-33、图 8-34)。

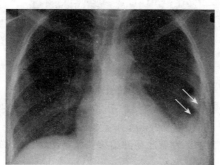

图 8-31　原发性肺结核 X 线影像表现

胸部正位片可见左肺下叶实变,伴左侧少量胸腔积液(箭头)

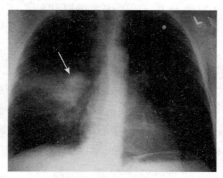

图 8-32　原发性肺结核淋巴结增大 X 线影像表现

胸部正位片显示右肺门淋巴结增大(箭头)伴肺内实变及轻度气管旁淋巴结增大

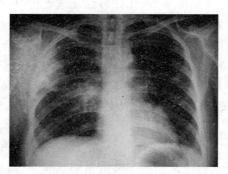

图 8-33　右侧原发性肺结核综合征 X 线影像表现

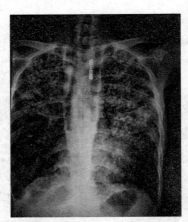

图 8-34　双肺急性粟粒型肺结核伴椎旁脓肿 X 线影像表现

5.慢性血行播散型肺结核

病变类似于亚急性血行播散型肺结核表现,只是大部分病变呈增殖性改变,病灶边缘基本清晰,纤维索条状影更明显,或者病灶钙化更多见,胸膜增厚和粘连更显著等。同时,两肺纹理增粗紊乱更明显。

6.继发型肺结核(Ⅲ型肺结核)

浸润型肺结核:病变多局限于肺的一部,以肺尖、锁骨上、下区及下叶背段为多见;X 线片上的征象多样,一般为陈旧性病灶周围出现渗出性病灶表现为中心密度较高而边缘模糊的致密影;新渗出性病灶表现为小片状云絮状影,范围较大的病灶可波及一个肺段或整个肺叶浸润;空洞常表现为壁薄、无内容物或很少液体;渗出、增殖、播散、纤维化、空洞等多种性质的病灶同时存在,活动期的肺结核易沿着支气管向同侧或对侧播散。

7.干酪性肺炎

似大叶性肺炎,显示一片无结构的、密度较不均匀的致密影,可累及一肺段或肺叶,密度较一般性肺炎高;干酪样坏死灶中心发生溶解、液化并可经支气管排出,出现虫蚀样空洞或无壁空洞;下肺野及对侧肺野可见沿支气管分布的小斑片状播散灶。

8.结核瘤

大多为孤立性球形病灶,多发者少见。多位于上叶尖后段和下叶背段。形态常为圆形或椭圆形,有时可见分叶(几个球形病灶融合在一起形成),一般 2~3 cm。其内可见点状钙化、层状钙化影;结核瘤中心的干酪改变可以液化而形成空洞,常为厚壁性;结核瘤附近肺野可见有散在的结核病灶,即"卫星病灶"。

9.慢性纤维空洞型肺结核

两上肺野广泛的纤维索条状病灶及新旧不一的结节状病灶;可见形状不规则的纤维性空洞,少有液气面;同侧或对侧可见斑片状播散病灶,密度可低可高甚至钙化;纵隔气管向患侧移位,同侧肺门影上移,其肺纹理拉长呈垂直走向如垂柳状,患侧胸部塌陷;常伴有胸膜肥厚粘连,无病变区呈代偿性肺气肿(图 8-35、图 8-36)。

10.结核性胸膜炎

结核性胸膜炎多表现为单侧及双侧的胸腔积液。当积液量＞250 mL 以上时,立位胸片检查则可发现。X 线表现为两次肋膈角变钝,呈内低外高的弧形液体阴影。叶间裂积液表现为沿叶间裂走向的梭行高密度影,积液量较多时可呈圆形或卵圆形。包裹性积液表现为突向肺野内的扁丘状及半圆形密度增高影,边界清楚。

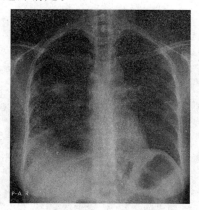

图 8-35　右侧浸润型肺结核 X 线影像学表现

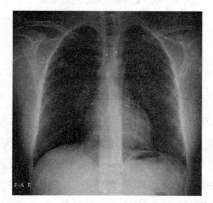

图 8-36　右上肺结核球 X 线影像学表现

八、肺炎性假瘤

(一)概述

肺炎性假瘤是肺内良性肿块,是由肺内慢性炎症产生的肉芽肿、机化、纤维结缔组织增生及相关的继发病变形成的肿块,并非真正肿瘤。它是一种病因不清的非肿瘤性病变。

(二)临床表现与病理基础

肺炎性假瘤患者多数年龄在 50 岁以下,女性多于男性。1/3 的患者没有临床症状,仅偶然在 X 线检查时发现,2/3 的患者有慢性支气管炎、肺炎、肺化脓症的病史,以及相应的临床症状,如咳嗽、咳痰、低热,部分患者还有胸痛、血痰,甚至咯血,但咯血量一般较少。

肺炎性假瘤的病理学特征是组织学的多形性,肿块内含有肉芽组织的多寡不等、排列成条索的成纤维细胞、浆细胞、淋巴细胞、组织细胞、上皮细胞以及内含中性脂肪和胆固醇的泡沫细胞或假性黄瘤细胞。肺炎性假瘤一般位于肺实质内,累及支气管的仅占少数。绝大多数单发,呈圆形或椭圆形结节,一般无完整的包膜,但肿块较局限、边界清楚,有些还有较厚而缺少细胞的胶原纤维结缔组织与肺实质分开。

(三)X 线表现

病变形态不一,大小不等,多<5 cm,位于肺的表浅部位,一般为中等密度影,密度可均匀,硬化血管瘤型可见斑点状钙化影,有假性包膜时,病变边界清楚,乳头状增生型多见,有的肿块由于不规则可表现为分叶状。无假性包膜时,边界模糊,以组织细胞增生型多见。有的炎性假瘤甚至表现为周围型肺癌的毛刺样改变(图 8-37)。

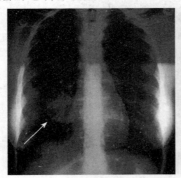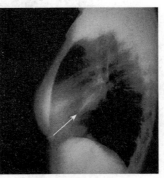

图 8-37　肺炎性假瘤 X 线影像表现

右肺中叶软组织肿块,边缘见毛刺(箭头)

九、慢性肺炎

(一)概述

慢性非特异性炎症,可分为原发性慢性肺炎和急性肺炎演变而来,促成慢性肺炎的因素有营养不良、佝偻病、先天性心脏病或肺结核患儿发生肺炎时,易致病程迁延;病毒感染引起间质性肺炎,易演变为慢性肺炎;反复发生的上呼吸道感染或支气管炎以及慢性鼻窦炎均为慢性肺炎的诱因;深入支气管的异物,特别是缺乏刺激性而不产生初期急性发热的异物(如枣核等),因被忽视而长期存留在肺部,形成慢性肺炎;免疫缺陷小儿,包括体液及细胞免疫缺陷,补体缺乏及白细胞吞噬功能缺陷皆可致肺炎反复发作,最后变成慢性;原发性或继发性呼吸道纤毛形态及功能异常亦可致肺慢性炎症。

(二)临床表现与病理基础

慢性肺炎的特点是周期性的复发和恶化,呈波浪形。由于病变的时期、年龄和个体的不同,症状多种多样。在静止期体温正常,无明显体征,几乎没有咳嗽,但在跑步和上楼时容易气喘。在恶化期常伴有肺功能不全,出现发绀和呼吸困难等。恶化后好转很缓慢,经常咳痰,甚至出现面部水肿、发绀、胸廓变形和杵状指(趾)。

炎症病变可侵及各级支气管、肺泡、间质组织和血管。特别在间质组织的炎症,每次发作时都有所进展,使支气管壁弹力纤维破坏,终因纤维化而致管腔狭窄。同时,由于分泌物堵塞管腔而发生肺不张,终致支气管扩张。由于支气管壁及肺泡间壁的破坏,空气经过淋巴管散布,进入组织间隙,可形成间质性肺气肿。局部血管及淋巴管也发生增生性炎症,管壁增厚,管腔狭窄。

(三)X 线表现

1.肺纹理增强

支气管壁和支气管周围组织的细胞浸润和结缔组织增生以及小叶间隔的细胞浸润和结缔组织增生是肺纹理增强的病理基础。在胸片上前者表现为走行紊乱的不规则线条状阴影,可伴有血管的扭曲移位及全小叶肺气肿。

2.结节和斑片状阴影

气管周围的渗出与增生改变的轴位影像和腺泡病变表现为结节影。支气管的狭窄扭曲可导致小叶肺不张或盘状肺不张。小叶肺不张呈斑片状阴影,盘状肺不张呈条状阴影。

3.肺段、肺叶及团块阴影

慢性炎症局限于肺叶或肺段时则呈肺叶肺段阴影,肺叶肺段阴影可体积缩小。由于合并支气管扩张、肺气肿、肺大泡或小脓肿、肺大泡或小脓腔,肺叶或肺段阴影的密度可不均匀。在支气管体层片或支气管造影片上可见支气管扩张。但支气管狭窄或阻塞较少见。有时在肺叶肺段阴影内可见团块状阴影,其病理基础为脓肿或炎性肿块。肺叶阴影多见于右中叶慢性炎症。其他肺叶较少见,肺段阴影较常见。呈肿块阴影的慢性肺炎,其大小从不到 3 cm 至＞10 cm,肿块边缘较清楚,周围可见不规则索条状阴影,在团块内有时可见 4～6 级支气管扩张。炎性肿块阴影在正侧位胸片上各径线差有时较大,例如在正位胸片上呈圆形,在侧位胸片上呈不规则形状或椭圆形,此点有利于与周围型肺癌鉴别。

4.蜂窝状及杵状影

含空气的囊状支气管扩张可呈蜂窝状阴影、含有黏液的支气管扩张可表现为杵状阴影,其特点为与支气管走行方向一致。

5.肺气肿征象

弥漫性慢性肺炎可合并两肺普遍性肺气肿。而局限性慢性肺炎常与瘢痕旁肺气肿并存,因此慢性肺炎区的密度不均匀。有时慢性肺炎还可与肺大泡并存。

6.肺门团块状阴影

肺门区炎性肺硬化可表现为边缘不整齐、形态不规则类圆形团块状影,此时常需与肺癌鉴别。有时慢性肺炎还可伴有肺门淋巴结增大。但较少见。有时可见肺门部淋巴结肿大(图 8-38)。

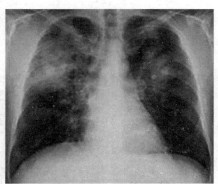

图 8-38　慢性肺炎 X 线影像表现

十、放射性肺炎

(一)概述

放射性肺炎是肺组织接受一定剂量的电离辐射后所导致的急性炎性反应,目前对该病的基础及临床研究不多,缺乏严格的诊断标准,治疗多数为对症处理、长期大剂量皮质激素治疗等。停止放疗后多数患者可以缓慢恢复,也有部分患者逐步发展成放射性肺纤维化,严重者会导致患者呼吸衰竭而死亡。

(二)临床表现与病理基础

放射性肺炎通常发生于放疗后3个月内,如果照射剂量较大或同时接受了化疗等,或者遗传性放射损伤高度敏感的患者,放射性肺炎也可能发生于放疗开始后2～3周内。肺癌患者接受放疗后70%以上会发生轻度的放射性肺损伤,多数无症状或症状轻微,仅有10%～20%的患者会出现临床症状。放射性肺炎的临床症状没有特异性,通常的临床表现为咳嗽、气短、发热等,咳嗽多为刺激性干咳,气短程度不一,轻者只在用力活动后出现,严重者在静息状态下也会出现明显呼吸困难。部分患者可以伴有发热,甚至发生在咳嗽气短等症状出现前,多在37～38.5℃,但也有出现39℃以上高热者。放射性肺炎的体征不明显,多无明显体征,部分患者会出现体温升高、肺部湿啰音等表现。放射性肺炎临床症状的严重程度与肺受照射的剂量及体积相关,也和患者的个体遗传差异相关。

电离辐射导致放射性肺炎的靶细胞包括Ⅱ型肺泡细胞、血管内皮细胞、成纤维细胞以及肺泡巨噬细胞等。Ⅱ型肺泡细胞合成和分泌肺泡表面活性物质,维持肺泡表面张力,接受电离辐射后,Ⅱ型肺泡细胞胞质内Lamellar小体减少或畸形,肺泡细胞脱落到肺泡内,导致肺泡张力变化,肺的顺应性降低,肺泡塌陷不张。血管内皮细胞的损伤在照射后数天内就可以观察到,毛细血管内皮细胞超微结构发生变化,细胞内空泡形成、内皮细胞脱落,并可以发生微血栓形成、毛细血管阻塞,最终导致血管通透性改变,肺泡换气功能受损。肺泡巨噬细胞及成纤维细胞在接受电离辐射损伤后也会出现相应的变化,促进和加重放射性肺炎的发生。

(三)X线表现

其表现取决于放射线照射的部位、照射的方向、照射野及照射量。乳腺癌术后放射照射所引起的放射性肺炎病灶多位于第1～2肋间。肺癌放疗后引起的放射性肺炎发生在原发病灶所在的肺叶,食管癌于恶性淋巴瘤放疗后引起的放射性肺炎位于两肺内带。放射性肺炎的X线表现:急性期:通常表现为大片状高密度阴影,密度较均匀,边缘较模糊;慢性期:由于病灶纤维结缔组织增生明显,原来的大片状阴影范围缩小,病灶较前密度增高而不均匀,可见网状及纤维索条状阴影。大范围的慢性放射性肺炎体积缩小可伴纵隔向患侧移位,同侧胸膜肥厚粘连,胸廓塌陷变形,膈升高(图8-39)。

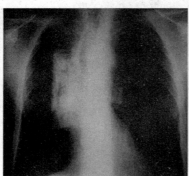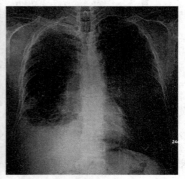

图8-39　放射性肺炎X线影像表现

十一、特发性肺间质纤维化

(一)概述

特发性肺间质纤维化是一种原因不明,以弥漫性肺泡炎和肺泡结构紊乱最终导致肺间质纤维化为特征的疾病,按病程有急性、亚急性和慢性之分,临床更多见的是亚急性和慢性型。现认为该病与免疫损伤有关。预后不良,早期病例即使对激素治疗有反应,生存期一般也仅有5年。

(二)临床表现与病理基础

通常为隐匿性起病,主要的症状是干咳和劳力性气促。随着肺纤维化的发展,发作性干咳和气促逐渐加重。进展的速度有明显的个体差异,经过数月至数年发展为呼吸衰竭和肺心病。起病后存活时间为2.8~3.6年。通常没有肺外表现,但可有一些伴随症状,如食欲缺乏,消瘦等。体检可发现呼吸浅快,双肺底可闻及吸气末期Velcro啰音。晚期可出现发绀等呼吸衰竭和肺心病的表现。50%以上患者有杵状指(趾)。

特发性肺纤维化的病理改变与病变的严重程度有关。主要特点是病变在肺内分布不均一,肺泡壁增厚,伴有胶原沉积、细胞外基质增加和灶性单核细胞浸润。炎症细胞不多,通常局限在胶原沉积区或蜂窝肺区。肺泡腔内可见到少量的Ⅱ型肺泡上皮细胞聚集。可以看到蜂窝肺气囊、纤维化和纤维增殖灶。

(三)X线表现

1.磨玻璃样影及实变影

病变早期,两下肺后外基底段部位可见小叶状轻度密度增高影;其内可见含气支气管影,支气管血管树增粗。实变影可相互融合成肺段甚或肺叶实变。

2.线状影

表面与胸膜面垂直的细线形影,长1~2mm,宽约1mm,多见于两肺下叶,也可见其他部位。两肺中内带区域的小叶间隔增厚则表现为分枝状细线形影。

3.胸膜下弧形线影

表现为胸膜下0.5cm以内的与胸壁内面弧度一致的弧形线影,长5~10cm,边缘较清楚或较模糊,多见于两下肺后外部。

4.蜂窝状影

表现为数1mm至2cm大小不等的圆形或椭圆形含气囊腔,壁较薄而清楚,与正常肺交界面清楚。主要分布于两肺基底部胸膜下区。

5.小结节影

在蜂窝、网、线影基础上,可见少数小结节影,边缘较清楚,并非真正的间质内结节,而是纤维条索病变在横断面上的表现,或相互交织而成。

6.肺气肿

小叶中心性肺气肿表现为散在的、直径2~4mm的圆形低密度区,无明确边缘,多见于肺部外围,但随病变发展可逐渐见于肺中央部。有时胸膜下可见直径1~2cm大小的圆形或椭圆形肺气囊。

7.支气管扩张

主要为中小支气管扩张,多为柱状扩张,可伴支气管扭曲、并拢。

十二、肺结节病

(一)概述

肺结节病是一种病因未明的多系统多器官的肉芽肿性疾病,近来已引起国内广泛注意。常侵犯肺、双侧肺门淋巴结、眼、皮肤等器官。其胸部受侵率高达 80%～90%。本病呈世界分布,欧、美国家发病率较高,东方民族少见。多见于 20～40 岁,女略多于男。病因尚不清楚,部分病例呈自限性,大多预后良好。

(二)临床表现与病理基础

早期结节病的症状较轻,常见的呼吸道症状和体征有咳嗽、无痰或少痰,偶有少量血丝痰,可有乏力、低热、盗汗、食欲缺乏、体重减轻等。病变广泛时可出现胸闷、气急,甚至发绀。后期主要是肺纤维化导致的呼吸困难。肺部体征不明显,部分患者有少量湿啰音或捻发音。

结节病的病理特点是非干酪样坏死性类上皮肉芽肿。肉芽肿的中央部分主要是多核巨噬细胞和类上皮细胞,后者可以融合成朗格汉斯巨细胞。周围有淋巴细胞浸润,而无干酪样病变。

(三)X 线表现

有 90% 以上的患者伴有 X 线胸片的改变,而且常是结节病的首次发现。

1.纵隔、肺门淋巴结肿大

纵隔、肺门淋巴结肿大为结节病最常见表现,为唯一异常表现。多组淋巴结肿大是其特点,其中两侧肺门对称性淋巴结肿大且状如土豆,多为本病典型表现,其肿大淋巴结一般在 6～12 个月期间可自行消退,恢复正常;或在肺部出现病变过程中,开始缩小或消退;或不继续增大,为结节病的发展规律。

2.肺部病变

肺部病变多发生在淋巴结病变之后。最常见的病变为两肺弥漫性网状结节影,但肺尖或肺底少或无。结节大小不一,多为 1～3 mm 大小,轮廓尚清楚。其次为圆形病变,直径 1.0～1.5 cm,密度均匀,边缘较清楚,单发者类似肺内良性病变或周围型肺癌,多发者酷似肺内转移瘤。此外为阶段性或小叶性浸润,类似肺部炎性病变,一般伴或不伴胸腔内淋巴结病变。少数表现为单纯粟粒状颇似急性粟粒型肺结核。以纤维性病变为主,不易与其他原因所致的肺纤维化区别,且可引起多种继发性改变。

3.胸膜病变

胸膜渗液可能为胸膜脏、壁层广泛受累所致。肥厚的胸膜为非干酪性肉芽肿。

4.骨骼病变

较少见,约占全部结节病的 10%。骨损害一般限于手、足的短管状骨,显示小囊状骨质缺损并伴有末节指(趾)变细、变短(图 8-40)。

十三、硅肺

(一)概述

硅肺是由长期吸入石英粉尘所致的以肺部弥漫性纤维化为主的全身性疾病,是我国目前常见的且危害较为严重的职业病。目前是职业病中发病率最高的病种之一,也是 12 种尘肺中较重的一种。

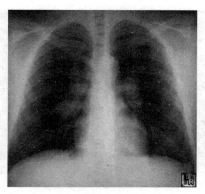

图 8-40 肺结节病 X 线影像表现
两侧纵隔、肺门淋巴结肿大

(二)临床表现与病理基础

硅肺的早期可能没有自觉症状,或症状很轻。Ⅱ、Ⅲ期硅肺患者多有症状,但症状轻重和X线胸片改变的程度不一定平行,在有肺部并发症时,症状加重。早晨咳嗽较重,无痰或有少量黏液痰。肺内有并发感染时,则痰量增多,或有脓性痰。单纯硅肺多无胸痛或有轻微胸痛,一旦有明显胸痛应考虑有肺内感染或并发肺结核的可能。胸膜摩擦音常是并发肺结核的征象。早期硅肺气短不明显,晚期硅肺并发肺结核、肺气肿时,气短明显。早期患者一般状态尚好,晚期则营养欠佳。晚期患者,特别是并发肺结核或肺部感染时,肺部可听到呼音,也可出现发绀。

硅肺基本病变是矽结节形成,眼观矽结节呈圆形灰黑色、质韧、直径 2～3 mm。在人体,最早的改变是吸入肺内的粉尘粒子聚集并沉积在相对固定的肺泡内,巨噬细胞及肺泡上皮细胞(主要是Ⅱ型)相继增生,肺泡隔开始增厚。聚集的细胞间出现网织纤维并逐渐转变成胶原纤维,形成矽结节。典型矽结节,结节境界清晰,胶原纤维致密扭曲排列或呈同心圆排列,纤维间无细胞反应,出现透明性变,周围是被挤压变形的肺泡。

(三)X 线表现

1.圆形小阴影

圆形小阴影是硅肺最常见和最重要的一种 X 线表现形态,其病理变化以结节型硅肺为主,呈圆形或近似圆形,边缘整齐或不整齐,直径<10 mm;不规则形小阴影多为接触游离二氧化硅含量较低的粉尘所致,病理基础主要是肺间质纤维化。表现为粗细、长短、形态不一的致密阴影。之间可互不相连,或杂乱无章的交织在一起,呈网状或蜂窝状;致密度多持久不变或缓慢增高。早期也多见于两肺中下区,弥漫分布,随病情进展而逐渐波及肺上区(图 8-41)。

2.大阴影

长径超过 10 mm 的阴影,为晚期硅肺的重要 X 线表现,边界清楚,周围有明显的肺气肿;多见于两肺上、中区,常对称出现;大阴影长轴多与后肋垂直,不受叶间裂限制。

3.胸膜变化

胸膜粘连增厚,先在肺底部出现,可见肋膈角变钝或消失;晚期膈面粗糙,由于肺纤维组织收缩和膈胸膜粘连,呈“天幕状”阴影。

4.肺气肿

多为弥漫性、局限性、灶周性和泡性肺气肿,严重者可见肺大泡。

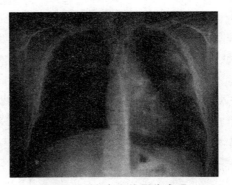

图 8-41 硅肺 X 线影像表现

两肺散在类圆形结节影,边界尚清

5.肺门和肺纹理变化

早期肺门阴影扩大,密度增高,有时可见淋巴结增大,包膜下钙质沉着呈蛋壳样钙化,肺纹理增多或增粗变形;晚期肺门上举外移,肺纹理减少或消失。

(张贤良)

第七节 肺部肿瘤

一、肺癌

(一)概述

肺癌发生于支气管黏膜上皮称支气管肺癌。肺癌一般指的是肺实质部的癌症,通常不包含其他肋膜起源的中胚层肿瘤,或者其他恶性肿瘤如类癌、恶性淋巴瘤,或是转移自其他来源的肿瘤。特指来自支气管或细支气管表皮细胞的恶性肿瘤,占肺实质恶性肿瘤的 90%～95%。肺癌目前是全世界癌症死因的首位,而且每年人数都在上升。而女性得肺癌的发生率尤其有上升的趋势。本病多在 40 岁以上发病,发病年龄高峰在 60～79 岁。种族、家属史与吸烟对肺癌的发病均有影响。

肺癌起源于支气管黏膜上皮局限于基底膜内者称为原位癌,可向支气管腔内或邻近的肺组织浸润生长并可通过淋巴血行或经支气管转移扩散。生长速度和转移扩散的情况与肿瘤的组织学类型分化程度等生物学特性有一定关系。

右肺多于左肺,上叶多于下叶,从主支气管到细支气管均可发生。起源于主支气管肺叶支气管的肺癌位置靠近肺门者称为中央型肺癌;起源于肺段支气管以下的肺癌位置在肺的周围部分者称为周围型肺癌。

(二)临床表现与病理基础

临床表现按部位可分为原发肿瘤、肺外胸内扩展、胸外转移和胸外表现四类。原发肿瘤引起的症状和体征主要为咳嗽、血痰或咯血、气短或喘鸣、发热、体重下降等;肺外胸内扩展引起的症状和体征主要为胸痛、声音嘶哑、咽下困难、胸腔积液、上腔静脉阻塞综合征、Horner 综合征等；胸外转移至中枢神经系统可引起颅内压增高，精神状态异常等，转移至骨骼可引起骨痛和病理性骨折等，转移至胰腺，表现为胰腺炎症状或阻塞性黄疸；胸外表现，指肺癌非转移性胸外表现，或称之为副癌综合征，主要表现为肥大性肺性骨关节病、异位促性腺激素、分泌促肾上腺皮质激素样物、分泌抗利尿激素、神经肌肉综合征、高钙血症、类癌综合征等。

肺癌按病理组织学可分为非小细胞癌和小细胞癌两类。非小细胞癌包括鳞状上皮细胞癌、腺癌、大细胞癌等；小细胞癌包括燕麦细胞型、中间细胞型、复合燕麦细胞型。

(三)X 线表现

在大体病理形态上，肿瘤的发生部位不同，其 X 线平片表现亦不同。中央型肺癌 X 线胸片显示肺门肿块阴影，边缘清楚。若支气管被肿块阻塞，可引起相应肺段肺气肿、肺不张、肺炎，称为"肺癌三阻征"。中央型肺癌转移到邻近肺门淋巴结引起肺门阴影增大，若侵犯到膈神经可导致横膈的矛盾运动。周围型肺癌 X 线表现为肺内结节阴影，肿瘤密度一般较均匀，亦可发生钙化或形成空洞。肿瘤边缘多分叶不光滑，呈"分叶征""毛刺征"。若肿瘤侵犯邻近脏层胸膜，可表现为"胸膜凹陷征"。周围型肺癌转移常表现为肺内多发结节阴影。弥漫型肺癌表现为双肺多发弥漫结节或斑片状影像，结节呈粟粒大小至 1 cm 不等，以两肺中下部较多（图 8-42、图 8-43）。

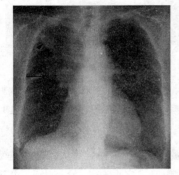

图 8-42　中央型肺癌 X 线影像表现

右肺门淋巴结增大，右上肺不张

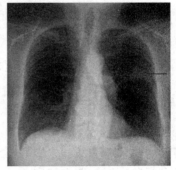

图 8-43　周围型肺癌 X 线影像表现

左上肺均匀结节影

二、肺转移瘤

(一)概述

原发于身体其他部位的恶性肿瘤经血道或淋巴道转移到肺称为肺转移瘤。据统计在死于恶性肿瘤的病例中，20%～30%有肺转移。恶性肿瘤发生肺转移的时间早晚不一，大多数病例在原发癌出现后 3 年内发生转移，亦有长达 10 年以上者，但也有少数病例肺转移灶比原发肿瘤更早被发现。转移到肺的原发恶性肿瘤多来自乳腺、骨骼、消化道和泌尿生殖系统。

(二)临床表现与病理基础

症状轻重与原发肿瘤的组织类型、转移途径、受累范围有密切关系。多数病例有原发癌的症状。早期肺转移多无明显的呼吸道症状。肺部病变广泛，则可出现干咳、痰血和呼吸困难等。病理表现与原发肿瘤的组织类型相关。以血行转移多见，即肺内或肺外肿瘤细胞经腔静脉回流至右心从而转移到肺内,癌细胞浸润并穿过肺小动脉及毛细血管壁,在邻近肺间质及肺泡内生长形成转移瘤;淋巴道转移前期类似血行转移,瘤细胞穿过血管壁累及支气管血管周围淋巴管,并在内增殖形成转移瘤;胸膜、胸壁或纵隔内肿瘤还可直接向肺内侵犯。

(三)X 线表现

原发性恶性肿瘤向肺内转移的途径有血性转移、淋巴转移及直接侵犯,转移方式不同其 X 线胸片表现亦不同。血行性转移表现为两肺多发结节及肿块阴影、边缘清楚,以两中下肺野常见。也可表现为单发的结节及肿块,也有的表现为多发空洞影像,成骨肉瘤与软骨肉瘤的转移可有钙化。淋巴道转移表现为网状及多发细小结节阴影,若小叶间隔增生可见"Kerley B 线"。纵隔、胸膜、胸壁向肺内直接侵犯表现为原发肿瘤邻近的肺内肿块(图 8-44)。

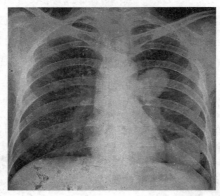

图 8-44　肺转移瘤 X 线影像表现

三、肺错构瘤

(一)概述

肺错构瘤的来源和发病原因尚不十分清楚,比较容易被接受的假说认为,错构瘤是支气管的一片组织在胚胎发育时期倒转和脱落,被正常肺组织包绕,这一部分组织生长缓慢,也可能在一定时期内不生长,以后逐渐发展才形成瘤。错构瘤大多数在 40 岁以后发病这个事实支持这一假说。常无临床表现,多为体检时影像学检查偶然发现。合理手术是最佳治疗方法,预后良好。

(二)临床表现与病理基础

错构瘤的发生年龄多数在 40 岁以上,男性多于女性。绝大多数错构瘤(80%以上)生长在肺的周边部,紧贴于肺的脏层胸膜之下,有时突出于肺表面,因此临床上一般没有症状,查体也没有阳性体征。只有当错构瘤发展到一定大小,足以刺激支气管或压迫支气管造成支气管狭窄或阻塞时,才出现相应等临床症状。

错构瘤病理学特征是正常组织的不正常组合和排列,这种组织学的异常可能是器官组织在数量、结构或成熟程度上的错乱。错构瘤的主要组织成分包括软骨、脂肪、平滑肌、腺体、上皮细胞,有时还有骨组织或钙化。

(三)X 线表现

根据肿瘤的发生部位,错构瘤可分为周围型及中央型。周围型错构瘤发生于肺段以下支气管与肺内,主要由软骨组织构成。中央型错构瘤发生于肺段及肺段以上支气管,主要由脂肪组织构成。周围型错构瘤表现为肺内的孤立结节,边缘清楚,无分叶,部分病变内会有爆米花样钙化。

中央型错构瘤阻塞支气管引起阻塞性肺炎或肺不张,表现为斑片状模糊阴影或肺叶、肺段的实变、体积缩小(图 8-45)。

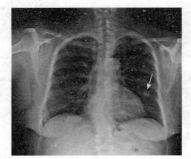

图 8-45 肺错构瘤 X 线表现

左上肺结节,边界清楚,无分叶(箭头)

（刘东泉）

第九章

骨与关节疾病的X线诊断

第一节　慢性骨关节病

一、类风湿性关节炎

(一)病理

滑膜充血、水肿和炎细胞浸润;关节内渗出液增多;滑膜逐渐增厚,表面形成血管翳。关节软骨及软骨下骨质被破坏,形成纤维性强直,或骨性强直。

(二)X线表现

(1)关节周围软组织肿胀。

(2)关节邻近骨质疏松。

(3)关节边缘侵蚀及软骨下囊性变。

(4)关节间隙变窄。

(5)关节畸形和强直。

二、强直性脊柱炎

(一)病理

滑膜炎症和血管翳可造成关节软骨和软骨下骨质破坏,脊柱韧带、关节突、关节囊及椎间盘发生广泛钙化、骨化,呈"竹节"状脊柱。

(二)X线表现

1.骶髂关节的改变

病变首先侵犯骶髂关节,双侧对称性受累为其特征,是诊断的主要依据。开始骶髂关节面模糊,继而出现虫蚀样破坏,骨质增生硬化,关节间隙变窄,最后骨性融合。

2.脊柱的改变

病变常由脊椎下部开始,向上逐渐累及全部脊柱。早期骨质疏松。脊椎小关节面模糊,关节间隙消失。椎体前缘的凹面变直呈"方形椎"。由于椎间盘纤维环连同椎旁韧带的广泛钙化、骨化,使脊柱成为竹节状。

3.周围关节的改变

周围关节的改变表现为关节间隙变窄、关节面侵蚀、关节面下囊性变、骨赘增生及骨性强直。

三、退行性骨关节病

X线表现如下。

(1)关节间隙狭窄。

(2)关节软骨下硬化及假囊肿:关节软骨下广泛密度增高。囊变表现为圆形、类圆形透亮区,边缘清楚,常有硬化边。

(3)关节腔内游离体。

(4)脊柱退行性变:脊柱生理曲度变直、侧弯。椎间隙变窄,椎体终板骨质增生硬化,边缘骨赘增生、重者可连成骨桥。颈椎椎体后缘、椎小关节及钩椎(Luschka 关节)增生变锐压迫和刺激颈丛神经根、脊髓、颈动脉及交感神经等组织而产生一系列临床症状,称颈椎病。

(刘东泉)

第二节　骨与关节创伤

一、骨折

骨折是指骨结构连续性和完整性的中断。儿童骨骺分离亦属骨折。

(一)骨折的基本 X 线表现

骨折的断端多表现为边缘锐利而不规则的透亮裂隙,称为骨折线;嵌入性或压缩性骨折断端多呈高密度致密带;儿童青枝骨折表现为骨小梁扭曲或骨皮质部分断裂;骨骺分离表现为骺线增宽,骨骺与干骺端对位异常。

(二)骨折的类型

骨折可分为创伤性骨折、病理性骨折和疲劳性骨折。

1.创伤性骨折

创伤性骨折即直接或间接暴力引起正常骨的骨折。根据骨折的程度分为完全性骨折和不完全性骨折;还可根据骨折的时间分为新鲜骨折和陈旧性骨折。

2.病理性骨折

在已有的骨病基础上发生的骨折称病理性骨折。

X线上除有骨折征象外还具原有病变引起的骨质改变。

3.疲劳性骨折

长期、反复的外力作用于骨的某一部位,可逐渐发生慢性骨折,称为疲劳性骨折或应力骨折。好发部位为跖骨、胫腓骨。

X线显示骨折线光滑整齐,多发生于一侧骨皮质而不贯穿整个骨干。骨折周围有骨膜反应、皮质增厚、髓腔硬化。

（三）骨折的愈合

1.肉芽组织修复期

骨折后数小时,骨折端及周围软组织出血并形成血肿。在骨折后 2～3 天,新生的毛细血管侵入血肿,开始机化,形成纤维性骨痂,在此基础上,成骨细胞活动形成大量的骨样组织,即骨样骨痂。

X 线表现骨折线仍清晰可见并稍增宽,但不似新鲜骨折线锐利。

2.骨痂形成期

骨折 1～2 周后,骨样组织逐渐骨化,形成骨性骨痂。此期骨折断端密度较高,骨折线模糊,断端周围有致密的、无定形的骨质。

3.骨性愈合期

骨性骨痂逐渐缩小增浓,骨小梁逐渐增加,骨髓腔为骨痂所堵塞。骨折断端间形成骨性联合。

X 线表现为骨痂体积变小、致密、边缘清楚,骨折线消失,断端间有骨小梁通过。骨性愈合期约在骨折后 3～12 个月。

4.塑形期

在肢体负重运动后,骨小梁重新按受力线方向排列。不需要的骨痂通过破骨细胞而吸收,骨痂不足的部位则经骨膜化骨而增生填补。最后骨折的痕迹完全或接近完全消失,恢复原来的骨形态。完成塑形在儿童中需 1～2 年,在成人则需 2～4 年。

（四）骨折的并发症和后遗症

1.延迟愈合或不愈合

骨折超过正常愈合时间仍未愈合,但未达到不愈合的程度称延迟愈合,经适当处理后仍有愈合的可能。X 线表现骨折线增宽,骨痂量少,骨折端骨质明显疏松。

骨折已半年以上,骨折断端仍有异常活动,X 线表现为骨断端吸收、萎缩、变细,局部硬化、光滑,即为骨不愈合。骨折间隙明显增宽,有假关节形成。

2.外伤后骨质疏松

外伤后骨质疏松可引起失用性骨质疏松;而骨质疏松可以延缓骨折的愈合。

X 线表现为骨密度减低,皮质变薄,骨小梁减少。严重骨折远端骨萎缩。

3.缺血性骨坏死

骨折时由于骨营养血管断裂,没有建立有效的侧支循环,致断骨一端的血液供应障碍,而发生缺血性坏死。

X 线表现坏死骨的密度增高,周围正常骨组织相对疏松。

4.创伤性关节炎

骨折累及关节时,损伤并破坏关节软骨和软骨下骨质,形成创伤性关节炎。

X 线表现为关节间隙变窄,关节面增生硬化,边缘骨赘形成,周围韧带骨化等。

5.骨化性肌炎

骨创伤常伴骨膜撕脱剥离,肌腱韧带损伤,骨膜下血肿,在此基础上可形成钙化或骨化。

X 线表现为骨的附近或软组织中,出现不规则条片状致密影,数目和大小不一。

6.骨畸形

骨断端复位不佳,可造成畸形愈合。

7.血管、神经损伤

骨创伤常伴有邻近的血管和神经的损伤。如颅骨骨折容易损伤颅内动脉,造成颅内血肿。肱骨髁上骨折可造成肱动脉和正中神经损伤等。

(五)常见的几种骨折

1.柯雷(Colles)骨折

柯雷(Colles)骨折是指桡骨远端,距离远侧关节面 2～3 cm 内的骨折。骨折远端向背侧移位和向掌侧成角,桡骨前倾角减小或呈负角,使手呈银叉状畸形,常伴有尺、桡骨远端关节脱位及尺骨茎突骨折。与柯雷骨折的作用力相反,跌倒时手腕掌屈手背触地,使骨折远端向掌侧移位和向背侧成角,称史密斯(Smith)骨折或反柯雷骨折。

2.股骨颈骨折

(1)内收型(错位型、不稳定型)。

(2)外展型(嵌入型、稳定型),该型较少见。

3.踝部骨折

骨折形态常为斜形或撕脱骨折,强大暴力可造成粉碎性骨折,骨折线可通过关节或并发踝关节半脱位。

4.脊柱骨折

脊柱骨折表现为椎体呈楔状变形,前缘皮质断裂、凹陷或凸出,椎体中央因骨小梁相互压缩而出现横行致密线,有时在椎体前上角可见分离的碎骨片。

二、关节脱位

(1)肩关节脱位。

(2)肘关节脱位。

(3)髋关节脱位:①后脱位,最常见。X 线正位片显示股骨头脱出髋臼之外,股骨头上移与髋臼上部重叠。②前脱位,较少见。X 线正位片股骨头下移于髋臼下方对向闭孔,与坐骨结节重叠。

（刘东泉）

第三节　骨与关节化脓性感染

一、化脓性骨髓炎

化脓性骨髓炎是骨髓、骨和骨膜的化脓性炎症。

(一)急性化脓性骨髓炎

致病菌经骨营养血管进入骨髓腔,表现为充血、水肿、中性粒细胞浸润、骨质破坏,脓肿形成。骨干失去来自骨膜的血液供应而形成死骨。X 线表现如下。

(1)软组织肿胀。

(2)骨质破坏。

(3)骨膜增生。

(4)死骨。

(二)慢性化脓性骨髓炎

急性化脓性骨髓炎如果治疗不及时可转变为慢性,其特征为排脓窦道经久不愈,反复发作。

X线表现:广泛的骨质增生及硬化,骨髓腔变窄或闭塞。在增生硬化的骨质中可见残存的破坏区,其中可有大小不等的死骨。

二、化脓性关节炎

病变初期为滑膜充血、水肿,关节腔内积液,引起关节面破坏和关节间隙狭窄,关节面的破坏愈合时发生纤维性强直或骨性强直。

X线表现:早期关节周围软组织肿胀,关节囊增大,关节间隙增宽。局部骨质疏松。骨质破坏以关节承重部位出现早而明显。晚期可出现骨性强直或纤维性强直。

(刘东泉)

第四节　骨与关节肿瘤

骨与关节肿瘤分类方法较多,可以分为原发性肿瘤与继发性肿瘤、良性肿瘤与恶性肿瘤。

一、X线表现

(一)发病部位

不同的肿瘤有其一定的好发部位。

(二)病变数目

原发性骨肿瘤多为单发,而骨髓瘤和转移性骨肿瘤常为多发。

(三)骨质变化

骨质破坏;肿瘤骨形成。

(四)骨膜增生

骨膜增生呈平行状、花边状、葱皮状、放射状及三角状等。肿瘤向骨外发展时,肿瘤突破处,骨膜遭破坏,其残端呈三角形,称 Codman 三角。

(五)周围软组织变化

软组织密度增高,内可有瘤骨及瘤软骨,亦可有不规则钙化或不连续的壳状钙化。

二、良、恶性骨肿瘤的鉴别

(一)生长情况

1.良性

生长缓慢,不侵及邻近组织,但可引起邻近组织压迫移位;无转移。

2.恶性

生长迅速,易侵及邻近组织、器官;可有转移。

（二）局部骨质变化

1.良性

局部骨质变化呈膨胀性骨质破坏,与正常骨界限清晰,边缘锐利,骨皮质变薄、膨胀,保持其连续性。

2.恶性

局部骨质变化呈浸润性骨破坏,病变区与正常骨界限模糊,边缘不整。

（三）**骨膜增生**

1.良性

一般无骨膜增生,病理骨折后可有少量骨膜增生,并不被破坏。

2.恶性

可出现不同形式的骨膜增生,并可被肿瘤侵犯破坏。

（四）**周围软组织变化**

1.良性

多无肿胀或肿块影,如有肿块,其边缘清楚。

2.恶性

常有软组织肿块,与周围组织分界不清,其内可见钙化或瘤骨。

（刘东泉）

第十章

胸肺疾病的CT诊断

第一节 肺 气 肿

肺气肿是常见病,在成人尸检中几乎都能见到。在生前取得肺组织做病理检查有困难,只能依赖胸部 X 线检查和肺功能检查做出间接的诊断。但除非是严重的患者,这两者对肺气肿的诊断均不很敏感。CT 特别是 HRCT 能在肺小叶水平上显示肺气肿的病理解剖,为生前诊断肺气肿创造了非常有利的条件。

虽然肺气肿是慢性阻塞性肺疾病(COPD)中的一种常见病因,但它的定义是根据其形态学表现而不是其功能异常。肺气肿的定义是终末细支气管远端气腔的持久性异常增大,并伴有壁的破坏。所谓的气腔增大是指与正常肺的气腔大小比较而言。肺气肿患者中的气道阻塞性功能异常是呼气时气道萎陷所致,而后者在很大程度上是肺实质破坏,气道失去支持的结果。

一、病理表现

根据肺破坏区的解剖分布,通常把肺气肿从病理上分为以下 4 型。

(一)小叶中心型肺气肿

也有人称之为腺泡中心型肺气肿或近侧腺泡肺气肿,但以小叶中心型肺气肿最为普遍接受。本型肺气肿早期改变为位于小叶中央的 2、3 级呼吸细支气管扩张,而小叶的周围部分肺泡囊、肺泡管和肺泡不受累。这种选择性的肺破坏导致正常肺和气肿样肺呈特征性的并列状,即破坏区周围常常绕以正常肺,形成病理标本上肉眼可见到的"气肿腔"。当病变进展时,病灶互相融合,累及全小叶甚至肺段,此时很难与全小叶肺气肿区分。但是,除非是最严重的病例,小叶中心型肺气肿在肺内是不均匀的,除了较大范围已融合的病灶外,常可以发现还有早期的局灶性气肿腔存在。小叶中心型肺气肿是最常见的肺气肿,病变多发生于两肺上、中部,特别是上叶尖、后段和下叶背段。大部分患者均有长期、大量的吸烟史并合并慢性支气管炎。在成人吸烟者的尸检中半数都可发现有小叶中心型肺气肿。

(二)全小叶型肺气肿

本型也称为非选择性肺气肿,因为病变是均匀的,无选择地累及整个肺小叶,即病变涉及终末细支气管以下的全部气道。扩张的气道使原来较大的肺泡管和肺泡之间的正常区别消失了。全小叶型肺气肿是肺气肿中最重要的类型，因为它常较严重，在肺内分布范围较广而导致患者的肺功能丧失。虽然病变在两肺内弥漫分布，但以下叶及前部为多。有的患者有家族史，并有α1-抗胰蛋白酶缺乏，导致由白细胞携带的蛋白水解酶逐渐破坏肺组织，由于下叶血流量较多，故本型肺气肿亦以下叶为最多见。

(三)间隔旁肺气肿

本型也称远侧腺泡肺气肿、局限性肺气肿等。病变选择性地累及小叶的远侧部分，因此特征性地位于胸膜下区、肺周围部的小叶间隔旁。本型肺气肿的病理过程还不清楚。通常把直径超过1～2 cm的间隔旁肺气肿称作肺大疱，它们常位于肺尖，但也可位于肺内其他部位，可逐渐增大，并可形成自发性气胸。但肺大疱并不是间隔旁肺气肿的同义词，其他各型肺气肿也可见到肺大疱。偶尔，间隔旁肺气肿可十分大，造成邻近的肺不张，而产生呼吸困难等症状。

(四)瘢痕旁型或不规则型肺气肿

本型肺气肿指在肺瘢痕区周围发生的气腔增大和肺破坏，如见于肺结核、弥漫性肺纤维化、肺尘埃沉着病尤其是发生团块和进行性大块纤维化时。不规则型肺气肿一词强调了本型肺气肿的病变和肺小叶或腺泡的任何部分没有肯定的关系。在肺纤维化区域，本型肺气肿常和细支气管扩张共存，形成所谓"蜂窝肺"。

在病理标本上可用计点法或与标准片比较来估计肺气肿的范围，病变占全肺的1％～5％者为极轻度，5％～25％者为轻度，25％～50％者为中度，大于50％者为重度。病变范围小于25％者常无症状，大于25％者有COPD的临床症状。

二、临床及肺功能表现

早期病例其临床症状和体征可不明显，典型者有咳嗽、咳痰、气短，在发病过程中常有反复呼吸道感染并逐渐加重，后期发生低氧血症和高碳酸血症，并可发生肺源性心脏病。

肺功能检查对估计病变的严重程度及预后有很大意义。一般通过第一秒用力呼气容积（FEV_1）和 FEV_1 与肺活量（FVC）或用力肺活量的比例减少来确定有无气道阻塞性异常。

三、影像学表现

(一)胸部X线检查

胸部X线检查是肺气肿诊断重要的方法，早在20世纪30年代中期即已完整地叙述了肺气肿在胸部X线检查上的表现：主要为肺膨胀过度和血管改变。

1.提示为肺膨胀过度的征象

(1)正位片上从右膈顶至第一肋骨结节间的距离，若大于29.9 cm，则70％病例的肺功能有异常改变。

(2)膈肌低位，右膈位于或低于第7前肋。

(3)膈肌变平，若正位片上右膈顶至右肋膈角和右心肋角连线的最大垂直距离大小于2.7 cm，则2/3病例的肺功能有阻塞性改变，其中80％皆为中至重度异常。侧位上则可见前肋膈角大于90°，膈顶至前、后肋膈角连线的最大垂直距离小于1.5 cm或膈肌翻转。

(4)胸骨后间隙增宽，侧位片上从胸骨角下3 cm至升主动脉前缘的水平间距大于2.5 cm。

2.血管改变

血管改变包括周围血管纹理变细和减少,由于肺大疱或肺气肿区所致的肺血管移位,血管分支角度增宽,边支减少及血流再分配(表现为由气肿区血管减少而非气肿区代偿性血管增粗和增多)。肺血管纹理稀疏、变细虽也反映了肺组织的破坏,但无特异性,且在诊断中的主观性较强。此时还要注意胸部 X 线检查的投照质量,在过度曝光胸部 X 线检查上的肺纹理稀少可被误解为肺气肿表现,此外,肺血栓栓塞、心源性肺动脉高压、伴空气潴留的支气管内黏液嵌塞等都可在胸部 X 线检查上呈现肺血管纹理减少,但它们常无肺气肿时肺大小和形态的改变。

上述征象中以肺高和膈肌变平最有用。将上述两大改变结合起来要比仅用其中一项征象来诊断的正确性高。但上述各种征象都是肺气肿的间接征象,也无特异性,也并不能在每例肺气肿患者中都出现。轻度的小叶中心型或全小叶型肺气肿很少能在胸部 X 线检查上被认识。在胸部 X 线检查上出现肺大疱是肺气肿诊断中仅有的特征性征象,它表现为增大的气腔,直径在1 cm 以上,内无肺纹理,和周围肺实质间有细而锐利的细线,它常见于肺气肿,代表了肺组织的破坏,但它并不能反映肺内全面的肺气肿改变,而且肺大疱也可出现在和肺气肿无关的病例中,此时,肺内无其他肺气肿的影像表现。胸部 X 线检查表现很难区分是小叶中心型还是全小叶型肺气肿。但若在肺水肿、肺炎或肺出血患者的致密影区内出现散在的透亮区时要考虑合并有小叶中心型肺气肿,若患者系成年吸烟者,可能性更大。此外,也曾提出有的患者表现为肺纹理增加、边缘模糊,而肺过度膨胀并不明显,也很少有肺大疱者,病理证实此种肺纹理增加型肺气肿的表现是支气管壁增厚和血管增粗及血流再分配混合所致,同时也常有严重的小叶中心型肺气肿。

(二)CT

CT 的出现戏剧性地改变了肺气肿的诊断,使得可以在任何临床表现出现以前检出解剖性的肺气肿。在 CT 和 HRCT 上肺气肿的特征是出现无壁的异常低密度区。HRCT 由于较高的分辨率可以显示常规 CT 所不能发现的肺气肿,从而可以更好地评定病变的范围和严重程度。根据病变无明显的壁,可以与淋巴管肌瘤病中的含气囊肿或纤维化中的蜂窝鉴别。

1.各型肺气肿在 HRCT 上的表现

(1)小叶中心型肺气肿:直径大于 1 cm、周围为正常或几乎正常肺的低密度区为本型肺气肿在常规 CT 上的主要表现。这种局灶性低密度区多位于肺的非周围部,除非病变进展,才见于肺的周围部。轻度至中度的小叶中心型肺气肿在 HRCT 上的特征性表现是直径几毫米的小圆形低密度区,无可见的壁,聚集在小叶中心附近。病理证实这种低密度区相当于小叶中心处的肺破坏区。它的这种小叶中心分布在常规 CT 上是不能辨认的。当病变进展到重度肺气肿时,破坏区发生融合,这种病灶在小叶中心分布,不再能从 HRCT 或病理上辨认。有时称此种肺气肿为融合性肺气肿。在弥漫性融合性小叶中心型肺气肿中,由于周围缺乏并列的正常肺作密度上的对比,而使得病灶显得不那样低密度。此时,肺血管纹理稀疏形成小叶中心型肺气肿的另一种 CT 征象。

(2)全小叶型肺气肿:本型肺气肿的特征是肺小叶的一致性破坏,导致较大范围的异常低密度区,如小叶中心型肺气肿那样的直径几毫米的小圆形低密度区在全小叶肺气肿中未见到过。在严重的全小叶型肺气肿中,由于广泛的肺破坏,表现为病变区内血管纹理变形、稀疏,形成弥漫性的"简化肺结构",即肺野内仅剩下由血管、小叶间隔和支气管等组成的肺内支持性结构,是容易和正常肺实质区分的。这种血管异常改变仅在肺组织有明显破坏时才有明确的表现。因此,轻度甚至中度的本型肺气肿常难以在 CT 上被确认。如前所述,全小叶型肺气肿在下叶最严重。

(3)间隔旁型肺气肿:由于本型肺气肿多发生于胸膜下、小叶间隔旁及血管和支气管周围,故特别适用CT诊断。它的典型CT表现为肺周围部局限性低密度区。HRCT可检出位于胸膜下的直径0.5~1.0 cm的小的间隔旁型肺气肿,对检出位于肺实质深部的直径2 cm的局限性肺气肿也有满意的对比度。间隔旁型肺气肿可散在分布于其他为正常的肺野内,也可与全小叶型或小叶中心型肺气肿共存。特别是小叶中心型肺气肿也可向脏胸膜方向延伸,因此,当在其他层面上的非周围部肺野内有小叶中心型的小圆形低密度区存在时,则此时的肺周围部的局限性低密度区很可能就是小叶中心型肺气肿的一部分。

(4)瘢痕旁型或不规则型肺气肿:本型肺气肿常见于局灶性瘢痕附近、弥漫性肺纤维化及肺尘埃沉着病特别是在融合性团块和进行性大块纤维化中。当CT上有可见的肺内纤维灶时,认识本型肺气肿是容易的,常规CT上就可发现纤维化周围直径1.5 cm的本型肺气肿,但它与仅在显微镜下才能见到的肺纤维化共存时,其CT表现难以和小叶中心型肺气肿区别。

2.根据HRCT上肺气肿的严重度和支气管壁表现的COPD分型

COPD是一种综合征,包含了以慢性气流阻塞为共同特征的不同的肺气肿、小气道病变和细支气管炎等的一组疾病。文献上还有根据它们的HRCT表现分为下列3型:①气道型,无或仅有少许肺气肿[CT上的肺部低衰减区(LAA)<25%],有或无支气管壁增厚;②肺气肿型,有肺气肿(LAA>50%),无支气管壁增厚;③混合型,有肺气肿及支气管壁增厚。气道型和肺气肿型比较:前者多为不吸烟者,弥散能力高,肺过度充气少,对支气管扩张剂有较大的可恢复性。

(三)CT和病理、胸部X线检查的比较

应用以上叙述的诊断标准作出肺气肿的CT诊断是可靠的。HRCT表现和病理表现的对照研究证实在肺气肿的范围上两者间的相关系数为0.85~0.91,是较为理想的。Foster等的小叶中心型肺气肿的常规CT和病理比较中发现两者诊断一致者为84%,CT的假阴、阳性各为8%,较胸部X线检查和病理对照的结果有显著的提高。当应用HRCT后,它与病理的符合率又有进一步提高,在Hruban的20例尸检材料的HRCT和病理比较中,15例病理为小叶中心型肺气肿者,HRCT均做出同样诊断,其中包括4例病理上为轻度肺气肿者,在5例病理上无小叶中心型肺气肿者中HRCT上4例正常,1例将肺尖部陈旧性结核灶周围的瘢痕性肺气肿误为小叶中心型肺气肿。Kuwano等发现在HRCT中,层厚1 mm的CT图像对检出肺气肿的低密度区效果好,它更正确地反映了肺气肿的病理,而层厚5 mm的图像对评价血管纹理的分布较好,但在早期肺气肿的诊断中检出低密度区要比评价血管纹理的分布重要得多。因此,做层厚1~2 mm的CT扫描在早期肺气肿的诊断上是很重要的。胸部X线检查和尸检的对照结果表明,轻度肺气肿时胸部X线检查常正常,中度和重度肺气肿也分别仅41%和67%可从胸部X线检查上加以诊断。因此,可以认为胸部X线检查在肺气肿的诊断上是不敏感的。当比较胸部X线检查和CT在肺气肿诊断上的价值时,可以发现CT不仅较胸部X线检查的诊断敏感性为高(CT能较胸部X线检查提高28%~38%的肺气肿检出率),还较胸部X线检查有更高的诊断特异性,HRCT在正常人和因其他原因在胸部X线检查上呈现肺过度充气的患者中也较少出现假阳性。CT对检出位于肺尖、膈上或较小的肺大疱较胸部X线检查有较大的优越性。

(四)CT和肺功能的比较

肺气肿患者的肺功能改变表现为气道阻塞和弥散功能降低,较胸部X线检查要敏感。但上述改变在其他病因引起的COPD中也可存在,不能加以鉴别,而且据估计肺组织要破坏达30%以上时,才能出现肺功能改变,因此,肺功能正常时也不能除外肺气肿。虽然肺功能检查较胸部

X线检查在肺气肿的诊断上有较高的敏感性,但不少报告研究了 CT 和肺功能检查在肺气肿定性和定量诊断上的关系,几乎一致肯定它们之间存在相当密切的关系。在肺功能检查中依赖 FEV_1/FVC 来反映气道有无阻塞,用一氧化碳弥散功能(DLCO)来反映肺泡毛细血管膜表面区域的减少程度。Goddard、Bergin、Sakai 等先后报告 CT 上见到肺气肿严重程度和肺功能检查之间有密切的阳性关系。随着 CT 上肺气肿严重度的增加,DLCO 和 FEV_1 均同步发生变化。Sanders 和潘纪成等都曾报告在肺功能诊断为肺气肿的患者中,91%~96%CT 上都有肺气肿的证据,说明 CT 在肺气肿的检出上至少和肺功能有相似的敏感性。更加重要的是在无肺功能改变的患者中,66.7%~69%在 CT 上发现有肺气肿的征象。Omori 等也曾对 615 例 40~69 岁低剂量肺癌普查中的男性病例进行了 CT 和肺功能检出肺气肿的比较,在 380 例吸烟者中有116 例在 CT 上显示有肺气肿,而其中 91 例(78%)的肺功能正常。因此,CT 在检出轻度肺气肿上较肺功能检查有更大的敏感性。Gurney 在比较 HRCT 和肺功能的结果中,也发现在肺功能正常者中 40%在 HRCT 上有肺气肿。他还发现在这些病例中肺气肿多位于上肺部,因而认为上肺部是一沉默区,在该区可发生较广泛的肺破坏而无肺功能异常,也不出现症状。这使得好发于上肺部的小叶中心型肺气肿的临床诊断更为困难,对这些肺气肿的诊断目前只有依赖HRCT。

(五)CT 诊断肺气肿的限度

虽然 HRCT 对肺气肿的诊断有很高的敏感性和特异性,但它仍有一定限度。Miller 曾报告 27 例 HRCT 和病理的对照研究,在病理上 4 例小叶中心型肺气肿,2 例轻至中度全小肺型肺气肿在 CT 上未见到肺气肿征象。在回顾性的对比研究中发现:直径小于 0.5 mm 或面积小于 $0.25\ mm^2$ 的局灶性破坏区无论在 1.5 mm 或 10 mm 层厚的 CT 上均不能被发现。因此,可以得出以下结论:CT 特别是 HRCT 是当今诊断早期肺气肿的最敏感的无创性方法,但对最早期的肺气肿仍是不敏感的,也不能除外肺气肿。

(六)肺气肿的 CT 定量诊断

CT 可对肺气肿做出定性诊断,还可对它的分布范围和严重度做出正确的定量诊断。

1.视觉定量

对 CT 上所见到的肺气肿区用一种简单的视觉(肉眼)分级系统加以定量。Bergin 首先报告了 32 例肺气肿的视觉定量和病理所见的关系,结果显示在 CT 定量和病理估计之间有良好的相关,也和 DLco、FEV_1、FEV_1/FVC 等肺功能参数之间密切相关。计分时左右侧分别计分,每层面上的肺气肿区范围分为 0~4 级,0=正常,1=肺气肿区<25%,2=肺气肿区占 25%~50%,3=肺气肿区占 50%~75%,4=肺气肿区>75%;严重度分为 0=无肺气肿,1=有<5 mm 的低密度区,2=<和>5 mm 的低密度区共存,3=弥漫性低密度区,无正常肺插入或呈融合性低密度区。各层面范围和严重度得分乘积的总和即为该例全肺肺气肿的得分,总分为 120 分,如除以层面数则为该例的肺气肿平均得分,<8 分为轻度肺气肿,8.1~16 分为中度肺气肿,16.1~24 分为重度肺气肿。Sanders 等用相似的方法对 60 例男性肺气肿者进行了胸部 X 线检查、CT、肺功能的比较,结果认为 CT 较胸部 X 线检查在肺气肿和肺功能参数之间有更好的相关。Eda 曾用相似的方法于吸气末和呼气末 CT 上,并取得呼气末得分和吸气末得分的比值(E/I),结果显示两者的得分和 E/I 比都和 FEV_1、FEV_1/FVC 和 VC 有良好的相关,而 E/I 比和 RV/TLC%有更好的相关,有学者认为肺气肿区得分反映的是肺气肿程度,而 E/I 比反映的是空气潴留,有利于区别在呼气 CT 上难以区分的肺气肿或空气潴留。

2.数字定量诊断

除上述用视觉读片方法来得出肺气肿的 CT 诊断外,还可以利用测量像素的 CT 值来作肺气肿的 CT 数字定量诊断。早先是测定每层层面的平均 CT 值,Rosenblum 报告正常人吸气末的全肺平均 CT 值为 -813 Hu±37 Hu。我国正常成人为 -816 Hu±26 Hu,其值由上肺区至下肺区形成一个下降的梯度。由于肺部 CT 值是由血液、组织和空气三者的衰减值综合形成的,因此,若局部或普遍的远端气腔增大和/或组织有破坏,如在肺气肿中那样,则空气和血液之比将增大,形成 $-1\,000\sim-900$ Hu 范围内的 CT 值。由于在 10 mm 层厚的深吸气末的 CT 扫描上肺的平均衰减值为 $-850\sim-750$ Hu,在大于 2 个标准差以外的近 -900 Hu 处被视为是肺气肿的阈值。现在,大多数 CT 扫描机都具有选择性的使在一定范围内 CT 值的像素更明亮或用一种、多种假彩色的后处理软件,当把被选择的 CT 值限定在 $-1\,000\sim-900$ Hu 内时即可将空气样密度的肺气肿区域检出。Müller 首先报告用称之为密度屏蔽的方法,使小于 -910 Hu 像素增亮,从而将肺气肿区域画出来,并计算位于该阈值以下像素的面积及其所占全肺野面积的比例,即像素指数(PI)。通过每层层面上肺气肿区域和正常肺区的比例计算,可得到该患者肺气肿范围的定量诊断,其结果与肺气肿的病理级别间是密切相关的,这种方法得到不少学者的支持。

Kinsella 也证实了密度屏蔽定量诊断的结果与肺功能检查的结果也是密切相关的。但这种用手工方法计算的定量诊断太费时间,不实用。后来,Archer 在上述像素 CT 值分析的基础上,发展了一种在 CT 层面上自动计算肺容积和肺气肿所占百分比的系统,大大地缩短了所需时间,其结果与用手工计量者无显著差异。由于 CT 值的测定受多种因素影响,如扫描机型、扫描技术、层厚、呼吸状态等,究竟以何种阈值来分割有无肺气肿尚无一致的意见,其范围为 $-960\sim-900$ Hu不等,也曾提出了诊断不同严重度肺气肿的阈值,如阈值 -960 Hu 用于严重的肺气肿,而阈值 -856 Hu 则用于轻度肺气肿;用薄层 CT 和锐利算法重组时的阈值为 -950 Hu,在呼气 CT 上则以 -910 Hu 与病理的相关最好。目前似乎视 -950 Hu 为在 HRCT 上诊断肺气肿范围的有效阈值者较多,它和肺功能参数之间有良好的相关。如前所述,需要注意的是在用定量技术进行肺气肿的检出和定量时,选择作为肺气肿增亮区的肺密度值范围可能随 CT 扫描机而异,因此要首先决定每架 CT 机区分正常肺和气肿性肺之间的阈值。其次还要注意一些扫描技术包括层厚和是否用造影剂增强,都可以影响测量的 CT 值。如 Adams 等发现利用薄层 CT 扫描会使 CT 值为 $-1\,000\sim-900$ Hu的区域从厚层的占平均 9.6% 增加到 16.1%,而用造影剂增强后其面积从增强前的 8.9% 降为3.3%。肺气肿的 CT 值定量诊断由于消除了在视觉读片时的主观解释上的差异,也解决了用不同窗条件时 CT 表现上的差异,在肺气肿的流行病学和纵向研究上是十分重要的。但 Stem 指出,在临床实践中,对 CT 图像直接观察进行视觉上的分级和上述较复杂的定量方法的结果几乎是同样正确的。

(七)HRCT 诊断肺气肿的临床适应证

虽然 CT 是最敏感的生前诊断肺气肿的方法,但由于其成本较高,在临床实践中结合病史、肺功能改变及胸部 X 线检查上的肺容积增加和肺破坏的表现,还是多利用胸部 X 线检查作出肺气肿的日常诊断。但在一些早期肺气肿的患者中,常无胸部 X 线检查及阻塞性肺功能改变,却可有气短或肺弥散功能异常,难以和间质性肺病或肺血管病区别,此时在 HRCT 上若可见有明显的肺气肿,则可避免做进一步的活检。由于 HRCT 在肺气肿的分型和定量诊断上的作用,它对肺移植术、肺大疱切除术及严重肺气肿患者的肺减容术的术前评定都有很大价值。

（李　波）

第二节 胸壁疾病

胸壁由皮肤、浅筋膜、深筋膜、胸上肢肌、胸廓、肋间组织及胸内筋膜等共同构成,因此胸壁主要包含皮肤、脂肪、肌肉、血管、神经等软组织及肋骨、胸骨的骨性结构。胸壁疾病包括畸形、外伤、感染、肿瘤及术后改变等。

一、畸形

胸壁畸形主要由胸廓的骨性结构畸形所致,如鸡胸、桶状胸及胸廓不对称等,其病因可为先天性,亦可为后天各种原因所致,一般轻度的胸廓畸形对人体的生理功能影响不大,但严重胸廓畸形可不同程度影响心、肺功能。以下简略介绍与临床相关的畸形。

(一)鸡胸和漏斗胸

1.病因及病理

造成鸡胸、漏斗胸这两种畸形原因:先天发育异常、营养不良及继发于胸腔内的疾病。严重的鸡胸、漏斗胸可引起心、肺受到不同程度的压迫,引起心脏移位,影响肺通气功能,还易发生呼吸道感染等病症。

2.CT表现

鸡胸在CT上表现胸骨前突,可合并相连接的前肋呈反弓形,胸前壁呈楔状凸起,胸廓的前后径比左右径还长,状如禽类胸廓。漏斗胸在CT上表现为胸骨凹陷畸形,相连接的肋骨弓形程度增大,状如漏斗。

(二)桶状胸和扁平胸

1.病因

桶状胸可由慢性支气管炎、哮喘等疾病形成的肺气肿所致,扁平胸可因先天发育形成,也可为慢性消耗性疾病所致,如肺结核等。

2.CT表现

桶状胸表现为胸廓的前后径增长,有时超过左右径,以中下前肋为主的肋间隙加宽,整个胸廓呈圆桶形(图10-1)。扁平胸表现为胸部的前后径不到左右径的一半,呈扁平状,且颈部细长、锁骨突出。

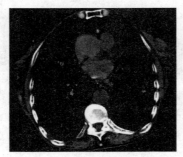

图10-1 桶状胸

前后径明显增大,前后径大于左右径,胸似桶状

胸廓畸形常伴有其他疾病,因此在通过 CT 发现胸廓畸形的同时,还应密切注意肺、心脏等部位表现。另外,胸廓为肋骨、胸骨和胸椎之间的连接共同构成的统一体,当其中某一骨性结构畸形时,常伴有其他骨性结构改变,因此,观察 CT 表现时,需结合 X 线平片进行全面观察。

二、外伤

　　胸部损伤根据是否穿破胸膜分为闭合性和开放性两类,而表现在胸壁损伤主要为骨性结构和软组织损伤,如肋骨、胸骨骨折及软组织血肿等。临床上无论是闭合性损伤还是开放性损伤,胸腔内、纵隔内脏器受损及合并腹部脏器损伤形成胸腹联合伤时都是临床急症。因此 CT 观察胸壁外伤的同时必须注意肺内、纵隔及腹腔等变化,如皮下积气、胸腔积液、气胸、间质性肺气肿、心包积液、腹内游离气体等征象。CT 还可有发现因外伤残留在胸壁的异物,并且可有观察到异物是否损伤纵隔内重要脏器(图 10-2)。另外,应用 CT,特别是螺旋 CT 的重建技术对诊断胸骨骨折、细微的肋骨骨折及肋软骨骨折较 X 线平片有明显优势(图 10-3)。

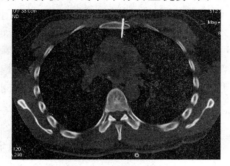

图 10-2　胸壁异物

高密度条形异物穿过胸骨,进入前纵隔,紧贴升主动脉

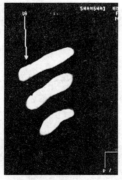

图 10-3　肋骨外伤

CT 矢状面重建可有清楚地看到肋骨的骨折线

三、感染

　　胸壁感染包括非特异性感染和特异性感染,特异性感染包含结核、真菌感染,非特异性感染为一般统称的化脓性感染。

（一）胸壁结核

胸壁结核是胸壁常见疾病，根据中华医学分会结核病学会最新分类法，胸壁结核归类于肺外结核。

1.病因

胸壁结核原发少见，主要继发于肺、胸膜及纵隔淋巴结等结核，但胸壁结核并非和肺、胸膜及纵隔淋巴结结核呈同步性，有相当一部分胸壁结核患者其肺内病灶已吸收或趋于吸收。其主要感染途径如下。

（1）淋巴道播散：为最常见的感染途径，结核菌由肺、胸膜及纵隔淋巴结等原发灶经淋巴道感染胸壁组织，以胸骨旁、肋间为主的淋巴丰富区最易累及。早期病变局限于胸壁淋巴结，以后可蔓延侵犯周围软组织、骨质。

（2）血行播散：体内原发病灶的结核菌播散至胸壁上血供丰富的胸骨、肋骨骨松质内，导致结核性骨髓炎，而后引起骨质破坏，病灶破溃侵入软组织。

（3）直接侵犯：肺、纵隔结核病灶穿破胸膜后直接侵犯胸壁，或是结核性脓胸破溃，病灶累及胸壁，此种形式常有肺、纵隔、胸腔结核病灶与胸壁病灶的相互连接。

2.病理

胸内结核以淋巴、血行播散和直接侵犯累及胸壁淋巴结及胸壁各层组织，包括骨骼和软组织，形成无痛性冷脓肿并可导致骨质破坏；胸壁结核脓肿以起源于胸壁深处的淋巴结较多，经穿透肋间肌蔓延至胸壁浅部皮下层，往往在肋间肌层里外各有一个脓腔，中间有孔道相通，形成葫芦状。有的脓肿穿透肌间隙之后，因重力坠积作用，逐渐向外向下沉降至胸壁侧面或上腹壁，脓肿穿透皮肤可形成窦道。

3.临床表现

本病常见于35岁以下的青年人，以男性为多。大多患者全身症状不明显，若原发结核病灶尚有活动，则可有低热、盗汗等低毒症状。早期，患者只有不痛、不热、不红的冷脓肿，因此又称为无痛性寒性脓肿，按之有波动，少数患者可出现轻微疼痛。随着病灶继续发展，脓肿穿破皮肤，排出水样混浊脓液，无臭，可伴有干酪样物质，如经久不愈，可形成溃疡、窦道。如合并非特异性感染时，可出现急性炎症症状。

4.CT表现

（1）病变早期可只显示软组织增厚，后可形成软组织肿块，提示冷脓肿形成。淋巴道播散是其主要的感染方式，因此肿块常位于肋间及胸骨旁，其形态各异，常表现为梭形、圆形及椭圆形，内可伴钙化（图10-4，图10-5）。淋巴道播散形成的冷脓肿，边缘较光整，但也可侵及胸腔、周围骨质而边缘模糊；血行播散和直接侵犯形成的冷脓肿，软组织肿块常边缘模糊（图10-6）。平扫CT可示肿块中心区为低密度液化区，周围为稍低于肌肉密度的软组织块影。增强CT见周围软组织密度可强化，中心区的液性密度不强化。这种表现有一定特征性，但亦见于真菌感染或肿瘤伴坏死改变。

（2）胸壁结核通常可伴脓肿相邻的骨质呈溶骨性改变。病变部位一般在肋软骨处、肋骨或胸骨肋骨连接处。淋巴道播散形成的冷脓肿常为先出现肿块，后有骨质破坏；血行播散者先出现骨质破坏，后出现肿块；直接侵犯者，一般先出现肿块，后有骨质破坏，但亦可软组织肿块及骨质破坏同时出现。

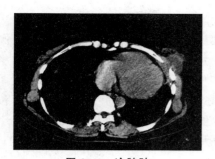

图 10-4　冷脓肿
左侧胸壁包块影,与胸腔相通,局部的胸膜增厚

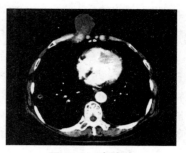

图 10-5　冷脓肿
右侧胸壁包块影,密度不均,边缘光整

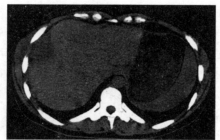

图 10-6　胸壁结核
右侧胸壁受结核直接侵犯,肿胀,肌间隙模糊

(3)发现胸壁结核的同时,应密切注意肺、胸膜及肺门纵隔淋巴结情况。胸壁结核患者肺内、胸膜病变常常较轻,常可表现为肺内趋于陈旧性的条索影、钙化等病变,胸膜上常只表现为胸膜增厚粘连,伴部分钙化。如为直接侵犯形成的胸壁结核,肺内、胸膜病灶较严重,并清晰可见与胸壁病灶相连。胸壁结核常合并淋巴结结核,因此肺门纵隔、腋窝、锁骨上窝、颈部等部位淋巴结肿大情况需密切关注。

(二)其他胸壁感染

胸壁其他感染形成的脓肿主要包括化脓性感染和真菌感染,CT 表现与胸壁结核类同,结合临床病史后一般可明确诊断。胸壁化脓性软组织脓肿多为胸部手术继发,原发性胸壁化脓性软组织脓肿有典型的红、肿、热、痛及全身中毒症状。胸壁真菌感染少见,临床上常有明显的免疫缺陷提示。

四、肿瘤

胸壁肿瘤包括原发性和继发性,其中以继发性多见,包括各类恶性肿瘤经血行、淋巴道转移至胸壁及肺癌、乳癌、胸膜间皮瘤等胸部恶性肿瘤直接侵犯胸壁。胸壁肿瘤按组织成分不同又可分为软组织源性肿瘤和骨源性肿瘤。

(一)原发性软组织肿瘤

按组织不同可分为:①脂肪组织肿瘤;②纤维组织肿瘤;③肌肉组织肿瘤;④脉管组织肿瘤;⑤神经组织肿瘤;⑥其他肿瘤。

1.脂肪组织肿瘤

胸壁常见脂肪组织肿瘤主要为良性的脂肪瘤及恶性的脂肪肉瘤。

(1)脂肪瘤:一种由成熟脂肪细胞组成的良性肿瘤,是最常见的良性脂肪组织肿瘤,也是最常见的胸壁原发性软组织肿瘤。

病理:外观为扁圆形或分叶状,有包膜,质地柔软,切面色淡黄,似正常的脂肪组织。肿瘤大小不一,直径由数厘米至数十厘米不等,常为单发,亦可为多发。镜下结构与正常脂肪组织的主要区别在于有包膜。瘤组织分叶、大小、形态不规则,并可有不均等的纤维组织间隔存在。

临床表现:脂肪瘤可发生于任何年龄,但以中青年好发,男性居多。在胸壁常见的部位为前胸壁皮下组织,亦可发生于肌间内及胸膜外。临床上生长缓慢,一般无明显症状,但也有引起局部疼痛者,肿块质地柔软,似面团状,深部脂肪瘤体积增大时,可压迫神经产生相应的症状。肿瘤很少恶变,手术易切除。

CT 表现:胸壁脂肪瘤在 CT 上表现典型,多呈均匀低密度影,CT 值常在-50 Hu 以下,部分肿瘤内可见少许线网状纤维间隔,少数肿瘤内可见钙化。发生于皮下的脂肪瘤由于相邻组织的关系,肿瘤常可见边界锐利清晰的薄层包膜,CT 增强后包膜可有强化,肿瘤较大时可引起相邻骨质吸收。肿瘤形态上可因发生部位不同有所差异:发生于皮下者病灶较小时常呈圆形,肿瘤增大时因胸廓受限常呈扁圆形(图 10-7);发生于胸膜外者在 CT 横断面可呈上下肋骨间隙中的哑铃形、葫芦形的脂肪密度肿块,一部分在肋间肌下,另一部分突向胸腔,肋间隙可扩大,这一点与胸膜脂肪瘤有不同,胸膜脂肪瘤很少突向胸壁(图 10-8);发生于肌内的胸壁脂肪瘤形态各异,因胸壁的肌肉多为阔肌,其在 CT 横断面上多呈条梭形(图 10-9)。

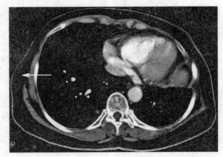

图 10-7　胸壁脂肪瘤
右侧胸壁皮下内见扁圆形低密度影,密度均匀,边缘清晰,外缘可见薄层包膜(箭头所指)

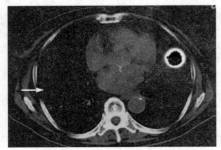

图 10-8　胸壁脂肪瘤
右侧肋间肌内侧脂肪膨鼓,呈葫芦状,部分病灶突入胸腔(箭头所指)

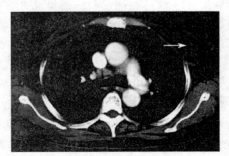

图 10-9　胸壁脂肪瘤
左侧胸壁梭形低密度影,位于胸大肌与胸小肌之间(箭头所指)

(2)脂肪肉瘤:一种由不同分化程度和异型性的脂肪细胞组成的恶性肿瘤,是最常见软组织肉肿瘤之一。

病理:肿瘤呈结节状或分叶状,肿瘤境界清楚,可有假包膜,发生在胸壁的脂肪肉瘤体积常不大。肿瘤切面观因组织学类型不同有较大差异。分化良好的脂肪肉瘤可类似脂肪瘤;黏液脂肪肉瘤则呈黏液样或胶样;分化差的脂肪肉瘤可呈鱼肉样或脑髓样,常伴出血、坏死和囊性变。镜下脂肪肉瘤形态多种多样,最主要的是在肿瘤组织中有胞浆空泡的脂肪母细胞。

临床表现:脂肪肉瘤主要发生于成年人,发病高峰年龄在 40～60 岁,很少发生在儿童,男性稍多于女性。主要发生在大腿及腹膜后,位于胸壁的发生率较低。胸壁脂肪肉瘤临床表现主要为病灶压迫、浸润周围组织引起的疼痛、触痛或功能障碍。

CT 表现:胸壁脂肪肉瘤在 CT 典型表现为肿瘤内部密度显著不均匀,可见低密度的脂肪密度组织和不规则的软组织密度影混合存在,如软组织成分较多时,CT 上很难显示脂肪组织密度。肿瘤较大时,肿瘤内部出现出血、坏死或囊变时,软组织密度内可见液性坏死区。肿瘤包膜不清,边界毛糙模糊,相邻骨质可有侵犯破坏。增强 CT 扫描可见肿瘤内的软组织成分有强化。一般,脂肪肉瘤与脂肪瘤 CT 图像鉴别较容易,而且胸壁脂肪肉瘤肿瘤生长部位较深,很少发生在皮下,临床上肿瘤增大相对较快,但部分分化良好的脂肪肉瘤与脂肪瘤非常相似,需通过组织病理学检查确诊。

2.纤维组织肿瘤

纤维组织主要由细胞(成纤维细胞、脂肪细胞及未分化间充质细胞等)、纤维(胶原纤维、弹性纤维及网状纤维)和基质组成,它们在多种因素作用下,可发生多种增生性瘤样病变及肿瘤,根据细胞分化和成熟程度、肿瘤的生物学行为,可分为良性、纤维瘤病和恶性三类。良性病变主要包括纤维瘤、瘢痕疙瘩及弹性纤维瘤等;恶性病变包括纤维肉瘤、黏液纤维肉瘤及炎症型纤维肉瘤等;纤维瘤病生物学特性介于良、恶性之间,其常成浸润性生长,具有低度恶性,但极少转移。

胸壁纤维组织肿瘤主要来源于胸壁皮下组织、筋膜、肌腱和韧带等,发生在胸壁的纤维瘤病少见,以下简述较常见的几种肿瘤。

(1)纤维瘤和纤维肉瘤。①病理:纤维瘤镜下主要有分化成熟的成纤维细胞、纤维细胞及数量不等的胶原纤维构成。纤维肉瘤镜下可见有不同程度核分裂的瘤细胞及胶原纤维组成,肿瘤内瘤细胞和胶原纤维的比例决定其恶性程度,胶原纤维成分越少,肿瘤恶性程度越高。②临床表现:胸壁纤维瘤男女均可发病,可发生于成人和儿童,临床多表现为胸壁深部单个或多个圆形、椭圆形无痛结节或肿块,生长缓慢,如短期增大明显,应考虑恶变。纤维肉瘤多发生于四肢,发生于胸壁少见,其发生年龄多见于成年,男性多见,临床上早期生长缓慢,肿瘤较小呈结节状,一般无症状,后肿瘤可迅速增大,可出现疼痛、皮肤溃疡等,肿瘤术后易复发,较少有转移。③CT 表现:纤维瘤和纤维肉瘤 CT 平扫病灶密度均可与肌肉密度相同或稍高或稍低于肌肉密度(图 10-10)。纤维瘤密度多均匀,少数不均匀,内少见坏死、钙化、囊变及出血,而纤维肉瘤密度多不均匀,内可见斑点样钙化、坏死、囊变及出血。纤维瘤边缘多光整,境界多较清,而纤维肉瘤边缘多不光整,境界模糊。纤维瘤增强 CT 可有轻度强化或不强化,而纤维肉瘤有不规则、不均匀强化(图 10-11)。当肿瘤较大时,纤维瘤和纤维肉瘤均可引起周围组织受压、移位、变形及骨质破坏,但胸壁纤维肉瘤易侵犯胸腔、纵隔,CT 上可伴随胸腔积液等征象,并且其骨质破坏呈浸润性,不同于纤维瘤的压迫性骨质吸收。

CT 上纤维肉瘤常随肿瘤增大,肿瘤坏死、囊变及出血出现瘤内低密度区机会也增高,但部分纤维肉瘤基质内含黏液样物质的特殊类型,如黏液纤维肉瘤、低度恶性纤维黏液样肉瘤,肿瘤一般密度不均,低于肌肉密度,肿瘤较小时内部便可出现低密度区(图 10-12)。

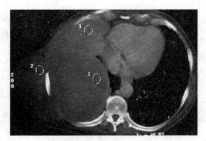

图 10-10　胸壁纤维肉瘤

右侧胸壁巨大包块影,占据胸腔内外,CT 平扫,其密度与肌肉相同

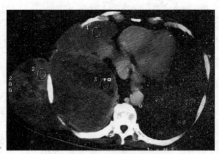

图 10-11　胸壁纤维肉瘤

与图 10-10 为同一患者,增强扫描,密度不均,内有不规则坏死灶

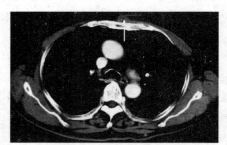

图 10-12　胸壁黏液型纤维肉瘤

胸骨前见一结节影,增强扫描密度不均,内可见低密度区

　　(2)弹性纤维瘤:弹性纤维瘤是一种富含大量弹性纤维的瘤样病变。绝大多数发生于 50 岁以上老年人,而且女性占大多数。本病有特征性发生部位,为背部肩胛下区及侧胸壁,因此胸壁弹性纤维瘤不少见。胸壁弹性纤维瘤 CT 多表现为侧胸壁上肌肉密度肿块影,边缘不光整,境界不清,内可出现条状脂肪密度影。

　　(3)瘢痕疙瘩:瘢痕疙瘩是真皮和皮下的纤维组织增生性病变,常在皮损后出现,如注射、手术、接种及昆虫叮咬等,瘢痕体质者容易出现,但少数患者无明显损伤史,而胸壁瘢痕疙瘩常出现于胸部手术后,其 CT 表现为胸壁表浅部形态不规则的肌肉密度影或稍高于肌肉密度,边缘不清,境界模糊,常伴有胸部手术痕迹。

　　3.纤维组织细胞肿瘤

　　纤维组织细胞肿瘤是以成纤维细胞和组织细胞为基本细胞成分,且可能起源于原始间叶细胞的一组软组织肿瘤,根据其细胞分化及生物学特性可分为良性、中间型及恶性三类,良性如纤维组织细胞瘤、网状组织细胞瘤及黄色瘤等,此类肿瘤细胞分化良好,手术切除后不复发也无转移；中间型如非典型纤维黄色瘤、巨细胞成纤维细胞瘤及丛状纤维组织细胞瘤等，它们具有局部浸润性，手术切除后易复发，但极少转移；恶性纤维组织细胞瘤恶性程度极高，手术切除后极易复发，转移常见。胸壁纤维组织细胞肿瘤 CT 表现类似于其他软组织肿瘤。以下简单阐述恶性纤维组织细胞瘤。

恶性纤维组织细胞瘤（malignant fibrous histiocytoma，MFH）：肿瘤呈结节状或分叶状鱼肉样肿块，大小差异较大，胸壁 MFH 一般不是很大。肿瘤境界较清，可有假包膜。镜下可见多形性和组织结构多样性特点的瘤细胞，主要包括成纤维细胞、组织细胞、巨细胞、黄色瘤细胞和炎症细胞，细胞形态复杂、奇异。

（1）病理：恶性纤维组织细胞瘤是中老年人最常见的多形性软组织肉瘤，其发病年龄大多数在 40 岁以上，男性多于女性，好发于四肢、躯干、腹膜后及头颈部。临床上主要表现为局部肿块，肿瘤一般生长较慢，有文献认为接触放射线史者可继发恶性纤维组织细胞肿瘤。MFH 属于高度恶性肿瘤，术后复发率可达 80%，转移常见，最主要为血行转移，因此胸壁恶性纤维组织细胞瘤肺内转移率很高。

（2）临床表现：胸壁恶性纤维组织细胞瘤可发生于胸壁任何部位，肿瘤形态不规则，可呈分叶状，边缘不光整，境界模糊，密度常为肌肉密度或稍高于肌肉密度，内密度不均匀，可见钙化、坏死、囊变及出血。增强 CT 可见肿瘤不规则强化。由于胸壁骨性组织密集及组织厚度不大，肿瘤常常早期侵犯骨质、胸腔及纵隔（图 10-13），肿瘤可早期转移至肺内，因此观察胸部 CT 时应密切注意肺部改变。

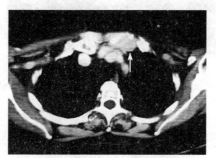

图 10-13　胸壁恶性纤维组织细胞瘤

左侧胸锁关节见一肿块影，侵犯胸骨。箭头所指

4.神经组织肿瘤

胸壁神经组织肿瘤以良性的神经鞘瘤、神经纤维瘤、恶性神经鞘瘤和恶性神经纤维瘤为主，它们主要来源于肋间神经。另外，周围型神经纤维瘤病可出现胸壁多发软组织结节、肿块。

（1）神经鞘瘤、神经纤维瘤：神经鞘瘤由施万细胞发生，其可发生于颅神经、脊神经及周围神经，颅内主要发生于听神经。神经纤维瘤发生在颅内少见，主要发生在周围神经部位。胸壁神经鞘瘤和神经纤维瘤主要发生于胸壁周围神经中的肋间神经。神经鞘瘤和神经纤维瘤任何年龄均可发生，神经鞘瘤好发于 30～50 岁，神经纤维瘤好发于 20～30 岁，二者男性发病率均稍高于女性。胸壁神经鞘瘤和神经纤维瘤临床上多表现为胸壁上缓慢生长的无痛肿块，较表浅的肿瘤可见局部皮肤有少量色素沉着。

临床表现：胸壁神经鞘瘤和神经纤维瘤 CT 平扫均可表现为边缘光整、境界清晰的稍低于肌肉密度肿块,增强 CT 软组织密度均可强化(图 10-14)。神经鞘瘤易出现囊变、出血及坏死,因此常可表现为低密度肿块,肿瘤内可出现钙化,神经纤维瘤很少出现囊变、出血及坏死,一般不出现钙化,如肿瘤内出现低密度区,提示恶变可能。因胸壁神经鞘瘤和神经纤维瘤主要来源于肋间神经,CT 表现上肿瘤大多生长于肋间,相邻肋骨可见压迫性骨质吸收,随着肿瘤体积增大易突入胸腔(图 10-15,图 10-16),CT 上常与胸膜、肺内肿块较难鉴别。

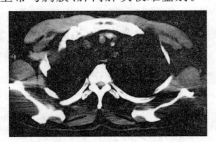

图 10-14　胸壁神经鞘膜瘤

右侧胸壁肋间隙见一结节影,密度均匀,边缘光整

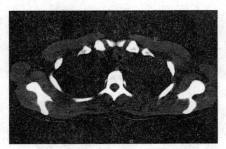

图 10-15　胸壁神经纤维瘤

右侧胸壁肋间隙见一结节影,突入胸腔,密度均匀,边缘光整

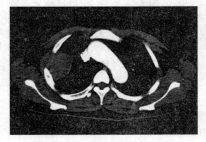

图 10-16　胸壁神经纤维瘤

右侧胸壁包块影,突入胸腔,并有胸壁肌肉增厚

　　(2)恶性神经鞘瘤(malignant peripheral nerve sheath tumor,MPNST)、恶性神经纤维瘤病理上肿瘤界限不清,没有包膜,浸润生长,或呈多结节状,伴有出血、坏死和囊性变。组织学上如见神经鞘瘤结构,诊断为恶性神经鞘瘤,如见神经纤维瘤结构,则诊断为恶性神经纤维瘤。

　　病理:本病可以是原发或者是神经鞘瘤、神经纤维瘤恶变而来,有学者认为神经鞘瘤恶变少见,而神经纤维瘤恶变可达 20% 以上。任何年龄都可发生。此类肿瘤大多是低度恶性的肿瘤,局部浸润和复发。少数病例恶性程度高,浸润明显,可见远处转移。

临床表现:胸壁恶性神经鞘瘤和恶性神经纤维瘤平扫CT可表现为胸壁单发或多发的等于或低于肌肉密度占位,境界大多较清,内可见坏死、囊变、出血及钙化,增强CT可见不规则强化。肿瘤可侵犯肋骨、胸腔,出现骨质破坏及胸腔积液等。

(3)神经纤维瘤病:神经纤维瘤病是一种人类常染色体显性遗传性疾病,30%~50%的病例有家族史,其特征为皮肤色素沉着和多发性神经纤维瘤。根据肿瘤发生部位可分三型:①中枢型,常并发神经胶质瘤和脑膜瘤。②周围型,以皮肤多发神经纤维瘤最突出。③内脏型,较少见,为内脏及自主神经系统的肿瘤。

临床表现:本病是一种慢性进行性疾病,男性发病率约为女性2倍。在婴儿的早期患者除皮肤有咖啡斑外,其他症状很少;随着年龄增长症状逐渐增多,主要表现为皮肤色素斑和多发性神经纤维瘤,超过20岁的患者可恶变。临床上,咖啡斑为本病的一个重要体征,为有诊断意义的皮损之一;皮肤肿瘤,即发生于皮肤及皮下的多发性神经纤维瘤,在儿童期即可出现,到青春期后明显发展,好发于躯干、四肢及头部;50%的患者有神经系统的症状;骨、肾上腺、生殖系统及血管也可发生肿瘤而引起相应的症状,如骨质破坏、高血压等。

CT表现:CT平扫肿瘤可呈肌肉密度或低于肌肉密度、境界清晰的结节、肿块。增强CT肿瘤可轻度强化或不强化。该病可出现全身多发肿瘤,因此胸部CT发现胸壁肿瘤后,应行全身CT扫描,可发现其他部位肿瘤。如有恶变倾向时,肿瘤可侵犯肌群、骨质、胸腹膜及纵隔等,能发现多部位相应的改变(图10-17~11-22)。

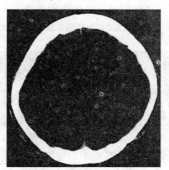

图 10-17　神经纤维瘤病

头颅皮下多发小结节影

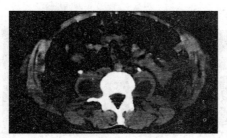

图 10-18　神经纤维瘤病

与图10-17为同一患者,双侧腰大肌及双侧皮下多发结节影

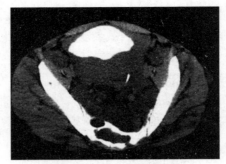

图 10-19　神经纤维瘤病

与图 10-18 为同一患者,盆腔内多发包块,膀胱侵犯,骶骨骨质破坏,双侧皮下多发结节影

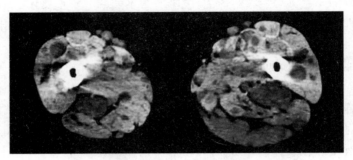

图 10-20　神经纤维瘤病

与图 10-19 为同一患者,双侧大腿肌内多发不规则结节影

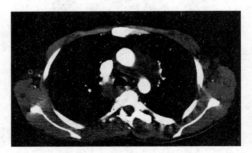

图 10-21　神经纤维瘤病

与图 10-20 为同一患者,纵隔及双侧胸壁多发结节影

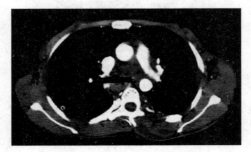

图 10-22　神经纤维瘤病

与图 10-21 为同一患者,双侧胸壁多发结节、胸膜结节、纵隔结节影

5.脉管组织肿瘤

脉管组织包括血管和淋巴管,绝大多数脉管组织肿瘤起源于血管,以下简述起源于血管及血管周围组织的胸壁软组织肿瘤。

(1)分类:①起源于血管的肿瘤,临床类型常见有良性的毛细血管瘤和海绵状血管瘤,中间型的血管内皮瘤,恶性的血管肉瘤。②起源于血管周围组织的肿瘤,临床类型主要包括良性血管外皮瘤和球瘤及恶性血管外皮瘤和恶性球瘤。

(2)临床表现:毛细血管瘤和海绵状血管瘤好发于婴幼儿,浅表的肿瘤肤色上可有不同程度表现,触之一般柔软;深部的肿瘤多呈胸壁上皮下结节,触之较软。血管内皮瘤好发于中青年,多表现为胸壁皮下单发或多发结节,手术切除后可复发,但不转移。胸壁血管肉瘤,主要为皮肤血管肉瘤及乳腺血管肉瘤,好发于老年人,一般质地较硬。

起源于血管周围组织的肿瘤:好发于成年人,一般处于胸壁深部,血管外皮瘤体积较大,而球瘤体积较小,生长缓慢或不生长,发生恶变时体积可明显增大,其中恶性血管外皮瘤恶性程度极高,早期可转移,而恶性球瘤恶性程度低,手术切除可治愈,一般不发生转移。

(3)CT表现:一般胸壁浅部血管瘤形态各异,深部胸壁血管瘤多呈圆形、类圆形或不规则形,平扫CT密度多低于肌肉密度,内可见钙化。典型血管瘤特征性表现为增强CT可见明显强化或瘤内、瘤周可见明显增粗的血管影,但部分实质性血管瘤,特别是起源于血管周围组织的肿瘤强化不一定明显(图10-23)。当病灶体积较大,边缘不光整,境界模糊,内呈实质性低密度,增强CT可见不规则强化(图10-24),病灶侵犯周围组织,应考虑恶性。

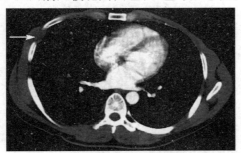

图 10-23　胸壁血管瘤
右侧胸壁结节影,增强扫描无明显强化,箭头所指

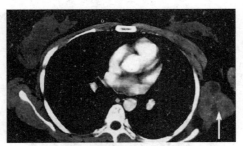

图 10-24　胸壁恶性血管外皮瘤
左侧腋窝肿块影,增强扫描密度不均匀,箭头所指

6.肌肉组织肿瘤

胸壁肌肉组织肿瘤主要分为起源于皮肤竖毛肌的平滑肌源性肿瘤和起源于骨骼肌的横纹肌源性肿瘤,发生于胸壁不多见。

良性肿瘤 CT 上一般呈边缘光整,境界清晰的圆形、类圆形结节,平扫 CT 密度一般低于肌肉密度,增强 CT 可有轻度强化。恶性肿瘤 CT 上一般呈边缘不光整、境界模糊、形态不规则的肿块,平扫 CT 密度呈不规则低密度肿块,内可见钙化、坏死等,增强后可有不规则强化,并常可见侵犯周围组织及远处转移表现。

7.其他肿瘤

(1)原发性软组织恶性淋巴瘤:本病指原发于结缔组织、脂肪及骨骼肌内的恶性淋巴瘤,少见,多发生于老年人,好发于四肢及胸腹壁。发生于胸壁的原发性软组织恶性淋巴瘤 CT 表现无明显特征性(图 10-25),可侵犯胸腔及周围组织(图 10-26)。

(2)皮样囊肿:皮样囊肿好发于前下纵隔,胸壁皮样囊肿罕见(图 10-27)。

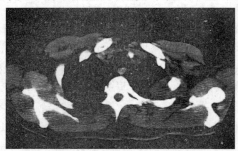

图 10-25　原发性软组织恶性淋巴瘤
左侧胸壁结节影,边缘光整

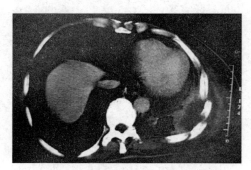

图 10-26　原发性软组织恶性淋巴瘤
左侧胸壁包块影,密度不均,胸壁明显肿胀,并侵犯胸腔

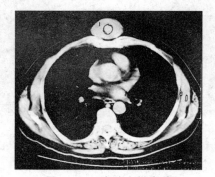

图 10-27　胸壁皮样囊肿
前胸壁圆形软组织密度影,密度均匀,边缘光整

（二）原发性骨源性肿瘤

胸壁骨性组织包括肋骨、胸骨及胸椎，一般胸椎归于脊椎部分讨论，在此只讨论肋骨和胸骨原发性肿瘤。胸壁骨性组织原发性肿瘤发生率远远低于转移性肿瘤，并且大部分发生于肋骨，而胸骨原发性肿瘤少见，但其大多数为恶性。以下简述几种胸壁原发性骨源性肿瘤。

1.骨软骨瘤

骨软骨瘤是最常见的良性骨肿瘤，又称外生骨疣，在胸壁常发生在肋骨上，常沿肋骨体的前、后侧面或近前端出现特征性骨疣，带蒂的骨疣可深入胸腔或胸壁软组织，CT检查对其定位及相邻组织的改变较X线检查有优势。

2.软骨瘤

软骨瘤根据发生部位可分为内生性、外生性和皮质旁三种类型，好发于四肢短骨，发生在肋骨和胸骨少见。

CT上肿瘤常呈边缘锐利的分叶状骨性肿瘤，CT检查对肿瘤内钙化提示较X线检查更加清晰，特别是内生性软骨瘤内的沙粒状钙化，外生性软骨瘤的特征性改变为软骨帽，CT可更清晰提示肿瘤恶变时的肿瘤内软组织成分增多及周围组织改变。

3.骨化性纤维瘤

骨化性纤维瘤的肿瘤结构如纤维瘤，内可有不同量的骨组织。青年人好发，为肋骨常见原发性骨肿瘤，常发生在肋骨前段。

CT上肿瘤可呈肋骨膨胀性改变，皮质变薄，边缘可锐利，亦可模糊，主要为低密度的软组织影，可伴条状、点状及网状致密影（图10-28）。

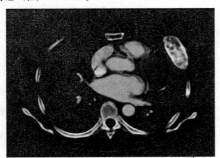

图10-28　胸壁骨化性纤维瘤
左侧肋骨明显膨胀性改变，骨皮质变薄，内小斑状影

4.骨囊肿

骨囊肿多发生于四肢长骨，发生在短骨及扁骨少见，多发生于青少年，常伴病理性骨折。本病多为单房性，但也可为多房性，在胸壁上常发生于肋骨前端。

CT上呈各种形状膨胀性改变，内可见液性密度区（图10-29），多房者内见分隔的骨嵴（图10-30）。

5.骨髓瘤

骨髓瘤可多发，亦可单发，好发于成年人，男性较女性多见，多累及扁平骨，因此胸壁骨髓瘤受累较多见。临床上常继发贫血、消瘦、骨痛及全身衰竭，半数病例尿液中可见本周蛋白。CT上可见胸骨、肋骨内多个囊性溶骨性破坏区，肿瘤较大时可突破骨皮质，产生病理性骨折。

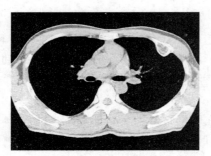

图 10-29　胸壁骨囊肿

双侧肋骨前端膨胀性改变,内有液性密度影

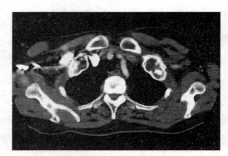

图 10-30　胸壁骨囊肿

双侧肋骨前端膨胀,其内结构不规则

6.尤文肉瘤

尤文肉瘤为一种圆细胞骨瘤,发病高峰在 10～20 岁,男性比女性多见,肋骨、胸骨可被累及。临床类似急性骨髓炎、多发性骨髓瘤。CT 上主要呈溶骨性改变,在确定病变范围方面更有帮助。

7.骨肉瘤

骨肉瘤主要发生于青少年,男性居多,最多见于四肢长骨,发生在胸壁骨肉瘤罕见,CT 上表现为浸润性骨破坏,伴有软组织肿块,与其他胸壁恶性肿瘤鉴别难,CT 检查主要观察肿瘤范围、周围组织及胸部转移灶。

(三)继发性胸壁肿瘤

继发性胸壁肿瘤占胸壁肿瘤的大多数,包括软组织源性和骨源性,可有全身恶性肿瘤转移至胸壁,多见于肺癌、乳癌、甲状腺癌及前列腺癌,亦可由肺癌、乳癌、胸膜间皮瘤、纵隔恶性肿瘤及肝癌等直接侵犯胸壁。

继发性胸壁肿瘤 CT 表现多样,大多数与其他原发性肿瘤难以鉴别,需紧密结合临床病史,另需观察肿瘤范围、分布、周围组织及原发肿瘤等情况。继发性胸壁肿瘤,如为远处转移,可呈单发或多发大小不等结节、肿块,可分布于胸壁各层,若肿瘤较大时可侵犯周围骨质,形成溶骨性骨破坏;如为相邻部位的恶性肿瘤直接侵犯,形成软组织肿块常同时发生相邻骨质破坏。继发性胸壁骨源性肿瘤,以肋骨最为多见,可单发亦可多发,呈溶骨性、成骨性及混合性(图 10-31),其中大多数为溶骨性和混合性,少数为成骨性如前列腺癌转移,转移瘤多伴软组织密度肿块(图 10-32,图 10-33),肿瘤较大时与继发性胸壁软组织源性肿瘤难以鉴别。

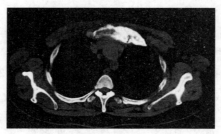

图 10-31　胸壁转移瘤

胸骨及左侧肋软骨骨质增白,结构不规则

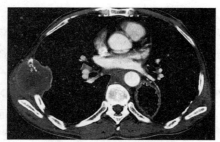

图 10-32 胸壁转移瘤

胃癌术后右侧胸壁转移包块影，邻近肋骨骨质破坏

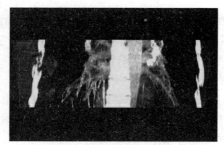

图 10-33 胸壁转移瘤

与图 10-32 为同一患者，MIP 重建，右侧胸壁两个包块影，邻近肋骨骨质破坏

五、术后表现

肺、纵隔内脏器术后，CT 可发现胸壁各组织不同程度改变。胸壁软组织可出现不同程度受损，但部分微创手术胸壁软组织受损不一定能发现，如胸腔镜下手术。骨组织受损，其中肺部手术常伴单个、多个肋骨体部缺损，手术相邻部位的部分肋骨可出现因手术引起的医源性骨折，纵隔各内脏手术常伴胸骨受损。肺部术后，常可见术侧胸廓畸形、缩小，部分可出现健侧胸廓因健肺代偿性气肿而扩大。在创伤较大的胸部手术，如胸改术、开窗术，以上改变更加明显，并可伴有其他表现，如胸改后胸壁上可见不同物质的填充物，开窗术后可见胸壁部分缺损，胸腔与外界相通。

六、皮下气肿

胸壁皮下气肿可为自发性，亦可为医源性。胸壁皮下气肿由各类气胸突破纵隔胸膜，或纵隔气肿破裂进入胸壁皮下引起，先累及颈面部，接着累及双侧腋窝，严重者可累及腹壁，CT 表现为前上、侧胸壁皮下疏松组织内见弥漫的条状、线状及片状气影，一般为双侧对称。医源性及外伤性皮下气肿，为外伤、胸腔闭式引流术及肺穿刺术等致肺内气体进入胸壁皮下，皮下气肿一般较局限，CT 上表现为局部皮下可见少许点状、条状气影。另外高张性肺大疱误行胸腔闭式引流术或高压性气胸胸腔闭式引流不当，肺内高压的气体进入胸壁，皮下气肿范围可较大，甚至可表现如胸壁皮下气肿由各类气胸突破纵隔胸膜，或纵隔气肿破裂进入胸壁皮下引起的皮下气肿，但一般患侧较重。

七、CT 在胸壁疾病诊断方面的优劣

CT 对胸壁软组织的分辨率要远高于 X 线检查，通过测定病变的 CT 值可分辨气性、脂性、

囊性、钙化及实质性等密度,另通过增强 CT 可提供病变血供情况,可初步对病变进行定性。与 MRI 比较,CT 对组织分辨率要差,除脂肪源性、血管性等少数表现典型的软组织病变有直接定性能力,对其他很多软组织肿瘤性质较难确定,需通过组织活检进行确诊,但对钙化的检出,CT 效果优于 MRI。

CT 对胸壁骨性病变的诊断能力是 MRI 无法比拟的。CT 较 X 线检查图像更加清晰,内部结构观察得更加细致。胸壁软组织肿瘤均可引起相邻骨质改变,而 CT 可分辨出大部分骨质改变为受压吸收还是侵犯、破坏。CT 对胸骨、胸锁关节显示要明显优于 X 线检查。虽然目前螺旋 CT 可制作出各种三维图像,但这些三维骨性图像分辨率仍低于 X 线检查,对诸多骨肿瘤定性能力低于 X 线平片。

CT 横断面图像可清晰将胸壁各组织清晰分开,不产生组织重叠现象,对病变定位能力较 X 线平片有优势,MRI 可显示各方位图像,其对胸壁组织的定位能力较 CT 更有优势。另外,常规 CT 对肋骨扫描表现为分节性,还可因为容积效应出现各种伪影,不利于观察,只有通过对病变肋骨行倾斜角度扫描,才能使同一肋骨在同一平面显示。

对胸壁软组织是否侵犯胸腔或肺内肿瘤是否侵犯胸壁,常仅凭胸膜外脂肪线改变情况来判断,而 MRI 对这方面较 CT 有优势。因胸壁疾病常和肺部疾病同时存在,而 MRI 对肺部成像有明显缺陷,因此 CT 对全面观察病变较 MRI 有优势。

综上所述,对胸壁疾病的影像学检查方法除 CT、X 线检查和 MRI 外,还包括超声检查和放射性核素检查,它们各有优缺点,在胸壁疾病影像学诊断上应进行综合评估。

（李　波）

第三节　纵隔占位性病变

一、纵隔淋巴结结核

纵隔淋巴结结核为小儿肺结核的常见表现,原发性肺结核患者的 90% 可出现淋巴结核。由于成人对结核有抵抗力,纵隔淋巴结结核的出现率大约在 4.4%。女性高于男性,比例为（1.9～2.8）∶1。

（一）临床表现

主要为乏力、盗汗和咳嗽等全身症状,大多数患者仅有少量或无症状。

（二）病理表现

显微镜下,结核性淋巴结内主要为干酪性坏死、液化和肉芽组织增生。

（三）CT 表现

结核性淋巴结增大,典型特征为强化扫描后的中心低密度、周边强化的结节（图 10-33A）。Jung 等发现,淋巴结结核在 CT 平扫图像上,可表现为低密度（<30 Hu）或软组织密度（>35 Hu）。强化后 CT 值为 101～157 Hu,可表现出以下几种强化形式。①周边强化:增大淋巴结周边有均匀、薄层和完整的强化环。厚而不规则的完整或不完整的强化环;位于周边或中心的球状强化。淋巴结一般大于 2.0 cm,强化区的 CT 值约为 100 Hu。这类患者最常见,也往往有严重的全身症状(图 10-33B)。②不均匀强化:淋巴结内多个低密度区的存在,之间有不规则的强化和分隔或薄的斑片状强化(图 10-33C)。③均匀强化不伴低密度区:均匀强化的淋巴结最大径常小于 2.0 cm,症状少或无症状(图 10-33D)。④不强化:淋巴结增大融合,其内低密度区伸至结外,周围的纵隔脂肪线消失。

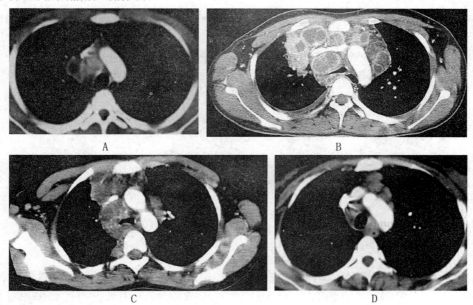

图 10-33　纵隔淋巴结结核

A.CT 强化扫描示气管前、腔静脉后间隙淋巴结增大、融合,边缘强化,中心见低密度坏死区;B.纵隔多发淋巴结增大,周边有强化环;C.增强扫描纵隔淋巴结增大,不均匀强化;D.CT 强化扫描示血管前间隙多发淋巴结增大,密度均匀,部分融合,部分为边界清楚的软组织结节,中、后纵隔见增大淋巴结

淋巴结结核的活动性不同,在 CT 图像上的表现也有所差别。Moon 等发现:活动性淋巴结结核,大多数结内有多个低密度区或周边强化中心低密度,少为均匀强化,结内钙化灶的出现率为 19%,大约有 73% 的患者有全身症状。而非活动性淋巴结结核的结内常无低密度改变,几乎100% 的表现为均匀密度,83% 伴发钙化灶。活动性淋巴结较非活动性大。抗结核治疗后,淋巴结可缩小,结内低密度减少或消失,钙化增加。

(四)CT 与病理对照

CT 图像上淋巴结显示为周边强化中心低密度,病理为淋巴结中心完全的坏死(干酪坏死或液化)。不均匀强化淋巴为结内肉芽组织存在及炎性血管增生,干酪坏死少于周边强化者。

总之,CT 扫描有助于确定或证明淋巴结增大的存在,通过显示淋巴结的中心低密度周边强化的 CT 特征,来确诊纵隔结核性淋巴结炎。

二、结节病

结节病是一种不明原因的全身性疾病。女性好发。可累及全身多个器官、组织。绝大多数患者有胸部淋巴结的累及,并沿淋巴管累及肺内组织。

(一)病理表现

为非干酪样肉芽肿性炎性疾病。

(二)临床表现

乏力,轻咳等。

(三)CT 表现

结节病主要表现为肺门和纵隔的淋巴结增大(图 10-34A)。60%～90%的结节病有肺门和纵隔淋巴结的增大,两者常同时出现,且为对称性表现。41%的结节病同时有肺和纵隔的异常,43%的患者单独表现为肺的异常。

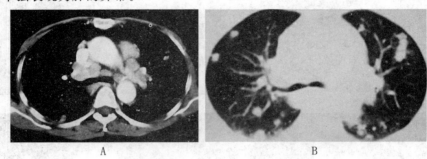

图 10-34　结节病

A.CT 强化扫描示纵隔各间隙淋巴结增大及双肺门多发淋巴结增大,增大的淋巴结密度均匀,有融合;B.肺窗示双肺多发结节,与血管纹理关系密切

结节病引起的纵隔内淋巴结增大主要在气管旁、主肺动脉窗、隆突下和血管前间隙。其他间隙淋巴结也可增大,但相对少。增大的淋巴结可融合形成肿块,但不如淋巴瘤的淋巴结大,可见均匀性、点状或蛋壳样钙化,少有强化或有坏死的出现。

结节病可侵犯双肺实质,范围从 5%～85%不等。HRCT 能充分显示结节病的肺部异常改变,包括磨玻璃样征、不规则线样影和小叶间隔增厚,其出现率分别为 83%、72%和 89%。肺内结节(图 10-34B)包括沿支气管血管束的结节(100%)、胸膜下结节(100%)和小叶间隔的结节(89%)。此外也可见含气囊腔,出现率为 39%,肺内结构扭曲为 50%,两种征象可长期存在。

磨玻璃样征是结节病最早的肺内征象,它代表活动性肺泡炎或广泛扩散的微小间质性肉芽肿,继而出现纤维化。不规则线样影被认为预后差的表现之一。Müller 等认为不规则线样影比有结节的患者肺功能差,但并不提示有不可恢复的纤维化存在。当不规则线伴有结构的扭曲、肺门和叶裂移位、囊性灶和收缩性肺不张时,肺纤维化可诊断。

总之,肺结节病可表现出肺门和纵隔淋巴结的增大及肺内结构的异常。淋巴结增大以肺门和纵隔淋巴结对称性增大为特征;肺的磨玻璃样征、肺结节、不规则线和增厚的小叶间隔代表疾病的可恢复性;囊性腔、结构扭曲为不可恢复性的 CT 表现。

三、淋巴瘤

恶性淋巴瘤为全身淋巴网状系统的原发性肿瘤,分为霍奇金淋巴瘤(Hodgkin disease,HD)和非霍奇金淋巴瘤(non-Hodgkin lymphoma,NHL),两者均可累及胸部淋巴结,HD 更易累及纵隔淋巴结。

(一)霍奇金淋巴瘤

HD 可发生在任何年龄,好发年龄为 30～40 岁。女性多于男性,男女之比为 1:(1.39～1.94)。占新发恶性肿瘤的 0.5%～10%。80%的淋巴瘤伴有胸部纵隔的累及。

1.病理表现

淋巴瘤的肿瘤大体标本剖面呈鱼肉样,镜下瘤组织由胶原纤维带分隔成多个细胞结节,其内主要为增生的淋巴瘤细胞,且大小不等,并见特异的 R-S(Reed-Stemberg)细胞及陷窝细胞。可分为淋巴细胞突出型、结节硬化型、混合细胞型及淋巴细胞消减型。不同的组织类型预后有差别。

2.CT 表现

淋巴瘤累及纵隔,主要导致纵隔淋巴结的增大。其最常累及部位为血管前间隙、气管旁淋巴结,其次是肺门淋巴结、隆突下、心隔角、内乳淋巴结和后纵隔淋巴结。若仅有一组淋巴结受累,多在血管前间隙。常多个淋巴结群同时受累。CT 扫描为检查纵隔淋巴瘤的首选手段,尤其是显示隆突下、内乳旁、主肺动脉窗的淋巴结。

CT 强化图像上常见表现如下:①淋巴结增大呈密度均匀的软组织结节,可融合呈较大肿块,均匀强化(图 10-35A)。②多发增大淋巴结并存,且边界清楚、锐利(图 10-35B)。③少见 CT征象为增强后,增大淋巴结显示为低密度或坏死性或囊性结节(图 10-35C)。更少见的征象表现在未治疗患者的淋巴结内出现细砂样钙化。

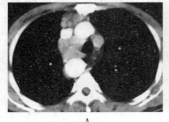 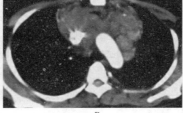 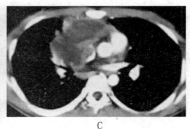

图 10-35　霍奇金淋巴瘤

A.CT 增强扫描示纵隔多发淋巴结增大,融合,密度均匀;B.CT 增强扫描示多发
增大淋巴结,部分融合,部分呈单个结节,且边界清楚,锐利;C.CT 增强扫描示前
纵隔边缘不规则肿块,偏向右侧胸腔生长,密度不均匀,呈结节状、片状强化

(二)非霍奇金淋巴瘤

NHL 常发生在 55 岁左右年龄,较 HD 少累及胸部。在小儿淋巴瘤中,NHL 多于 HD 累及胸部。NHL 有 40%～50%的患者有胸部累及,仅为 HD 的一半。

1.病理表现

NHL 肉眼观瘤体较大,灰白色,有凝固坏死灶。在显微镜下,肿瘤的主要成分包括淋巴母细胞性淋巴瘤和大细胞淋巴瘤,前者由曲核和非曲核、中等大小的瘤细胞构成,后者由胞浆丰富明亮、个体较大的瘤细胞构成,可呈实体癌巢或小叶状分布并被纤维组织包绕。

2.CT 表现

NHL 累及纵隔常只有一个淋巴结组。最常为上纵隔(血管前间隙和上份气管前)(图 10-36A),其次为隆突下、肺门和心隔淋巴结。相对于 HD,NHL 更易累及后纵隔淋巴结(图 10-36B)。

NHL 可表现为多个边界清楚、密度均匀的增大淋巴结,也可为融合成团形成较大的孤立肿块,密度可均匀或不均匀。当较大的肿块形成时,密度多不均匀,有灶性坏死。淋巴结钙化为少见改变。结外累及多于 HD,包括肺(13%)、胸膜(20%)、心包(8%)和胸壁(5%)。HD 和 NHL累及纵隔淋巴结,均优势累及气管旁及主肺动脉窗淋巴结,其次为隆突下及右肺门淋巴结。

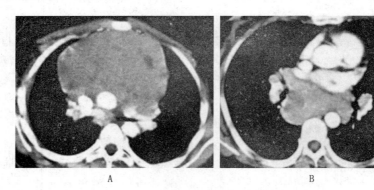

图 10-36　非霍奇金淋巴瘤

A.CT 增强扫描示前纵隔实性肿块,边缘不规则,密度不均匀,内见点片状低密度区,周围不规则强
化,肿块侵入血管间隙内;B.CT 增强扫描示后纵隔实性肿块,密度均匀,双肺门淋巴结增大,均匀强化

3.鉴别诊断

需与纵隔淋巴结结核和淋巴结转移性肿瘤和结节病鉴别。结核性的淋巴结常大于 20 mm,
呈中心低密度周边强化的强化方式,易累及气管右旁或右肺门淋巴结。转移性淋巴结的增大区
域与肺内原发肿瘤的位置有关。多数转移性淋巴结增大呈均匀强化密度表现,少数淋巴结中心
有液化坏死,常因原发病灶的位置而存在着不同的优势解剖分布。结节病的淋巴结呈对称性的
双肺门淋巴结增大伴纵隔淋巴结增大,增大的淋巴结密度均匀,可有点状或蛋壳样钙化,极少发
生坏死。

NHL 在前纵隔形成孤立的肿块时,有时较难与纵隔生殖细胞瘤和胸腺癌鉴别。

四、纵隔神经鞘膜瘤

神经源性肿瘤主要位于后纵隔,占成人纵隔肿瘤的 9%,小儿的 29%。主要来自周围神经、
神经鞘和交感神经节。在成人的神经源性肿瘤中 75% 是神经鞘瘤和神经纤维瘤,而小儿的 85%
是交感神经源性肿瘤。神经鞘瘤又名雪旺氏瘤,来源于神经鞘细胞。

30~40 岁为好发年龄,男女发病率一致。大多数患者无症状,仅一小部分患者因肿瘤压迫
或椎管内扩张而有感觉异常或疼痛。

(一)病理表现

起源于周围神经鞘细胞。神经鞘瘤为单发性肿块,圆形或卵圆形,包膜完整境界清楚,切面
灰白或稍带黄色,实体性,部分为黏液变性和囊变。可由呈束状排列的长梭形瘤细胞或由疏松的
黏液样组织及微小囊腔合并泡沫状组织细胞和淋巴细胞构成,分为束带型和网状型。

(二)CT 表现

神经鞘瘤位于椎体旁,或沿迷走神经、膈神经、喉返神经和肋间神经分布。CT 图像上为边
界清楚、光滑、圆形或椭圆形的肿块,大多数为软组织密度,有不同程度的强化,常为环状强化
(图 10-37)。也可为低密度表现(图 10-38),其原因主要为肿瘤内有富含液体的纤维细胞、脂肪
细胞及肿瘤的囊性变。

T_1 加权肿瘤信号高于肌肉信号,T_2 加权肿瘤信号明显不均匀增高,形成中心高信号,周边低
信号壁的肿块(图 10-39)。

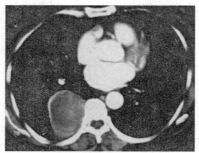

图 10-37 神经鞘瘤(环状强化)

CT 增强扫描示后纵隔右旁类圆形肿块,边缘光滑,密度欠均匀,内见点、片状强化。邻近胸膜增厚。右侧胸腔少量积液

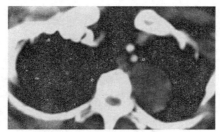

图 10-38 神经鞘瘤(低密度表现)

CT 增强扫描示左上纵隔旁肿块,密度较低(CT 值16.6 Hu),边界清楚。肿块紧邻胸椎体左旁生长

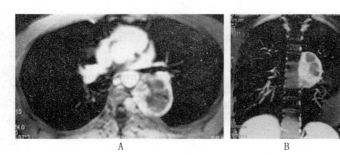

图 10-39 神经鞘瘤

A.MRI 横断面,显示中纵隔左旁肿块,T_1加权见肿瘤的不均匀强化,肿块呈多房样表现;B.MRI 冠状显示中纵隔左旁肿块,T_1加权见肿瘤的不均匀强化,肿块呈多房样表现;C.MWI 矢状成像分别显示中纵隔左旁肿块,T_1加权见肿瘤的不均匀强化,肿块呈多房样表现

　　少见征象为肿瘤内的点状钙化,均可出现在良、恶性肿瘤。10%的神经鞘瘤可通过椎间孔伸入椎管内,形成哑铃状外观。

　　恶性神经鞘瘤不常见,占神经鞘瘤的 5%～15%,一半来自神经纤维瘤病,极少为神经鞘瘤发展而来。临床上有持续几月或几年的疼痛、肿块和神经刺激症状。CT 鉴别良恶性较困难。恶性神经鞘瘤相对较大(＞5 cm)、不规则、密度不均匀,中心可因坏死和出血表现为低密度,可侵蚀纵隔和胸壁结构,并可血行转移到肺,很少有淋巴结的转移。

五、胸腺脂肪瘤

　　胸腺脂肪瘤为纵隔少见的良性肿瘤,来源于胸腺或通过蒂与胸腺相连,约占胸腺肿瘤的

2％。可发生于任何年龄,最常见于小儿和青年人。几乎不伴有重症肌无力。

(一)病理表现

肿瘤大体标本与一般的皮下脂肪瘤无区别,呈黄色分叶状,有薄层完整的包膜,包含成熟脂肪组织和数量不等的胸腺组织,两者的比例在不同的个体不同。

(二)临床表现

大多不伴临床症状,常为胸片偶然发现。发现时常较大,可达 36 cm,突入胸腔。由于脂肪的柔韧性,肿块可伸进心膈角,在胸片上可误为心脏增大、胸膜或心包肿瘤、肺段不张,甚至肺隔离症。

(三)CT 和 MRI 表现

始终位于胸腺位置的脂肪密度肿块,有三种类型表现:①等量的脂肪和软组织混合存在的圆形或卵圆形肿块影,或片状影;②脂肪成分为主,伴岛状软组织密度影;③纯软组织肿块影。MRI 表现为 T_1 加权图像上的高信号区,与皮下脂肪信号相似(图 10-40)。

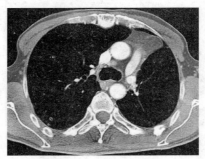

图 10-40　胸腺脂肪瘤
前纵隔片状脂肪密度影,密度不均,边缘光整

肿块邻近结构可受压,出现率为 50％。CT 是评价胸腺脂肪瘤的存在、范围及其对周围结构影响的有效检查手段。

六、纵隔畸胎瘤

畸胎瘤占纵隔生殖源性肿瘤的 60％～70％。包括成熟型、未成熟型和恶性畸胎瘤。可发生于任何年龄,以小儿和青年人最多,男女发病一致。畸胎瘤可发生于体内许多位置。位于纵隔内的分布比例为前纵隔的血管前间隙占 80％,中后纵隔和多间隙占 20％。

(一)病理表现

病变较小无症状,病变较大时,可引起胸痛、咳嗽和呼吸困难。成熟型畸胎瘤含至少两个胚层的结构,为成熟的软骨、脂肪和成熟的鳞状和腺状上皮组织,为良性肿瘤。未成熟畸胎瘤含较少外胚层成分,有成熟的上皮、结缔组织和未成熟的神经外胚层组织,婴幼儿时为良性,成人时表现出进展和恶性。恶性畸胎瘤含恶性组织成分,包括各种肉瘤组织,预后差,几乎全是男性发病。

(二)CT 表现

畸胎瘤主要表现为前纵隔的肿块,少部分为弥漫的纵隔增宽或纵隔肿块与邻近实变的肺组织分界不清。肿瘤大多突向纵隔一侧生长,主要突向左侧胸腔。常累及纵隔一个间隙,且多在前纵隔。典型表现为有完整包膜、边界清楚的混杂密度肿块,可呈分叶状或边缘光滑的球形。包含液体、脂肪、软组织、钙化多种成分。这些特点有别于胸腺瘤和淋巴瘤。钙化出现率为 20％～80％,表现为局灶、环状钙化,代表牙齿和骨结构的存在。脂肪的出现率为 50％(图 10-41)。特殊征象为脂肪与液体的分层界面在肿块内出现。液体、脂肪和钙化同时出现率为39%,可合并软组织存在。不含脂肪或钙化的非特异囊肿占15%。

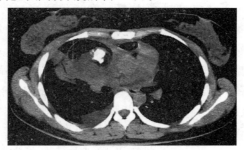

图 10-41　纵隔畸胎瘤
右前纵隔肿块影,密度不均,内有高密度的骨质,也为低密度的脂肪

　　成熟畸胎瘤成分多样,为边界清楚、分叶、不对称和含脂肪、液体、软组织和钙化的肿块(图10-42)。软组织成分可表现为肿块周边线状影形成包膜(<3 mm),其次可表现为肿块中心的软组织分隔,将液体或其他组织分隔开,少部分为结节状软组织影,在强化CT图像上均有强化表现。成熟畸胎瘤可因肿瘤内胰腺或小肠黏膜分泌的消化酶的存在,致其破裂至邻近结构,如支气管、胸腔、肺,甚至心包。

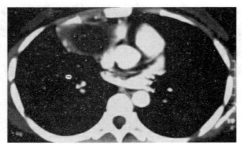

图 10-42　成熟畸胎瘤
CT 增强扫描示前纵隔肿块,突向右侧胸腔生长。
形态不规则,密度不均匀,边缘强化,内含脂肪成分

　　恶性畸胎瘤为结节状边界不清的实性软组织肿块,含脂少,可囊变,有较厚的强化包膜,可见出血和坏死(图10-43)。

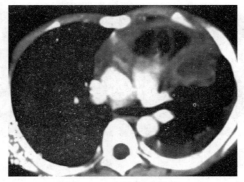

图 10-43　恶性畸胎瘤
CT 增强扫描示前中纵隔肿块突向左侧胸腔生长。形态不规则,密度
不均匀,内含脂肪成分,与血管的脂肪间隙消失,伴左侧胸腔积液

七、胸腺瘤

胸腺位于前纵隔,成人大多萎缩,被脂肪代替。在未退化完全的胸腺左叶常大于右叶,但边缘光滑、平整。当胸腺呈分叶状改变时应疑胸腺肿块的存在。胸腺肿块占纵隔肿瘤的 20%,包括:胸腺瘤、胸腺癌、胸腺类癌、胸腺囊肿、胸腺脂肪瘤和淋巴瘤。

胸腺瘤是纵隔最常见的原发肿瘤,占纵隔肿瘤的 15%。好发年龄为 50~60 岁,很少出现在 20 岁以前。25 岁以下年龄者,尽管胸腺有时很大,但此年龄段胸腺瘤较少,因而诊断应慎重。大于 40 岁者,胸腺常为脂肪组织所代替,容易诊断胸腺瘤。

(一)病理表现

大体观肿瘤呈球形、卵圆形,可有结节状突出,瘤表面有纤维性包膜,切面瘤实质膨隆呈淡黄或灰红色,由纤维组织分隔形成分叶状或呈髓样均质形,可有坏死、囊变或出血。镜下瘤组织由上皮细胞和淋巴细胞组成。传统组织学分类包括上皮类、淋巴组织类和混合类。Marino,Müller-Hermelink 分类(根据形态学和组织学):①皮质型;②髓质型;③混合型。

根据 Ricci 报道,以髓质为主要成分的胸腺瘤多为良性,出现年龄较晚。以皮质为主要成分的胸腺瘤出现年龄较早,尽管经积极的治疗,5 年死亡率可达 50%,生存率 53%~87%。

组织学表现不能区分良、恶性胸腺瘤,恶性是指肿瘤侵及包膜或周围组织,因此胸腺瘤分为侵袭性与非侵袭性。3%胸腺瘤有侵袭性,可侵入邻近结构,而少有胸外的转移。侵犯内容包括:①邻近肺组织及胸壁侵犯;②局部纵隔结构,气管、上腔静脉等大血管;③胸膜和心包种植,可为一侧胸腔受累,也可种植在膈表面,并直接侵入腹腔。

胸腺瘤可分为 3 期:Ⅰ期,肿瘤与包膜相邻;Ⅱ期,肿瘤累及包膜和纵隔脂肪组织;Ⅲ期,肿瘤周围器官受侵和胸腔种植。

(二)临床表现

可无临床症状,有 30%~50%的胸腺瘤患者伴有重症肌无力。

(三)CT 表现

肿瘤大多为软组织密度的肿块,强化后密度均匀(图 10-44A),少数肿瘤表现肿块内的钙化(图 10-44B),或肿瘤囊变伴结节。80%的胸腺瘤位于前纵隔的血管前间隙、心脏上方;20%胸腺瘤因胸腺组织异位至颈部,而位于颈部或胸廓入口处,与甲状腺肿块相似。在 CT 图像上,肿瘤与纵隔结构直接接触,脂线消失,不能表明有浸润;而脂线清晰,则说明无局部浸润。

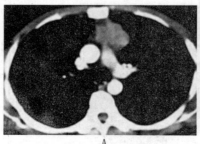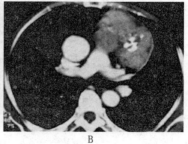

A   B

图 10-44　胸腺瘤

A.CT 扫描示血管前间隙的肿块,密度均匀,边界清楚;B.CT 扫描示血管前间隙的软组织肿块,边界清楚,内见不规则形态的块状钙化

　　侵袭性胸腺瘤在 CT 图像上表现为形态不规则、密度不均匀的较大肿块,且侵入血管间隙,与血管间的脂肪间隙消失,并常出现胸腔积液和心包积液(图 10-45)。

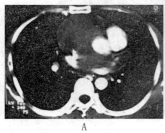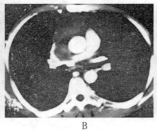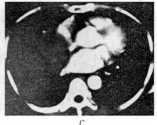

图 10-45　侵袭性胸腺瘤

A.CT 增强扫描示前中纵隔肿块,密度不均匀,侵入血管间隙,血管受压,左侧少量胸腔积液;B.CT 增强扫描示前中纵隔肿块,密度不均匀,推压并侵入上腔静脉,右侧少量胸腔积液;C.CT 增强扫描示前纵隔偏右生长的分叶状肿块,大小 4 cm×5 cm,密度不均,肿块突向右肺中叶;术前 CT 诊断误为右肺中叶癌

八、纵隔生殖源性肿瘤

　　原发性生殖细胞瘤占纵隔原发肿瘤的 10%～15%,也占所有前纵隔肿瘤的 10%～15%。生殖细胞瘤最常见于前纵隔,仅 5% 位于后纵隔。

　　好发年龄为 20～40 岁。来源于前纵隔内胚胎组织迁徙过程受阻滞的生殖细胞。

　　生殖细胞瘤包括:畸胎瘤、精原细胞瘤、内胚窦癌(卵黄囊瘤)、绒毛膜癌、胚胎瘤和混合型生殖细胞瘤。80% 为良性,主要是畸胎瘤。良性肿瘤中男女发病率一致,但在恶性生殖细胞瘤中男性比例可达 99%。在恶性生殖细胞瘤中,精原细胞瘤占 30%～40%,胚胎瘤占 10%,恶性畸胎瘤为 10%、绒毛膜癌为 5%、内胚窦癌为 5%,余下的 30%～40% 为混合型的恶性肿瘤。

　　目前 CT 有助于评价恶性生殖细胞瘤的进展、恶性程度,检测治疗效果。

　　(一)精原细胞瘤

　　原发的纵隔精原细胞瘤为恶性肿瘤,几乎全为男性发病,女性极少见。发病年龄范围较大,以 30～40 岁常见。

　　1.临床表现

　　胸痛为最常见症状,其次为呼吸道症状,如呼吸困难和咳嗽及较大肿块压迫或侵蚀上腔静脉引起的上腔静脉综合征。实验室检查,有 10% 的单纯精原细胞瘤 HCG 的升高,而无 AFP 的升高。

　　2.病理表现

　　瘤体常较大而软,黄褐色,可有出血和坏死灶。镜下,由巢状分布的大多角细胞(精原细胞)构成,伴淋巴细胞浸润和散在分布的合体滋养层细胞。

　　3.CT 表现

　　前纵隔肿块,常较大,平扫密度均匀,强化后扫描呈不均匀强化,可见低密度区,但不含脂肪,肿块边缘不规则,呈浅分叶状生长,并明显推压前纵隔的血管,并可见肿瘤组织伸入血管间隙,侵蚀心包和胸膜,引起心包和胸腔积液(图 10-46)。

　　对放、化疗敏感。长期生存率可达 80%。

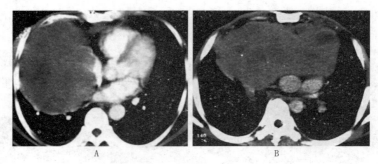

A   B

图 10-46　精原细胞瘤

A.CT 增强扫描示前中纵隔肿块，12 cm×15 cm，偏向右侧胸腔生长，软组织密度，较均匀；推压上腔静脉致其变形，与血管的脂肪间隙消失，心包增厚，右侧胸腔少量胸腔积液；B.CT 增强扫描示前纵隔巨大软组织密度肿块，轻度强化，可见点、片状低密度坏死区

（二）非精原细胞瘤

非精原细胞瘤很少见，常以混合成分存在。内胚窦瘤由管状或乳头状分布的瘤细胞构成，在瘤组织内形成大小不等的腔隙，腔隙互相沟通呈网状排列，AFP 阳性。纵隔绒毛膜癌由单核的细胞滋养层及多核合体滋养层细胞构成，瘤组织内有丰富血窦和大片出血区，β-HCG 阳性。

非精原细胞瘤的 CT 扫描均可表现为密度不均匀的肿块（图 10-47），还因坏死、出血、囊变形成边界不清的低密度肿块。不含脂肪，有棘状突起，呈浸润性，可见钙化。

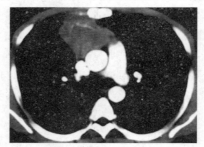

图 10-47　非精原细胞瘤（内胚窦癌、胚胎癌成分混合肿瘤）

CT 增强扫描示前纵隔软组织密度肿块，形态不规则，可见片状和线状强化

九、巨淋巴结增生

巨淋巴结增生（Castleman 病）是一种淋巴结瘤样增生性疾病，1954 年由 Castleman 首先报告。由于其组织学改变特殊，病因不明，故当时只能以人名命名，称为 Castleman 病。后来沿用的名称很多，如滤泡性淋巴网状瘤，血管性淋巴错构瘤，良性巨淋巴结，类胸腺瘤样局限性纵隔淋巴结肿大等。目前病因仍不清，但有两种学说：第一种认为霍奇金淋巴瘤的变异型，有潜在的恶性；第二种认为是由炎症或某些未知抗原引起的淋巴反应性增生。本病可发生于有淋巴结存在的任何部位，以纵隔最多见，占 70%，颈部约占 14%，腹膜后和盆腔占 4%，腋淋巴结占 2%。巨大淋巴结直径一般在 2～10 cm，最大者可达 21 cm，多数包膜完整，少数可侵犯包膜外另外淋巴结外病灶可无包膜。局限型一般为单发。系统型则为多灶性侵犯，甚至为全身性淋巴结病。组织学上分为 3 型：①血管透明型，占 80%～90%，滤泡内和滤泡间淋巴组织增生，滤泡中心含大量透明性的毛细血管；②浆细胞型，占 10%～20%，以显著成片的浆细胞浸润为主，周围绕以免

疫母细胞;③中间型,为上述两种类型的混合存在,可见于多中心型。

(一)病理表现

无或轻微临床症状,病程缓慢,预后较好。浆细胞型常多发,发病较早,侵袭性较强,可合并其他系统疾病,病程发展快,预后不良。病变发展缓慢,病程较长,历时数年,患者仅表现为非特异性临床症状,亦有报道全身同时多处病变并肝、脾肿大,呈恶性过程,短期内死亡,并认为这与免疫缺陷有关。

对于本病的良恶性问题,根据临床过程的不同将其分为4组:①稳定型;②慢性复发型;③进展型;④恶变型。局限型者见于稳定型和慢性复发型,多中心性者为进展型。

好发部位早期报道多发生于纵隔淋巴结,后来发现从浅表淋巴结到内脏均可发生。而且有报道发生于心胸腔、颅内、肌肉、咽部、肺、外阴等处者。目前根据侵犯部位不同,分为局限与系统。

发病年龄局限性者发病年龄在20岁左右,系统性者57岁左右。二者显然不同,男性多于女性。

(二)CT表现

巨淋巴结增生的影像学特征为多个结节,大小不一,有的可达5 cm以上,平扫示肿块边缘光整,实质均匀,偶尔可见钙化及卫星结节,不侵及邻近组织。增强后肿块呈明显均匀强化,尤其是血管透明型病变,其强化程度与邻近大血管相似。肿块明显强化是因为肿块具有较多支供血血管和丰富的毛细血管所致。中心可见液化坏死区,尤其是侵袭性生长,周围可见小结节影(图10-48)。

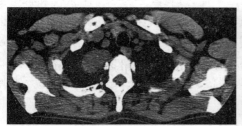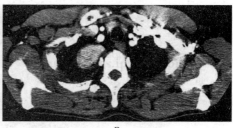

图10-48　巨淋巴结增生症
A.纵隔右侧见一肿块影,平扫与软组织密度相似;B.增强扫描后,纵隔右侧肿块影明显强化

(三)鉴别诊断

巨淋巴结增生无特异性临床表现和影像学特征,最后的确诊仍需活检病理证实,但是当患者无或仅轻微症状,纵隔内和腹膜后出现单个慢性巨大肿块,CT平扫示肿块边缘清楚,实质密度均匀,尤其是肿块呈显著强化和邻近大血管一致时,提示本病的可能。即使实质密度不均匀,中心液化坏死,但实质部分呈显著强化,与邻近大血管相似时,在鉴别诊断中仍然要考虑到本病的可能。

（李　波）

第十一章

肝胆胰脾肾疾病的CT诊断

第一节 肝 脏 疾 病

一、肝囊肿

(一)病理和临床概述

肝囊肿是比较常见的良性疾病,根据发病原因不同,可将其分为非寄生虫性和寄生虫性肝囊肿。非寄生虫性又分为先天性和后天性(如创伤、炎症性和肿瘤性,又称为假性囊肿)。以先天性肝囊肿最常见,为起源于肝内迷走的胆管或因肝内胆管和淋巴管在胚胎期发育障碍所致。本病可单发或多发,肝内两个以上囊肿者称为多发性肝囊肿。有些病例两肝散在大小不等的囊肿,又称为多囊肝,通常并存有肾、胰腺、脾、卵巢及肺等部位囊肿。临床一般无表现,巨大囊肿可压迫肝和邻近脏器产生相应症状(图11-1)。

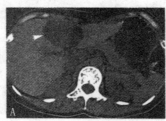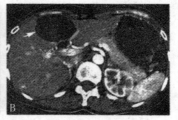

图 11-1 肝囊肿

A.CT 平扫可见左侧肝叶呈低密度囊性改变,呈张力较高;B.CT
增强扫描可见左侧肝叶囊性病变未见强化

(二)诊断要点

CT 上表现为单个或多个、圆形或椭圆形、密度均匀、边缘光滑的低密度区。合并出血或感染时密度可以增高。增强后囊肿不强化。

(三)鉴别诊断

与囊性转移瘤、肝包虫囊肿相比,肝囊肿无强化,密度均匀可鉴别。

（四）特别提示

肝囊肿的诊断和随访应首选B超检查,其敏感度和特异性高。对于疑难病例,可选用CT检查或MRI检查。其中MRI检查对小囊肿的准确率最高,CT检查因部分容积效应有时不易区分囊性或实质性。

二、肝内胆管结石

（一）病理和临床概述

我国肝内胆管结石发病率约16.1％,几乎全是胆红素钙石,由胆红素、胆固醇、脂肪酸与钙盐组成。肝内胆管结石可为双侧肝内胆管结石,也可限于左肝或右肝,左肝内胆管。肝内胆管结石的形成与细菌感染、胆汁滞留有关。肝内胆管结石与肝内胆管狭窄、扩张并存较多见,因此有胆汁的滞留。狭窄于两侧肝管均可见到,以左侧多见,也可见于肝门左、右肝管汇合部。主要临床表现:①患者疼痛不明显,发热、寒战明显,周期发作;②放射至下胸部、右肩胛下方;③黄疸;④多发肝内胆管结石者易发生胆管炎,急性发作后恢复较慢;⑤肝大、肝区叩击痛;⑥多发肝内胆管结石者,多伴有低蛋白血症及明显贫血;⑦肝内胆管结石广泛存在者,后期出现肝硬化、门静脉高压。

（二）诊断要点

（1）单纯肝内胆管结石或伴肝外胆管结石、胆囊结石,按结石成分CT表现可分5种类型。高密度结石、略高密度结石、等密度结石、低密度结石、环状结石。胆石的CT表现与其成分有关,所以,CT可以提示结石的类型。肝内胆管结石主要CT表现为管状、不规则高密度影,典型者在胆管内形成铸型结石,密度与胆汁相比以等密度到高密度不等,以高密度为多见。结石位于远端较小分支时,肝内胆管扩张不明显;结石位于肝内较大胆管者,远端小分支扩张。

（2）肝内胆管结石可以伴感染,主要有胆管炎、胆管周围脓肿形成等。CT表现为胆管壁增厚,有强化;对胆管周围脓肿,CT可以表现为胆管周围可见片状低密度影或呈环形强化及延迟强化等表现。

（3）肝内胆管结石伴胆管狭窄,CT可以显示结石情况及逐渐变细的胆管形态。

（4）肝内胆管结石伴胆管细胞癌,CT增强扫描可以在显示肝内胆管结石外及扩张胆管的同时,对肿块的位置、大小、形态及其对周围肝实质侵犯情况精确分析,动态增强扫描有特异性的表现。依表现分两型,即肝门型和周围型。肝门型主要表现:占位近侧胆管扩张,70％以上可显示肿块,呈中度强化。局限于腔内的小结节时,可以显示胆管壁增厚和强化,腔内软组织影和显示中断的胆管。动态增强扫描其强化方式呈延迟强化,具有较高的特异性。周围型病灶一般较大,在平扫和增强扫描中,都表现为低密度,多数病例有轻度到中度强化,以延迟强化为主,常伴有病灶内和/或周围区域胆管扩张。

（三）鉴别诊断

肝内胆管结石容易明确诊断,主要需要将肝内胆管结石伴间质性肝炎与胆管细胞癌相鉴别。

（四）特别提示

肝内胆管结石的影像学检查一般首选B超、CT和MRI,由于单纯的胆管结石较少,伴有胆管炎、胆管狭窄的居多,所以,磁共振胰胆管造影（MRCP）因其可以完整显示胆管系统又成为一项重要的检查项目;但单纯MRCP对伴有胆管细胞癌或不伴胆管扩张的胆管结石显示效果不佳,CT和MRI及增强扫描的价值重大（图11-2）。

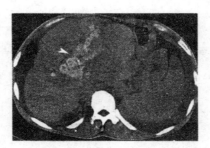

图 11-2　肝内胆管结石

CT 显示左肝内胆管内多发结节状高密度
灶,肝内胆管扩张,肝脾周围少量积液

三、肝脏挫裂伤

(一)病理和临床概述

肝脏由于体积大,肝实质脆性大,包膜薄等特点,在腹部受到外力撞击容易产生闭合伤,多由高处坠入、交通意外引起。临床表现为肝区疼痛,严重者出现失血性休克。

(二)诊断要点

1.肝包膜下血肿

包膜下有镰状或新月状等低密度区,周围肝组织弧形受压。

2.肝实质血肿

肝内有圆形、类圆形或星芒低密度灶。

3.肝撕裂

肝撕裂表现为多条线状低密度影,边缘模糊(图 11-3)。

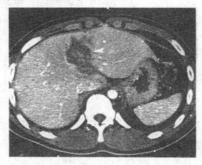

图 11-3　肝挫裂伤

CT 显示肝左叶内片状低密度灶,边缘模糊,增
强扫描内部轻度不均质强化

(三)特别提示

CT 检查能准确判断肝外伤的部位、范围,肝实质损伤和大血管的关系,腹腔积血的量,为外科决定手术或保守治疗提供重要依据。

四、肝脏炎性病变肝脓肿

(一)病理和临床概述

肝脓肿是肝内常见炎性病变,分细菌性、阿米巴性、真菌性、结核性等,以细菌性、阿米巴性肝脓肿多见。肝脓肿病理改变可分为3层结构,中心为组织液化坏死,中间为含胶原纤维的肉芽组织构成,外周为移行区域,为伴有细胞浸润及新生血管的肉芽组织。临床表现为肝大、肝区疼痛、发热及白细胞计数升高等急性感染表现。

(二)诊断要点

平扫肝实质圆形或类圆形低密度病灶,中央为脓腔,密度均匀或不均匀,CT值高于水低于肝,有时可见积气或液平面。脓腔壁为较高密度环状阴影,急性期可见壁外水肿带,边缘模糊。增强扫描脓肿壁明显环状强化,中央坏死区无强化,典型称"双环"征,代表强化脓肿壁及水肿带。

"双环"征和脓肿内积气为肝脓肿特征性表现(图11-4)。

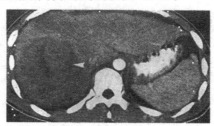

图11-4　肝脓肿

CT检查显示肝右叶类圆形混杂密度团块,增强扫描脓肿壁见环状
强化,外缘见晕征,中心区域低密度脓腔未见强化

(三)鉴别诊断

与肝癌、肝转移瘤相比,典型病史及"双环"征有助于诊断肝脓肿。

(四)特别提示

临床起病急,进展快有助于肝脓肿诊断,不典型病例需随访观察。

五、肝硬化

(一)病理和临床概述

肝硬化是以肝脏广泛纤维结缔组织增生为特征的慢性肝病,正常肝小叶结构被取代,肝细胞坏死、纤维化,肝组织代偿增生形成再生结节,晚期肝脏体积缩小。引起肝硬化主要原因有乙肝、丙肝、酗酒、胆道疾病、寄生虫等。患者早期无明显症状,后期可出现腹胀、消化不良、消瘦、贫血及颈静脉怒张、肝大、脾大、腹水等症状。

(二)诊断要点

(1)肝叶比例失调,肝左叶尾叶常增大,右叶萎缩,肝裂增宽,肝表面凹凸不平,表面呈结节状,晚期肝硬化体积普遍萎缩。

(2)肝脏密度不均匀,肝硬化再生结节为相对高密度,动态增强扫描见强化。

(3)脾大(>5个肋单位),脾静脉、门静脉扩张及侧支循环建立,出现胃短静脉、胃冠静脉及食管静脉曲张,部分患者见脾、肾分流。

(4)腹水,表现为腹腔间隙水样密度灶。少量腹水常积聚于肝、脾周围,大量腹水时肠管受压聚拢,肠壁浸泡水肿(图11-5)。

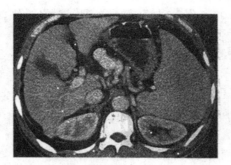

图 11-5 肝硬化

CT 检查显示肝脏体积缩小,肝叶比例失调,脾大,门静脉扩张伴侧支血管形成

(三)鉴别诊断

增强扫描示肝内结节明显强化及门脉癌栓,甲胎蛋白(AFP)显著升高等征象均有助于肝癌诊断。

(四)特别提示

CT 可直观显示肝脏形态和轮廓改变,观察肝密度改变,可初步判断肝硬化程度。同时可全方位显示肝内血管,为经颈静脉肝内门腔内支架分流术(TIPSS)手术的操作进行导向。

六、脂肪肝

(一)病理和临床概述

脂肪肝为肝内脂类代谢异常,诱发甘油三酯和脂肪酸在肝内聚积、浸润和变性,分局灶性脂肪浸润及弥漫性脂肪浸润两种。常见原因有肥胖、糖尿病、肝硬化、激素治疗及化疗后等。临床表现为肝大、高脂血症等症状。

(二)诊断要点

(1)局灶性脂肪浸润,表现为肝叶或肝段局部密度减低,密度低于脾脏,无占位效应,其内见血管纹理分布。

(2)弥漫性脂肪浸润,表现为全肝密度降低,肝内血管异常清晰(图 11-6)。

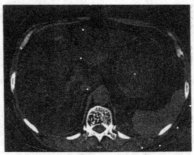

图 11-6 脂肪肝

CT 检查显示肝脏平扫密度均匀性减低,低于
脾脏密度,肝内血管纹理异常清晰

(3)常把肝/脾 CT 比值作为脂肪肝治疗后的观察指标。

(三)鉴别诊断

与肝癌、血管瘤、肝转移瘤相比,局限性脂肪肝或弥漫性脂肪肝中残存肝岛有时呈圆形或类圆形,易误诊为肿瘤或其他病变。增强扫描表现、无占位效应、无门静脉阻塞移位征象,可作为鉴别诊断依据。

(四)特别提示

对于肝岛、局灶性脂肪浸润及脂肪肝基础上伴有病变的检查,MRI 具有优势。

七、肝细胞腺瘤

(一)病因病理及临床表现

肝细胞腺瘤与口服避孕药或合成激素有关,肿瘤由分化良好、形似正常的肝细胞组织构成,无胆管,表面光滑,有完整假包膜。本病主要见于年轻女性,多无症状,停用避孕药肿块可以缩小或消失。

(二)诊断要点

平扫为圆形低密度块影,边缘锐利。少数为等密度,增强扫描动脉期较明显强化。有时肿瘤周围可见脂肪密度包围环,为该肿瘤特征。

(三)鉴别诊断

(1)肝癌:与肝细胞癌相比腺瘤强化较均匀,无结节中结节征象。

(2)局灶性结节增生:中央瘢痕为其特征。

(3)血管瘤:可多发。

(四)特别提示

肝腺瘤在 CT 上与其他实质性肿瘤表现相似,不易进行定性诊断。若患者有长期口服避孕药史,可供诊断参考。

八、肝脏局灶性结节性增生

(一)病因病理及临床表现

肝脏局灶性结节性增生(FNH)病变常为单发,易发生于肝包膜下,边界多清晰,但无包膜,其病理表现为实质部分由肝细胞、库普弗细胞、血管和胆管等组成,肝小叶的正常排列结构消失;肿块内部有放射性纤维瘢痕,瘢痕组织内包含一条或数条供血滋养动脉为其病理特征。本病多见于年轻女性,通常无临床症状。

(二)诊断要点

平扫表现为等或略低密度,中央瘢痕为更低密度;动态增强扫描 FNH 表现基本恒定,表现为动脉期明显均匀强化(中央瘢痕除外),程度强于肝细胞肝癌及海绵状血管瘤,门脉期强化程度降低,略高于正常肝组织,中央瘢痕一般延时强化(图 11-7)。

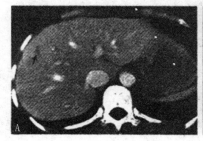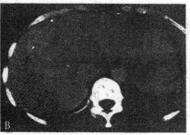

图 11-7　肝局灶性结节增生

CT 检查显示增强扫描肝右前叶类圆形团块强化,中央星芒瘢痕延迟期强化

（三）鉴别诊断

本病主要与肝细胞肝癌鉴别，FNH 无特殊临床症状，中央瘢痕为其特征。

（四）特别提示

CT 可动态反映病灶血供特点，定性能力强。对于不典型者，以放射性核素扫描和 MRI 检查意义大。

九、血管平滑肌脂肪瘤

（一）病因病理及临床表现

血管平滑肌脂肪瘤（HAML）是一种较为少见的肝脏良性间叶性肿瘤，由血管、平滑肌和脂肪 3 种成分以不同比例组成。随着病理诊断水平的不断提高，近年来对其报道逐渐增多，但由于该瘤的形态学变异多样化，因此大多数病倒易误诊为癌、肉瘤或其他间叶性肿瘤。

（二）诊断要点

HAML 病理成分的多样化导致临床准确诊断 HAML 存在一定困难。根据 3 种组织成分的不同比例将肝血管平滑肌脂肪瘤分 4 种类型。

（1）混合型，各种成分比例基本接近（脂肪含量10%～70%）。混合型 HAML 是 HAML 中常见的一种类型，CT 平扫为含有脂肪的混杂密度，各种成分的比例相近，增强扫描动脉期软组织成分有明显强化，多数能持续到门静脉期，病灶中心或边缘可见高密度血管影（图 11-8A～B）。

（2）平滑肌型，脂肪含量＜10%，根据其形态分为上皮样型、梭形细胞型等。动脉期及门静脉期强化都略高于周围肝组织，但术前准确诊断困难（图 11-8C～E）。

（3）脂肪型（脂肪含量≥70%），脂肪型 HAML 影像学表现相对有特征性，脂肪影是其特征性 CT 表现之一。其他成分的比值相对较少。因此在 CT 扫描时发现有低密度脂肪占位则高度怀疑 HAML（图 11-8F）。

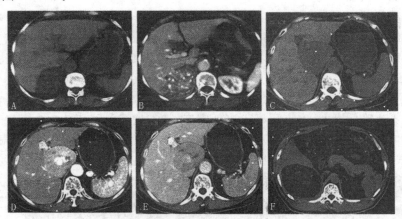

图 11-8　肝脏血管平滑肌脂肪瘤

A～B.混合型：可见脂肪低密度及软组织影，增强的血管影；C～E.上皮样型：实质内未见明显脂肪密度，中央可见粗大畸形的血管影，增强扫描为"快进快出"模式；F.脂肪型，大部分为脂肪密度

（4）血管型，血管型 HAML 诊断依靠动态增强扫描。发现大多数此类的 HAML 在注射对比剂后 40 秒，病灶达到增强峰值，延迟期（＞4 分钟）病灶仍然强化，强化方式酷似血管瘤，造成鉴别诊断困难，主要靠病灶内含有脂肪及中心高密度点状血管影加以区分。

（三）鉴别诊断

脂肪型 HAML 首先要与肝脏含脂肪组织的肿瘤鉴别：①脂肪瘤及脂肪肉瘤，CT 值多在 $-60\ Hu$ 以下，而且无异常血管及强化组织，脂肪肉瘤形态不规则，边缘不光滑；②肝局灶性脂肪浸润，常呈扇形或楔形，无占位表现，其内有正常血管穿过；③肝癌病灶内脂肪变性，分布弥散，界限不清，伴有液化坏死和血管侵犯，有肝硬化和甲胎蛋白水平升高；④髓源性脂肪瘤，由于缺乏血供，血管造影呈乏血供或少血供。

平滑肌型 HAML 需要与肝癌、血管瘤、腺瘤等相鉴别：①肝细胞癌，增强扫描"早进早出"，动脉期多为明显强化，呈高密度，但门静脉期及平衡期强化不明显，密度相对低于周围正常肝组织。肝血管平滑肌脂肪瘤的软组织成分在门静脉期仍呈稍高密度，尤其对于脂肪成分少的 HAML 容易误诊为肝癌。②肝脏转移瘤或腺瘤，鉴别诊断主要依赖于病史，瘤内出血、坏死有助于鉴别肝腺瘤。③血管型平滑肌脂肪瘤的强化方式和血管瘤的强化方式相似，在平衡期仍然为较高密度。肝血管瘤由扩张的血管及血窦组成，血窦内衬内皮细胞，有厚薄不一的纤维隔，其血供特点为"快进慢出"，在增强扫描时强化密度与肝动脉相近，动脉期、门静脉期均多为明显强化，而平衡期多为稍高密度。较大的肝血管瘤内可有纤维化，呈低密度，与肝血管平滑肌脂肪瘤内含脂肪的低密度明显不同，因而鉴别诊断主要依靠 HAML 内有脂肪成分及中心血管影。

（四）特别提示

动态增强多期扫描可充分反映 HAML 的强化特征，有助于提高 HAML 诊断的准确性，但是对不典型病灶必须结合临床病史和其他影像检查方法，CT 引导下抽吸活检对诊断 HAML 很有帮助。少脂肪的 HAML 可以行 MRI 同相位、反相位扫描。

十、肝脏恶性肿瘤

（一）肝癌

1.病因病理及临床表现

肝癌是成人最常见的恶性肿瘤之一，肝癌患者大多具有肝硬化背景。有三种组织学类型：肝细胞型、胆管细胞型、混合细胞型。肿瘤主要由肝动脉供血，易发生出血、坏死、胆汁郁积。肿块 $\geqslant 5\ cm$ 为巨块型；$<5\ cm$ 为结节型；细小癌灶广泛分布为弥漫型。纤维板层样肝细胞癌为一种特殊类型肝癌，以膨胀性生长并较厚包膜及瘤内钙化为特征，多好发青年人，无乙型肝炎、肝硬化背景。

2.诊断要点

（1）肝细胞型肝癌，表现为或大或小、数目不定低密度灶。CT 值低于正常肝组织 20 Hu 左右。有包膜者边缘清晰；边缘模糊不清，表明浸润性生长特征，常侵犯门静脉及肝静脉。有些肿瘤分化良好平扫呈等密度。增强扫描表现多种多样，通常动脉期癌灶明显不均匀强化，门静脉期及延迟期快速消退，即所谓"快进快出"强化模式（图 11-9）。

（2）胆管细胞型肝癌，平扫为低密度肿块，增强动脉期无明显强化，门静脉期及延迟期边缘强化，并向中央扩展。发生在较大胆管者，可见肿瘤近端胆管呈节段性扩张（图 11-10）。

3.鉴别诊断

同肝血管瘤、肝硬化再生结节、肝转移瘤等区别，患者有乙型肝炎病史，AFP 水平升高，合并并肝内胆管结石及门脉癌栓等均有助于肝癌诊断。

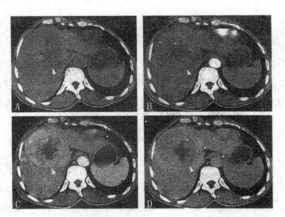

图 11-9 肝癌的平扫、动脉期、静脉期及延迟扫描

A～D.CT 显示动脉期扫描肝脏右叶病灶明显强化,见条状供血血管影。静脉
期及延迟期扫描病灶强化程度降低,见假包膜强化

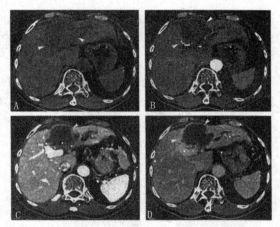

图 11-10 左肝外叶胆管细胞癌

A.左肝外叶萎缩,平扫可见肝内低密度肿块;
B～D.左肝肿块逐渐强化,边缘不规则

4.特别提示

一般肝癌通过典型 CT 表现、慢性肝病史、AFP 水平升高可确诊。部分不典型者可通过影像引导下穿刺活检明确诊断。

(二)肝转移瘤

1.病因病理及临床表现

由于肝脏为双重供血,其他脏器恶性肿瘤容易转移至肝脏,尤以门静脉为多,故消化系统肿瘤转移占首位,其次为肺、乳腺等肿瘤。肝转移性肿瘤多为结节或圆形团块状,中心易发生坏死、出血和囊变,钙化较常见。

2.诊断要点

患者可发现 90％以上肿瘤,表现为单发或多发圆形低密度灶,大部分病灶边缘较清晰,密度均匀,CT 值 15～45 Hu,若中心坏死,囊变密度则更低。若有出血、钙化则局部为高密度。增强扫描瘤灶边缘变清晰,呈花环状强化,称"环靶征",部分病灶中央延时强化,称"牛眼征"(图 11-11)。

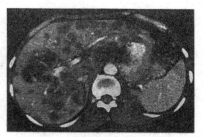

图 11-11　乳腺癌肝转移

CT检查显示肝内见广泛低密度结节及团块状

转移瘤,境界较清,增强扫描边缘环状强化

3.鉴别诊断

同肝癌、肝血管瘤、肝硬化再生结节、局灶性脂肪浸润等鉴别,结合原发病灶,一般诊断不难。

4.特别提示

结合原发病灶,一般诊断不难。多血供肿瘤有平滑肌肉瘤、肾癌、甲状腺癌、胰岛细胞瘤;少血供肿瘤有胃癌、胰腺癌及恶性淋巴瘤;黏液腺癌易产生钙化;结肠癌、平滑肌肉瘤易发生出血、坏死;直肠癌可为单发巨大肿块;卵巢癌常见肝包膜种植转移。

十一、肝脏血管性病变

(一)肝海绵状血管瘤

1.病因病理及临床表现

海绵状血管瘤起源于中胚叶,为中心静脉和门静脉发育异常所致。由大小不等血窦组成,血窦内充满血液,与正常肝组织间有薄的纤维包膜。瘤体小至数毫米,大至数十厘米,直径>4 cm称巨大血管瘤。小血管瘤无症状,巨大血管瘤引起压迫症状,血管瘤破裂致肝内或腹腔出血。

2.诊断要点

平扫为圆形或类圆形低密度灶,边缘清晰,密度均匀。动态增强扫描动脉期病灶周边结节或环状强化,门静脉期逐渐向中心充填,延迟期(5～10分钟)病灶大部分或全部强化。整个强化过程称"早出晚归",为血管瘤特征性征象。巨大血管瘤可见分隔或钙化。大血管瘤内部多有纤维、血栓及分隔而不强化(图11-12)。

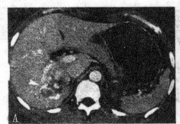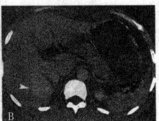

图 11-12　肝海绵状血管

A、B两图为CT检查显示增强扫描示右肝病灶边缘

结节环状强化,平衡期病灶被充填呈高密度改变

3.鉴别诊断

肝细胞癌的"快进快出"强化模式与血管瘤容易鉴别,转移瘤一般有原发病史,且呈环状

强化。

4.特别提示

CT 是诊断血管瘤的主要手段,但若未做延迟扫描或时间掌握不好,可能会误诊;特别是伴有脂肪肝的患者,CT 诊断较困难,可选用 MRI 检查,MRI 诊断血管瘤有特征表现。

(二)巴德-基亚甲综合征

1.病因病理及临床表现

巴德-基亚甲综合征是指肝静脉流出道阻塞和由此引起的相应表现,阻塞可以发生于肝与右心房之间的肝静脉或下腔静脉内。巴德-基亚甲综合征是一全球性疾病,其发病率、病因、病变类型及临床表现具有一定地域性。在亚洲,巴德-基亚甲综合征多由下腔静脉膜性闭塞所致,多无明确病因。临床主要表现为下腔静脉梗阻和门静脉高压症状,发病年龄以 20~40 岁为多见,男性略高于女性,如诊断不及时可以导致肝实质纤维化、肝硬化甚至肝衰竭而死亡。巴德-基亚甲综合征依据其病变类型和阻塞部位临床分为肝静脉阻塞型、下腔静脉阻塞型及肝静脉下腔静脉均阻塞型。

2.诊断要点

CT 表现有以下特征:①肝静脉和/或下腔静脉明显狭窄或闭塞。CT 可以直接显示肝静脉和下腔静脉的情况。②肝实质内呈网格状改变或局部低密度影,增强扫描时呈渐进式强化,为肝淤血所致局部区域有相对减弱的动脉血流,窦后压力增高,门静脉血流减慢所致。显示门静脉高压征象包括腹水、胆囊水肿及侧支循环形成等。③肝内侧支血管,在 CT 增强上表现多发"逗点状"异常强化灶,为扭曲襻状血管,尤其在延迟期扫描可以显示肝内迂曲高密度影。④肝硬化改变,伴或不伴轻度脾大。⑤肝脏再生结节,病理检查中,60%~80%的巴德-基亚甲综合征患者肝内可见到>5 mm 的多发的再生结节,也称腺瘤性增生结节或结节样再生性增生。通常为散在多发,圆形或类圆形,边界清楚,大小不等,通常直径为0.2~4.0 cm,少数可为 7~10 cm。部分位于周边的结节可引起肝轮廓改变(图 11-13)。

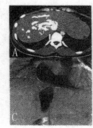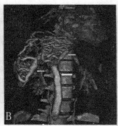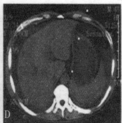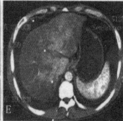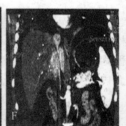

图 11-13 巴德-基亚甲综合征

A、B 为 CT 增强延迟扫描和螺旋 CT 容积漫游技术(VRT)重建,可见肝中、右静脉造影剂滞留,下腔静脉内造影剂滞留明显;C.DSA 下腔静脉造影可见膜状物;D~F 为另一例患者,男,45 岁,平扫肝脏密度不均匀,有腹水;增强扫描可见肝实质明显不均匀强化;冠状位重建可见下腔静脉肝内段明显受压

3.鉴别诊断

(1)多发性肝转移瘤,其强化多为边缘强化,多个转移结节呈明显均一强化者少见,与巴德-基亚甲综合征再生结节不同,结合其他影像学表现及临床资料不难鉴别。

(2)与可能合并的肝细胞癌进行鉴别,肝细胞癌有其特征性的"快进快出"强化模式,血浆甲胎蛋白浓度的升高可提示肝细胞癌的发生。

（3）局灶性结节增生（FNH），在延迟扫描可以有进一步强化，但鉴别意义不大，因为两者都是属于肝细胞及血管等间质过度增殖形成的良性结节。

4.特别提示

MRI和CT能很好地显示肝脏实质信号或密度的改变，增强以后能清楚地显示血管结构及血供变化情况。另外，MRI可以多方位做肝血管成像，最大限度显示血管结构而不用静脉注射造影剂。特别对于那些因血管病变严重或肝静脉开口闭塞即使行血管造影也难以显示的血管结构，能够清楚地显示。相位敏感技术及MRI血管造影有助于评价门静脉通畅度和血流方向。超声检查是诊断巴德-基亚甲综合征的首选检查方法可为临床病变的定位、分型提供可靠的诊断，但超声检查的局限性在于不能全面评价凝血块或肿瘤累及下腔静脉或肝静脉的情况。静脉造影是诊断的金标准，目前采用介入方法治疗巴德-基亚甲综合征已十分普遍。

（三）肝小静脉闭塞病

1.病因病理及临床表现

肝小静脉闭塞（VOD）是指肝小叶中央静脉和小叶下静脉损伤导致管腔狭窄或闭塞而产生的肝内窦后性门静脉高压症。本病的致病原因据目前所知有两大类，一是食用含吡咯双烷生物碱植物或被其污染的谷类；二是癌肿化疗药物和免疫抑制药的应用。另有文献认为，肝区放疗3～4周内，对肝照射区照射剂量超过35 Gy时也可发生本病。

病理表现：急性期肝小叶中央区肝细胞由于静脉回流不畅致出血坏死，无炎细胞浸润；亚急性期肝小叶、肝小静脉支内皮增生、纤维化致管腔狭窄，出现血液回流障碍。周围有广泛的纤维组织增生；慢性期呈同心源性肝硬化的表现。

急性期起病急骤，患者表现上腹剧痛、腹胀、腹水、黄疸、下肢水肿少见，有肝功能异常。亚急性期的特点是持久性的肝大，反复出现腹水。慢性期表现以门脉高压为主。

2.诊断要点

（1）CT平扫：肝大，密度降低，严重者呈"地图状"、斑片状低密度，呈中到大量腹水。

（2）增强动脉期：肝动脉呈代偿改变，血管增粗、扭曲，肝脏可有轻度的不均匀强化。

（3）门静脉期：特征性的"地图状"、斑片状强化和低灌注区；肝静脉显示不清，下腔静脉肝段明显变扁，远端不扩张亦无侧支循环，下腔静脉、门静脉周围呈"晕征"或"轨道征"，胃肠道多无淤血表现（图11-14）。

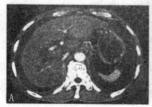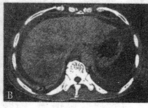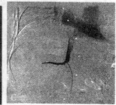

图11-14　肝小静脉闭塞病

A、B、C三图为该患者服用药物20天后出现腹水，肝功能损害。CT示肝淤血改变，肝静脉未显示，门静脉显示正常，侧支循环较少。造影见下腔静脉通畅，副肝静脉显示良好

（4）延迟期：肝内仍可有斑片、"地图状"的低密度区存在。

3.鉴别诊断

巴德-基亚甲综合征:约有60%的患者伴有躯干水肿、侧腹部及腰部静脉曲的表现,而VOD无这种表现;CT平扫及增强可发现巴德-基亚甲综合征的梗阻部位,肝内和肝外侧支血管形成等血流动力学改变等。

4.特别提示

对临床有明确病史、符合肝脏CT 3期增强表现特征者,可以提示VOD的诊断,并根据平扫和增强前后的肝实质密度改变程度和肝内血管的显示清晰程度,提供临床对肝脏损害程度的判断。明确诊断应行肝静脉造影和肝穿刺活检。临床无特异性治疗。

(四)肝血管畸形

1.病理和临床概述

肝血管畸形分为先天性和特发性两类,前者为遗传性出血性毛细血管扩张症(HHT)的肝血管异常表现的一部分,较为多见;后者为单纯肝血管畸形,而无其他部位或脏器的血管畸形。文献报道,HHT有4个特征:家族性,鼻咽部出血,脏器出血及内脏动、静脉畸形。一般认为如果上述症状出现三项即可诊断HHT。本病主要的临床表现为肝硬化,继而出现肝性脑病、食管静脉曲张及充血性心力衰竭等。HHT的病变主要累及毛细血管、小静脉及小中动脉,表现为毛细血管扩张,动、静脉畸形及动、静脉瘘。这种改变可累及皮肤、黏膜、肺、胃肠道、肝脏和中枢神经系统,肝脏受累概率为8%～31%,可形成肝硬化改变。特发性肝动脉畸形仅指肝动脉异常,而无其他脏器和部位相应血管畸形,但同HHT比较两者的肝动脉畸形改变是类似的。

2.诊断要点

CT和增强造影显示患者有典型的肝内动、静脉瘘,轻度门静脉、肝静脉瘘,肝血管畸形有许多伴发改变,如增粗肝动脉压迫局部胆管,可使胆管扩张,血流动力学改变致肝大、尾叶萎缩等(图11-15)。

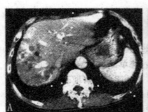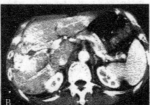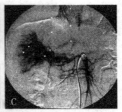

图 11-15　特发性肝血管畸形
A、B、C.CT检查显示动脉期肝内异常强化灶,门静脉提前
出现。造影见肝动脉杂乱,肝静脉、门静脉提前出现

增强扫描动脉期肝实质灌注不均匀,可见斑片状强化区并其间夹杂散在点状强化,腹腔动脉干及肝内动脉明显增宽、扭曲改变,同时伴肝脏增大,动脉期全肝静脉清晰显影,门静脉期肝实质密度强化基本均匀,门静脉一般无明显异常改变。

3.鉴别诊断

肿瘤所致动、静脉瘘,可见肝脏有肿块,有临床病史,一般可以鉴别。

4.特别提示

双期螺旋CT、CTA、MRA能特别有助于显示血管畸形的血流特征及空间关系,同时可以发现肝脏动、静脉畸形的其他伴发表现,这些很难被其他影像技术很好地显示,可以充分认识病灶的影像学特征,为诊治提供可靠的影像学信息。动态增强 MRA 也可以直观显示肝动脉畸形改变,是超声检查和传统 CT 不可比拟的。肝动脉造影是诊断肝血管畸形的金标准。

（周　猛）

第二节　胆囊疾病

一、胆囊结石伴单纯性胆囊炎

(一)病理和临床概述

急性胆囊炎病理改变是胆囊壁充血水肿及炎性渗出,严重者胆囊壁坏死或穿孔形成胆瘘,常合并结石。临床常有慢性胆囊炎或胆囊结石病史,症状为右上腹疼痛,放射至右肩,为持续性疼痛并阵发性绞痛,伴畏寒、呕吐。

(二)诊断要点

平扫示胆囊增大,直径＞15 mm,胆囊壁弥漫性增厚超过 3 mm,常见胆囊结石;增强扫描增厚胆囊壁明显均匀强化。胆囊窝可有积液,若胆囊壁坏死穿孔,可见液平面(图 11-16)。

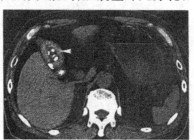

图 11-16　胆囊结石伴单纯性胆囊炎

CT 检查示胆囊壁明显增厚,胆囊内见多发小结节状高密度结石

(三)鉴别诊断

本病与胆囊癌相鉴别,胆囊癌常表现为胆囊壁不规则增厚,伴相邻肝脏浸润。

(四)特别提示

CT 显示胆囊窝积液、胆囊穿孔及气肿性胆囊炎方面有较高价值。

二、黄色肉芽肿性胆囊炎

(一)病理和临床概述

黄色肉芽肿性胆囊炎(XGC)是一种以胆囊慢性炎症为基础,伴有胆汁肉芽肿形成,重度增生性纤维化及泡沫状组织细胞形成的炎性疾病。本病常见于女性,患者常有慢性胆囊炎或结石病史,临床表现与普通胆囊炎相似。

(二)诊断要点

(1)不同程度胆囊壁增厚,弥漫性或局限性,胆囊增大。

(2)胆囊壁可见大小不一、数目不等的圆形或椭圆形低密度灶,病灶可融合,HRCT 无明显强化,胆囊壁轻中度强化。

(3)可显示黏膜线。

(4)胆囊周围有侵犯征象,出现胆囊结石或钙化(图 11-17)。

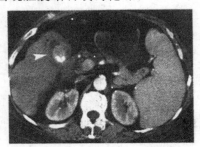

图 11-17　黄色肉芽肿性胆囊炎

CT 检查示胆囊壁弥漫性不均性增厚,中央层可见低密度,呈"夹心饼干"征。胆
囊壁轻中度强化,胆囊腔内见高密度结石,胆囊窝模糊不清

(三)鉴别诊断

与胆囊癌、急性水肿或坏死性胆囊炎鉴别困难。

(四)特别提示

CT 常易误诊为胆囊癌伴周围侵犯,诊断需由切除的胆囊做病理检查后才能最终确诊。

三、胆囊癌

(一)病理和临床概述

胆囊癌病因不明,可能与胆囊结石及慢性胆囊炎长期刺激有关。本病多见于中老年,以女性多见,早期无明显症状,进展期表现为右上腹持续性疼痛、黄疸、消瘦、肝大及腹部包块。约 80% 合并胆囊结石,70%～90% 为腺癌,80% 呈浸润性生长。晚期肿瘤侵犯肝脏、十二指肠、结肠等周围器官,可通过肝动脉、门静脉及胆管远处转移。

(二)诊断要点

胆囊癌分胆囊壁增厚型、腔内型、肿块型和弥漫浸润型。表现为胆囊壁不规则性增厚或腔内肿块,增强扫描明显强化,合并胆管受压扩张、邻近肝组织受侵表现为低密度区(图 11-18)。

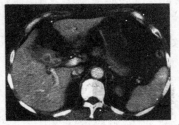

图 11-18　胆囊癌侵犯局部肝脏

CT 增强扫描可见胆囊正常结构消失,胆囊壁不规则
增厚伴延迟不均匀强化,局部肝脏可见受累

(三)鉴别诊断

有时与慢性胆囊炎或胆囊腺肌增生症鉴别困难。

(四)特别提示

CT虽然在诊断胆囊癌上很有价值,但有一定的局限性,如早期胆囊癌,CT易漏诊;而晚期胆囊癌,CT不易区分肿瘤来源;胆囊癌胆管内播散不易发现等。

(周　猛)

第三节　胰腺疾病

一、胰腺炎

胰腺炎分为急性、慢性胰腺炎。

(一)急性胰腺炎

1.病理和临床概述

急性胰腺炎为常见急腹症之一,多见于成年人,暴饮暴食及胆道疾病为常见诱因,分水肿型及出血坏死型两种。水肿型表现为胰腺大、间质充血水肿及炎症细胞浸润;出血坏死型表现为胰腺腺泡坏死、血管坏死性出血、脂肪坏死。胰腺炎伴胰周渗液及后期假性囊肿形成。临床起病急骤,有持续性上腹部疼痛,放射胸背部,伴发热、呕吐,甚至低血压休克,血和尿淀粉酶水平升高。

2.诊断要点

(1)水肿型:轻型CT表现正常,多数表现为胰腺不同程度增大,密度正常或稍低,轮廓清或欠清,可有胰周渗液,增强后胰腺均匀性强化。

(2)出血坏死型:胰腺体积弥漫性增大、密度不均匀,常见高低混杂密度区,增强扫描见低密度坏死区,胰周脂肪层模糊消失,胰周见低密度渗液,肾前筋脉增厚。常并发胰腺蜂窝织炎及胰腺脓肿(图11-19)。

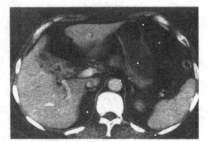

图 11-19　急性胰腺炎

CT检查显示胰腺弥漫性肿胀、密度减低,胰周
见低密度渗液,左侧肾前筋膜增厚

3.鉴别诊断

同胰腺癌、胰腺囊腺瘤鉴别,典型临床病史及实验室检查有助于诊断胰腺炎。

4.特别提示

部分患者早期CT表现正常,复查时才出现胰腺增大、胰周渗液等征象。CT对出血坏死性胰腺炎诊断有重要作用。因此临床怀疑急性胰腺炎时应及时行CT检查及复查。

(二)慢性胰腺炎

1.病因病理及临床表现

慢性胰腺炎在我国以胆道疾病的长期存在为主要原因。病理特征是胰间质纤维组织增生或胰腺腺泡广泛进行性纤维化和胰腺实质破坏及有不同程度炎症性改变。临床视其功能受损不同而有不同表现,常有反复上腹痛及消化障碍。

2.诊断要点

(1)胰腺轮廓改变,外形可表现为正常、弥漫性增大或萎缩,或局限性增大,弥漫性增大常见于慢性胰腺炎急性发作者。

(2)主胰管扩张,直径>3 mm,常伴导管内结石或导管狭窄。

(3)胰腺密度改变,钙化是慢性胰腺炎特征,胰腺实质坏死区表现为不均质边界不清低密度区,增强扫描早期可见强化。

(4)假囊肿形成。

(5)肾前筋膜增厚(图 11-20)。

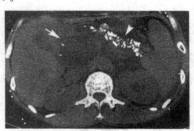

图 11-20　慢性胰腺炎
CT 检查显示胰腺萎缩,广泛钙化,胰管局
部扩张,胰头后方区域见假性囊肿形成

3.鉴别诊断

慢性胰腺炎常表现为胰管不规则扩张、胰周血管受压,而胰腺癌常表现为胰管中断、胰周血管侵犯。

4.特别提示

CT 诊断慢性胰腺炎时,最关键就是要排除胰腺癌或是否合并胰腺癌。行 MRCP 检查观察病变区胰管是否贯穿或中断,有助于提高诊断正确性。

二、胰腺良性肿瘤或低度恶性肿瘤

(一)胰岛细胞瘤

1.病因病理及临床表现

胰岛细胞瘤起源于胰腺内分泌细胞,根据有无激素分泌活性,分功能性和非功能性两大类。90%功能性胰岛细胞瘤直径不超过 2 cm,85%为良性;非功能性胰岛细胞瘤瘤体总是很大。不同肿瘤其临床表现不一样,无功能胰岛细胞瘤小者无症状,大者以腹部肿块为主诉;功能性胰岛细胞瘤因分泌不同激素而症状不同,如胰岛素瘤表现为持续性低血糖,胃泌素瘤表现为胰源性溃疡等。

2.诊断要点

动态增强扫描因肿瘤血管丰富而增强显示。非功能性胰岛细胞瘤瘤体很大,平扫呈等或低密度,肿块呈椭圆形或分叶状,可出现囊变坏死,少数有钙化,邻近器官受压改变。增强扫描实质部明显强化,肿瘤不侵犯腹腔及肠系膜血管根部周围脂肪层(图 11-21)。

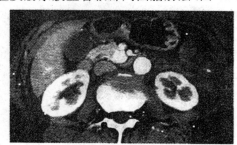

图 11-21　胰岛细胞瘤

CT检查显示胰腺钩突旁明显强化结节,边缘规则,与周围血管界清

3.鉴别诊断

无功能胰岛细胞瘤需与胰腺癌鉴别,瘤体大、富血管、瘤体内钙化及无胰腺后方血管侵犯等征象有助于诊断胰岛细胞瘤。

4.特别提示

功能性胰岛细胞瘤由于肿瘤小,常规 CT 检出的敏感性不高。判断胰岛细胞瘤良、恶性影像学检查不可靠,需应用免疫化学检查和内分泌标识来分类。

(二)胰腺囊性肿瘤

1.病因病理及临床表现

胰腺囊性肿瘤比较少见,病理上分为大囊及小囊型,好发于胰体、尾部,高龄女性多见,一般无明显临床症状,肿瘤较大时可触及腹部包块,胃肠道可有不适症状。

2.诊断要点

胰腺内壁较厚的囊性肿块,大囊型直径＞2 cm,小囊型直径＜2 cm,囊壁可见向腔内突出乳头状肿瘤,或表现为多个小囊状肿物,中心呈放射状间隔。增强扫描较明显强化(图 11-22)。

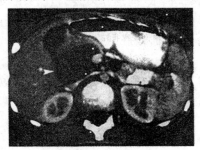

图 11-22　胰头囊腺瘤

CT检查显示胰头区囊性占位,前缘见受压推移
正常胰腺组织,增强扫描病灶内部环状强化

三、胰腺癌

(一)病因病理及临床表现

1.病因病理

胰腺癌主要源于导管细胞,无明确诱发因素,慢性胰腺炎是个重要因素。

2.临床表现

本病多见于 60～80 岁,男性好发。按临床表现为胰头癌、胰体尾部癌及全胰腺癌。腹痛、消瘦和乏力为胰腺癌共同症状,黄疸是胰头癌突出表现。

3.鉴别诊断

囊性腺瘤与囊性腺癌很难鉴别,血管造影有利于鉴别。

4.特别提示

发现胰腺小囊性占位,特别发生在体尾部,不要轻易诊断胰腺囊肿或囊性瘤,一定要密切随访。

(二)诊断要点

(1)胰腺局限或弥漫性增大,肿块形成。

(2)胰腺内不均质低密度肿块,内部可有液化坏死区,增强扫描病灶轻度强化(图 11-23)。

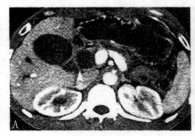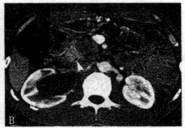

图 11-23　胰头癌

A、B.CT 显示胆道胰管扩张呈"双管征"。胰头区见低密度肿块,增
强扫描轻度不均质强化,正常胰腺实质仍明显强化,右肾盂积水

(3)病变处胰管中断,远侧胰管扩张、周围腺体萎缩,胰头癌可出现"双管"征。

(4)胰周脂肪层模糊消失伴条索状影,血管(腹腔干、肠系膜上动静脉多见)被包埋。

(5)腹膜后淋巴结增大及远处转移,以肝脏多见。

(三)鉴别诊断

主要与囊腺瘤、胰岛细胞瘤及慢性胰腺炎鉴别,胰管中断征象是胰腺癌特征征象。囊腺瘤表现为大小不等囊腔,胰岛细胞瘤为富血供肿瘤,强化明显,慢性胰腺炎一般有典型病史。

(四)特别提示

CT 是诊断胰腺癌的金标准,胰周侵犯及胰周血管包绕是胰腺癌不可切除的可靠征象。

(周　猛)

第四节　脾　脏　疾　病

一、脾脏梗死及外伤

(一)脾脏梗死

1.病因病理及临床表现

脾脏梗死指脾内动脉分支阻塞,造成脾组织缺血坏死所致。风湿性心脏病二尖瓣病变和肝硬化是引起脾梗死常见原因。临床多无症状,有时可有上腹痛、发热、左侧胸腔积液等。

2.诊断要点

平扫表现为脾内三角形或楔形低密度区,多发于脾前缘近脾门方向。增强扫描周围脾组织明显强化,而梗死灶无强化,境界变清(图 11-24)。

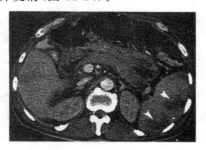

图 11-24　脾梗死
CT 检查显示脾内多发楔形低密度灶,尖端指向脾门,增强扫描未见强化

3.鉴别诊断

脾梗死容易诊断,慢性期有时需与脾肿瘤鉴别,HRCT 有助于鉴别。

4.特别提示

脾梗死一般不需要处理,CT 扫描的目的在于观察梗死的程度,MRI 价值与 CT 相仿。

(二)脾挫裂伤

1.病因病理及临床表现

脾挫裂伤绝大部分是闭合性的直接撞击所致。脾是腹部外伤中最常累及的脏器。病理包括脾包膜下血肿、脾脏挫裂伤、脾撕裂、脾脏部分血管阻断和脾梗死。临床表现为腹痛、血腹、失血性休克等。

2.诊断要点

(1)脾包膜下血肿:包膜下新月形低密度灶,相应脾脏实质呈锯齿状。

(2)脾实质内出血:脾内多发混杂密度,呈线状。有圆形或卵圆形改变,增强扫描示斑点状不均质强化。

(3)其他:腹腔积血(图 11-25)。

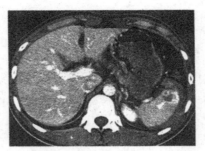

图 11-25 脾挫裂伤

CT 检查显示脾包膜下新月形血肿,脾实质
内不规则低密度灶,增强扫描不均质强化

3.鉴别诊断

脾挫裂伤与脾分叶、先天切迹及扫描伪影有时难以鉴别,应行增强扫描观察。

4.特别提示

急性脾损伤患者平扫有时可表现正常,应行增强扫描观察。CT 检查对脾挫裂伤诊断非常准确,累及脾门时应考虑手术。

二、脾脏血管瘤

(一)病因病理及临床表现

脾脏血管瘤是脾脏最常见的良性肿瘤,多发生于 30～60 岁女性。成人为海绵状血管瘤,小儿多为毛细血管瘤。较大血管瘤可有上发痛、左上腹肿块、压迫感及恶心、呕吐等症状。约 25% 患者出现急腹症而就诊。

(二)诊断要点

平扫为比较均匀低密度影,多为单发,边缘清晰,形态规则,合并出血时密度增高或不均匀,瘤体较大可伴有钙化。增强扫描瘤体边缘见斑点状强化,逐渐向中心部充填,延迟期整个瘤体增强(图 11-26)。

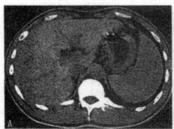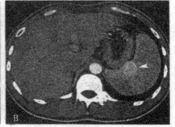

图 11-26 CT 平扫及增强扫描

A、B 两图 CT 检查显示可见脾门处结节状稍低密度灶,增强扫描明显强化,边缘光整

(三)鉴别诊断

脾脏错构瘤密度不均匀,发现脂肪密度为其特征。

(四)特别提示

因脾脏血管瘤网状内皮增厚及中心血栓、囊变等原因,少部分脾状血管瘤强化充填缓慢。MRI 显示脾血管瘤的敏感性高于CT。

三、脾脏淋巴瘤

(一)病因病理及临床表现

脾脏淋巴瘤分原发性恶性淋巴瘤及全身恶性淋巴瘤脾浸润两种。病理上分为弥漫性脾肿大、粟粒状肿物及孤立性肿块。临床表现有脾大及其相关症状。

(二)诊断要点

(1)原发性恶性淋巴瘤表现脾大,脾内稍低密度单发或多发占位病变,边缘欠清,增强扫描不规则强化,边缘变清。

(2)全身恶性淋巴瘤脾浸润表现脾大,有弥漫性脾内结节灶,脾部淋巴结肿大(图11-27)。

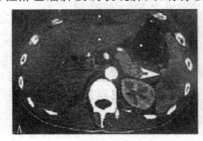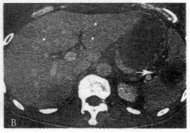

图 11-27 脾内多发类圆形低密度灶

A、B两图CT显示边缘不规则强化,胰尾受累

(三)鉴别诊断

有时与转移瘤鉴别困难,需密切结合临床。

(四)特别提示

淋巴瘤的诊断要依靠病史,CT上淋巴瘤病灶可互相融合成地图样,此点同转移瘤不同。MRI平面梯度快速回波增强扫描对淋巴瘤的诊断很有帮助。

(周　猛)

第五节　肾　脏　疾　病

一、肾脏外伤

(一)病理和临床概述

肾脏遭受任何直接损伤如暴力挤压、骨折损伤、牵拉撕裂,或间接暴力如强烈震荡等均可导致损伤。近年来,医源性损伤亦逐渐增多。根据其病理特征,一般将肾外伤分为3型:①轻型损伤,包括肾挫伤、表浅性裂伤、包膜下血肿;②中型损伤,伤及肾实质或延及收集系统;③重型损伤,包括肾粉碎性伤及肾蒂损伤。临床表现为血尿、休克、腰部疼痛、腰肌紧张或有肿块,同时常合并其他脏器损伤。

(二)诊断要点

肾出血是肾外伤最常见的征象。肾损伤表现多样,一般可表现为:①肾因水肿和出血而增大,或肾脏因肾周血肿或漏尿而移位;②肾轮廓模糊不清或失去连续性;③肾实质裂隙、缺损或碎裂,肾内出血,轻的出现局限性血肿,边界清,严重者出现不规则不均匀的混杂密度;④肾周斑肿是诊断肾破裂最常见的征象,表现为新月形或环形包膜下血肿,严重者随肾包膜撕裂,出血进入肾周间隙或肾旁间隙;⑤尿外漏,表明肾收集系统损伤;⑥合并其他脏器损伤(图 11-28)。

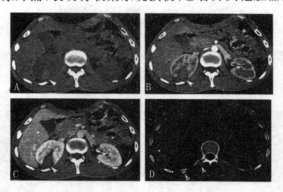

图 11-28　肾破裂

A、B、C、D.为右肾破裂的 CT 三维重建,右肾上极破裂,边缘不规则,局部未见血液供应

(三)鉴别诊断

一般可明确诊断,注意排除肾是否伴有其他病变。

(四)特别提示

肾在泌尿系统中最易发生损伤。由于肾血供丰富。具有高分辨率的 CT 显示出其优势。可明确损伤的程度和范围。三维 CT 重建对肾盂、输尿管、肾血管损伤的判断很有帮助。肾血管损伤的金标准是肾动脉造影,对于肾血管小分支出血患者可行肾动脉栓塞治疗。

二、肾囊肿

(一)病理和临床概述

肾囊肿分为肾单纯囊肿和多囊肾。肾单纯囊肿最常见,多见于成人。为后天形成,目前认为是肾小管憩室发展而来。病理上多见于肾皮质的浅深部或髓质,囊壁薄,内含透明液体,与肾盂不同。临床多无症状。多囊肾指肾皮质和髓质内发生的多发囊肿的遗传性疾病,按遗传方式分为常染色体显性遗传型(成人型)多囊肾和常染色体隐性遗传型(儿童型)多囊肾。前者多在 30 岁后发病,表现为肾脏增大、局部不适、血尿、蛋白尿、高血压等。后者基本病变为肾小管增生和囊状扩张,有不同程度肝门周围纤维化和肝内胆管囊状扩张。临床有肾、肝症状。

(二)诊断要点

1.单纯囊肿

平扫为圆形或椭圆形低密度灶,水样密度。增强扫描不强化、壁薄(图 11-29)。

2.特殊类型

盂旁囊肿,位于肾窦内,可能为淋巴源性或肾胚胎组织残余发展而成,低密度,可压迫肾盂和肾盏,还有一种高密度囊肿,平扫比肾实质高,可能为出血、含蛋白样物质所致。

3.多囊肾成人型

肾内多发囊状水样低密度,大小不等,不强化。

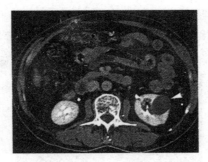

图 11-29 左肾囊肿

CT 检查示左肾实质内见一圆形囊状积液,未见强化

4.多囊肾儿童型

双肾对称增大有分叶,肾实质密度低,肾盂小,囊肿不易发现,增强扫描肾实质期延长,可见多发、扩张的肾小管密度增高,放射状分布。

(三)鉴别诊断

1.囊性肾癌

癌灶边缘有强化,可伴有后腹膜淋巴结转移及邻近脏器受侵犯等改变。

2.肾母细胞瘤

肾母细胞瘤多见于儿童,为肾脏实质性肿块,肾静脉往往受侵,易发生肺转移。

3.髓质海绵肾

肾皮、髓质交界区多发小钙化灶,呈簇状分布。

(四)特别提示

B 超是诊断肾囊肿常用而有效的方法。CT、MRI 均明确诊断,并起到鉴别诊断价值。

三、肾结石

(一)病理和临床概述

肾结石在尿路结石中居首位,发病年龄多为 20～50 岁,男性多于女性,多为单侧性。发病部位多见于肾盂输尿管连接部、肾盏次之,偶可见于肾盂源性囊肿或肾囊肿内。病理改变主要为梗阻、积水、感染及对肾盂黏膜和肾实质的损害。结石根据其组成成分分为阳性和阴性结石两类。临床症状主要为血尿、肾绞痛和排石史。当结石并发感染和梗阻性肾积水时,则出现相应临床症状。

(二)诊断要点

平扫可发现阳性及阴性结石,阴性结石密度常高于肾实质,CT 值常为 100 HU 以上,无增强效应。结石常为圆形、卵圆形、鹿角状。螺旋 CT 薄层扫描可发现直径＜2 mm 的结石。结石继发肾积水表现为患侧肾盂肾盏扩大,为均匀一致的低密度,部分患者在低密度中能发现高密度结石。长期梗阻导致肾皮质萎缩,增强扫描肾实质强化差,集合系统内对比剂浓度低(图 11-30)。

(三)鉴别诊断

血凝块,密度明显低于结石;钙化灶,不引起近侧尿路梗阻。

(四)特别提示

腹部 X 射线平片能发现 90％以上的阳性结石,能确定结石位置、形状、大小。静脉肾盂造影能发现 X 射线平片不能显示的阴性结石,并判断肾积水程度。CT 检查的分辨率明显高于 X 射线平片,可同时发现肾及其周围结构的形态学和功能学改变,CT 不仅能发现肾积水的程度,还能确定其梗阻位置。

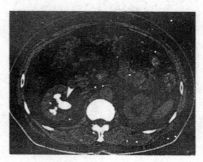

图 11-30　肾结石

CT 检查示肾盂内可见鹿角状高密度灶

四、肾结核

(一)病理和临床概述

肾结核 90% 为血行感染引起,肺结核是主要原发病灶,骨关节结核、肠结核等也可成为原发灶。其他传播途径尚包括经尿路、经淋巴管和直接蔓延。致病菌到达肾皮髓交界区形成融合的结核结节,感染多是双侧性的。病变发展扩大,结节中心坏死,干酪样物液化排出,形成空洞。病灶常在肾乳头处侵入肾盂、肾盏,进而到达全肾或其他部位,肾结核可随集合系统累及输尿管、膀胱,男性可累及生殖系统。肾结核多见于青壮年,20~40 岁,男性多见,主要症状有尿频、尿痛、米汤样尿及血尿、脓尿等。部分患者有腰痛。

(二)诊断要点

(1)早期肾小球血管丛病变,CT 检查无发现。

(2)当病变发展干酪化形成寒性脓肿,破坏肾乳头时,CT 见单侧或双侧肾脏增大,肾实质内边缘模糊的单发或多发囊状低密度区,CT 值接近于水,增强扫描呈环状强化,与之相通的肾盏变形。

(3)后期肾体积缩小,肾皮质变薄,肾盂、肾盏管壁增厚,不规则狭窄。脓肿溃破可形成肾周或包膜下积脓,肾周间隙弥漫性软组织影。50% 可见钙化,"肾自截"可见弥漫性钙化(图 11-31)。

(三)鉴别诊断

(1)肾囊肿:肾实质内单发或多发类圆形积液,无强化,囊壁极少钙化。

(2)肾积水:积液位于肾盂、肾盏内。

(3)细菌性肾炎:低密度灶内一般不发生钙化。

(四)特别提示

静脉肾盂造影是诊断肾结核的重要方法,但早期不能显示结核病灶,晚期肾功能受损时又不能显影。诊断不明确可选择 CT 检查,CT 的价值在于判断病变在哪侧肾、损害程度,能更好地显示病灶细节、肾功能情况、肾门及腹膜后淋巴结有无肿大,是确定肾结核治疗方案必不可少的检查方法。

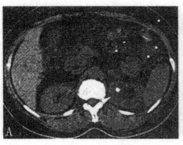
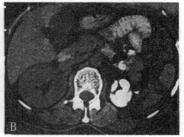

图 11-31　肾结核

A.肾结核,肾实质内多发囊状低密度区伴斑点状钙化;B.肾自截,全肾钙化

五、肾脓肿

(一)病理和临床概述

肾脓肿是肾非特异性化脓性脓肿,主要由血运播散引起,少数由逆行感染所致。常为单侧性病变。其致病菌多为金黄色葡萄球菌,病理改变为致病菌在肾皮质内形成多发局限性脓肿,数个脓肿可合并成较大脓肿,偶尔全肾累及。临床表现有突然起病、畏寒、高热、腰部疼痛、患侧腰肌紧张及肋脊角叩痛、食欲缺乏等。血常规示,白细胞升高,中性粒细胞升高。

(二)诊断要点

1.急性浸润期

CT平扫肾实质内稍低密度,边界不规则病灶,边缘模糊,增强呈边缘清晰的低密度灶。

2.脓肿形成期

脓肿形成期可见不规则脓腔,增强呈环状强化,外周见水肿带。脓肿内可见小气泡及液化区。

3.肾周脓肿

脓肿可波及肾周、后腹膜及腰大肌,也可向肾盂内蔓延,形成肾盂积脓(图11-32)。

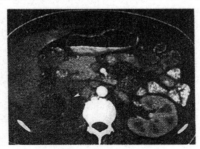

图 11-32　肾脓肿

CT示右肾外形增大,边缘模糊,肾实质内见环状强化灶及气体

(三)鉴别诊断

肾结核,半数发生钙化,低密度灶内一般看不见气泡。

(四)特别提示

结合病史、体征、实验室检查和尿路造影可诊断。B超、CT不仅可确定病变部位、程度,还可动态观察。尚可行CT引导下肾脓肿穿刺诊断或治疗。MRI检查 T_1WI 像呈低信号, T_2WI 上呈高信号。

六、肾动脉狭窄

(一)病理和临床概述

肾动脉狭窄是指各种原因引起的肾动脉起始部、主干,或其分支的狭窄。是继发性高血压最常见的原因。常见肾动脉狭窄原因:①大动脉炎,病变常累及主动脉及其分支,我国多见,主要发生于年轻女性,累及肾动脉者多为单侧,好发于起始部;②肌纤维结构不良,见于年轻男性,肾动脉管壁纤维增生,管腔狭窄,常发生在肾动脉远侧 2/3,多位双侧,呈串珠样;③主动脉粥样硬化,见于老年,常有高血压,糖尿病,多发生在肾动脉起始部。其他原因有先天发育不良、肾动脉瘤、动静脉瘘、外伤、肾移植术后、肾蒂扭转、肾动脉周围压迫等。临床主要表现为短期出现高血压,舒张压升高为主。部分患者腰部可闻及杂音。

(二)诊断要点

CT 显示肾脏形态变小,肾萎缩改变。肾皮质变薄,强化程度减低。部分患者血栓形成并脱落导致肾梗死。CTA 可显示肾动脉狭窄或动脉狭窄后扩张。大动脉炎可见血管增厚,呈向心性或新月形增厚。动脉粥样硬化的钙化发生在动脉内膜,血管腔不均匀或偏心狭窄(图 11-33)。

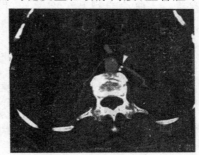

图 11-33　左肾动脉狭窄

曲面重建示左肾动脉起始部钙化引起的左肾动脉狭窄

(三)鉴别诊断

血管造影可明确诊断,一般无需鉴别。

(四)特别提示

本病的早期诊断对于临床治疗有重要影响。CTA、MRA 是无创性检查,诊断敏感性和特异性高,有取代血管造影的趋势。但血管造影是诊断该病的金标准,能准确显示狭窄部位、范围和程度。同时可施行肾动脉球囊扩张或支架置入术治疗肾动脉狭窄。

七、肾肿瘤

肾肿瘤多为恶性,任何肾肿瘤在组织学检查前都应疑为恶性。临床上较常见的肾肿瘤有源自肾实质的肾癌、肾母细胞瘤及肾盂肾盏发生的移行细胞癌。小儿恶性肿瘤中,肾母细胞瘤占 20% 以上,是小儿最常见的腹部肿瘤。成人恶性肿瘤中肾肿瘤占 2% 左右,绝大部分为肾癌,肾盂癌少见。肾脏良性肿瘤中最常见的是肾血管平滑肌脂肪瘤。

（一）肾血管平滑肌脂肪瘤

1.病理和临床概述

以往认为肾血管平滑肌脂肪瘤是错构瘤,目前通过免疫组化证实该肿瘤为单克隆性生长,是真性肿瘤。绝大部分肾血管平滑肌脂肪瘤是良性,但已有文献报道少数肿瘤恶性变并发生转移。肿瘤主要起源于中胚层,由不同比例的异常血管、平滑肌和脂肪组织组成,一般呈膨胀性生长。肾血管平滑肌瘤有两个类型:一型合并结节性硬化,此型多见于儿童或青年。肿瘤为双肾多发小肿块。临床无泌尿系统症状。另一型不合并结节性硬化,肾肿块单发且较大,有血尿、腰痛等临床症状。肾血管平滑肌脂肪瘤是肾脏自发破裂最常见的原因。从病理学上看,肾血管平滑肌瘤可以分为上皮样血管平滑肌脂肪瘤和单形性上皮样血管平滑肌脂肪瘤及单纯的血管平滑肌脂肪瘤。前者有上皮样细胞,含有大量血管成分或少量脂肪组织;中者仅含上皮样细胞和丰富的毛细血管网;后者三者按不同比例在瘤内分布。

2.诊断要点

典型表现为肾实质内单发或多发软组织肿块,边界清楚,密度不均匀,内见脂肪密度,CT值低于−20 HU。脂肪性低密度灶中夹杂着不同数量的软组织成分,呈网状或蜂窝状分隔。增强后部分组织强化,脂肪组织不强化(图 11-34A)。少部分不含脂肪或含少量脂肪组织(上皮样或单形性上皮样血管平滑肌脂肪瘤)可以类似肾癌样表现,呈不均匀明显强化,包膜不完整,诊断非常困难(图 11-34B～D)。

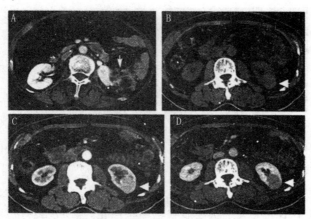

图 11-34　肾血管平滑肌脂肪瘤

A.肾血管平滑肌脂肪瘤,肿块内见较多脂肪组织,肿块不规则,突出肾轮廓外;B～D.上皮样血管平滑肌脂肪瘤,可见肿块密度均匀,增强动脉期扫描呈明显均匀强化,静脉期扫描退出呈低密度

3.鉴别诊断

(1)肾癌:肿块内一般看不到脂肪组织。

(2)单纯性肾囊肿:类圆形积液,无强化。

(3)肾脂肪瘤:单纯脂肪肿块。

4.特别提示

肿瘤内发现脂肪成分是 B 超、CT、MRI 诊断该病的主要征象。如诊断困难,应进一步行MRI 检查,因 MRI 对脂肪更有特异性。DSA 血管造影的典型表现有助于同其他占位病灶的鉴别。少部分肾脏血管平滑肌脂肪瘤伴出血,可以掩盖脂肪的低密度,密度不均匀增高,需要注意鉴别。上皮样或单形性上皮样血管平滑肌脂肪瘤诊断困难者,需要进行穿刺活检。

(二)肾脏嗜酸细胞腺瘤

1.病理和临床概述

肾脏嗜酸细胞腺瘤是一种较罕见的肾脏实质性肿瘤,文献报道肾脏嗜酸细胞腺瘤占肾脏肿瘤的 3%～7%,发病率多在 60 岁以上,男性较女性多见。肾脏嗜酸细胞腺瘤起源于远曲小管和集合管细胞。肿瘤质地均匀,没有坏死、出血及囊性变,而肾细胞癌其肉眼标本最大特点是因瘤体内有出血坏死呈五彩色,即使瘤体小也能见到。该瘤肉眼标本另一个特点是部分肿瘤中央有纤维瘢痕形成。光镜下肿瘤细胞呈巢状或实片状,肾脏嗜酸细胞腺瘤的胞膜通常不清晰,胞浆嗜酸性为此瘤的又一大特点,镜下颗粒粗大,充满胞浆,嗜酸性强。肾脏嗜酸细胞腺瘤无特异性临床表现,通常无症状,瘤体较大者可有腰痛、血尿或腹部包块。该瘤绝大部分为单发,肿瘤大小为 0.6～15 cm。常局限肾脏实质,很少侵犯肾包膜和血管。

2.诊断要点

CT 平扫为较均匀的低密度或高密度。增强后各期均匀强化且密度低于肾皮质。比较特异的是,CT 扫描时出现的中央星状瘢痕和轮辐状强化,可提示肾嗜酸细胞瘤的诊断。但也有人认为它们并不可靠。轮辐状强化和中央星状瘢痕,也是嫌色细胞癌的表现之一。但如果螺旋 CT 血管期和消退期双期均表现为轮辐状,应疑诊肾嗜酸细胞瘤(图 11-35)。

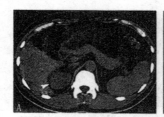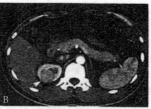

图 11-35　肾脏嗜酸细胞腺瘤

女性患者,34 岁,体检 B 超发现右肾上极占位,CT 平扫显示右肾上极等密度肿块,动脉期呈均匀中等强化,静脉期扫描呈等低密度,手术病理为右肾上极嗜酸细胞瘤

3.鉴别诊断

(1)肾细胞癌:肿块不出现中央星状瘢痕和轮辐状强化,且易侵犯肾包膜和邻近血管。

(2)肾血管平滑肌脂肪瘤:内可见特异性脂肪组织。

4.特别提示

因肿瘤为良性,如术前能正确诊断,则可采用低温冷冻治疗、肾部分切除或肿瘤射频消融术,从而避免不必要的肾脏切除术。近来发现 MRI 在诊断肾嗜酸细胞瘤方面有独特价值,可显示肿瘤包膜完整、中央星状瘢痕、等或低 T_1 信号、稍低或稍高 T_2 信号及强化情况等,可提示诊断。如果仔细观察肾脏 MRI 形态学特点和特异的信号特征,并结合其他辅助影像检查和病史,对绝大多数肾嗜酸细胞瘤及其他肾脏肿块,MRI 能做出正确诊断并指导治疗。

(三)肾细胞癌

1.病理和临床概述

肾细胞癌为肾最常见恶性肿瘤,好发年龄为 50～60 岁,男性多见。肾细胞癌起源于肾小管上皮细胞,发生在肾实质内,可有假包膜,易发生囊变、出血、坏死、钙化。肾癌易侵犯肾包膜、肾筋膜、邻近肌肉、血管、淋巴管等,并易在肾静脉、下腔静脉内形成瘤栓,晚期可远处转移。病理类型有透明细胞癌、颗粒细胞癌、梭形细胞癌。典型症状有血尿、腰痛和腹部包块。

2.诊断要点

CT 表现为等密度、低密度或高密度肿块。动态增强:早期大部分肾癌强化明显,CT 值可增加≥40 HU;皮质期不利于肿瘤显示;实质期呈相对低密度。肿块局限于肾实质内或突出肾轮廓外。肿块与正常肾脏分界不清,边缘较规则或部分不规则。有时肿瘤内有点状、小结节状,边缘弧状钙化。同时注意观察肾周结构有无侵犯,局部淋巴结有无肿大(图 11-36)。

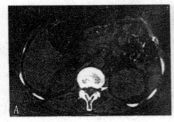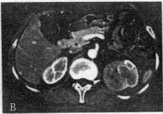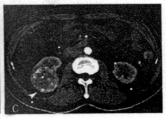

图 11-36　肾癌

A、B、C 三图为 CT 检查示肾轮廓增大,肿块呈明显不均匀性强化

3.鉴别诊断

(1)肾盂癌:发生在肾盂,乏血供,肿块强化不明显。

(2)肾血管平滑肌脂肪瘤:肿块内有脂肪组织时容易鉴别,无脂肪组织则难以鉴别。

(3)肾脓肿:脓腔见环状强化,内见小气泡及积液。

4.特别提示

B 超检查对肾癌的普查起重要作用,对肾内占位囊性成分的鉴别诊断准确性高。CT 检查可作为术前肾癌分期的主要依据,确定肿瘤有无侵犯周围血管、脏器及淋巴结转移、远处转移。MRI 诊断准确性同 CT,但在诊断淋巴结和血管病变方面优于 CT。

(四)肾窦肿瘤

1.病理和临床概述

肾窦肿瘤,由肾门深入肾实质所围成的腔隙称肾窦,内有肾动脉的分支、肾静脉的属支、肾盂、肾大、小盏、神经、淋巴管和脂肪组织。有作者将肾窦病变分为 3 种:一类是窦内固有成分发生的病变,如脂肪组织、集合系统、血管及神经组织来源的;一类是外来的从肾实质发展进入肾窦内的病变;另一类是继发的包括转移或腹膜后肿瘤累及肾窦的肿瘤。原发性肾窦内肿瘤非常罕见,发现其病因或发生肿瘤的解剖组织范围很广,从脂肪组织(如脂肪肉瘤)、神经组织(如副神经节细胞瘤)、淋巴组织(如以良性 Castleman 病或恶性淋巴瘤)及血管来源的血管外皮瘤或肌肉来源的平滑肌瘤、血管平滑肌瘤。肾窦肿瘤以良性为主,恶性较少。患者一般临床上症状无特异性表现,以腰部酸痛最为常见;原发性肾窦肿瘤一般直径在4.0 cm左右,可能出现临床症状才引起患者注意,无血尿。

2.诊断要点

(1)CT 示肾盂肾盏为受压改变,与肾盂肾盏分界清晰、光整。

(2)平扫及增强密度均匀(良性)或不均匀(恶性)。

(3)与肾实质有分界,血管源性肿瘤强化非常明显。

(4)脂肪源性肿瘤内见脂肪组织密度(图 11-37)。

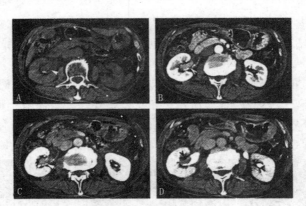

图 11-37　肾窦肿瘤

CT 平扫可见右侧肾窦等密度占位,分泌期扫描可见右侧肾盂受压变扁,但与肿块之间交接光滑,未见受侵犯征象。手术病理为肾窦血管平滑肌瘤

3.鉴别诊断

(1)肾癌,肿块发生于肾实质内,可侵犯肾周及肾窦,一般呈显著强化。

(2)肾盂肿瘤,起源于肾盂,肿块强化差。

4.特别提示

肾区病变的定位对疾病的诊断、手术方案的制定、甚至预后都具有极其重要的临床意义。位于肾窦内的肿瘤一般不需要进行全肾脏切除,而肾实质的肿瘤一般必须全肾切除。CT、IVP、MRI 及肾动脉造影对肾窦肿瘤的定位有重要的临床价值,并对肿瘤的定性也有重要的参考价值。

（高建华）

第十二章
心血管疾病的MRI诊断

第一节　先天性心脏病

先天性心脏病是儿童最常见的心脏疾病,每年新增病例约 20 万人。长期以来,心血管造影是先天性心脏病诊断的"金标准",但存在有创性、受对比剂剂量和投照体位限制及解剖结构的影像重叠等问题。目前,无创性影像学检查方法如超声心动图已可完成大多数较为简单的先天性心脏病的诊断。多排螺旋 CT 及高场强 MRI 心脏专用机的出现,使先天性心脏病的诊断有了突破性进展。心脏 MRI 较之多排螺旋 CT 具有无 X 线辐射、无严重对比剂反应的优势,正在成为先天性心脏病最佳的无创性检查技术。

一、房间隔缺损

房间隔缺损(atrial septal defect,ASD)是指因胚胎期原始房间隔发育、融合、吸收异常导致的房间孔残留。发病率占先天性心脏病的 12%～22%。

(一)临床表现与病理特征

ASD 早期可无症状,活动量也无明显变化。部分患儿发育缓慢,心慌气短,并易患呼吸道感染。青少年期逐渐形成肺动脉高压,随着肺动脉压力的逐步增高,可出现心房水平右向左分流,发展为艾森门格综合征,可出现发绀、咯血及活动后昏厥等症状。听诊于胸骨左缘 2～3 肋间可闻及 2～3 级收缩期吹风样杂音,肺动脉第二音亢进。心电图示 P 波高尖,电轴右偏。

ASD 可分为 Ⅰ 孔型(也可称原发孔型,属于部分型心内膜垫缺损)和 Ⅱ 孔型(也称继发孔型)。Ⅱ 孔型 ASD 为胚胎发育第四周时,原始第一房间隔吸收过度和/或第二房间隔发育不良所导致的房间孔残留。根据发生部位可分为中央型(缺损位于房间隔中央卵圆窝处)、下腔型(缺损位于房间隔后下方与下腔静脉相延续)、上腔型(缺损位于房间隔后上方)及混合型(常为巨大缺损),以中央型最为常见,约占 75%。由于左心房平均压[1.1～1.3 kPa(8～10 mmHg)]高于右心房平均压[0.5～0.7 kPa(4～5 mmHg)],ASD 时即出现房水平左向右分流,使右心房、室及肺动脉内血流量增加,右心房室因容量负荷增加而增大,肺动脉增粗。

(二)MRI 表现

MRI 表现为房间隔的连续性中断。但因房间隔结构菲薄,黑血序列或常规 SE 序列受容积

231

效应的影响,常不能明确诊断且容易漏诊。在亮血序列横轴面或垂直于房间隔的心室长轴位(即四腔位)可明确缺损的类型及大小,是显示 ASD 的最佳体位和序列。还可在薄层(以 3～5 mm 为宜)的心脏短轴像和冠状面显示 ASD 与腔静脉的关系,并确定 ASD 大小。其他征象包括继发的右心房室增大、右心室壁增厚及主肺动脉扩张(图 12-1)。

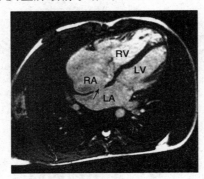

图 12-1　房间隔缺损

True FISP 亮血序列四腔心 MRI,箭头指示右心房和左心房之间的房间隔信号连续性中断,右心房及右心室增大。LA 指左心房;RA 指右心房;LV 指左心室;RV 指右心室

(三)鉴别诊断

本病病理改变相对简单,只要扫描层面适当,对于具备 GRE 亮血序列的高场强 MRI 设备,诊断不难。

二、室间隔缺损

室间隔缺损(ventricular septal defect,VSD)是指胚胎第 8 周,心室间隔发育不全或停滞,从而形成左、右心室间的异常交通,占先天性心脏病的 20%～25%。

(一)临床表现与病理特征

患儿发育差,心悸,气短,易感冒及易发生肺内感染。听诊于胸骨左缘 3～4 肋间可闻及收缩期杂音,部分病例心前区可触及收缩期震颤,心电图示双室肥厚。发生肺动脉高压后,肺动脉瓣区第二心音亢进、分裂,患儿活动后口唇、指趾发绀。

VSD 分类方法较多,根据病理解剖并结合外科治疗实际,可分为 3 型。①漏斗部 VSD,可分为:干下型,位置较高,紧邻肺动脉瓣环,缺损上缘无肌组织,缺损在左心室面位于主动脉右窦下方,易合并右瓣脱垂,造成主动脉瓣关闭不全。嵴内型:位于室上嵴内,与肺动脉瓣环之间有肌肉相隔。②膜周部 VSD,根据缺损累及范围可分为:嵴下型,缺损累及膜部和一部分室上嵴;单纯膜部缺损,缺损仅限于膜部室间隔,周边为纤维组织,缺损较小;隔瓣后型,位置较嵴下型更靠后,被三尖瓣隔瓣所覆盖,又称流入道型缺损。③肌部 VSD:可位于肌部室间隔的任何部位,靠近心尖者为多,部分为多发。

正常生理状态下,右心室内压力约为左心室内压力的 1/4。VSD 时,由于存在左右心室间巨大的压力阶差,即产生心室水平的左向右分流,致使左、右心室容量负荷增大,心腔扩大。分流所造成的肺循环血量增加使肺血管内阻力升高,血管内膜及中层增厚,使肺动脉及右心室压力逐渐升高,造成肺动脉高压。当右心室压力接近左心室压力时,心室水平即出现双向,甚至右向左为主的双向分流,患者出现发绀,即Eisenmenger综合征。

（二）MRI 表现

MRI 可直接显示 VSD 及其缺损大小和部位,并可对并发于不同类型 VSD 的主动脉瓣脱垂及膜部瘤等做出诊断。连续横轴面扫描是显示 VSD 大小、部位的基本体位。根据缺损类型,还可辅以其他体位,以更好地显示缺损形态,判断缺损的扩展方向。例如,隔瓣后 VSD 于四腔位显示最佳。干下型及嵴内型 VSD 若加做左心室短轴位扫描,对显示缺损最为有利,同时还应行左心室双口位电影扫描以判断是否并发主动脉瓣脱垂所造成的主动脉瓣关闭不全。而斜矢状面扫描有助于判断肺动脉根部下方有无室上嵴肌性结构的存在,是鉴别膜周部和嵴上型缺损的重要方法。此外,MRI 还可显示左、右心室腔扩大,室壁肥厚,主肺动脉扩张等间接征象(图 12-2)。

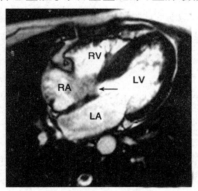

图 12-2　室间隔缺损
True FISP 亮血序列四腔心位 MRI,箭头指示
室间隔连续性中断,右心房及右心室增大

（三）鉴别诊断

绝大多数单纯 VSD 只要按上述检查方法扫描,即可定性定位诊断。但 VSD 常与其他先天性心血管畸形形成复合畸形,或者构成复杂畸形的组成部分。此时判断是单纯 VSD 还是合并其他畸形,或是复杂心血管畸形,有赖于更为全面的磁共振检查(包括 MRA)及诊断医师对先天性心脏病的理解及经验。

三、动脉导管未闭

动脉导管由胚胎左侧第六主动脉弓的背部发育演变而来,胎儿期为连接主动脉与肺动脉的正常血管结构。胎儿肺脏处于不张状态,肺动脉内血液经动脉导管流入主动脉完成胎儿的全身血液循环。动脉导管中层为弹力纤维结构,胎儿出生后肺膨胀肺血管床阻力下降,肺循环形成,动脉导管即开始收缩并逐渐闭锁,退化为动脉韧带。动脉导管绝大多数于半年内闭锁,少数可延迟至一年,持续不闭锁者即为动脉导管未闭(patent ductus arteriosus,PDA)。本病可单发,也可与 VSD、三尖瓣闭锁、主动脉弓缩窄等合并发生,更为主动脉弓离断的必要组成部分。PDA 的发病率占先天性心脏病的 12%～15%,男女比例约1:3。

（一）临床表现与病理特征

在动脉导管管径较细,主－肺动脉间分流量少时,患儿可无明显临床症状。动脉导管管径粗,分流量大时,可出现活动后心悸、气短及反复的呼吸道感染。大多数患儿听诊于胸骨左缘2～3 肋间可闻及双期粗糙的连续性杂音,并可触及震颤,心电图示左心室肥厚、双室肥厚。合并肺动脉高压时杂音常不典型，甚至无杂音，但肺动脉第二音亢进明显，并可出现分界性发绀及杵状指。

动脉导管位于主动脉峡部的小弯侧与主肺动脉远端近分叉部之间。根据导管形态，一般分为四型。①管型：动脉导管的主动脉端与肺动脉端粗细基本相等。②漏斗型：动脉导管的主动脉端粗大扩张，而肺动脉端逐渐移行变细，呈漏斗状，此型最为常见。③缺损型：动脉导管甚短或无长度，状如缺损，也称窗型。④动脉瘤型：此型甚为少见，动脉导管如动脉瘤样扩张膨大，考虑与动脉导管中层弹力纤维发育不良有关。

正常情况下，主动脉与肺动脉间存在着相当悬殊的压力阶差。PDA时，体循环血液将通过未闭之动脉导管持续向肺循环分流，致使左心室容量负荷增加，导致左心室肥厚扩张。长期的肺循环血流量增加将引起广泛肺小动脉的器质性改变，造成肺动脉压力进行性升高，右心室因阻力负荷增加而肥厚扩张。当肺动脉压接近甚或超过主动脉压时，将出现双向或右向左为主的双向分流，此时临床上出现发绀，往往以分界性发绀（即下肢发绀更重）更为常见。

（二）MRI表现

黑血序列横轴面及左斜矢状面可显示主动脉峡部与左肺动脉起始部间经动脉导管直接连通。亮血序列显示动脉导管更敏感，对于细小或管状扭曲的动脉导管，可薄层（3～5 mm）扫描后逐层观察。心脏MRI电影可显示分流方向，并粗略估计分流量。3D对比增强磁共振血管成像（CE MRA）可清晰显示动脉导管形态，明确分型，测量动脉导管主动脉端及肺动脉端的径线。此外，横轴面MRI还可显示左心房室增大，升主动脉、主肺动脉及左、右肺动脉扩张等间接征象（图12-3）。

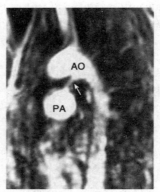

图12-3　动脉导管未闭

CE MRA经MPR斜矢状面重组图像，箭头显示主肺动脉
远端与主动脉弓降部间呈漏斗形之未闭动脉导管

（三）鉴别诊断

PDA的MRI检查方法多样，综合使用可对该病做出明确诊断，不存在过多鉴别诊断问题。

四、心内膜垫缺损

心内膜垫缺损（complete endocardial cushion defect，ECD）亦称房室通道畸形，是由于胚胎期腹背侧心内膜垫融合不全，原发孔房间隔发育停顿或吸收过多和室间孔持久存在所致的一组先天性心内复杂畸形群，包括原发孔ASD及室间隔膜部、二尖瓣前瓣、三尖瓣隔瓣的发育异常。

心内膜垫缺损发病率占先天性心脏病的 0.9％～6％。

(一)临床表现与病理特征

患儿一般发育差,心悸气短,易患呼吸道感染。胸骨左缘 3～4 肋间闻及 3 级收缩期杂音,可出现肺动脉瓣区第二音亢进,大部分病例心尖二尖瓣听诊区亦可闻及 3 级全收缩期杂音。心电图有较为特异性表现,多为一度房室传导阻滞,P-R 间期延长,或右束支传导阻滞。

根据病理特征,ECD 一般分型如下:①部分型 ECD,Ⅰ 孔型 ASD 合并不同程度的房室瓣断裂,房室瓣环下移,二、三尖瓣均直接附着在室间隔上,瓣下无 VSD;②完全型 ECD,Ⅰ 孔型 ASD,房室瓣完全断裂,左右断裂的房室瓣形成前共瓣及后共瓣,前后共瓣不附着于室间隔而是形成漂浮瓣叶,以腱索与室间隔相连,瓣下有 VSD;③过渡型 ECD,介于部分型和完全型之间,房室瓣部分直接附着部分借腱索附着于室间隔上,瓣下只有很小的 VSD;④心内膜垫型 VSD,包括左心室、右心房通道及心内膜垫型 VSD。

ECD 是由心内膜垫发育异常所致的一系列心内复合畸形。病理改变不同,血流动力学改变也不同。单纯 Ⅰ 孔型 ASD 的临床表现与 Ⅱ 孔型 ASD 大致相同,而完全型 ECD 则会因房室间隔缺损及共同房室瓣关闭不全造成严重的肺循环高压,进而导致心力衰竭。

(二)MRI 表现

亮血序列横轴面或四腔位 MRI 显示房间隔下部连续性中断(即 Ⅰ 孔型 ASD),缺损无下缘,直抵房室瓣环。二尖瓣前叶下移,左心室流出道狭长。完全型 ECD 表现为十字交叉消失,左右心房、右心室瓣环融成一体,形成一共同房室瓣,其上为 Ⅰ 孔型 ASD,其下为膜部 VSD。左心室-右心房通道则表现为左心室、右心房间直接相通。间接征象包括以右心房、右心室增大为主的全心扩大、右心室壁增厚、中心肺动脉扩张等。MRI 检查显示房室瓣区异常反流信号(图 12-4)。

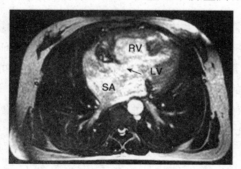

图 12-4　心内膜垫缺损(合并单心房)

True FISP 序列横轴面亮血图像,显示心脏十字交叉结构消失,房间隔缺如,左右心房室瓣融合为共同大瓣(该病例房间隔完全缺如,为单心房 ASD)

(三)鉴别诊断

表现为单纯 Ⅰ 孔型 ASD 的部分型 ECD 应与 Ⅱ 孔型 ASD 鉴别。掌握两型 ASD 的发生部位,鉴别不难。

五、先天性肺动脉狭窄

先天性肺动脉狭窄(pulmonary stenosis,PS)甚为常见,占先天性心脏病的 10％～18％,居第四位。

（一）临床表现与病理特征

轻度至中度狭窄患儿，早期并无临床症状，常在体检时发现杂音进而做出诊断。随着年龄增长可逐渐出现运动后心悸气短等症状。重度狭窄者早期即可出现上述症状，伴卵圆孔未闭者可出现活动后发绀。听诊于胸骨左缘 2～3 肋间肺动脉瓣听诊区可闻及收缩期喷射状杂音，可伴震颤，肺动脉第二音减弱或消失。心电图呈右心室肥厚改变，三尖瓣关闭不全时伴右心房扩大。

PS 根据狭窄部位不同可分为 4 型。

（1）瓣膜型狭窄：最为常见，约占先天性心脏病的 10％。瓣膜在交界处融合成圆锥状，向肺动脉内凸出，中心为圆形或不规则的瓣口。瓣膜增厚，瓣口处显著。瓣叶多为 3 个，少数为 2 个。漏斗部正常或因肌肥厚造成继发狭窄，肺动脉主干有不同程度的狭窄后扩张。部分病例可有瓣膜及瓣环发育不全，表现为瓣环小、瓣叶僵硬、发育不全。常合并 ASD、VSD、PDA 等。

（2）瓣下型狭窄：单纯瓣下型狭窄即漏斗部狭窄较为少见，可分为隔膜型狭窄和管状狭窄。前者表现为边缘增厚的纤维内膜，常在漏斗部下方形成纤维环或膜状狭窄；后者由右心室室上嵴及壁束肌肥厚形成，常合并心内膜纤维硬化。

（3）瓣上型狭窄：可累及肺动脉干、左右肺动脉及其分支，单发或多发。此型占先天性心脏病 2％～4％，半数以上病例合并间隔缺损、PDA 等其他畸形。

（4）混合型狭窄：上述类型并存，以肺动脉瓣狭窄合并漏斗部狭窄常见。

肺动脉的狭窄导致右心系统排血受阻，右心室阻力负荷增大，右心室压增高，右心室肥厚。轻至中度狭窄病例通常不影响心排血量。重度狭窄心排血量下降，肺血流量减少。重症病例由于右心室压力增高，右心室肥厚，顺应性下降，继而三尖瓣关闭不全，右心房压力增高，伴有卵圆孔时即可出现心房水平右向左分流。

（二）MRI 表现

黑血及亮血序列轴面、斜冠状面和左前斜垂直室间隔心室短轴像可显示右心室流出道、主肺动脉、左右肺动脉主干的狭窄部位、程度和累及长度。单纯瓣膜狭窄时可见主肺动脉的狭窄后扩张。MRI 电影可显示肺动脉瓣环发育情况、瓣叶数量及狭窄程度，可见与心血管造影表现相似的粘连的瓣口开放受限形成的"圆顶"征及低信号血流喷射征。CE MRA 不仅可直接显示右心室流出道，测量中心肺动脉狭窄程度，还可通过重组图像逐一显示段级以上周围肺动脉狭窄，其评价肺动脉发育情况的能力已接近传统的心血管造影（图 12-5）。

（三）鉴别诊断

MRI 可做出准确的分型诊断并评估病变的严重程度，还可显示并发畸形，是诊断本病最有效的无创性检查手段，一般不存在过多的鉴别诊断。

六、法洛四联症

法洛四联症（tetralogy of Fallot，TOF）是最常见的发绀，属先天性心脏病，占先天性心脏病的 12％～14％。该病属于圆锥动脉干的发育畸形，为圆锥动脉干分隔、旋转异常及圆锥间隔与窦部室间隔对合不良所致。

（一）临床表现与病理特征

患儿出生半年内即表现发绀、气促、喜蹲踞，好发肺内炎症。重症者活动后缺氧昏厥。查体见杵状指（趾），听诊于胸骨左缘 2～4 肋间可闻及较响亮的收缩期杂音，胸前区可触及震颤，肺动脉第二音明显减弱，心电图示右心室肥厚。

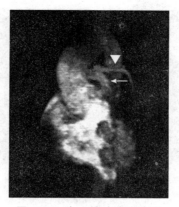

图 12-5　先天性肺动脉狭窄

CE MRA 后 MIP 重组正面观,显示肺动脉瓣环、主肺动脉及左肺动脉重度狭窄,长箭头所指为主肺动脉,短箭头所指为左肺动脉

TOF 包括 4 种畸形:①肺动脉狭窄,本病均有漏斗部狭窄,并以漏斗部并肺动脉瓣狭窄常见,还可出现肺动脉瓣上狭窄、主肺动脉干发育不全及左右肺动脉分叉部狭窄。漏斗部狭窄常较局限,严重者形成纤维环状漏斗口,其与肺动脉瓣间可形成大小不等的第三心室,有时漏斗部弥漫狭窄呈管状。瓣膜狭窄表现为瓣膜的融合粘连,成人患者瓣膜增厚,可有钙化及赘生物。约半数患者肺动脉瓣为二瓣畸形,瓣叶冗长。②高位 VSD,TOF 的 VSD 有两种类型,第一种最常见,占 90% 以上,是在圆锥动脉干发育较好,漏斗部形态完整的情况下,因胚胎发育时圆锥间隔前移与窦部室间隔对合不良所致,缺损位于室上嵴下方,为嵴下型 VSD。第二种为肺动脉圆锥的重度发育不良,造成漏斗部间隔部分缺如,形成漏斗部 VSD,缺损还可位于肺动脉瓣下,形成干下型 VSD。③主动脉骑跨,主动脉根部向前、向右方移位造成主动脉骑跨于 VSD 上方,但主动脉与二尖瓣前叶间仍存在纤维联系。骑跨一般为轻至中度,一般不超过 75%。④右心室肥厚,为 VSD 及肺动脉瓣狭窄的继发改变,肥厚程度超过左心室。卵圆孔未闭和 II 孔型 ASD 是 TOF 最常见的并发畸形,发生率在 60%~90%。此外,约 30% 的患者合并右位主动脉弓及右位降主动脉,头臂动脉呈镜面型,部分病例合并永存左上腔静脉和 PDA。

本病的 VSD 一般较大,因此左右心室内压力接近。肺动脉狭窄造成的右心室排血受阻是心室水平右向左分流、体循环血氧饱和度下降及肺动脉内血流量减少等血流动力学异常的根本原因。肺动脉狭窄越重,肺血流量越少,右向左分流量越大,右心室肥厚越重。

(二)MRI 表现

横轴面、四腔心黑血、亮血 MRI 可观察高位 VSD 的大小和部位,判断右心室壁肥厚的程度,薄层扫描可观察并存的肌部小 VSD。横轴面和心室短轴像可显示升主动脉扩张,判断主动脉骑跨程度。此外,CE MRA 重组图像可直观显示两大动脉的空间关系,包括主肺动脉、左右肺动脉主干及分支的发育情况和狭窄程度(图 12-6)。

(三)鉴别诊断

本病主动脉骑跨程度较大时,应与经典的右心室双出口鉴别。此时应在垂直室间隔流出道的左心室长轴位(即左心室双口位)行 MRI 检查,以确定主动脉窦与二尖瓣前叶之间是否存在纤维连接,并以此除外法四型右心室双出口。

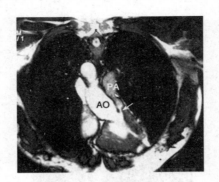

图 12-6　法洛四联症

MRI 斜横轴面,显示右心室流出道、肺动脉瓣环及瓣上重度狭窄,右心室肥厚

七、完全型大动脉错位

完全型大动脉错位(complete transposition of great arteries,TGA)是常见的发绀,属先天性心脏病之一,常引起婴幼儿早期死亡,约占先天性心脏病的 8%。

(一)临床表现与病理特征

该病以患儿生后重度发绀、气促和早期发生心力衰竭为临床特征。生后半年几乎所有病例发生杵状指(趾)。听诊肺动脉第二音亢进,合并 VSD 的病例胸骨左缘下部可闻及收缩期杂音。心电图表现为左、右心室肥厚或双心室肥厚。

TGA 为胚胎早期圆锥部旋转和吸收异常所致的大动脉起始部畸形。其胚胎学基础是主动脉下圆锥保留,肺动脉下圆锥吸收及与正常方向相反的圆锥逆向旋转形成的房室连接相适应情况下(即右、左心房分别与右、左心室连接),主动脉和肺动脉分别起自形态学的右和左心室,即心室与大动脉连接不相适应。主动脉瓣及瓣下圆锥向前上方旋转移动,肺动脉瓣口后下方移动,使主动脉位于肺动脉前方。根据旋转程度不同,主动脉位于肺动脉右前方者形成右位型异位(约占60%),主动脉位于肺动脉左前方者则形成左位型异位(约占 40%)。

由于 TGA 表现为心房与心室间的相适应连接及心室与大动脉间的不相适应连接(即接受回心体静脉血液的右心室发出主动脉,接受氧合肺静脉血的左心室发出肺动脉),所以体、肺循环形成两个相互隔绝的循环系统。因无氧合血液供应心、脑、肾等脏器,生后必然伴有体、肺循环间的分流通道,如 VSD、ASD、卵圆孔未闭及 PDA 等维持生命。因全身各器官均严重缺氧,使心排量增大,心脏负荷加重,心脏增大及心力衰竭发生较早。

根据并存畸形及临床特点,该病分为两型:①单纯 TGA,约占 1/2 左右。室间隔完整,体、肺循环借助卵圆孔未闭或 ASD、PDA 沟通。患儿低氧血症严重,大部分早期夭亡。②合并 VSD 的TGA。VSD 大小不一,约 1/3 为小 VSD,此时体、肺循环仍主要借助卵圆孔未闭或 ASD、PDA沟通,患者多早期夭折。大 VSD 可发生于膜周部、嵴上内或肌部室间隔(常为多发)。约 5%合并肺动脉瓣或瓣下狭窄,还可合并肺动脉瓣和肺动脉发育不全,少数病例合并 ECD。

(二)MRI 表现

MRI 诊断的关键在于明确两大动脉的空间位置关系及其与左右心室的连接关系。MRI 可显示心内细微解剖结构,因此可依据左、右心室的形态特征判断与主、肺动脉相连接者是否为解剖学的右心室及左心室,再通过 MRI 所显示的左、右心房形态特征判断房室间是否为相适应连接,并明确房室位置关系。

心脏各房室的MRI判断标准:右心室肌小梁粗糙,存在肌性流出道;左心室肌小梁细腻光滑,无肌性流出道;右心房,其右心耳呈基底宽大的钝三角形,梳状肌结构多且明显;左心房,其左心耳狭长呈拇指状,形态较不规则。此外,无其他心内畸形时也可根据腔静脉与右心房连接、肺静脉与左心房相连参考判定左右心房。

黑血及亮血MRI标准横轴面,结合冠状面、矢状面MRI为基本观察层面,可以显示两大动脉与左右心室的连接异常及相适应的房室连接,并判断主动脉瓣下的肌性流出道及肺动脉瓣与二尖瓣前叶的纤维连接。此外,四腔位可明确显示并存的房、室间隔缺损,CE MRA可显示并存的PDA。MRI电影可显示缺损大小、位置、血流方向及是否并存肺动脉狭窄,并进行心功能评价(图12-7)。

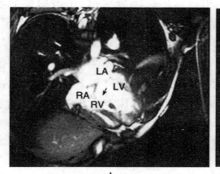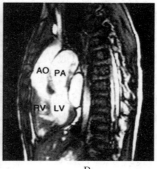

图12-7 完全型大动脉错位

A.True FISP亮血序列四腔心层面显示房室连接关系正常,箭头显示室间隔缺损

B.主动脉与右心室连接,位于前方,肺动脉与左心室连接,位于后方

(三)鉴别诊断

MRI可明确诊断本病,充分显示各种解剖畸形后,一般无过多的鉴别诊断。

(王月强)

第二节 缺血性心脏病

缺血性心脏病是指由冠状动脉阻塞所造成的心肌缺血、心肌梗死及由此导致的一系列心脏形态及功能改变。心脏MRI可对缺血性心脏病进行全面的检查,包括形态学、局部及整体心功能评价、心肌灌注成像、心肌活性检查,正在成为一项能够全面、准确地评价缺血性心脏病的现代影像技术。

一、心肌缺血

心脏的血液供应主要由冠状动脉提供,冠状动脉各支分布供应不同的心脏节段,前降支供应左心室前壁、室间隔中段和尖段,回旋支供应左心室后壁,右冠状动脉供应右心室及左心室下壁、室间隔基底段。左心室下壁尖段由前降支和右冠状动脉双重供血,左心室侧壁尖段由回旋支和前降支双重供血。冠状动脉阻塞是心肌缺血的根本原因。严重缺血时,心肌缺氧所造成的各类致痛因子如缓激肽、前列腺素等的释放将导致心绞痛。

(一)临床表现与病理特征

临床表现为心前区(可波及左肩臂)或至颈咽部的压迫或紧缩性疼痛,也可有烧灼感。其诱因常为剧烈体力活动或情绪激动,也可由寒冷、吸烟、心动过速等诱发。疼痛出现后逐步加重,一般于 5 分钟内随着停止诱发症状的活动或服用硝酸甘油缓解逐步消失。根据临床特征的不同,心绞痛可分为稳定型心绞痛、变异型心绞痛及不稳定型心绞痛。但无论哪种类型的心绞痛,其疼痛强度均较心肌梗死轻,持续时间较短。

心肌缺血最常见的原因是由动脉粥样硬化斑块造成的冠状动脉狭窄,这类狭窄大多分布于心外膜下的大冠状动脉。动脉硬化斑块早期由血管内皮细胞受损、平滑肌细胞增殖内移发展而来,进而发生内皮下脂质沉积、纤维结缔组织增生。斑块阻塞面积在 40% 以下时,基本不影响心肌灌注,一般无临床症状。随着斑块阻塞面积的加大,在冠状动脉轻至中度狭窄(阻塞面积达到50%～80%)时,静息状态下狭窄冠状动脉远端的阻力血管将发生不同程度的扩张以维持相当的心肌灌注,静息状态下无明显临床表现。重度的冠状动脉狭窄(阻塞面积 90% 左右)在静息时亦无法保证适当的心肌灌注,在静息时就可出现灌注异常,临床上出现静息痛。除冠状动脉粥样硬化外,心肌缺血还有以下病因:①冠状血管神经、代谢及体液调节紊乱导致的冠状动脉痉挛;②冠状动脉微血管内皮功能状态异常导致的心肌灌注下降;③冠状动脉炎症、先天发育畸形及栓子栓塞。

(二)MRI 表现

心肌缺血严重(即缺血性心肌病)时,可出现心肌内广泛或局灶性纤维结缔组织增生、局部或整体心肌变薄、心腔扩大等改变。MRI 可显示相应形态异常。但在大多数情况下,心肌缺血仅表现为功能性心肌灌注异常。根据缺血程度不同,MRI 心肌灌注表现:①静息状态各段心肌灌注正常,负荷状态心内膜下心肌或全层心肌透壁性灌注减低或缺损(图 12-8);②静息状态缺血心肌灌注减低或延迟,负荷状态灌注缺损(图 12-9);③静息状态缺血心肌灌注缺损(图 12-10)。灌注异常区域多数与冠状动脉供血区相吻合,与核素心肌灌注检查的符合率为 87%～100%,与目前仍作为冠心病诊断"金标准"的 X 线冠状动脉造影的诊断符合率为 79%～87.5%。此外,严重心肌缺血时(如长时间心肌严重缺血,心肌细胞结构完整但局部室壁减弱或消失,称心肌冬眠;短暂心肌严重缺血,心肌结构未损害但收缩功能需较长时间恢复,称心肌顿抑),心脏 MRI 检查可发现心室壁运动异常,平行于室间隔长轴位、垂直于室间隔长轴位及无间隔连续左心室短轴位检查可准确判断运动异常的室壁范围。

(三)鉴别诊断

心肌缺血的 MRI 检查包括形态、灌注、运动功能等诸多方面。其他心脏疾病,如扩张型心肌病也表现为心腔扩大、心室壁变薄,肥厚型心肌病也会出现室壁运动减弱,甚至小范围的心肌灌注异常,但结合临床表现和综合 MRI 检查,与心肌缺血鉴别不难。

(四)专家指点

MRI 诊断心肌缺血的核心是心肌灌注成像。MRI 心肌灌注的基础及相关临床研究始于20 世纪80 年代中期,至 90 年代中后期已取得相当的成绩。90 年代后期 MRI 设备在快速梯度序列多层面成像方面取得突破,一次注射对比剂后覆盖整个左心室的多层面首过灌注成像成为可能(虽然还存在扫描间隔),使 MRI 心肌灌注可用于临床诊断。近年来心脏专用 MRI 机进入临床,提高了成像速度(可完成无间隔的心脏成像)及时间、空间分辨率,有望成为诊断心肌缺血的"金标准"。

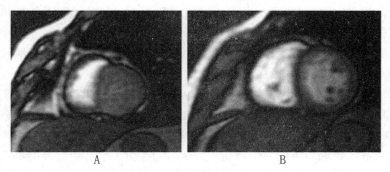

图 12-8　心脏短轴位左心室中部层面静息及负荷心肌灌注成像

A.静息灌注成像,显示心肌灌注均匀一致;B.腺苷负荷后心肌灌注成像,显示间隔壁心肌灌注减低

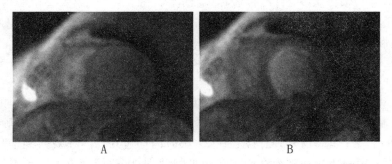

图 12-9　心脏短轴位左心室中部层面静息及负荷心肌灌注成像

A.静息灌注成像,显示下壁灌注减低;B.负荷后灌注成像,显示该区域灌注减低更为明显,为灌注缺损表现

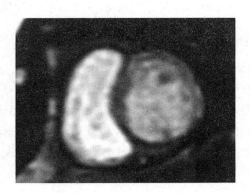

图 12-10　心脏短轴位左心室中部层面静息及负荷心肌灌注成像

静息时即可显示下间隔壁灌注缺损

二、心肌梗死

继发于冠状动脉粥样硬化斑块破裂及血栓形成基础上的急性冠状动脉闭塞是心肌梗死最常见的原因。

(一)临床表现与病理特征

急性心肌梗死的主要症状是持久的胸骨后剧烈疼痛。典型者为胸骨后挤压性或压榨性疼痛,往往放射至颈部或左上肢。疼痛持续 15～30 分钟或更长,与心绞痛比较,疼痛程度重且时间长为其特点。其他临床表现有呼吸短促,出汗,恶心,发热,白细胞计数、血清酶增高及心电图改变等。急性心肌梗死的并发症包括恶性心律失常、休克、左心室室壁瘤形成、室间隔穿孔、乳头肌断裂及心力衰竭等。病程＞6 周以上者为陈旧性心肌梗死,临床表现除可能继续存在的心肌缺血症状外,主要为急性心肌梗死并发症的相应表现。

当冠状动脉闭塞持续 20～40 分钟后,随着缺血缺氧的进一步发展,细胞膜的完整性被破坏,心肌酶漏出,心肌细胞发生不可逆性的损伤,即发生梗死。8～10 天后,坏死的心肌纤维逐渐被溶解,肉芽组织在梗死区边缘出现,血管和成纤维细胞继续向内生长,同时移除坏死的心肌细胞。到第 6 周梗死区通常已经成为牢固的结缔组织瘢痕,其间可散布未受损害的心肌纤维。心肌梗死一般首先发生在缺血区的心内膜下心肌,后逐渐向心外膜下及周边扩展。根据梗死范围,病理上分为 3 型:①透壁性心肌梗死,梗死范围累及心室壁全层;②心内膜下心肌梗死,仅累及心室壁心肌的内 1/3 层,并可波及乳头肌;严重者坏死灶扩大、融合,形成累及整个心内膜下心肌的坏死,称为环状梗死;③灶性心肌梗死,病灶较小,临床上多无异常表现,生前常难以发现;病理呈不规则分布的多发性小灶状坏死,分布常不限于某一支冠状动脉的供血范围。

(二)MRI 表现

1.心肌信号

在 SE 序列 MRI,心肌为类似骨骼肌信号强度的中等信号,有别于周围心外膜下脂肪的高信号和相邻心腔内血流呈"黑色"的低信号。急性心肌梗死时,坏死心肌及周围水肿使相应区域的 T_1 及 T_2 延长,在 T_2WI 呈高信号。急性心梗 24 小时内即可在 T_2WI 观察到信号强度增加,并可维持至第 10 天。但由于急性梗死灶周围存在水肿带,所以高信号范围大于真实的梗死区域。在亚急性期(心肌梗死发生 72 小时内)心肌信号异常范围与实际梗死区域大致相当。慢性期(梗死发生 6 周以上)由于梗死后瘢痕形成,水分含量较正常心肌组织降低,在 SE 序列呈低信号。T_2WI 较 T_1WI 明显。

2.心肌厚度

节段性室壁变薄是陈旧性心肌梗死的形态特征,坏死心肌吸收、纤维瘢痕形成是心肌变薄的病理基础,陈旧透壁性心肌梗死后室壁变薄更明显。前降支阻塞可造成左心室前、侧壁和/或前间壁变薄,右冠状动脉阻塞则造成左心室后壁和/或下壁变薄。MRI 可直接显示心肌组织,心外膜面和心内膜面边界清晰,可精确测量心肌。MRI 检查通过测量室壁厚度判断存在心肌梗死的标准:病变区域室壁厚度小于或等于同一层面正常心肌节段室壁厚度的 65%。判断透壁性心肌梗死的标准:病变区域舒张末期室壁厚度＜5.5 mm。

3.室壁运动功能改变

MRI 是评价心脏整体及局部舒缩功能的最佳影像技术。通过无间隔连续左心室短轴位、平行于室间隔左心室长轴位及垂直于室间隔左心室长轴位的 MRI,可精确评价急性及慢性心肌梗死的一系列功能变化,如整体或局部室壁运动状态、收缩期室壁增厚率、射血分数(EF)值、心腔容积等。

4.心肌灌注成像

心肌灌注成像可显示心肌梗死后的组织坏死或瘢痕形成所致的灌注减低及缺损。由于急性心肌梗死时常存在心肌的再灌注,灌注检查可无异常表现。因此,单纯心肌灌注成像无法准确诊断急性梗死心肌。

5.对比增强延迟扫描心肌活性检查

心肌梗死区域表现为高信号。MRI的高空间分辨率,使其可精确显示梗死透壁程度。后者分为以下3种类型:①透壁强化,表现为全层心肌高信号,多为均匀强化;②非透壁强化,为心内膜下心肌或心内膜下至中层心肌区域强化,而心外膜下至中层或心外膜下心肌信号正常(存活心肌);③混合性强化,同一心肌段内透壁和非透壁强化并存。

如果在大面积延迟强化区域内观察到信号减低区,就需与存活心肌鉴别。病理研究表明,这一位于延迟强化区域中心或紧贴心内膜下,被称为"无再灌注区"或"无复流区"的信号减低区,为继发于心肌梗死的严重微血管损伤,毛细血管内存在大量的红细胞、中性粒细胞及坏死心肌细胞,阻塞与充填使对比剂不能或晚于周围结构进入这一区域。它并非存活心肌,而是重度的不可恢复的心肌坏死。其与存活心肌的影像鉴别要点:①"无再灌注区"周围常有高强化区环绕且常位于心内膜下,在连续的短轴像可以观察这一征象;②在首过心肌灌注成像中,这一区域没有首过强化;③在上述表现不明显,仍难与存活心肌鉴别时,可在延长延迟时间后再次扫描,如延迟30～40分钟。此时由于组织间隙的渗透作用,"无再灌注区"将出现强度不等的延迟强化。

6.并发症MRI

(1)室壁瘤:分为假性室壁瘤和真性室壁瘤。前者常发生于左心室下壁及后壁,为透壁性梗死心肌穿孔后周围心包等包裹形成,瘤口径线小于瘤体直径为其主要特征,MRI检查可见瘤体通过一瘤颈与左心室腔相通,瘤内可见血流信号;后者为梗死心肌几乎完全被纤维瘢痕组织替代,丧失收缩能力,在心室收缩期和/或舒张期均向心腔轮廓外膨出,常位于前壁及心尖附近,瘤壁菲薄(可至1 mm),瘤口径线大于瘤体直径。MRI检查显示左心室腔局部室壁明显变薄,收缩期矛盾运动,或收缩期及舒张期均突出于左心室轮廓外的宽基底囊状结构。

(2)左心室附壁血栓:附着于心室壁或充填于室壁瘤内的团片样充盈缺损(GRE序列)。SE序列血栓的信号强度随血栓形成的时间(即血栓的年龄)而异,亚急性血栓 T_1WI 常表现为中等至高信号,T_2WI 呈高信号,而慢性血栓在 T_1WI 和 T_2WI 均呈低信号。

(3)室间隔穿孔:表现为肌部室间隔连续性中断,以横轴面及四腔位显示清晰,MRI检查可见心室水平异常血流信号。

(4)乳头肌断裂:平行于室间隔长轴位或垂直于室间隔长轴位 MRI 检查可显示继发于乳头肌断裂的二尖瓣关闭不全所致左心房反流信号。

(5)心功能不全:连续短轴像结合长轴位 MRI 检查可评价继发于心肌梗死的左心室局部及整体运动功能异常,测量各种心功能指数。

(王月强)

第三节　胸主动脉疾病

胸主动脉疾病并不少见,且逐年增多。这与人口老龄化、医学影像技术进步和临床医师对本病的认识提高有关。主要疾病包括主动脉夹层、胸主动脉瘤、主动脉壁间血肿、穿透性动脉硬化溃疡、胸主动脉外伤等。现就临床较为常见的前两种疾病加以讨论。

一、主动脉夹层

主动脉夹层(AD)是一类病情凶险、进展快、病死率高的急性胸主动脉疾病,其死亡率及进展风险随着时间的推移而逐步降低。急性 AD 指最初的临床症状出现 2 周以内,而慢性 AD 指症状出现 2 周或 2 周以上。国外报道,未经治疗的急性 Stanford A 型主动脉夹层,最初 48～72 小时期间每小时的死亡率为 1%～2%,即发病 2～3 天内死亡率约 50%,2 周内死亡 80%。

(一)临床表现与病理特征

胸部、背部剧烈且无法缓解的疼痛是急性 AD 最常见的初发症状,心电图无 ST-T 改变。疼痛多位于胸部的正前后方,呈刺痛、撕裂痛或刀割样疼痛。常突然发作,很少放射到颈、肩及左上肢,这与心绞痛不同。患者常因剧痛出现休克貌,但血压不低或升高。部分患者疼痛不显著,可能与起病缓慢有关。随着病情发展,部分患者出现低血压,为心脏压塞、急性重度主动脉瓣反流、夹层破裂所致。大约 38% 的患者两上肢血压及脉搏不一致,此为夹层累及或压迫无名动脉及左锁骨下动脉所造成的"假性低血压"。胸部 AD 体征无特征性,累及升主动脉时可闻及主动脉瓣关闭不全杂音,主动脉弓部分支血管受累可致相应动脉搏动减弱或消失,夹层破入心包腔引起心脏压塞时听诊闻及心包摩擦音。此外,AD 累及冠状动脉引发急性心肌梗死,夹层破裂入胸腔或内膜撕裂后主动脉壁通透性改变可造成单侧或双侧胸腔积液,累及肾动脉可造成血尿、无尿和急性肾衰竭,累及腹腔动脉、肠系膜上下动脉时出现急腹症及肠坏死。

典型 AD 始发于主动脉内膜和中层撕裂,主动脉腔内血液在脉压驱动下,经内膜撕裂口穿透病变中层,夹层中层并形成夹层。由于管腔内压力不断推动,夹层在主动脉壁内推进不同的长度。广泛者可自升主动脉至腹主动脉分叉部,并累及主动脉各分支血管,甚至闭塞分支血管。典型夹层为顺向分离,即自近端内膜撕裂口处向主动脉远端扩展,但有时从内膜撕裂口逆向进展。

主动脉壁分离层之间充盈血液,形成一个假腔,出现所谓"双腔主动脉"。剪切力导致内膜(分离主动脉壁的内层部分)进一步撕裂,形成内膜再破口或出口。血液的持续充盈使假腔进一步扩张,内膜则突入真腔,真腔可受压变窄或塌陷。内膜撕裂口多发生在主动脉内壁流体动力学压力最大处,即升主动脉(窦上数厘米处)外右侧壁,或降主动脉近端(左锁骨下动脉开口以远)动脉韧带处,少数发生在腹主动脉等处。

高血压和马方综合征是 AD 的主要诱因。有一组 74 例 AD 患者中,有高血压病史者 44 例(占 59.5%),马方综合征者 9 例(占 12.2%)。胸主动脉粥样硬化性病变是否为 AD 的诱因,目前存在争议。国外一组 17 例 AD 患者中,11 例高血压者均有广泛而严重的主动脉粥样硬化。在这组 74 例 AD 患者中,16 例有粥样硬化改变,其中 13 例有高血压病史,3 例血压正常但均为高龄患者(67～78 岁)。先天性心血管疾病,如主动脉瓣二叶畸形和主动脉缩窄,妊娠期内分泌变化等也与 AD 发生有关。

AD 主要有两种分型。Debakey 根据原发内破口起源位置及夹层累及范围分为 3 型:Debakey Ⅰ型,破口位于升主动脉,夹层范围广泛;Debakey Ⅱ型,破口位于升主动脉,夹层范围局限于升主动脉;Debakey Ⅲ型,升主动脉未受累,破口位于左锁骨下动脉远端,其中,夹层范围局限者为Ⅲ甲,广泛者为Ⅲ乙(图 12-11)。Stanford 分型仅依赖病变累及范围:凡夹层累及升主动脉者均为 A 型,余者为 B 型。

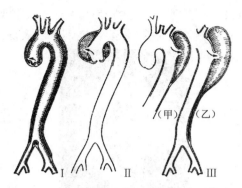

图 12-11 胸主动脉夹层 Debakey 分型模式图

(二)MRI 表现

MRI 征象有以下几种表现。

(1)内膜片：是 AD 的直接征象，在 MRI 呈线状结构，将主动脉分隔为真腔和假腔；内膜片沿主动脉长轴方向延伸，于横轴面显示清晰，与主动脉腔信号相比可呈低信号或高信号。

(2)真腔和假腔：形成"双腔主动脉"，是 AD 的另一直接征象；通常真腔小，假腔大；在升主动脉，假腔常位于右侧（即真腔外侧）；在降主动脉，常位于左侧（同样是真腔外侧）；在主动脉弓部，常位于真腔前上方；内膜片螺旋状撕裂时，假腔可位于任何方位；假腔可呈多种形态，如半月形、三角形、环形和多腔形；根据 MRI 序列和血流速度不同，真假腔的信号强度可以相同，亦可不同。

(3)内膜破口和再破口：在黑血和亮血 MRI 表现为内膜连续性中断；MRI 电影可见破口处血流往返，或假腔内血流信号喷射征象；CE MRA 显示破口优于亮血与黑血序列。

(4)主要分支血管受累：直接征象为内膜片延伸至血管开口或管腔内，引起受累血管狭窄和闭塞，间接征象为脏器或组织缺血、梗死或灌注减低；MPR 是观察分支血管受累的最佳方法。

(5)并发症和并存疾病：MRI 可显示主动脉瓣关闭不全、左心功能不全、心包积液、胸腔积液、主动脉破裂或假性动脉瘤及假腔血栓形成等异常（图 12-12）。

(三)鉴别诊断

综合运用各项 MRI 技术，可清晰显示该病的直接征象、间接征象及各类并发症，做出准确的定性诊断及分型诊断，不存在过多的鉴别诊断问题。

二、胸主动脉瘤

胸主动脉瘤是指局限性或弥漫性胸主动脉扩张，其管径大于正常主动脉 1.5 倍或以上。按病理解剖和瘤壁的组织结构分为真性和假性动脉瘤。前者是由于血管壁中层弹力纤维变性，失去原有坚韧性，形成局部薄弱区，在动脉内压力作用下，主动脉壁全层扩张或局限性向外膨突；后者是指因主动脉壁破裂或内膜及中层破裂，造成出血或外膜局限性向外膨突，瘤壁由血管周围结缔组织、血栓或血管外膜构成，常有狭窄的瘤颈。

(一)临床表现与病理特征

本病临床表现变化差异较大且复杂多样，主要取决于动脉瘤大小、部位、病因和压迫周围组织器官的程度及并发症。轻者无任何症状和体征，有时胸背部有疼痛，可为持续性和阵发性的隐痛、闷胀痛或酸痛。突发性撕裂或刀割样疼痛类似于 AD 病变，常提示动脉瘤破裂，病程凶险。动脉瘤压迫周围结构可出现气短、咳嗽、呼吸困难、肺炎和咯血等呼吸道症状，也可有声音嘶哑、吞咽困难、呕血和胸壁静脉曲张。胸部体表可见搏动性膨突及收缩期震颤,可闻及血管性杂音。如病变累及主动脉瓣,可有主动脉瓣关闭不全、左心功能不全的表现。

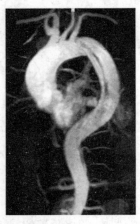

图 12-12　胸主动脉夹层 Debakey Ⅲ 型
CE MRA 后 MIP 斜矢状面重组图像,主动脉自弓降
部以远增宽,呈双腔主动脉,内膜片呈螺旋状撕裂

病因可分为动脉粥样硬化性、感染性、创伤性、先天性、大动脉炎性、梅毒性、马方综合征和贝赫切特综合征等,以粥样硬化性主动脉瘤最常见。任何主动脉瘤均有进展、增大的自然过程,破裂是其最终后果。瘤体越大,张力越大,破裂可能越大。主动脉瘤倍增时间缩短或形状改变,是破裂前的重要变化。

(二)MRI 表现

MRI 征象:①在 SE 序列,横轴面和冠状面 MRI 显示胸主动脉呈囊状或梭囊状扩张的低信号及动脉瘤内血栓、瘤壁增厚及瘤周出血。脂肪抑制 MRI 有助于区别脂肪组织与血肿或粥样硬化增厚。矢状面或斜矢状面可确定瘤体部位及累及范围。②亮血与黑血序列 MRI 的优点是成像速度快,图像分辨率和对比度高,伪影少。③对 CE MRA 原始图像重组,可形成最大强度投影(MIP)和 MPR 图像。MIP 类似于传统 X 线血管造影,可显示主动脉瘤形态、范围、动脉瘤与主要分支血管的关系。MPR 可多角度连续单层面显示主动脉瘤详细特征,包括瘤腔形态、瘤腔内血栓、瘤壁特征、瘤周出血或血肿、瘤周软组织结构及瘤腔与近端和远端主动脉及受累分支血管的关系。

(三)鉴别诊断

MRI 与多排螺旋 CT 同是显示胸主动脉瘤的无创性影像技术,诊断该病极为准确,不存在过多鉴别诊断问题。

(王月强)

第十三章

肝脏疾病的MRI诊断

第一节 肝脏肿块

因可疑的或已知的肝脏肿块接受 MRI 检查和诊断的患者逐年增多。在 MRI 检查中,可以观察到一些特定类型的肝脏肿块,并以此对其分类。MRI 检查的主要目的是评估:①肝脏异常改变的数量和大小;②异常改变的部位与肝血管的关系;③病变的性质,即鉴别良恶性;④病变的起源,如原发与继发。

人们还不知道良性肝脏肿块的确切患病率,可能超过 20%。有研究显示,在那些已知恶性肿瘤的患者中,CT 显示<15 mm 的肝脏病灶中超过 80%是良性的。随着多排螺旋 CT 和薄层准直器的应用,更多的肝脏病灶将被发现。为了了解病灶的特征,需要其他的成像方法进行印证,如磁共振成像。

良性病变与转移瘤和原发恶性病变的鉴别诊断非常重要。一些恶性肿瘤,如乳腺、胰腺以及结直肠恶性肿瘤易于转移到肝脏。结直肠癌常转移到肝脏,死者中超过 50%可能有肝脏转移。另外,在结直肠癌肝转移的患者中,仅 10%~25%适合外科手术切除。5 年生存率如下:孤立结直肠癌肝转移切除术高达 38%,不做任何治疗 5 年生存率不到 1%;剩余 75%~90%的结直肠癌肝转移者不适合做外科手术。欣慰的是,一些新的放化疗手段已经比较成熟。人群中硬化性肝癌的发病率为 1%~2%,积极治疗可使 5 年生存率高达 75%,未经治疗者 5 年生存率不足 5%。

一、非实性肝脏肿块

(一)肝囊肿

1.临床表现与病理特征

肝囊肿(liver cysts)是常见的疾病,分为单房(95%)和多房。肝囊肿的发病机制尚不清楚,有先天性和后天性假说。病理上肝囊肿内壁衬以单层立方柱状上皮,被覆上皮依附于潜在的纤维间质。

247

2.MRI 表现

磁共振成像时,囊肿在 T_1WI 上呈低信号,在 T_2WI 上呈高信号,并且在长回波时间($>120\ ms$)的 T_2WI 仍保持高信号强度。在钆对比剂增强扫描时,囊肿不强化。延迟增强扫描(超过 5 分钟)有助于鉴别诊断囊肿与乏血供逐渐增强的转移瘤(图 13-1)。

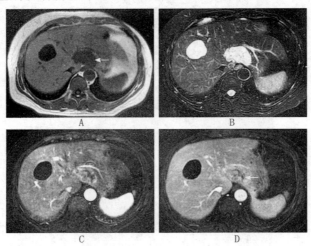

图 13-1　典型肝囊肿

A.轴面 T_1WI,肝右叶圆形低信号,边缘锐利,第二个病灶(箭)在肝左叶外侧段主动脉前方,为稍低信号的转移瘤;B.轴面脂肪抑制 FSE T_2WI,囊肿呈高信号且边缘锐利,左叶转移瘤为稍高信号;C.T_1WI薄层(4 mm)动态增强扫描动脉期,肝囊肿未见强化,边缘锐利,左叶转移瘤呈现厚薄不均的环状强化;

D.延迟期显示肝囊肿仍无强化,转移瘤呈现不均匀强化,容易鉴别

钆对比剂增强 MRI 诊断囊肿优于 CT 图像,囊肿几乎没有 MR 信号,而囊肿在增强 CT 图像呈低密度。单脉冲屏气 T_2WI(如单次激发 FES 序列)显示囊肿非常有效。在病灶比较小,且已知患者患有原发恶性肿瘤时肝脏 MRI 检查价值更大,可鉴别囊肿、转移瘤与原发肿瘤。出血性囊肿或含蛋白质囊肿可能在 T_1WI 呈高信号,T_2WI 呈低信号,但增强扫描表现与单纯囊肿相同。否则应被视为复杂囊肿或囊性恶性肿瘤。

3.鉴别诊断

(1)MRI 有较高的软组织分辨率和独特的成像技术,容易鉴别囊肿、转移瘤与原发肿瘤。有些囊性病变(如出血性囊肿或含蛋白质囊肿)可能在 T_1WI 呈高信号,T_2WI 呈低信号,但增强扫描表现与单纯囊肿相同,鉴别诊断不难。

(2)当囊肿的 T_2WI 信号和增强扫描信号不典型时,应考虑复杂囊肿或囊性恶性肿瘤可能,囊壁无强化是单纯囊肿的特点。

(二)胆管错构瘤

1.临床表现与病理特征

胆管错构瘤(biliary hamartoma)是良性胆管畸形,被认为是肝脏纤维息肉类疾病的一种,是由导管板畸形引起,这是胆管错构瘤共同的本质。估计出现在大约 3% 的人群中。胆管错构瘤由嵌入的纤维间质和胆管组成,包含少量血管通道。胆管狭窄与扩张并存、不规则并且分叉状。一些管腔内含有浓缩胆汁。肿瘤可能是单发,也可能是多发。肿瘤多发时呈弥漫分布。

2.MRI 表现

在 MRI 和 MRCP,胆管错构瘤单个病灶较小,直径通常<1 cm,容易辨认。由于含有较多的液性成分,这些病灶在 T_1WI 呈低信号,T_2WI 呈高信号,边界清楚。在重 T_2WI,病灶信号可进一步增高,接近脑脊液信号。在 MRCP,病灶呈现肝区多发高信号小囊病变,散在分布,与引流胆汁的胆管树无交通,较大的肝内胆管和肝外胆管无发育异常。在钆增强扫描的早期及延迟期几乎不强化。这些表现与单纯囊肿相似,但胆管错构瘤在钆增强早期及延迟期扫描中出现薄壁(图 13-2)。胆管错构瘤的环形薄壁强化与组织病理学上病灶边缘受压的肝实质有关。相反,转移瘤边缘的环形增强在组织病理学上反映了肿块最外层血管形成的部分。

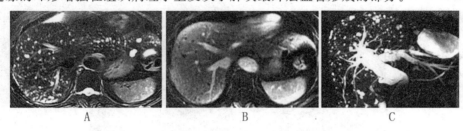

图 13-2　胆管错构瘤

A.脂肪抑制 T_2WI 显示肝区多发高信号囊灶,肝右叶病灶更明显,一些病灶呈粗细不匀管状,肝左叶直径 5 cm 大囊性病变为单纯肝囊肿;B.钆对比剂增强扫描延迟期,部分病灶周边出现稍高信号薄壁强化;C.MRCP 显示病灶弥漫分布于肝实质内和肝叶边缘,外形呈圆形、卵圆形或不规则管形,胆囊已切,胆囊管残留,肝总管直径 14 mm

3.鉴别诊断

(1)单纯肝囊肿:鉴别要点是胆道错构瘤在钆增强早期及延迟期扫描中可出现薄壁。

(2)肝脓肿和肝转移瘤:有时不易鉴别。应结合临床病史分析,或追随病灶的大小变化。

(3)肝胆管囊腺瘤:囊壁上常可见结节,病灶较大;囊内出血时,T_1WI 可见明显高于纯黏液或胆汁成分的高信号;T_2WI 瘤内分隔呈低信号。

二、实性肝脏肿块

(一)肝转移瘤

肝转移瘤(liver metastases)是较常见的肝脏恶性肿瘤,表现为孤立或多发的结节状病灶,较少出现相互融合。病变可伴有中央坏死和液化。乳腺癌、胰腺癌、结直肠恶性肿瘤喜好转移至肝脏。MRI 检查可以检出病变,并显示灶性病变的特征。

以结直肠转移瘤为例介绍如下。

1.临床表现与病理特征

结直肠癌与其他类型的癌不同,出现远处转移不影响根治疗法。结直肠癌肝转移(colorectal metastases)患者中,10%～25% 有机会做外科切除手术;剩余 75%～90% 的患者不适合手术切除,可进行放疗、化疗和射频消融等微创治疗。大约 25% 的结直肠癌肝转移患者没有其他部位的远处转移。MRI 序列组合、相控阵线圈、组织特异性对比剂等的应用使其诊断能力远超 CT。

2.MRI 表现

大部分结直肠癌转移瘤的 MRI 表现具有典型征象(图 13-3)。病变在 T_1WI 呈低信号,肿瘤内部解剖不易观察。在压脂 T_2WI，转移瘤呈中等高信号强度（通常与脾比较）。在 T_2WI，中等大小到巨大结直肠癌转移瘤的内部解剖结构呈环形靶征，具体表现为：①病灶中央因为凝固坏死信号最高；②病灶外带因为成纤维反应表现为较低的信号，成纤维反应促进了肿瘤细胞带生长，而且形成肿瘤基质；③病灶最外层为稍高信号，是由含有较多血管和较少结缔组织所组成的致密肿瘤组织。最外层厚仅几毫米，为转移瘤的生长边缘。病灶周围可有受压的肝组织及水肿。在钆对比剂动态增强扫描中，大部分结直肠癌转移瘤在动脉期呈不规则的、连续的、环形强化。这种环形强化显示肿瘤的生长边缘，与血管瘤不连续的、结节状强化不同。在门静脉期及延迟期扫描，转移瘤常显示外带的流出效应和中央的逐渐强化。较大病灶可出现菜花样强化。小的转移瘤中央多缺乏凝固性坏死和液性信号。

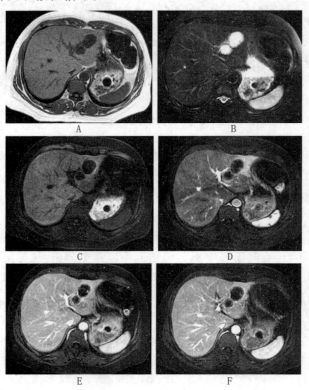

图 13-3　结直肠癌肝转移

A.轴面屏气 FSPGR，肝左叶转移瘤呈低信号，边界清楚；B.轴面脂肪抑制 FSE T_2WI 显示外带中度高信号，中央液性高信号的靶环样结构；C.轴面 T_1WI 平扫，转移瘤呈低信号；D.动态增强扫描动脉期，转移瘤显示连续的不规则环形强化，这种强化模式提示转移瘤病灶外带或外围生长带血供丰富；E、F.延迟扫描显示对比剂缓慢向病灶内填充，这种强化模式提示病灶中央血供少，对比剂需要更多的时间才能填充

结直肠癌和胰腺导管癌的转移瘤在病灶周围和节段性强化方面有所不同。典型结肠癌的周边强化是环周的，具有不确定性，而胰腺导管癌常是边界清楚的楔形强化。显微镜下观察发现，肝脏转移瘤的周围组织成分变化多样，由受压的肝实质、结缔组织增生、炎性浸润等构成。

3.鉴别诊断

（1）少数血供丰富的转移瘤和存在瘤内坏死时，T_2WI 可呈明显的高信号，与肝血管瘤 T_2WI

表现相似。增强扫描尤其是动态加上延迟扫描有助于鉴别肝转移瘤、肝血管瘤和肝癌。临床有无炎症反应、甲胎蛋白是否升高以及短期追随病变变化有助于鉴别肝脓肿和肝癌。

(2)与肉芽肿性疾病鉴别时,应仔细询问病史,也可抗感染后短期随诊,观察其影像表现的变化。利用重 T_2WI,可鉴别小的转移瘤与肝内小囊性病灶。

(二)肝结节

肝实质的多种病变可导致肝炎、肝纤维化、甚至肝硬化。硬化的肝脏包含再生结节(RN),也可包含发育不良结节和原发性肝癌。

1.临床表现与病理特征

除局灶性结节性增生(FNH)发生于肝脏损害之前外,肝脏结节多发生于肝脏损害之后。肝脏损害可能由以下几个因素造成:①地方病,在非洲和亚洲,黄曲霉菌产生的黄曲霉素是导致肝癌的重要原因;②代谢性或遗传性疾病,如血色素病、肝豆状核变性、α_1-抗胰蛋白酶缺乏;③饮食、肥胖、糖尿病(Ⅱ型)、乙醇中毒肝脏的脂肪浸润(脂肪变性)、脂肪性肝炎和肝硬化;④病毒,如乙肝病毒和丙肝病毒引起的病毒性肝炎。

1995 年后,一种改良的肝结节分类命名法将肝结节(hepatic nodules)分为两类:再生性病变和发育不良性或肿瘤性病变。再生结节(regenerative nodules,RN)由肝细胞和起支撑作用的间质局灶性增生而成。再生性病变包括再生结节、硬化性结节、叶或段的超常增生、局灶性结节性增生。发育不良性或肿瘤性病变是由组织学上异常生长的肝细胞形成。一些假设的或已被证明的基因改变导致肝细胞异常生长。这些病变包括腺瘤样增生、巨大再生结节、结节性增生、发育不良性结节(dysplastic nodules,DN)或肿瘤性结节、肝细胞癌(HCC)等。发育不良性病变的相关名词繁多而复杂,使不少研究结果之间无法比较。最近文献统一命名为 DN,是指发生于有肝硬化或无肝硬化背景下的肝内肿瘤性病变。

2.MRI 表现

(1)再生结节(regenerativenodules,RN):RN 是在肝硬化基础上肝组织局灶性增生而形成的肝实质小岛。大部分结节直径在 0.3～1.0 cm。在 MRI 上,RN 在 T_1WI 和 T_2WI 多呈等或高信号;有些结节在 T_1WI 呈稍高信号,在 T_2WI 呈低信号。T_2WI 低信号可能与含铁血黄素沉着,或周围的纤维间隔有关。含铁血黄素能有效缩短 T_2,降低 T_2 信号,使 RN 呈低信号;纤维间隔则由于炎性反应或血管扩张,使其含水量增加而形成小环形或网状高信号,而使 RN 呈相对低信号。在钆对比剂动态增强扫描时,动脉期再生结节不强化(图 13-4)。

有些 RN 因含有铁离子,在 T_1WI 和 T_2WI 呈低信号。这些含铁结节在 T_2 序列上呈现磁敏感效应,发生肝细胞癌的危险性较不含铁结节高。

(2)发育不良结节(dysplasticnodules,DN):DN 是一种较 RN 大的结节,直径常>1.0 cm,无真正包膜,被认为是一种癌前病变,可见于 15%～25% 的肝硬化患者中。组织学上,低度(low grade)DN 含有肝细胞,无细胞异型性或细胞结节,但大量细胞发育不良,轻度异常。而高度(high grade)DN 有局灶或广泛结构异常,有细胞异型性。

DN 在 T_1WI 呈高或等信号,在 T_2WI 呈等或低信号,这两种信号结合被认为是 DN 的特征性表现(图 13-5)。DN 的 MR 信号特征与小肝细胞癌(<2.0 cm)部分重叠或相似。两者均可表现为 T_1WI 高信号,T_2WI 低信号。在 T_2WI 呈稍高信号为肝细胞癌的特征性表现。DN 与肝细胞癌的区别在于其在 T_2WI 几乎不呈高信号,也无真正包膜。

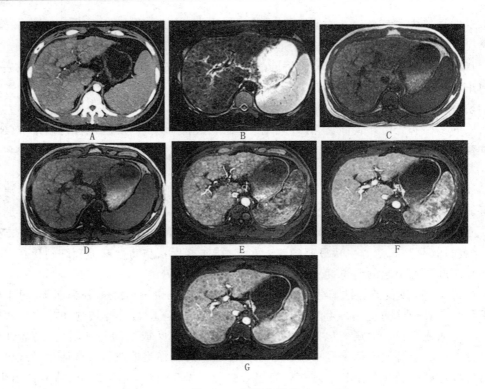

图 13-4　肝再生结节

A.CT 增强扫描动脉期见肝实质多发结节影;B.轴面 T_2WI,多发肝硬化结节呈低信号,大部分结节周围环绕高信号分隔;C、D.梯度回波序列同反相位图像显示肝内多发高信号结节,肝脏外形不规则,第Ⅲ和Ⅳ肝段萎缩导致肝裂增宽,脾脏增大提示门静脉高压;E、F.轴面二维梯度回波序列动态增强扫描 T_1WI,动脉期显示结节未强化;G.延迟扫描显示典型肝硬化改变,分隔强化

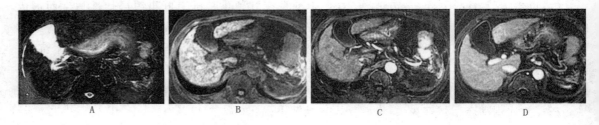

图 13-5　发育不良结节

A.脂肪抑制 FSE T_2WI,肝右叶见多发低信号结节,肝硬化背景,脾切除病史;B.LAVA 蒙片为高信号和等信号;C、D.钆增强 LAVA 扫描动脉期和延迟期结节均为等信号

　　DN 中含有肝细胞癌结节灶时,其倍增时间<3 个月。当癌灶仅在显微镜下可见时,无论在活体或离体组织标本上,MRI 常难以显示。当癌灶增大时,MRI 出现典型的"结中结"征象,即在 T_2WI 低信号结节中出现灶性高信号。有时在慢性门脉纤维化时亦可出现假性"结中结"征。因此,一旦发现"结中结"征象,即使血液检查或细胞学穿刺检查呈阴性,也应及时治疗或追踪观察。

　　此外,肝硬化再生结节和良性退变结节中含有 Kupffer 细胞,能吞噬超顺磁性氧化铁 Feridex(SPIO)。SPIO 缩短 T_2,使结节在 T_2WI 呈低信号。而肝细胞癌无 Kupffer 细胞,或其吞噬功能降低,在 T_2WI 呈高信号。由此,肝硬化再生结节和良性退变结节可与肝细胞癌鉴别。

根据病灶体积和细胞密度逐渐增大情况,可对肝细胞癌分级:依序是再生结节(RN)、发育不良结节(DN)、小肝癌和大肝癌(图 13-6)。根据这种途径,RN 中局部肝细胞突变、增多,形成小灶状小肝癌,再生长为大肝癌。肿瘤血管生成对原发性肝细胞癌的生长很重要,也有利于早期影像检出。

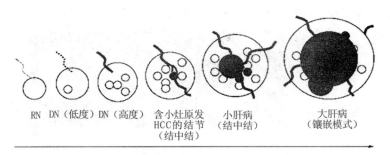

RN　DN(低度) DN(高度)　含小灶原发　小肝病　　　大肝病
　　　　　　　　　　　HCC的结节　(结中结)　(镶嵌模式)
　　　　　　　　　　　(结中结)

图 13-6　肝癌逐渐形成过程示意图

图中包括结节大小、细胞构成、血管生成等因素;肝脏存在潜在的疾病,如肝炎、肝纤维化、肝硬化;原发性肝癌的形成过程是再生结节到发育不良结节到肝癌的渐进发展过程,在这个过程中肿瘤血管生成(图中曲线)起重要作用;RN:再生结节,DN:发育不良结节,HCC:肝细胞癌

3.鉴别诊断

肝硬化再生结节在 MRI 上能较好地与肝细胞癌鉴别,但较难与 DN 鉴别。在 T_2WI,DN 不呈高信号,而肝细胞癌可呈高信号,以此区别两者不难。此外,良性 DN 在菲立磁增强的 T_2WI 呈低信号。大部分高级别 DN(如前面提到的腺瘤样增生)和分化较好的小肝癌,在 T_1WI 可呈高信号。

(三)局灶性结节增生

局灶性结节增生(focal nodular hyperplasia,FNH)是一种肝脏少见的良性占位病变。病因不明,无恶变倾向及并发症。影像表现虽有特征,但缺乏特异性。临床确诊率不高。

1.临床表现与病理特征

FNH 主要发生于育龄期女性,偶见于男性和儿童。常在影像检查时意外发现,大部分不需要治疗。但需要与其他的肝内局限性病变鉴别,如原发性肝细胞癌、肝细胞腺瘤和富血供转移瘤。

FNH 呈分叶状,好发于肝包膜下,虽无包膜但边界清楚。大体病理的特异性表现是中央有放射状的隔膜样瘢痕。这些瘢痕将病灶分为多个异常肝细胞结节,周围环绕正常肝细胞。中央瘢痕含有厚壁肝动脉血管,给病灶提供丰富的动脉血。直径>3.0 cm 的 FNH 均有典型的中央瘢痕。组织学上,典型 FNH 的特征是出现异常的结节、畸形的血管和胆小管的增生。非典型FNH 常缺少异常结节和畸形血管中的一项,但往往会有胆小管增生。Kupffer 细胞依然存在。超过 20% 的 FNH 含有脂肪。

2.MRI 表现

FNH 在 T_1WI 呈略低信号,T_2WI 呈略高信号。有时在 T_1WI 和 T_2WI 均呈等信号。不像肝腺瘤,FNH 的信号强度在 T_1WI 很少高于肝脏。中央瘢痕在 T_2WI 常呈高信号。在 Gd-DTPA 增强扫描时,动脉期 FNH 呈明显同步强化,中央瘢痕和放射状间隔呈延迟强化(图 13-7)。强化模式以"快进慢出"为特点,与肝癌的"快进快出"不同,其中以动脉期瘢痕显著均匀强化为特征。经门脉期至延迟期,信号仍等于或略高于肝实质,中央瘢痕明显强化。动脉期病灶中央或周边出现明显增粗迂曲的血管(供血动脉)亦是 FNH 的特征,但并不多见。特异性对比剂,如 SPIO 和锰剂分别作用于 Kupffer 细胞和肝细胞,可证实病灶的肝细胞起源。Kupffer 细胞摄取 SPIO 后,病灶和正常肝实质在 T_2WI 和 T_2WI 呈低信号;中央瘢痕呈相对高信号。MRI 诊断 FNH 的敏感性(70%)和特异性(98%)高于 B 超和 CT。

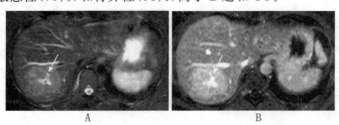

图 13-7 局灶性结节增生

A.轴面 T_2WI 显示稍高信号病灶,高信号中央有瘢痕和分隔(箭);B.二维梯度回波增强扫描
轴面 T_1WI 静脉期显示病灶均匀强化,中央瘢痕延迟明显强化(箭)

FNH 的非典型表现有:动脉期强化不显著而低于肝实质;动脉期出现动脉-门脉、动脉-静脉分流;门脉期及延迟期呈低信号和/或中央瘢痕不强化;中央瘢痕不显示;延迟期出现包膜样强化。不典型征象导致术前确诊率不高。

3.鉴别诊断

表现不典型的 FNH 需与原发性肝癌、肝血管瘤(<3.0 cm)以及肝腺瘤鉴别。判断良恶性最关键。FNH 存在 Kupffer 细胞,有吞噬胶体的功能,所以核素标记胶体肝脏显像可用于鉴别 FNH、肝腺瘤和肝癌。[18]FDG PET 是肿瘤阳性显像,肿瘤病变因高代谢而表现异常放射性浓聚。FNH 的肝细胞无异型性,[18]FDG PET 显像时无异常放射性浓聚。但高分化肝癌的[18]FDG PET 显像也往往表现为阴性,鉴别两者需要借助于[11]C-乙酸肝脏显像。

(四)肝细胞腺瘤

肝细胞腺瘤(hepatocellular adenomas)是一种良性新生物,好发于有口服避孕药史的年轻女性。偶见于应用雄性激素或促同化激素的男性,或有淀粉沉积疾病的患者。

1.临床表现与病理特征

通常无临床症状,肝功能正常。大病灶常出现疼痛和出血。肝细胞腺瘤由类似于正常肝细胞的细胞团所组成。与 FNH 不同,肝细胞腺瘤缺少中央瘢痕和放射状分隔。出血和坏死常导致疼痛。有人认为肝细胞腺瘤是癌前病变,有潜在的恶性。大的腺瘤(>5 cm)首选外科手术治疗。

70%～80%的肝腺瘤为单发。组织学见肿瘤由良性可分泌胆汁的肝细胞组成,排列成片状,内含丰富的脂肪和糖原。瘤内有胆汁淤积及局灶出血、坏死,有时可压迫周围肝组织形成假包膜,也可有薄的纤维包膜。周围的肝实质也可脂肪变。肿瘤由肝动脉供血,血供丰富。可有 Kupffer 细胞,但数量常少于正常肝实质。腺瘤中没有胆管和门管结构。

2.MRI 表现

在 T_1WI 和 T_2WI,典型的腺瘤与周围肝实质信号差别不明显。病灶在 T_1WI 呈中等低信号至中等高信号,T_2WI 呈中等高信号。动态增强扫描时,动脉期即早期强化,呈均匀强化(强化程度常弱于典型 FNH);在门脉期强化减退,呈等信号;延迟期与肝脏信号几乎相等。在脂肪抑制

T_1WI 和 T_2WI,腺瘤与肝脏相比可呈高信号。腺瘤在 T_1WI 呈高信号,部分原因为含有脂肪。在脂肪抑制 T_2WI,在较严重的脂肪肝,肝脏信号的压低较腺瘤明显,使腺瘤呈高信号。瘤内出血时,T_1WI 和 T_2WI 呈高、低混杂信号(图 13-8)。

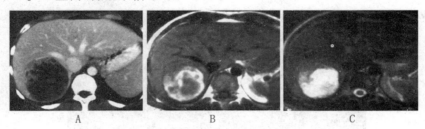

图 13-8　肝细胞腺瘤

A.CT 增强扫描门静脉期肿块边缘少许强化,中央大部为低密度,无明确出血表现;B.T_1WI,肿块内见散在高信号,提示瘤内出血;C.T_2WI,肿块呈不均匀混杂信号

有时,在腺瘤边缘显示完整或不完整的假包膜,通常较薄,在 T_1WI 呈低信号。在 T_2WI,假包膜较肝细胞癌的真性纤维包膜信号高。

(五)肝细胞癌

肝细胞癌(hepato cellular carcinoma,HCC)是由肝细胞分化而来的恶性新生物。

1.临床表现与病理特征

早期常无症状。小肝癌的定义为肿瘤直径<2 cm。在病理学上,鉴别小肝癌和高级别不典型增生的标准尚无明确的界定。偏向于恶性的所见包括:①细胞核明显的异型性;②高的核浆比例,2 倍于正常的细胞核密度;③3 倍或更高的细胞浓度,有大量无伴随动脉;④中等数量的核分裂象;⑤间质或门脉系统受侵袭。很多小肝癌和不典型增生在组织学上无法鉴别。

2.MRI 表现

相对于正常肝实质,小肝癌病灶在 T_2WI 呈小片高信号或略高信号,T_1WI 信号多变,可为等信号、低信号或高信号。钆对比剂动态增强扫描时,动脉期明显强化(不均匀或均匀),门脉期和延迟期呈流出效应(图 13-9)。有时出现"结中结"征象,特别在铁质沉着的增生结节中发生的点状小肝癌。

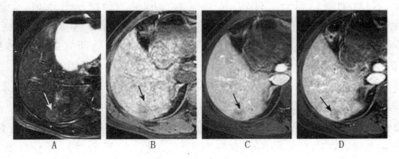

图 13-9　小肝癌

A.轴面 T_2WI 显示肝右叶后下段稍高信号结节(箭);B.轴面二维梯度回波增强扫描 T_1WI 动脉期显示结节不均匀强化;C.门静脉期显示肝内结节强化;D.延迟期显示肿瘤周围包膜强化(箭)随访患者 7 个月后,肿物增大至 9.6 cm

大肝癌(直径>2 cm)可能出现附加的特征,如镶嵌征、肿瘤包膜、卫星灶、包膜外浸润、血管

侵犯、淋巴结和远处转移等肝外播散。

镶嵌征是由薄层间隔和肿瘤内坏死组织分隔的小结节融合形成。这种表现很可能反映肝细胞癌的组织病理学特点和增殖模式。>2 cm 的肝癌 88% 出现镶嵌征。有镶嵌征的病灶在 T_1WI 和 T_2WI 信号多变,在动态增强扫描动脉期和延迟期呈不均匀强化(图13-10)。

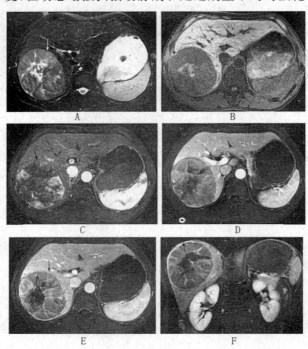

图 13-10　大肝癌

A.轴面 T_2WI 显示病灶大部分为高信号,局部为低信号,病灶边缘为低信号肿瘤包膜(箭),T_2WI 低信号提示由纤维组织构成,与良性病变的假包膜不同;B.梯度回波 T_1WI 显示大的圆形病灶,大部分呈低信号,病灶边缘为低信号肿瘤包膜(箭);C.梯度回波轴面 T_1WI 动脉期显示整个病灶明显不均匀强化,呈镶嵌样改变(箭);D、E、F.轴面和冠状面 T_1WI 延迟期扫描,肿瘤强化呈流出效应,肿瘤包膜强化(箭),中央无强化

肿瘤包膜是(大)肝细胞癌的一个特点,见于 60%~82% 的病例。有报道 72 例肝细胞癌中,56 例在组织学上出现肿瘤包膜,75% 肿瘤包膜病灶>2 cm。随着瘤体增大,肿瘤包膜逐渐变厚。肿瘤包膜在 T_1WI 和 T_2WI 呈低信号。肿瘤包膜外侵犯指形成局部放射状或紧贴病灶的卫星灶,见于 43%~77% 肝细胞癌。

门静脉和肝静脉血管侵犯也常见。在梯度回波序列 T_1WI 和流动补偿 FSE T_2WI 表现为流空消失,动态增强扫描 T_1WI 表现为动脉期异常强化,晚期呈充盈缺损。

不合并肝硬化的肝细胞癌:在西方社会,超过 40% 的肝癌患者无肝硬化。而在东南亚地区,地方性病毒性肝炎多发,仅 10% 的肝细胞癌患者无肝硬化。但不合并肝硬化和其他潜在肝病的肝细胞癌患者,确诊时常已是晚期。病灶较大,肿瘤直径的中位数是 8.8 cm,常单发并有中央瘢痕(图 13-11)。这些患者更适合外科手术,且预后较好。

3.鉴别诊断

不合并肝硬化的肝细胞癌应与腺瘤、FNH、肝内胆管癌、纤维板层型癌和高血供转移瘤鉴别。合并肝硬化的肝细胞癌需与所谓的"肝脏早期强化病灶"(EHLs)鉴别。

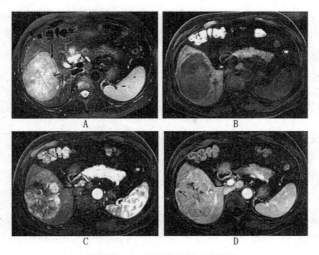

图 13-11 非肝硬化患者肝癌

A.轴面 FSE 序列 T₂WI 显示肝内巨大病灶,病灶大部分呈条索状中高信号,中心呈高信号,由厚的肿瘤包膜包绕(箭);B.二维梯度回波轴面 T₁WI 肿瘤呈低信号;C.轴面 T₁WI 增强扫描动脉期,病灶明显不均匀强化;D.延迟期,病灶强化呈流出效应,而肿瘤包膜明显强化;本例肝脏轮廓光滑,肝实质强化均匀,脾脏不大;病灶切除后病理证实为纤维板层肝细胞癌

(1)肝内胆管癌:占胆管癌的 10%,表现为大的团块,伴肝内胆管扩张,脐凹征(肿瘤被膜收缩形成),强化模式与巨大结直肠转移瘤和肝细胞癌有部分重叠。也可出现肝细胞癌和肝内胆管癌的混合型病灶,影像表现与肝细胞癌不易鉴别。

(2)纤维板层型肝癌:与常规肝细胞癌的临床表现和病理存在差别,故被认为是一种单独病变。组织学上,瘤体较大,由排列成层状、束状、柱状的巨大嗜酸性细胞、多边形赘生性细胞、平行层状排列的纤维分隔组成。在 T₁WI 呈低信号,T₂WI 呈高信号,强化不均匀。中央的纤维瘢痕在 T₁WI 和 T₂WI 均呈低信号。

(3)FNH:中央瘢痕在 T₂WI 多为高信号,但仅依据中央瘢痕在 T₁WI 和 T₂WI 的表现不足以判断肿瘤的良、恶性。少数肝癌也见纤维瘢痕,并可因炎症而在 T₂WI 呈高信号。

(4)EHLs:多数呈圆形或椭圆形,也可呈楔形、地图形或三角形。这类病灶应除外高级别DN 和小肝癌。无间隔生长的小 EHLs 表现类似血管分流和假性病灶。

(5)Budd-Chiari 综合征的结节多发,在动脉期明显均匀强化,在晚期几乎与周围肝实质等信号。

(王月强)

第二节 肝 性 脑 病

肝性脑病(hepatic encephalopathy,HE)又称肝昏迷。临床上多数是由于病毒性肝炎(包括重型病毒性肝炎)、肝硬化、严重的胆道感染、肝癌和血吸虫病等引起,导致急性肝损害、肝功能衰竭,或慢性实质性肝病,或广泛门-腔侧支循环建立,致使胃肠道的有害物质未能被肝细胞代谢去毒而直接进入体循环,使血液和组织中氨等代谢产物的含量增高,引起中枢神经系统功能障碍。临床表现为在严重肝病的基础上出现以轻微的心理或生理精神错乱、神经心理综合征甚至发生意识障碍(昏迷)为主要特征的神经精神症状和运动异常等继发性神经系统疾病。在我国大部分肝性脑病是由肝硬化和重型病毒性肝炎所引起的,常与患者发生自发的或外科性门体分流有关。

一、肝性脑病的发病机制

有关肝性脑病的发病机制至今已提出多种学说,但没有一种学说被广泛接受。大多数研究是利用鼠、兔或狗发生急性肝衰竭后表现出精神和神经活动异常的实验动物中进行的。然而制成有或没有门体性分流及脑病的肝衰竭动物模型是很困难的。尽管如此,动物实验研究已提供了有价值的资料,说明系列神经化学和神经心理学异常对肝性脑病的发生有潜在作用。

近年来有关肝性脑病发病机制的研究中除氨中毒、协同神经毒素和假神经递质假说方面有一定进展外,主要进展在于 γ-氨基丁酸/苯二氮䓬(gamma-aminobutyric acid/benzodiazepine,GABA/BZ)假说,尤其是内源性苯二氮䓬及其受体、受体配体在肝性脑病发病中的作用。

(一)肝性脑病的概念及最新分型

经典的观点认为,肝性脑病是由严重肝病引起的、以代谢紊乱为基础的中枢神经系统功能失调的综合征,其主要临床表现为意识障碍、行为异常和昏迷,严重程度差异很大。

根据学术界长期以来对肝脏的功能、组织解剖和与相关脏器的关系以及肝性脑病的研究,有学者将肝性脑病的病因基础由"严重肝病"修正为"严重的肝脏功能失调或障碍",包括急性肝功能衰竭、不伴有内在肝病但有严重门体分流以及慢性肝病/肝硬化等 3 种主要类型,并对应于相应的临床表现。2001 年有关肝性脑病的国际会议采纳了这种分型,提出了肝性脑病的最新共识,将此临床综合征分为 A、B 和 C 3 种类型,实际上也恰好分别代表了"急性(acute)""分流(by-pass)"和"肝硬化(cirr hosis)"的英文首字母以便记忆。

A 型肝性脑病即急性肝衰竭相关的肝性脑病(acute liver failure associated hepatic encephalopathy,ALFA-HE),可替代原用来代表一种急性肝性脑病的"暴发性肝衰竭"的术语,因为暴发性肝衰竭实际的意义远不仅指急性肝性脑病。采用急性肝衰竭相关的肝性脑病能够避免将"急性肝衰竭伴发的肝性脑病"与"慢性肝病伴发的急性肝性脑病"的概念进一步混淆。

B 型肝性脑病强调了门体分流的重要地位,此类型的确立有其历史和现实原因。它代表了门体脑病(portosystemic encephalopathy,PSE)的纯粹类型,临床表现与那些患肝硬化伴脑病的患者类同,但确实没有发现任何实质性肝病。由于其相对而言罕见于临床,曾有学者质疑单纯门体分流是否即足以导致脑病。尽管如此,有 2 篇非常著名的肝性脑病文献描述了称之为 B 型肝性脑病患者的状况,这些患者发生脑病的原因是回答问题的关键。无论如何,B 型肝性脑病在历史上应该有其位置。此外,特异性的确认此类型有助于医师诊断不明确的疾病。需注意,只有在肝活检提示正常组织学特征时才能诊断这种类型的脑病。

C 型肝性脑病包括了绝大多数的肝性脑病,即通常意义上的肝性脑病。其临床表现与 B 型肝性脑病类同,不过后者没有肝硬化的症状和体征。诊断肝性脑病时,这些 C 型肝性脑病的患者通常已发展到肝硬化失代偿期并已建立了较为完备的门体侧支循环。采用 C 型肝性脑病的概念能够纠正过去对于急性肝性脑病定义的混淆理解。C 型肝性脑病是指发生在慢性肝病阶段的肝性脑病,不论其临床表现是否急性。导致慢性肝病患者发生 C 型肝性脑病的关键在于肝功能不全和肝脏循环的短路分流,使肠道来源的毒素积聚在体循环中,而其中的神经毒素可通过变化了的血-脑屏障进入大脑,产生异常的神经传递引起脑病。目前大多数学者认为,肝功能的减退可能是脑病发生的主要因素,而循环分流居于次要地位,但两者互为影响。

(二)肝性脑病发病机制的一般原理

1.肝性脑病时存在一种或多种神经活性物质积蓄

正常情况下这些活性物质由肠道细菌产生,吸收后被肝脏代谢;而肝衰竭时,由于衰竭的肝细胞缺乏代谢能力或者存在肝内外的门体分流导致这些神经毒性物质进入体循环,通过血-脑屏障而致肝性脑病的发生。

2.血-脑屏障通透性改变

多种化合物在血浆和中枢神经系统间通过血-脑屏障进行交换;血-脑屏障的参与者之一是脑毛细血管内皮细胞,由于这些细胞被紧密连接联合起来,物质必须通过毛细血管内皮细胞才能到达对侧;再者,由于构成血-脑屏障的还有脂溶性神经胶质细胞和基膜,穿越血-脑屏障的运输还需依靠脂溶性(如药物)或特异运载系统(如糖、氨基酸),大分子(如蛋白)常被排除在可交换的物质之外。肝衰竭时由于氨、硫醇和酚类物质积蓄,作用于毛细血管中涉及调整脑血流的酶,改变神经胶质细胞的转运系统功能,增加膜液性或开放性而致血-脑屏障通透性增加(血-脑屏障通透性改变已在用系统的复杂技术制成的急性肝衰竭动物模型中得到证实)。这种通透性变化允许直接运输血浆中积蓄的潜在神经毒性物质通过并到达脑组织细胞外间隙。

(三)氨中毒学说

1.氨代谢与肝性脑病

体内的游离氨绝大部分来自L-谷氨酸的脱氨基反应。游离氨是有毒性的,特别是在高浓度时。因此动物体内迅速将其转化成谷氨酰胺,再转运到肝脏解毒。正常情况下,体内谷氨酸和谷氨酰胺释放的氨被迅速转化成没有毒性的富氮化合物尿素,然后经尿液排出。肠道菌群释放的游离氨经门静脉转运到肝脏解毒,从而使外周动脉的血氨保持在较低的水平。脑组织中氨的清除主要依赖星状细胞中的谷氨酰胺合成酶途径,肝性脑病患者和模型动物脑中的谷氨酰胺合成酶活性下降,表明这种状态下脑中的谷氨酰胺合成功能受损。因此,高氨血症的神经病变主要发生在星状细胞而不是神经元。当肝发生病变或肝坏死时,肝脏的解毒功能受损,使体内游离氨的浓度迅速升高,从而干扰细胞正常的能量代谢和神经传递,诱发昏迷等神经症状。许多研究表明,游离氨(特别是脑组织中的游离氨)浓度与肝性脑病的轻重程度之间有高度的相关性。

2.游离氨对中枢神经系统(CNS)的影响

(1)游离氨对神经元膜的作用:在人类的脑性病症(如 Reye 综合征)和先天性免疫缺陷引起的高氨血症中,当血氨水平达到 $0.5 \sim 1.0$ mmol/L 时中枢神经系统表现出病症,当脑组织的游离氨达到 $2.5 \sim 5.0$ mmol/L 时,出现昏迷。为此,有研究表明,氨能够降低神经元的膜电位。为了确定氨对神经元膜的除极作用是否对肝性脑病有病理性作用,需要确定在肝性脑病时记录到的氨浓度是否能够引起膜的除极。研究发现,当溶液氨浓度 <2.0 mmol/L 时,不能引起部分浸入该溶液的海马切片中神经元膜的去极化,因为这个浓度远大于产生神经毒性所需的浓度,因此他认为氨引起的除极并不参与氨性脑病的发病。

最近 Fan 等发现,当将海马切片完全浸入氨盐溶液时,只需 0.5 mmol/L NH_4Cl 即可抑制突触传递,远低于将海马切片部分浸入溶液时去极化所需的氨盐浓度。这可能是由于切片部分浸入溶液时,进入神经元的氨离子较少,而其中绝大部分被转化成谷氨酰胺,因此游离氨的浓度很小,不足以引起膜的除极。当切片完全浸入溶液时,氨离子的流入量增加,也使得胞内的氨离子浓度升高,从而诱发膜的去极化。该浓度与诱发氨性脑病所需的浓度大致相当,因此氨诱发的神经元膜的除极可能参与了肝性脑病的发病。

(2)游离氨对兴奋性突触传递的作用:许多研究表明,游离氨有抑制兴奋性突触传递的作用。兴奋性突触传递最主要的递质是谷氨酸。可能有 3 种机制参与了游离氨对兴奋性突触传递的抑制作用。两种作用于突触前膜的机制和一种作用于突触后膜的机制。在突触前膜氨离子可能抑制谷氨酸的前体谷氨酰胺的合成,或阻止动作电位到达突触末梢,从而减少谷氨酸的释放。在突触后膜氨离子可能减弱已释放谷氨酸的作用。有证据表明,氨离子对存在于神经元与星状细胞之间的谷氨酸和谷氨酰胺循环有着广泛的作用。急性或慢性高氨血症情况下,脑组织中的谷氨酰胺含量升高而谷氨酸的含量则显著下降。这可能是由于从谷氨酸合成谷氨酰胺的反应加强,或者是从谷氨酰胺分解成谷氨酸的反应减弱。虽然普遍认为在高氨血症中脑组织谷氨酰胺含量的升高是由于其合成的加强,但目前仍没有直接的证据。

事实上 Fan 和 Butter worth 等发现,氨离子只影响非 Ca^{2+} 依赖性的谷氨酸释放,而突触传递高度依赖于 Ca^{2+} 依赖性的从突触囊泡中释放的谷氨酸,这表明氨离子对突触的抑制作用并不是由于谷氨酸释放的减少而引起的。目前有两种模型用于解释氨离子对 Ca^{2+} 依赖性和非 Ca^{2+} 依赖性谷氨酸释放的不同作用,一种是平行模型,另一种是系列模型。平行模型认为谷氨酰胺酶位于两个部位,其中一个部位对氨离子的抑制作用敏感,而另一部位则不敏感,分别控制非 Ca^{2+} 依赖性和 Ca^{2+} 依赖性的谷氨酸合成。系列模型则认为,谷氨酰胺酶对氨离子并不敏感,合成的谷氨酸首先进入谷氨酸储备池,从该池产生非 Ca^{2+} 依赖性的谷氨酸释放,释放的谷氨酸再被缓慢吸收到产生 Ca^{2+} 依赖性谷氨酸释放的谷氨酸储备池。两种模型均有一定的实验支持,但其确切的机制仍不清楚。

在实验性急性肝衰竭的家兔中,$[^3H]$-谷氨酸对突触膜的专一性结合下降。硫代乙酰胺引起的急性或亚急性高氨血症中,谷氨酸的高亲和力受体和低亲和力受体的密度均下降,但这种下降仅见于 N-甲基-D-天冬氨酸(NMDA)亚类受体,而非 NMDA 受体则保持不变。因此,氨离子对兴奋性突触传递的抑制作用可能与 NMDA 受体的下调有关。

(3)氨中毒与 GABA 神经递质假说之间的关系:GABA 是哺乳动物大脑的主要抑制性神经递质,通常在大脑的突触前神经元由谷氨酸通过谷氨酸脱氢酶而合成,能与大脑突触后神经元的 GABA 受体结合产生抑制。突触后 GABA 的受体存在两种形式,GABA-A 和 GABA-B。与肝性脑病有关的受体是GABA-A,结合后产生快速型抑制突触后电位。这种受体不仅能与 GABA 结合,在受体表面的不同部位还能与巴比妥类和苯二氮䓬类物质结合,构成 GABA/BZ 复合受体。无论 GABA 或上述任何一种药物(或类似物)与受体结合后,都能促进氯离子内流进入突触后神经元,使突触后神经元的膜超极化并引起神经传导抑制。

近年来在暴发性肝功能衰竭和肝性脑病的动物模型中发现 GABA 血浓度增高,甚至与肝性脑病的严重程度相关。Schafer 和 Jones 认为肠源性 GABA 能透过通透性异常增高的血-脑屏障,与高敏感度的 GABA 受体结合,且此时突触后 GABA 受体的数目及敏感性均增加,从而引起显著的抑制作用。但不同的实验动物血-脑屏障通透性和突触后 GABA 受体的研究结果不尽一致。

另外,在部分肝性脑病患者血及脑脊液中发现了内源性苯二氮䓬,甚至与脑病病情相关,但内源性苯二氮䓬的来源却尚无定论。采用 PET 技术,取 ^{11}C 标记的氟马西尼(flumazenil,苯二氮䓬受体拮抗剂)以了解肝性脑病患者脑内氟马西尼的分布,进而推断脑内苯二氮䓬受体的数目。

研究发现,肝性脑病患者大脑皮质、小脑和基底核的氟马西尼的平均分布容积显著高于对照组,但研究者指出需考虑患者对氟马西尼的清除能力减低效应的影响。以下数点支持 GABA/BZ 复合受体假说:给肝硬化动物服用由 GABA/BZ 复合受体介导的神经药物(如苯巴比妥、地西泮)可诱导或加重肝性脑病,而给予 GABA 受体拮抗剂(荷包牡丹碱,dicentrine)或苯二氮䓬受体拮抗剂(氟马西尼)可减少肝性脑病的发作。氟马西尼用于临床能使部分肝性脑病患者精神症状、脑电图得到改善,但有时尚难完全排除外源性苯二氮䓬摄入的影响。

近期研究结果支持外周型苯二氮䓬受体(peripheral type benzodiazepine receptor,PTBR)的活化也是门体脑病时特征性中枢神经系统症状的发病机制之一。PTBR 不是 GABA/BZ 复合受体的一部分,处于星状细胞线粒体膜上。门体脑病时用 PTBR 拮抗剂处理可减少氨引起的星状细胞的损害。PTBR 受地西泮结合抑制因子(diazepam bind ing inhibitor,DBI,一种星状细胞内的内源性神经肽)的调节。取自门体脑病患者尸检和实验性慢性肝衰竭动物的大脑组织提示,PTBR 能与高选择性 PTBR 配体[3]H-PK11195 结合的位点密度增加。动物模型显示,位点的增加源自 PTBR 基因表达的增加,而此时 DBI 的含量是增加的。但也有有关 DBI 作用的相反报道。位于星状细胞线粒体的 PTBR 本身即显示可能与维持星状细胞的能量代谢有关;PTBR 的活化可增加胆固醇的摄取,并增加脑内神经固醇的合成,后者在脑内的积聚有助于产生门体脑病时神经抑制的某些特性。

可见,氨假说与 GABA/BZ 复合体假说或 GABA 能神经递质假说之间并不完全独立:氨本身可通过其直接与 GABA-A 受体作用,而且也能通过其与苯二氮䓬受体激动剂的协同增进作用,并释放 GABA-A 受体的神经固醇类激动剂,来增加 GABA 能抑制性神经活性,从而抑制中枢神经系统功能。因此,以降低肝性脑病患者血氨浓度并显著减少已增加的 GABA 能神经张力为手段,以促使患者的中枢神经功能恢复到正常生理水平为目的的治疗方法就有了依据。这些因素之间的相互作用可能有助于解释肝性脑病患者氨水平的不同、对苯二氮䓬受体拮抗剂反应的不同和降氨处理效果的不同等现象。

(四)假神经递质学说

神经冲动的传导是通过递质来完成的。神经递质分兴奋和抑制两类,正常时两者保持生理平衡。兴奋性神经递质有多巴胺、去甲肾上腺素、乙酰胆碱,谷氨酸和门冬氨酸等抑制性神经递质只在脑中形成。食物中的芳香族氨基酸(如酪氨酸、苯丙氨酸等)经肠菌脱羧酶的作用分别转变为酪胺和苯乙胺。若肝脏对酪胺和苯乙胺的清除发生障碍,此两种胺可进入脑组织,在脑内经 β-羟化酶的作用分别形成 β-多巴胺和苯乙醇胺。后两者的化学结构与正常的神经递质去甲肾上腺素相似,但不能传递神经冲动或作用很弱,因此称为假神经递质。当假神经递质被脑细胞摄取并取代了突触中的正常递质时,则神经传导发生障碍,出现意识障碍与昏迷。

(五)GABA 学说

γ-氨基丁酸(GABA)是哺乳动物大脑的主要抑制性神经递质。肝功能衰竭的动物模型发生肝性脑病时 GABA 血浓度增加。Schafer 和 Jones 认为肠源性的 GABA 在血中聚集,透过异常的血-脑屏障和高敏感度的突触后与 GABA 受体结合产生大脑抑制。突触后 GABA 受体与另两种受体蛋白质紧密相连,一为外周型苯二氮䓬受体(peripheral type benzodiazepine receptor,PT-BR),另一为荷防己毒素,在神经细胞膜上形成 GABA 超分子复合物。所有这些受体部位均参与调节氯离子通道。任何一个受体与相应物质结合都使氯离子内流入突触后神经元产生神经抑制作用。苯二氮䓬或巴比妥可增加 GABA 介导的氯离子内流,增加 GABA 介导的神经抑制。

此外,在星状细胞线粒体上也有PTBR,门体脑病时PTBR密度增加,用PTBR阻滞剂PK11195可减少星状细胞肿胀。

(六)色氨酸

正常情况下色氨酸与清蛋白结合不易进入血-脑屏障,肝病时清蛋白合成降低,加之血浆中其他物质对清蛋白的竞争性结合造成游离的色氨酸增多,游离的色氨酸可通过血-脑屏障,在大脑中代谢生成5-羟色胺(5-HT)及5-羟吲哚乙酸(5-HITT),两者都是抑制性神经递质,参与肝性脑病的发生,与早期睡眠方式及日夜节律改变有关。脑摄取色氨酸可被谷氨酰胺合成抑制剂所抑制,可见高血氨、谷氨酰胺和色氨酸间也是相互联系的。

(七)幽门螺杆菌感染与肝性脑病

多个研究已经证明,胃内感染幽门螺杆菌(Hp)可引起胃液中氨浓度升高,但是胃的内环境呈高酸性,不利于氨的吸收。

1993年,Gubbins从其完成的多中心研究中发现,发生肝性脑病和未发生肝性脑病的酒精性肝病患者有Hp感染,血清学阳性率分别占79%和62%,差异十分显著,从而最早提出了Hp感染产生的氨可能是门体脑病高危因素的假设。

此后,Ito通过细菌培养检测到,1010CFU/L活的Hp在37℃时,2小时内能产生氨5.88~11.7 mmol/L。厉有名给实验性动物胃内灌注1 mL 1 010 CFU/L Hp混悬液,分别在灌注后15分钟、30分钟、60分钟及120分钟抽取股静脉和门静脉血测定氨浓度,结果在肝硬化组灌注Hp混悬液15分钟时血氨浓度开始升高,120分钟时门静脉和股静脉血氨浓度分别达$(615\pm456)\mu$mol/L和$(138\pm39)\mu$mol/L,明显高于灌注前。Ito报道2例胃内Hp广泛定植的肝硬化伴肝性脑病患者,经降氨、对症处理后高氨血症始终未纠正,肝性脑病反复发生;但经Hp根除治疗后,血氨浓度逐渐下降。随访至2年时患者死于肝衰竭,但血氨浓度仍显著低于Hp根除前。国内的研究也显示Hp感染的肝硬化患者血氨浓度高于非感染者,根除治疗能有效地降低肝硬化患者的血氨浓度,与Mayaji的研究结果相似。Dasani对55例肝硬化合并肝性脑病患者进行评估,发现肝性脑病患者Hp感染率为67%,明显高于无肝性脑病者的33%,而且Hp根除治疗能有效地改善肝性脑病的临床症状。有学者指出,Hp感染是肝硬化患者发生肝性脑病的危险因素之一。张小晋对35例肝硬化患者观察发现,Hp阳性者与阴性者的血氨浓度相比$(90.46\ \mu$g/dL比88.45 μg/dL)差异无显著性,但在Hp阳性的肝硬化患者中,根除治疗后血氨浓度明显下降。

最新的一项前瞻性研究发现,Hp感染不引起患者血氨浓度升高,根除Hp后也不能降低其血氨浓度。何瑶对155例肝硬化患者进行观察发现,Hp感染与门静脉高压、肝功能恶化及消化性溃疡的发生无关,也不引起血氨浓度的改变。Plevris对20例肝硬化患者(Hp阳性12例,Hp阴性8例)进行观察,给予口服尿素100 mg/kg,分别于服前及服后15分钟、30分钟、60分钟、90分钟及120分钟测定血氨浓度,结果Hp阳性组与阴性组血氨浓度均呈逐渐上升趋势,但两组之间无明显差别。Quero观察了11例Hp阳性的肝硬化合并高氨血症患者,经根除治疗后10例Hp得到根除,血氨浓度从根除治疗前的$(79.3\pm27)\mu$mol/L降至$(63.5\pm27)\mu$mol/L,但根除治疗结束2个月后,血氨浓度又回升至$(78.7\pm18)\mu$mol/L,与治疗前无明显差别,因此Plevris和Saikku推测Hp根除治疗对血氨浓度的影响可能属于抗菌药物的非特异性作用。造成上述不同结果的原因可能是:Hp所产生的氨进入血循环的数量取决于细菌数量、Hp在胃内的分布、宿主的胃部环境以及肝功能情况等。Miyaji研究证实,胃内弥漫性Hp感染可使肝硬化患者产生高氨血症,而胃内斑块性 Hp 感染对高氨血症无影响。另一方面,游离的氨(NH₃)与离子型氨(NH₄⁺)的互相转化受 pH 梯度改变的影响,当 pH<6 时,NH₃ 从血液转至肠腔随粪便排出;当 pH>6 时,NH₃ 大量弥散入血。因此,对 Hp 感染者,在根除治疗前大量应用强效制酸剂,有可能促进胃内氨的吸收,而对合并 Hp 感染的肝硬化失代偿期患者,在降血氨治疗的同时宜及时行 Hp 根除治疗,否则有诱发或加重肝性脑病之虞。

虽有多个研究证明 Hp 感染可诱发或加重高氨血症及肝性脑病,但 Hp 感染与肝硬化病情的关系尚不清楚。肝硬化患者 Hp 的感染率高低相差悬殊。Siringo 对 153 例肝硬化患者和 1010 名健康献血员的研究结果表明,肝硬化组 Hp 阳性率为 76.5%,明显高于健康献血员组的 41.8%,但肝硬化患者是否感染 Hp 其病情的严重程度无明显差别,有学者认为肝硬化患者 Hp 感染率较高可能与这些患者经常住院或接受内镜诊治有关。肝硬化合并门静脉高压性胃病时 Hp 的感染率及感染 Hp 对门静脉高压程度的影响各家报道也不一致,多数学者认为门静脉高压性胃病时因胃黏膜充血和黏液层变薄不利于 Hp 生存,所以 Hp 感染率低。刘思纯观察 72 例肝硬化患者,Hp 阳性组(38.1%)上消化道出血率明显高于阴性组(16.7%,P<0.05)。侯艺随机选择临床诊断为肝硬化和原发性肝癌的患者进行研究,结果证明 Hp 与肝癌、肝硬化的发生发展关系密切,并且 Hp 阳性的肝硬化、肝癌患者易发生上消化道大出血和肝性脑病。

二、肝性脑病的临床表现

(一)常见诱因

肝性脑病属重型肝炎的严重并发症,直接原因是肝功能衰竭,毒性物质的积蓄。而慢性重型肝病患者发生的肝性脑病 50% 病例可查出诱因。

1.摄入蛋白质过多

慢性重症肝病、肝硬化伴明显门体分流者,如食入蛋白质过多,由于消化功能降低,食物在胃肠滞留时间长,肠道细菌分解蛋白质产气产氨,从而诱发或加重肝性脑病。

2.便秘与腹泻

粪便在结肠滞留,利于氨的产生和吸收。所以应保持大便通畅。用乳果糖除通便外还可酸化肠道以阻止氨的吸收,但不可过量造成腹泻,如大便>4 次/日,又会因水电失衡(如低钾血症等)而诱发肝性脑病。

3.不合理的药物

下列药物可诱发或加重肝性脑病:含氨药物——氯化铵;镇静药——巴比妥类、氯丙嗪、麻醉剂;含芳香氨基酸的药物——复方氨基酸、水解蛋白等。

4.不恰当治疗

用强利尿剂致水电酸碱失衡,可发生低钾血症、碱中毒及低血容量;大量放腹水致腹压骤降导致有效循环血量不足,或门体分流加重;手术创伤及麻醉等均可诱发肝性脑病。

5.重型肝炎的其他并发症

如上消化道出血、感染、肝肾综合征等是肝性脑病的最常见诱因。

(二)临床表现

1.临床分型

(1)内源性肝性脑病(非氨性肝性脑病):急性或亚急性重型肝炎因病毒或毒物造成大量肝细胞坏死,致使机体代谢失衡,代谢毒性产物积聚,导致中枢神经功能障碍。此种肝性脑病起病急,前驱期短,病情重笃,病死率极高,此种为急性肝性脑病。

(2)外源性肝性脑病(氨性脑病,门体脑病):各种原因所致肝硬化发展成的肝性脑病通常有新生肝细胞但功能不全,或再变性坏死致代谢障碍;一些诱发因素致体内毒性物质增加,或门体分流毒性物质直接进入体循环致中枢神经功能障碍,此种肝性脑病起病缓,常有诱因,病情轻重不一,可反复发作,属慢性复发性肝性脑病,如消除诱因可使病情逆转,此类为慢性肝性脑病。

2.临床分级

肝硬化、肝癌、暴发性肝功能衰竭、门体分流术后和经颈静脉肝内门体分流术后的患者出现神经、精神功能紊乱,应进行有关检查以考虑肝性脑病的可能。根据神经、精神功能异常的程度,可将肝性脑病分为 4 期。

第一期(前驱期):表现为焦虑、欣快激动、表情淡漠、睡眠倒错、健忘等轻度精神异常,可以有扑翼样震颤。

第二期(昏迷前期):表现为嗜睡、行为异常、随地大小便、言语不清、书写障碍、定向力障碍等,有共济失调、扑翼样震颤、腱反射亢进等体征。

第三期(昏睡期):表现为昏睡,但能够唤醒,有扑翼样震颤、肌张力增高、腱反射亢进、Babinski 征等体征。

第四期(昏迷期):表现为昏迷、不能够唤醒,浅昏迷对于各种刺激尚有反应,深昏迷时各种反射都消失。

3.临床表现

肝性脑病最早出现的症状是性格改变,一般原外向型者由活泼开朗转而表现为抑郁,原内向型者由孤僻、少言转为欣快多语。

第二是行为改变,初只限于不拘小节的行为,如乱扔纸屑、随地便溺、寻衣摸床等毫无意义的动作。这些变化只有密切观察才能发现。

第三是睡眠习惯改变,常白天昏昏欲睡,夜晚难于入眠,呈现睡眠倒错。

第四是肝臭出现。

此外,肝性脑病常伴脑水肿,其临床表现:恶心、呕吐、头昏、头痛,呼吸不规则,呼吸暂停;血压升高,收缩压升高可为阵发性,也可为持续性;心动过缓;肌张力增高,呈去大脑姿势,甚或呈角弓反张状,跟膝腱反射亢进;瞳孔对光反射迟钝,瞳孔散大或两侧大小不一。有些征兆可能要到肝性脑病晚期出现,也可能不明显。临床上如患者病情允许,观察可采用硬脑膜下、外或脑实质内装置监测颅内压。正常颅内压<2.7 kPa(20 mmHg),超过此值即可发生脑水肿。

患者除有重症肝病的深度黄疸、出血倾向、肝浊音区缩小、移动性浊音等体征外,重要的是扑翼样震颤。扑翼样震颤的出现意味着肝性脑病进入Ⅱ期。此体征检查时需患者微闭双目,双手臂伸直,五指分开。如掌指关节及腕关节在 30 秒内出现无规律的屈曲和伸展抖动为阳性。

另外思维和智能测验,如数字连接试验(numeral connection test,NCT)、签名测验、作图试验及计算力测定等,肝性脑病者上述能力均下降。

实验室检查:表现为高胆红素血症,严重者出现胆酶分离、凝血酶原时间显著延长、低清蛋白血症、低胆碱酯酶,血生化检测显示血氨、肌酐与尿素氮显著增高,脑电图示高幅慢波。实验室检测不仅可反映肝功能障碍程度,也有助于与其他原因昏迷者鉴别诊断。

三、检查方法优选

首选常规 MRI 检查,^{1}H-MRS 可作为辅助及疗效监测手段。

四、MRI 诊断

常规 MRI 上的典型表现为 T_1WI 上双侧基底节的对称性高信号,特别是苍白球(图 13-12),可能由于异常的锰沉积引起,见于 80% 以上的慢性肝衰竭患者。此外,T_1WI 上信号增高还见于垂体前叶、下丘脑和中脑。T_2WI 上可见脑室周围白质、小脑齿状核高信号。急性肝性脑病时可见大脑半球皮质信号增高,灰白质界限模糊。慢性肝性脑病时可见脑萎缩,特别是小脑萎缩。FLAIR 像可见大脑白质区特别是皮质脊髓束呈现对称性信号增高。增强扫描,脑内病变无强化。

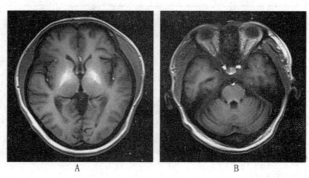

图 13-12　肝性脑病的 MRI 表现

A.横断位 T_1WI 示双侧苍白球对称性高信号;B.横断位 T_1WI 示双侧小脑萎缩改变

DWI 显示大脑半球白质区 MD 值升高,FA 值正常,基底节和大脑半球白质区 ADC 值较对照明显升高。ADC 值与患者的血氨浓度呈线性相关,说明在肝性脑病时血氨和谷氨酰胺增高是造成细胞肿胀、含水增多的主要原因,从而使影响水分子扩散的限制因素减少。而在急性爆发型肝衰竭时,由于细胞毒性水肿的存在,MD 值减低。

灌注加权成像显示急性肝性脑病的脑血流灌注量增加,而慢性肝性脑病的脑血流灌注普遍减低。

MRS 可反映肝性脑病患者脑代谢的情况。由于脑内氨浓度的升高,导致谷氨酰胺(Gln)和谷氨酸盐复合物(Glx)增加。Gln 的聚集,造成细胞内渗透压升高而使其他渗透性物质代偿性减少,肌醇(mI)减低。由于肝性脑病无明显神经元丧失和突触密度减少,故 NAA 峰无明显变化。因此,肝性脑病的 ^{1}H-MRS 表现为 Glx/Cr 升高、mI/Cr 下降、Cho/Cr 下降、NAA/Cr 无变化。Gln 浓度的升高与慢性肝衰竭患者肝性脑病的严重程度直接相关。mI 是肝性脑病最敏感和特异的 MRS 诊断指标。MRS 还可监测肝性脑病患者乳果糖治疗或肝移植治疗后的效果。肝移植后,临床表现和 MRS 最先得以改善,而基底节 T_1WI 高信号则在肝移植后 3~6 个月才逐渐恢复,1 年内恢复正常。

五、诊断及鉴别诊断

肝性脑病需要在原发肝病的基础上,存在肝性脑病的诱因,有明显肝功能损害的表现,再加上神经精神改变、扑翼样震颤等神经系统症状体征才能诊断。影像学上的鉴别诊断主要应与肝铜负荷过多(如肝豆状核变性、胆汁淤积性疾病等)及其他导致 T_1WI 基底节高信号的疾病(如内分泌疾病所致的基底节钙化、Fahr 病、缺血缺氧脑病、静脉高营养等)相鉴别。

（王月强）

第十四章

甲状腺疾病的超声诊断

第一节 炎症性疾病

一、急性化脓性甲状腺炎

急性化脓性甲状腺炎是由细菌或真菌感染引起的甲状腺急性化脓性炎症,在无抗生素时期,急性化脓性甲状腺炎的发病率在外科疾病中占 0.1%,随着抗生素的使用,急性化脓性甲状腺炎变得较为罕见。

(一)临床概述

1.病因、易感因素、感染途径及病理

(1)病因、易感因素、感染途径:甲状腺的急性细菌感染较为罕见,这是由于甲状腺有包膜包裹,且甲状腺细胞内容物的过氧化氢和碘含量很高,使之对感染具有抵抗力。但是当患者存在基础疾病,如甲状腺结节、腮腺囊肿及存在某些解剖学异常时更容易发生急性化脓性甲状腺炎。机体免疫功能不全是急性化脓性甲状腺炎的一个重要发病因素。

在 20 岁以下的年轻患者中,梨状隐窝窦道是急性化脓性甲状腺炎的主要原因,通常认为梨状隐窝窦道是第三或第四咽囊发育异常所致,表现为发自梨状隐窝的异常管道,其走行具特征性,发自梨状隐窝的顶(尖)部,向前下走行,穿过肌层,经过或是从甲状腺旁通过,进入甲状腺周围区域,这种先天性异常通常发生于小儿,90%位于左侧,因而梨状隐窝窦道引起的急性化脓性甲状腺炎多发生于左侧。

引起急性化脓性甲状腺炎的细菌多为革兰氏阳性菌,如葡萄球菌、肺炎链球菌,革兰氏阴性菌也可见到。急性化脓性甲状腺炎的感染途径:①由口腔、呼吸道等附近组织通过梨状隐窝窦道直接蔓延而来;②血源性播散;③淋巴道感染;④直接创伤途径。

(2)病理:甲状腺组织呈现急性炎症特征性改变;病变可为局限性或广泛性分布;初期大量多形核细胞和淋巴细胞浸润,伴组织坏死和脓肿形成;脓液可以渗入深部组织;后期可见到大量纤维组织增生;脓肿以外的正常甲状腺组织的结构和功能是正常的。

2.临床表现

急性化脓性甲状腺炎一般表现为甲状腺肿大和颈前部剧烈疼痛、触痛、畏寒、发热、心动过速,吞咽困难和吞咽时颈痛加重。

3.实验室检查或其他检查

化脓性甲状腺炎时,血清甲状腺素水平正常,极少情况下可出现暂时性的甲状腺毒血症。外周血的涂片提示白细胞计数升高,以中性粒细胞及多形核白细胞为主;血培养可能为阳性;红细胞沉降率加快。

(二)超声表现

根据梨状隐窝窦道的走行不同,可造成甲状腺脓肿或颈部脓肿,而甲状腺脓肿和颈部脓肿又可以相互影响。因此,可以从三个方面对急性化脓性甲状腺炎的超声表现进行评估,即分别评估甲状腺的超声改变、颈部软组织的超声改变和梨状隐窝窦道的超声表现。不过需指出的是,三方面的超声表现可以同时出现而不是相互孤立的。

1.甲状腺的超声改变

(1)发生部位及大小:急性化脓性甲状腺炎的发生部位通常与梨状隐窝窦道的走行有关,病变多发生在甲状腺中上部近颈前肌的包膜下区域。发病早期二维超声上的甲状腺仅表现为甲状腺单侧或双侧不对称性肿大,是由于甲状腺组织严重的充血、水肿。疾病后期随着甲状腺充血、水肿的减轻及大量纤维组织增生,甲状腺形态亦发生改变,即腺体体积回缩,可恢复至原来大小。

(2)边界和形态:由于急性甲状腺炎早期的甲状腺组织多有充血、水肿,故超声表现为病灶边缘不规则,边界不清晰。脓肿形成时,甲状腺内可见边缘不规则,边界模糊的混合型回声或无回声区,壁可增厚(图14-1)。当急性甲状腺炎症状较重并向周围软组织蔓延或由于急性颈部感染蔓延至甲状腺时,炎症可延伸至包膜或突破包膜蔓延至周围软组织,超声表现为与周围甲状腺组织分界不清,甚至分界消失。

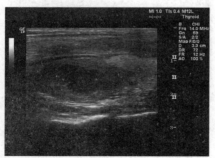

图14-1　急性化脓性甲状腺炎脓肿形成期灰阶超声
显示脓肿位于甲状腺上极包膜下,壁厚,内部为弱回声

(3)内部回声:发病期间甲状腺内部回声不均匀,有局灶性或弥漫性低回声区,大小不一,低回声与炎症严重程度有关,随着病程的进展低回声区逐步增多(图14-2)。严重时甲状腺内可呈大片低回声区,若有脓肿形成则可有局限性无回声区,其内透声多较差,可见多少不一的点状回声及出现类似气体的强回声且伴彗尾征。病程后期由于炎症的减轻及大量纤维组织的增生,超声可显示甲状腺内部回声增粗、分布不均,低回声区及无回声区缩小甚至消失,恢复为正常甲状腺组织的中等回声,但仍可残留不规则低回声区。无论病变轻还是重,残余的甲状腺实质回声可保持正常。

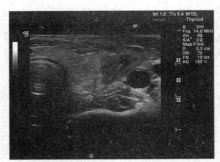

图 14-2　急性化脓性甲状腺炎早期灰阶超声
显示甲状腺上极包膜下低回声区,边缘不规则,边界模糊

彩色多普勒超声可显示甲状腺化脓性炎症的动态病理过程中血供状况的改变。在炎症早期,炎性充血可导致甲状腺炎症区域血供增加;脓肿形成后,脓肿内部血管受破坏,彩色多普勒超声可显示脓肿内部血供基本消失,而脓肿周围组织因炎症充血血供增加;恢复期,由于病变甲状腺修复过程中纤维组织的增生,病变区域依然血供稀少。

2.颈部软组织的超声改变

梨状隐窝窦道感染累及颈部时,由于颈部软组织较为疏松,炎症将导致颈部肿胀明显。患侧颈部皮下脂肪层、肌层和甲状腺周围区域软组织明显增厚,回声减低,层次不清。受累区域皮下脂肪层除了增厚外,尚可见回声增强现象。脂肪层和肌层失去清晰分界。肌肉累及可发生于舌骨下肌群和胸锁乳突肌,表现为肌肉增厚,回声减低,肌纹理模糊(图 14-3)。

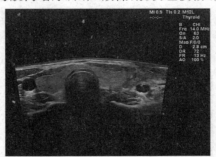

图 14-3　颈部软组织肿胀灰阶超声
显示左颈部舌骨下肌群和胸锁乳突肌肿胀,层次不清

脓肿常紧邻甲状腺而形成,脓肿除压迫甲状腺外,还可压迫颈部其他解剖结构,如颈动脉、气管或食管发生移位。脓肿边缘不规则,与周围软组织分界模糊。脓肿液化后可出现液性无回声区,内伴絮片状坏死物高回声,探头挤压后可见流动感。

恢复期,随着炎症消退,肿胀的颈部软组织、肌层可逐步恢复正常,但由于炎症破坏,各组织层次结构依然不清。

彩色多普勒超声可显示肿胀的颈部软组织和肌层血供增加,而脓肿内部血供基本消失,脓肿周围组织血供增加。恢复期,软组织和肌层的血供减少。

3.梨状隐窝窦道的超声表现

梨状隐窝窦道是急性化脓性甲状腺炎的重要发病因素,发现梨状隐窝窦道的存在对于明确病因和制订治疗方案具有非常重要的意义。CT 在探测窦道或窦道内的气体、显示甲状腺受累方面优于 MRI 和超声,是评估窦道及其并发症的最佳手段。

梨状隐窝窦道的超声探测有相当的难度,可通过以下方法改善超声显示的效果。①嘱患者吹喇叭式鼓气(改良 Valsalva 呼吸):嘱患者紧闭嘴唇做呼气动作以扩张梨状隐窝;②在检查前嘱患者喝碳酸饮料,当患者仰卧位时,咽部气体进入窦道,从梨状隐窝顶(尖)部向前下走行,进入甲状腺,此时行超声检查可见气体勾画出窦道的存在。在进行上述检查前应进行抗生素治疗以消除炎症,否则由于炎症水肿导致的窦道关闭会影响检查结果。

在取得患者配合后,超声就有可能直接观察到气体通过梨状隐窝进入颈部软组织或甲状腺病灶,这是由于其与梨状隐窝相交通;超声亦可显示窦道存在的间接征象,表现为原来没有气体的病灶内出现气体的强回声(图 14-4)。

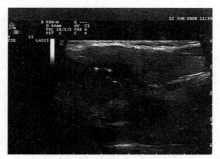

图 14-4　急性化脓性甲状腺炎灰阶超声
显示脓肿病灶内气体强回声,后伴"彗星尾"征

(三)治疗原则

急性甲状腺炎的治疗包括脓液引流及抗生素的联合应用,应根据致病菌的种类不同选择各自敏感的抗生素。急性甲状腺炎的易发因素为梨状隐窝窦道的存在,因此一些研究者建议行窦道完全切除术。

二、亚急性甲状腺炎

(一)临床概述

亚急性甲状腺炎(subacute thyroiditis,SAT)是一种自限性甲状腺炎,因不同于病程较短的急性甲状腺炎,也不同于病程较长的桥本甲状腺炎,故称亚急性甲状腺炎。

1.流行病学、病因及病理

(1)流行病学:亚急性甲状腺炎是甲状腺疾病中较为少见的一种,发病率 3%～5%,多见于20～60 岁的女性,男女发病比例 1:2～1:6。

(2)病因:到目前为止亚急性甲状腺炎的病因仍未知,其可能的发病原因主要归纳为以下几点。①病毒感染,感染的病毒种类大多为腮腺炎病毒、柯萨奇病毒、麻疹病毒及腺病毒等。②季节因素,有报道认为夏季为多发季节,原因在于一些肠道病毒在夏季活动较频繁。③遗传与免疫因素,目前对亚急性甲状腺炎是否为自身免疫性疾病意见不一,一般认为不属于自身免疫性疾病。④基因调控失常,HLA-B35 阳性的人易患亚急性甲状腺炎。

(3)病理:在疾病早期阶段表现为滤泡上皮的变性和退化及胶质的流失。紧接着发生炎症反应,甚至形成小脓肿。继而甲状腺滤泡大量破坏,形成肉芽肿性炎,周边有纤维组织细胞增生。病变后期异物巨细胞围绕滤泡破裂残留的类胶质,形成肉芽肿。病变进一步发展,炎性细胞减少,纤维组织增生,滤泡破坏处可见纤维瘢痕形成。

2.临床表现

起病急,临床发病初期表现为咽痛,常有乏力、全身不适、不同程度的发热等上呼吸道感染的表现,可有声音嘶哑及吞咽困难。甲状腺肿块和局部疼痛是特征性的临床表现。本病大多仅持续数周或数月,可自行缓解,但可复发,少数患者可迁延 1～2 年,大多数均能完全恢复。

3.实验室检查

本病实验室检查结果可随疾病的阶段而异。早期,红细胞沉降率明显增快,甲状腺摄^{131}I 率明显降低,白细胞计数增加,血清 T_3、T_4、谷草转氨酶(AST)、谷丙转氨酶(ALT)、C 反应蛋白(CRP)、TSH、γ球蛋白等指标均有不同程度的增高,随后出现 TSH 降低。

(二)超声表现

1.灰阶超声

病变区大小及部位:疾病早期炎症细胞的浸润可使甲状腺内出现低回声区或偏低回声;疾病进展过程中,部分低回声区可互相融合成片状,范围进一步扩大;而在疾病的恢复期或后期,淋巴细胞、巨噬细胞、浆细胞浸润,纤维组织细胞增生,使得病变区减小甚至消失。亚急性甲状腺炎的病变区一般位于甲状腺中上部腹侧近包膜处(图 14-5),故病情严重时常可累及颈前肌。

病变区边缘及边界:病变区大部分边缘不规则,表现为地图样或泼墨样,在疾病早期,病灶边界模糊,但病灶和颈前肌尚无明显粘连,嘱患者进行吞咽动作可发现甲状腺与颈前肌之间存在相对运动。随着病变发展,低回声区的边界可变得较为清晰,但在恢复期炎症逐步消退后,病灶可逐步缩小,和周围组织回声趋于一致。

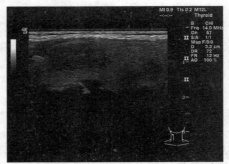

图 14-5　亚急性甲状腺炎灰阶超声显示病变位于甲状腺近包膜处

在疾病的发展过程中,由于炎症的进一步发展,炎性细胞可突破甲状腺的包膜侵犯颈前肌群,出现甲状腺与其接近的颈前肌二者之间间隙消失的现象,表现为不同于癌性粘连的弥漫性轻度粘连。嘱患者进行吞咽动作可发现颈前肌与甲状腺的相对运动消失。

病变区内部回声:疾病早期甲状腺实质内可出现单发或多发、散在的异常回声区,超声表现为回声明显低于正常甲状腺组织的区域,部分低回声区可相互融合形成低回声带。在疾病发展过程中甲状腺的低回声还可以出现不均质改变,即呈从外向内逐渐降低的表现(图 14-6)。部分病例的甲状腺甚至会出现疑似囊肿的低回声或无回声区。

有研究者提出假性囊肿的出现可能与甲状腺的炎症、水肿及由于炎症引起的小脓肿有关。

随着病情的好转,纤维组织的增生使得甲状腺内部出现一定程度的纤维化增生,故超声可显示甲状腺内部回声增粗、分布不均,低回声区缩小甚至消失,恢复为正常甲状腺组织的中等回声。

但也有部分亚急性甲状腺炎患者在疾病康复若干年后的超声复查中仍可探测到局灶性片状低回声区或无回声区,原因可能是亚急性甲状腺炎的后遗症,表明亚急性甲状腺炎康复患者的超声检查并非都表现为甲状腺的正常图像。另外坏死的甲状腺组织钙化可表现为局灶性强回声和后方衰减现象。

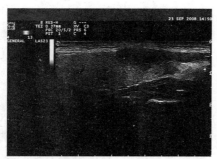

图 14-6　亚急性甲状腺炎灰阶超声显示甲状腺病灶从外向内回声逐渐降低

病变区外的甲状腺:亚急性甲状腺炎患者的甲状腺呈对称性或非对称性肿大。有文献报道甲状腺的体积甚至可达原体积的两倍大小,这种肿大是由于大量滤泡的破坏、胶质释放引起甲状腺体积增大。疾病后期腺体体积明显回缩,可恢复至原来大小。病变外的甲状腺由于未受到炎症侵袭,故仍可表现为正常的甲状腺回声。

2.多普勒超声

疾病的急性期由于滤泡破坏,大量甲状腺素释放入血,出现 T_3、T_4 的增高,引起甲状腺功能亢进,彩色/能量多普勒显像时可探及病灶周边丰富血流信号,而病灶区域内常呈低血供或无血供,原因在于病灶区域的滤泡破坏了而正常甲状腺组织的滤泡未发生多大改变。在恢复期甲状腺功能减退时,因 T_3、T_4 降低,TSH 持续增高而刺激甲状腺组织增生,引起甲状腺腺内血流增加。

(三)治疗原则

亚急性甲状腺炎的治疗方法尚未达成一致,轻症病例不须特殊处理,可适当休息,并给予非甾体抗炎药(阿司匹林、吲哚美辛等);对全身症状较重、持续高热、甲状腺肿大、压痛明显等病情严重者,可给予糖皮质激素治疗,首选泼尼松。

三、桥本甲状腺炎

(一)临床概述

桥本甲状腺炎是自身抗体针对特异靶器官产生损害而导致的疾病,病理上呈甲状腺弥漫性淋巴细胞浸润,滤泡上皮细胞嗜酸性变,因这类疾病血中自身抗体明显升高,所以归属于自身免疫性甲状腺炎。

1.流行病学、病因及病理

(1)流行病学:桥本甲状腺炎好发于青中年女性,据文献报道男女比例 1:8～1:20,常见于30～50 岁年龄段。

(2)病因:桥本甲状腺炎通常是遗传因素与环境因素共同作用的结果,因此常在同一家族的几代人中发生。发病机制为以自身甲状腺组织为抗原的自身免疫性疾病。

(3)病理:桥本甲状腺炎的病理改变以广泛淋巴细胞或浆细胞浸润,形成淋巴滤泡为主要特征,后期伴有部分甲状腺上皮细胞增生及不同程度的结缔组织浸润与纤维化,导致甲状腺功能减退。由于桥本甲状腺炎是一个长期的缓慢发展的过程,因此随着病程不同,其淋巴细胞浸润程度、结缔组织浸润程度、纤维化程度都会有所变化。

2.临床表现

桥本甲状腺炎患者起病隐匿,初期大多没有自觉症状,早期病例的甲状腺功能尚能维持在正常范围内。当伴有甲状腺肿大时可有颈部不适感,极少数病例因腺体肿大明显而出现压迫症状,如呼吸或吞咽困难等。部分患者因抗体刺激导致的激素过量释放,可出现甲状腺功能亢进症状,但程度一般较轻。

3.实验室检查或其他检查

桥本甲状腺炎患者血清甲状腺微粒体(过氧化物酶)抗体(TPOAb)和血清甲状腺球蛋白抗体(TGAb)含量常明显增加,对本病有诊断意义。在病程早期,血清 T_3、T_4 常在正常范围内。但血清 TSH 可升高。病程后期甲状腺摄碘率可降低,注射 TSH 后也不能使之升高,说明甲状腺储备功能已明显下降。血清 T_4 降低,血清 T_3 尚保持在正常范围内,但最后降低,伴随临床甲状腺功能减退症状。

为了明确诊断,如能进行细针抽吸活检,在涂片镜下见到大量淋巴细胞时,是诊断本病的有力依据。

(二)超声表现

桥本甲状腺炎的超声表现较为复杂,均因淋巴细胞浸润范围、分布不同和纤维组织增生的程度不同而致声像图表现有所不同。桥本甲状腺炎合并其他疾病也很常见,经常需要与合并疾病相鉴别。

1.灰阶超声

(1)形态和大小:典型的桥本甲状腺炎常累及整个甲状腺,腺体增大明显,呈弥漫性非均匀性肿大,多为前后径增大,有时呈分叶状。病变侵及范围广泛,可伴有颊部明显增厚(图 14-7)。病程后期可出现萎缩性改变,即表现为甲状腺缩小,边界清楚,由于逐步的纤维化进程而出现回声不均。

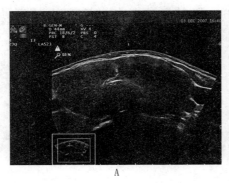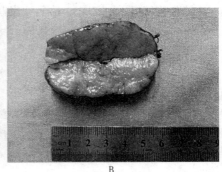

图 14-7　桥本甲状腺炎

A.灰阶超声显示甲状腺呈弥漫性非均匀性增大,峡部增厚,内部回声减低,不均,
但未见明显结节;B.手术标本切面示甲状腺质地较均匀,未见明显结节

(2)内部回声:桥本甲状腺炎的腺体内部异常回声改变以低回声为主,其病理基础是腺体内弥漫性炎性细胞(淋巴细胞为主)浸润,甲状腺滤泡破坏萎缩,淋巴滤泡大量增生,甚至形成生发

中心。另一特征性超声改变是腺体内出现广泛分布条状高回声分隔,使腺体内呈不规则网格样改变。

根据我们的经验并结合文献,我们目前倾向于把桥本甲状腺炎分为 3 种类型,即弥漫型、局限型和结节形成型。主要分型依据包括甲状腺内低回声的范围、分布及结节形成状况。但病程发展过程中各型图像互相转化,各型难以截然区分。①弥漫型:弥漫型是桥本甲状腺炎最常见的类型,以腺体弥漫性肿大伴淋巴细胞浸润的低回声图像为主。回声减低程度与促甲状腺素(TSH)水平负相关,提示甲状腺滤泡萎缩及淋巴细胞浸润严重。甲状腺腺体弥漫性病变时,可出现广泛分布的纤维组织增生,超声显示实质内出现线状高回声。增生的纤维组织可相互分隔,超声上腺体内见不规则网格样改变,是桥本甲状腺炎的特征性表现。其病理基础是小叶间隔不同程度的纤维组织增生,伴有玻璃样变,甲状腺滤泡大量消失。②局限型:局限型病理上表现为甲状腺局部区域淋巴细胞浸润,也可能是相对于其他区域甲状腺某一部分的淋巴细胞浸润较为严重,超声上表现甲状腺局限性不均匀低回声区,形态不规则,呈"地图样"。如果两侧叶淋巴细胞浸润的程度不一,则可出现左右侧叶回声水平不一致的现象。局灶性浸润可能代表病情轻微,或是在疾病的早期阶段。③结节形成型:桥本甲状腺炎在发展过程中,由于甲状腺实质内纤维组织增生,将病变甲状腺分隔,形成结节。结节可呈单结节,但更多表现为多结节,明显者表现为双侧甲状腺可布满多个大小不等的结节样回声区,以低回声多见,结节可伴钙化或囊性变。结节形成型桥本甲状腺炎结节外甲状腺组织仍呈弥漫型或局限型改变,即甲状腺实质回声呈不均匀减低。

(3)边界。①腺体的边界:桥本甲状腺炎包括局灶性病变和累及整个腺体的弥漫性改变,但病变局限于腺体内,甲状腺边缘不规则,边界清晰。这一点与同是局灶性或弥漫性低回声表现的慢性侵袭性(纤维性)甲状腺炎有很大区别,后者往往突破包膜呈浸润性生长,与周围组织分界不清。②腺体内异常回声的边界:如上所述,典型的桥本甲状腺炎表现为腺体内广泛减低回声区,呈斑片状或小结节状居多。病理上这类病变并没有真正的包膜,而是以淋巴细胞为主的浸润性分布,因此不一定有清晰的边界。局灶性病变如果表现为边界欠清的低回声灶,仅仅凭形态学观察很难与恶性病变相鉴别。

然而,纤维组织增生是桥本甲状腺炎常见的病理变化,是甲状腺滤泡萎缩、结构破坏以后的修复反应而形成的。广泛的高回声纤维条索(或者说是纤维分隔)形成,使腺体实质呈现网状结构,同时构成了低回声"结节"的清晰边界。

2.多普勒超声

(1)彩色/能量多普勒:桥本甲状腺炎的腺体实质内血流信号表现各异,多呈轻度或中等程度增多,部分患者血供呈明显增多,但也可以是正常范围,如果甲状腺伴有明显纤维化,则血供甚至减少。病程早期可合并甲亢表现,甲状腺弥漫性对称性肿大,腺体内部血流信号明显增多。这和甲亢时出现的甲状腺"火海征"没有明显区别,但是其血流速度较慢,无论是在治疗前还是在治疗后。流速增加的程度一般低于原发性甲亢。腺体血流丰富程度与甲状腺的治疗状况(如自身抗体水平)及功能状态(血清激素水平)无相关,与 TSH 及甲状腺大小有正相关。后期则呈现甲状腺功能减退表现,甲状腺萎缩后血流信号可减少甚至完全消失。

在局灶性病变时,结节的血供模式多变,可以是结节的边缘和中央皆见血流信号,也可以是以边缘血流信号为主。

(2)频谱多普勒:血流多为平坦、持续的静脉血流和低阻抗的动脉血流频谱,伴甲亢时流速偏高,随着病程发展、腺体组织破坏而流速逐渐减慢,伴甲减时更低,但收缩期峰值流速(PSV)仍高于正常人。甲状腺动脉的流速明显低于甲亢为其特点,有学者报道甲状腺下动脉的峰值血流速度在甲亢患者常超过150 cm/s,而桥本甲状腺炎通常不超过 65 cm/s。

也有研究观察到自身免疫性甲状腺炎的甲状腺上动脉 RI 显著增高,对本病的诊断有意义,并可能有助于判断甲减预后,但尚未有定论。

(三)治疗原则

临床上,甲状腺较小又无明显压迫症状者一般不需要特别治疗。当甲状腺肿大明显并伴有压迫症状者,用左甲状腺素治疗可使甲状腺肿缩小。发生甲减时,应给予甲状腺素替代治疗。桥本甲亢可用抗甲状腺药物控制症状,一般不用[131]I 治疗及手术治疗。由于桥本甲状腺炎归属于自身免疫性疾病,因此也有尝试免疫制剂治疗的,但目前尚未有定论。

四、侵袭性甲状腺炎

(一)临床概述

侵袭性甲状腺炎又称纤维性甲状腺炎,是一种少见的甲状腺慢性炎性疾病。它是甲状腺的炎性纤维组织增殖病变,病变组织替代了正常甲状腺组织,并且常穿透甲状腺包膜向周围组织侵犯。早在 1883 年由 Bernard Riedel 首先描述并于 1896 年详细报道了两例该病,因此得名 Riedel 甲状腺炎(Riedel's thyroiditis,RT)。病变甲状腺触感坚硬如木,甚至硬如石头,故又称"木样甲状腺炎"。

1.流行病学、病因及病理

(1)流行病学、病因:Riedel 甲状腺炎是一种少见疾病。据国外文献报道,根据手术结果估算的发病率在 0.05%~0.4%。男女发病率比例 1:3~1:4,年龄以 30~50 岁好发。病程较长,约数月至数年。预后取决于病变侵犯的范围、并发症状,或其他身体部位类似纤维病变的情况。Riedel 甲状腺炎本身罕见致死病例,但合并的其他部位的纤维性病变(纵隔、肺)或严重的压迫症状可能导致死亡。

Riedel 甲状腺炎病因和发病机制仍不明确,可能和自身免疫机制异常、感染或肿瘤(特别是甲状腺本身的病变)等有关。

(2)病理:病灶切面呈灰白色,与周围组织广泛粘连,触之坚硬如木,甚至硬如石块。甲状腺滤泡萎缩或破坏,被广泛玻璃样变的纤维组织替代,同时浸润到包膜外甚至与邻近骨骼肌粘连。纤维化结节主要由淋巴细胞、胚芽中心、浆细胞、嗜酸性转化的滤泡上皮细胞构成。无巨细胞存在,有时可见成纤维细胞和小血管。Riedel 甲状腺炎的纤维变性区域还有一种比较特征性的改变,即静脉血管常有炎性表现,随着病变发展逐渐呈浸润、栓塞甚至硬化表现,管腔逐渐消失。

2.临床表现

Riedel 甲状腺炎可以没有自觉症状,多数患者因发生炎性甲状腺肿、颈前质硬肿块,或肿大明显造成压迫症状而就诊,如窒息感、呼吸困难(压迫气管)、吞咽困难(压迫食管)、声音嘶哑(侵犯喉返神经)等,甚至可由于小血管阻塞性炎症导致无菌性脓肿形成而就诊。

由于 Riedel 甲状腺炎常伴有全身性多灶纤维病变,因此同时具有伴发部位症状。临床可触及坚硬的甲状腺,如有结节则位置固定,边界不清,通常无压痛。

3.实验室检查或其他检查

实验室检查无特异。甲状腺功能可以是正常或减低,少数亢进。约 67% 的患者可出现自身抗体,但自身抗体水平比桥本甲状腺炎低。细针穿刺活检(FNAB)对治疗前的明确诊断有一定意义,细胞学发现纤维组织片段中含有梭状细胞为其特征性改变,可为与另一些类型的甲状腺炎,包括桥本的纤维化病程、亚甲炎、肉芽肿性炎等的鉴别提供线索。最终的诊断还是要依靠手术病理。

(二)超声表现

1.灰阶超声

(1)形态和大小:由于 Riedel 甲状腺炎有类似恶性的侵袭性生长特性,病变腺体往往体积明显增大,不但前后径和左右径增大,更由于突破包膜的浸润性生长而呈各种形态。甲状腺肿大可对周围器官产生压迫,如气管、食管等,但压迫症状与肿大的程度不成比例。

(2)边界:病变腺体轮廓模糊,表面不光滑。如为局灶性病变,则界限不清。病变通常突破甲状腺包膜向周围组织侵袭性生长,最常侵犯周围肌肉组织及气管、食管等,并进一步产生相应的压迫症状(图 14-8)。

(3)内部回声:Riedel 甲状腺炎病变区域回声明显减低,不均匀,或间以网格状中等回声。但低回声不能作为 Riedel 甲状腺炎的特征性表现,因为其他甲状腺炎性疾病普遍呈减低回声表现,与淋巴细胞的出现有关。因此仅凭腺体内部回声水平也很难将它与其他甲状腺炎症相鉴别。

(4)其他:病变腺体的纤维化改变,常导致结节性病灶形成。结节性表现伴类似恶性的浸润表现,与恶性肿瘤难以鉴别。但 Riedel 甲状腺炎虽然病灶肿块体积巨大,却没有明确的淋巴结病变,而恶性肿瘤常伴有淋巴结累及,这一点有所区别(图 14-9)。

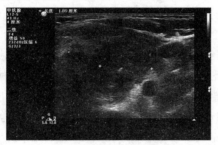

图 14-8 木样甲状腺炎超声表现

木样甲状腺炎甲状腺左叶下极病变,轮廓模糊,边界不清,病理证实为木样甲状腺炎(局部纤维组织增生伴胶原化,滤泡萎缩、消失),并浸润至邻近横纹肌组织

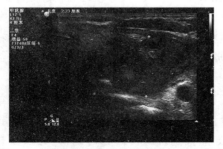

图 14-9 木样甲状腺炎结节性病灶超声表现

木样甲状腺炎病变腺体呈结节性甲状腺肿图像,回声减低,不均质

2.多普勒超声

彩色多普勒成像(color Doppler flow imaging,CDFI)显示病变部分实质内血流信号稀少,甚

至完全没有血供。主要原因是大量纤维组织完全替代了正常腺体组织。

由于 Riedel 甲状腺炎血供稀少甚至没有血供,且病变范围广泛、呈侵袭性生长并浸润周围组织,正常解剖结构完全破坏。因此频谱多普勒(pulse wave,PW)超声鲜有报道,无明显特异表现。

(三)治疗原则

Riedel 甲状腺炎是一种自限性疾病,如能明确诊断,非手术治疗应为首选。临床常用药物为糖皮质激素和他莫昔芬。他莫昔芬能够抑制 Riedel 甲状腺炎特征性的成纤维细胞的增殖,缓解患者的主观症状和客观体征。糖皮质激素主要用于术前有明显呼吸道压迫的病例及手术后减少组织水肿和纤维增生,但不宜长期使用。

当出现明显压迫症状时则需要手术干预。

五、甲状腺结核

(一)临床概述

甲状腺结核又称结核性甲状腺炎,是一种罕见的非特异性甲状腺疾病,多因体内其他部位的结核分枝杆菌经血行播散至甲状腺所致,为全身性结核的一部分。患者多数伴有肺结核,单独出现甲状腺结核更为少见。

1.流行病学、病因及病理

(1)流行病学、病因:甲状腺结核非常罕见,分原发与继发两种,发病率仅 0.1%～1%。尸检得到的疾病发生率相对更高,2%～7%。女性多见,男女比例约 1∶3。在诊断上受临床诊断的困难性限制。

甲状腺结核多数是全身性结核的一部分,但结核侵犯甲状腺很少见,即使是患有肺结核的患者,也不如侵犯其他器官多见。结核感染甲状腺的途径一般有两种:一为血行感染,原发灶多为粟粒性结核;另一为淋巴途径感染,或者直接由喉或颈部结核性淋巴结炎直接累及。

(2)病理:结核侵犯甲状腺可有如下表现。①粟粒型播散:作为全身播散的一部分,甲状腺不大,病灶大小、密度不一,局部症状不明显。②局灶性干酪样坏死:病程较长,表现为局部肿大,多为孤立性,与甲状腺癌表现相似。可以仅表现为结节性改变或结节伴囊性成分,也可发展为冷脓肿,偶见急性脓肿形成。甲状腺组织纤维化形成脓肿壁,且与周围组织多有粘连。③纤维增生型:甲状腺肿大明显,表面不光滑,呈结节状,质地较硬,由结核肉芽肿组成,周围纤维组织增生。

2.临床表现

通常多无结核病的临床症状,术前诊断困难,多以甲状腺包块就诊,容易被误诊为甲状腺癌、结节性甲状腺肿、桥本甲状腺炎、甲状腺腺瘤等而行手术治疗。

3.实验室检查或其他检查

诊断甲状腺结核的辅助检查(如核素扫描、吸碘率、B 超检查)缺乏特异性表现,甲状腺功能一般无异常。具有重要诊断价值的是穿刺细胞学检查,如能找到朗格汉斯细胞、干酪样物质及间质细胞可确诊,脓液抗酸染色如能找到抗酸杆菌亦可确诊。此外,有时可出现红细胞沉降率加快等结核中毒症状。

(二)超声表现

1.二维灰阶图

(1)形态和大小:甲状腺结核因病理分型的不同或病程发展的时期而表现略有差异,可表现为甲状腺单个结节(伴有或不伴甲状腺肿大)或弥漫性结节性肿大。结节性病灶早期与腺瘤图像很相似,多为局灶性包块样改变,体积大小不等,大多数为 3～4 cm。随着病变发展,如引起周围组织水肿粘连,则病变区域扩大,形态不规则。粟粒型病变时,可能没有任何特异性表现,甲状腺不肿大,局部变化也不明显,只有依靠病理方可明确诊断。

(2)边界:以甲状腺结节为表现的病变类型中,早期与腺瘤图像相似,边界较清晰。随着病变发展,表面结节形成,质地变硬,边界可变得模糊,如炎性改变引起周围组织水肿粘连,则表现为边界不清的弥漫性团块。急性期冷脓肿形成时,由于病灶边缘纤维组织增生而形成较厚的脓肿壁,为其特征性的表现。

而在粟粒型病变中,甲状腺不大,局部也没有明显表现,病变区域难以界定边界,很难得出确切的诊断。

(3)内部回声:主要表现为不均质团块,内部回声不均匀,有时有后方增强效应。超声能分辨囊性或实质性,但不能确定肿块的性质。

当病程发展为冷脓肿时,可表现为类似急性化脓性炎症的表现,呈现有厚壁的类圆形囊实性不均质回声区,周边厚壁回声增强,内部回声较囊肿略高,其内有时可见散在的絮状、点状回声,容易与急性化脓性甲状腺炎相混淆(图 14-10)。但与急性甲状腺炎不同的是,结核性冷脓肿内可出现钙化灶,较有特异性,两者的病史也有明显差异,结合临床表现有助于鉴别。

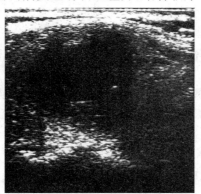

图 14-10　甲状腺结核冷脓肿灰阶超声
可见周边厚壁回声及内部钙化灶强回声

粟粒型结核病变中,甲状腺内部回声缺乏特异性表现。由于结核病变容易出现钙化灶,推测部分患者在结核病变控制或轻微炎症治愈以后可能会在甲状腺实质中残留散在钙化灶。但非发作性疾病很少在病理检查中留下证据,因此仅仅是猜测而已。

2.多普勒超声

甲状腺结核是一种少见病,文献以病例报道多见。据观测病变区域血供多不丰富。考虑到结核病变以干酪样坏死多见,可伴纤维组织增生、坏死液化的脓肿、瘢痕愈合的肉芽肿,缺乏血管结构和正常甲状腺实质。血供减少这一现象与病理基础相符合。

(三)治疗原则

如能确诊,甲状腺结核的治疗原则是全身抗结核治疗,同时以外科切除受累的部分甲状腺组织,必要时进行病变部位引流。

1.药物治疗

对诊断明确的甲状腺结核,应进行正规的抗结核治疗,并加强全身营养支持治疗,严格随访。

2.外科治疗

甲状腺组织血供丰富,抗结核药物容易到达。药物对肺外结核治疗的有效性也使手术指征明显减少。极少数弥漫性肿大造成局部压迫症状者可进行峡部切除以缓解症状。如果甲状腺冷脓肿形成,也可考虑局部抽脓并注入药物,有一定治疗效果。

(张传书)

第二节　结节性疾病

一、甲状腺腺瘤

(一)流行病学、病因及病理

甲状腺腺瘤(thyroid adenoma,TA)起源于甲状腺滤泡(上皮)组织,是甲状腺最常见的良性肿瘤。甲状腺腺瘤的确切病因尚不清楚,可能与放射性有关,并发现在地方性甲状腺肿的流行地区甲状腺腺瘤的发病率明显增高。临床上难以确定甲状腺结节的性质,即使病理活检,有时甲状腺腺瘤与结节性甲状腺肿、滤泡性腺瘤与滤泡性甲状腺癌也不易明确辨认。因此,甲状腺腺瘤确切的发病率难以精确统计。

根据甲状腺腺瘤的组织形态可分成滤泡性腺瘤和非滤泡性腺瘤两大类,其中滤泡性腺瘤最常见,又可分成以下亚型:胶样腺瘤、单纯性腺瘤、胎儿型腺瘤、胚胎型腺瘤、嗜酸细胞腺瘤、非典型腺瘤、毒性(功能亢进)腺瘤等。

(二)临床表现

病程缓慢,病变早期临床表现往往不明显,一般无自觉症状,多数在数月到数年甚至更长时间,因稍有不适或肿块达到1 cm以上甚或更大而发现。多为单发,少数为多发性,可发生于正常甲状腺和异位甲状腺,呈圆形或椭圆形,表面光滑,边界清楚,质地坚实,与周围组织无粘连,无压痛,可随吞咽动作上下移动。巨大瘤体可产生邻近器官受压征象,但不侵犯这些器官,如压迫气管,使器官移位。有少数患者因瘤内出血可引起颈部局部不适或疼痛,出现颈部肿块或原有肿块近期增大。病史较长者,往往因钙化而使瘤体坚硬;毒性(功能亢进)甲状腺腺瘤患者往往有长期甲状腺结节的病史,早期多无症状或仅有轻度的心慌、消瘦、乏力,随病情发展,患者表现为不同程度的甲状腺功能亢进症状,个别可以发生甲亢危象。

(三)实验室检查或其他检查

除毒性(功能亢进)腺瘤外,甲状腺各项功能、甲状腺吸^{131}I率多为正常,功能自主性甲状腺腺瘤可以偏高。在核素显像中,甲状腺腺瘤有不同的功能,甲状腺腺瘤可表现为"热结节""温结节"或"凉、冷结节",其中以"凉、冷结节"为主。

(四)超声表现

Hegedus等认为超声声像图特征的综合分析比单一声像图作为诊断依据的准确性高,但是,良恶性特征交叉明显。造成以上问题的因素有超声仪器不同、影像医师或内科医师的经验和超声诊断良恶性结节的标准不同等。为避免超声检查过程中不同观察者间不必要的误差,必须不断完善甲状腺结节特征的非标准化问题。以下我们结合文献和经验分析甲状腺腺瘤灰阶超声和彩色多普勒超声等各项特征,希望对临床的诊断工作提供一定的指导意义。

1.灰阶超声

(1)结节位置和大小:甲状腺腺瘤多为单发,多见于女性,左、右侧叶的发生率无明显差异,发生于峡部者及双侧叶少见,极少部分可以异位。后方回声不衰减,随吞咽上下活动度好,甲状腺腺瘤不伴周围浸润及颈部淋巴结肿大。Deveci 等依据超声测量将肿块大小分为五组:A 组为 1.0 cm 以下,B 组为 1.1～2.0 cm,C 组为 2.1～3.0 cm,D 组为 3.1～5.0 cm,E 组为 5.0 cm 以上,大多数甲状腺腺瘤的大小为 B 组和 C 组,并认为除了大小约≤1.0 cm 的肿块测量一致性为78.5%,超声对良恶性甲状腺结节的测量与术后大体标本的一致性≤50%。

(2)结节形状:甲状腺腺瘤瘤体呈圆形、卵圆形或椭圆形,瘤体的形状与肿瘤所处位置及大小有关,位于峡部及较大的肿块多呈椭圆形,较小,而位于两侧叶的结节则多呈圆球形。另外,瘤内出血的肿块也多趋圆球形。

(3)结节边界、边缘和声晕:一般认为甲状腺腺瘤边界清楚,绝大部分有包膜,较完整,边缘可见特征性的声晕,等回声的腺瘤可通过声晕发现。典型的声晕薄而光滑。声晕的检出率各家报道差别非常大,可能与对声晕的判定标准不一有关。Solbiati 等发现结节周围无回声声晕可见于36%的甲状腺结节内,且在良性病灶中出现的频率远多于恶性(86% vs 14%);等回声病灶伴声晕很容易判断为良性病灶,据 Solbiati 等报道恶性肿瘤伴有声晕的比率也很高(53%),因此虽然声晕的检出对腺瘤的诊断有较大意义,但发现声晕并不一定就能确诊腺瘤,已发现甲状腺乳头状癌也可出现声晕,少数结节性甲状腺肿的结节亦可有声晕。目前认为声晕是小血管围绕或周边水肿、黏液性变等原因所致。有学者认为声晕在不同病例可有不同的病理改变。除血管外,包膜外甲状腺组织的受压萎缩、周围组织的炎性渗出、间质水肿、黏液性变、包膜与周围甲状腺组织的粘连及包膜本身等病理变化均与晕环的产生有关,这可解释临床上部分晕环检测不到环形血流信号的现象。

(4)结节内部回声:从超声声像图上,甲状腺腺瘤可分为三个类型,即实性、囊实性及囊性;相对于周围正常甲状腺实质和肌肉回声可将实质回声分成极低回声、低回声、等回声和高回声。文献报道甲状腺腺瘤以实质性等回声和实质性高回声为主,并认为等回声图像对诊断很重要,73%的等回声结节被手术和病理证实是腺瘤或腺癌。回声图像和病理表现间的关系可以解释它与正常的腺体非常相似的原因,不同病理类型腺瘤的声像图差异性主要表现在内部回声。有研究指出腺瘤回声的强弱、均匀程度与其病理组织学特征有关:细胞和滤泡较大、胞质较丰富、排列疏松的腺瘤,其回声较低;细胞和滤泡较小、排列紧密者,其回声较高;间质含较丰富的血管和纤维组织者,回声较高。

较大腺瘤可发生退行性变,包括囊性变、出血、坏死、钙化或乳头状增生。当发生囊性变或出血时,内部出现不规则无回声,呈混合性。囊性变区域范围不一,囊性变区域较小时表现为腺瘤内小片状无回声区,囊性变区域较大时囊腔可占据整个肿瘤,部分形成分隔状或囊壁处残存少量实性回声,部分囊壁可见乳头状或团块形突起。囊内出血常导致结节内无回声区透声较差,囊腔内见悬浮状态的细小斑片状或片絮状增强回声。

(5)结节钙化:12%～27%滤泡状腺瘤可出现钙化,甲状腺良性病变内的钙化为血肿吸收后在结节的壁上出现粗糙钙化或者少数患者出现血肿内部纤维充填。文献报道显示钙化在男女之间无明显差异,说明不同性别的钙化发生机制是相同的。而且,Kakkos 等以 40 岁为界,小于 40 岁的患者甲状腺内钙化的发生率明显高于 40 岁以上的患者。由于样本不同、仪器不同、对钙化的分类方法不同及不同观察者对同一钙化类型认识和理解的不同,甲状腺腺瘤的超声钙化发现率各家报道不一。目前还没有统一的钙化大小的标准,2008 年 Moon 等将甲状腺内的钙化分为微钙化、粗钙化和边缘钙化三种类型,其中强回声>1 mm 称为粗钙化,并将沿结节周围呈弧形或蛋壳样钙化称为边缘钙化(图 14-11)。而这种粗钙化和边缘钙化多见于良性结节。虽然多数学者认为微钙化在甲状腺癌中的发生率明显高于腺瘤等良性结节,但是粗钙化也同样可见于恶性结节中。

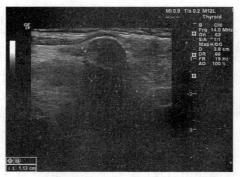

图 14-11　结节性甲状腺肿灰阶超声显示

纵断面显示结节边缘蛋壳样钙化

2.多普勒超声

甲状腺是血供丰富的内分泌腺体,甲状腺上皮细胞能产生血管生成因子,如血管内皮生长因子(VEGF)、胎盘生长因子或成纤维生长因子,这些因子在炎症和肿瘤状态下可引起相应的血流改变,利用彩色多普勒及能量多普勒超声能清晰反映甲状腺结节的血流变化。Fukunari 等利用彩色多普勒超声将甲状腺结节的血流情况分成Ⅰ、Ⅱ、Ⅲ、Ⅳ级。Ⅰ级,结节内没有血流;Ⅱ级,彩色血流仅可见于结节的周边;Ⅲ级,血流穿入肿瘤,血供中等;Ⅳ级,多支血流穿入肿瘤,血流供应丰富。Ⅰ级和Ⅱ级认为是良性的,Ⅲ级和Ⅳ级认为是恶性的,其敏感性为 88.9%,特异性为 74.2%,准确率 81.0%。Varverakis 等发现对于有血流信号的结节来说,周边血流常见于良性结节($P < 0.01$,特异性=0.77,敏感性=0.46),并认为结节无血流信号不能排除恶性的可能性,因为血流信号主要取决于结节的大小而不是组织学特征。而 Foschini 等利用彩色多普勒超声将甲状腺结节的血流情况分成结节内没有血流信号、结节周围见血流信号及结节内见血流信号等三种类型,并发现正常甲状腺、胶样甲状腺肿、甲状腺滤泡性肿瘤、甲状腺乳头状癌等具有各自不同的血流分布特点,发现彩色多普勒超声结合三维立体显微镜检查可以反映各种不同病理状态下的甲状腺血流变化,虽然滤泡性肿瘤内部多见粗大血管,但是没有发现彩色多普勒超声血流类型上滤泡性腺瘤和滤泡状癌之间有何差异。

Fukunari 等发现腺瘤样增生和滤泡性腺瘤、滤泡状癌的搏动指数存在显著差异($P < 0.01$)。De Nicola等认为以甲状腺结节内血流信号阻力指数(RI)0.75 为临界值,准确性、特异性和阴性预测值很高,分别是 91%、97%、92%,而敏感性和阳性预测值较低,分别是 40% 和 67%,腺瘤样增生结节内 RI 为 0.588、腺瘤为 0.662 和恶性结节为 0.763($P < 0.001$),但是 Yazici 等分析 123 位7~17 岁健康儿童甲状腺上动脉的 PSV 与年龄、身高及体重等因素正相关,而 RI 与年龄、

身高及体重等因素负相关,因此甲状腺结节内的血流信号包括血流速度及阻力指数等脉冲多普勒参数对鉴别诊断的意义有待进一步大样本研究。

(五)治疗原则

长期以来,甲状腺腺瘤的治疗以开放性外科手术为主,包括单纯腺瘤摘除术、甲状腺叶次全切除术、甲状腺叶全切术和甲状腺全切术或亚全切术。但是近年来,内镜手术法也成为一种被患者普遍接受的新型的甲状腺腺瘤手术方法。而超声引导穿刺注入硬化剂治疗甲状腺腺瘤方法简便,可重复治疗,术中创伤小,痛苦少,患者易接受,是一种安全有效的治疗方法,其机制是无水酒精可使细胞脱水,蛋白质发生凝固性坏死,进一步纤维化钙化。

毒性(功能亢进)腺瘤治疗方面要根据患者是否有甲亢,若患者血中 T_3、T_4 均正常又无甲亢症状,且腺瘤又无压迫症状,可以留待观察;当患者有甲亢症状,血中 T_3、T_4 升高或患者因腺瘤较大有压迫症状和体征时可考虑外科手术摘除或服[131]I治疗。患者若甲亢症状明显,术前应认真准备,手术操作中应避免过多挤压腺瘤,使血液循环中甲状腺激素浓度突然升高,引起甲亢危象,或原有心脏病者引起心律失常。

二、甲状腺癌

甲状腺癌是最常见的内分泌系统恶性肿瘤,可分为乳头状癌、滤泡状癌、未分化型甲状腺癌和髓样癌。

(一)临床概述

甲状腺癌占所有恶性肿瘤的 1%,占男性癌症的 0.5%,女性癌症的 1.5%。94%为分化型甲状腺癌,5%为甲状腺髓样癌,属神经内分泌肿瘤,其余的 1%为未分化型甲状腺癌,通常由分化型癌去分化而形成。

甲状腺癌的发病机制至今尚未完全明了,缺碘、辐射、家族因素、遗传和基因缺陷皆是甲状腺癌的发病因素。其他甲状腺病变,如结节性甲状腺肿、甲状腺功能亢进、桥本甲状腺炎也可能和甲状腺癌有关。另外,家族性腺瘤性息肉病、乳腺癌、多发性错构瘤综合征和甲状腺癌也有密切关系。

不同类型甲状腺癌的病理特点、人群分布、临床表现、恶性程度、转移规律及预后有较大差别。同一类型甲状腺癌在不同人群的表现也不尽相同。

1.乳头状癌

(1)流行病学:乳头状癌占甲状腺癌的 75.5%~87.3%,女性多于男性,2.6∶1~4∶1,发病年龄为 10~88 岁,平均为 41.3 岁,在 30~40 岁女性比例明显增加。

(2)病理:肿瘤切面呈灰白色,实性,中心部分可见纤维化,大肿瘤可见囊性结构。光镜下可见复杂分支状乳头,含纤维血管轴心。40%~50%的乳头状癌可见砂粒体。根据不同的组织学特点,乳头状癌可分为几种亚型,包括滤泡型、弥漫硬化型、柱状细胞癌、高细胞癌、嗜酸细胞型乳头状癌、Warthin 瘤样肿瘤、伴有结节性筋膜炎样间质的乳头状癌、筛状乳头状癌及辐射引起的儿童甲状腺癌。

(3)临床表现:临床上大多数乳头状癌首先表现为甲状腺结节,常在体检时或由他人发现。首先发现颈部淋巴结肿大的患者也不在少数。肿大淋巴结常出现在病变甲状腺的同侧颈部,也可出现在上纵隔。还可出现对侧颈部淋巴结转移。据 Carcangiu 等报道,乳头状癌98.7%首先表现为颈部异常,67.2%位于甲状腺内,13%为甲状腺和颈部淋巴结异常,19.7%仅出现颈部淋巴结异常。

2.滤泡状癌

(1)流行病学:滤泡状癌的发病率居甲状腺癌的第二位,占 9.9%～16.9%,女性发病率高于男性,从青春期到 45～49 岁,滤泡状癌的发病率稳定上升,60～70 岁出现发病率再次上升。本病好发于地方性甲状腺肿患者,碘缺乏或继发性 TSH 刺激可能与肿瘤的发病有关。

(2)病理:滤泡状癌恶性程度较乳头状癌高,血行转移率高,淋巴结转移少。本病可分为包裹性血管浸润型和浸润型,前者肉眼观类似甲状腺滤泡性腺瘤,后者可侵占大部分甲状腺组织,并蔓延至包膜外,与周围组织粘连。两型皆可有出血、坏死、囊性变、纤维化和钙化。镜下变化较大,从分化极好如正常甲状腺滤泡到明显恶性的癌,其间有过渡型。

(3)临床表现:临床上大多数滤泡状癌表现为单发的无痛性甲状腺结节,仅极少数患者出现声嘶、吞咽困难或颈部压迫感。颈部淋巴结累及少见,但有 10%～20% 的患者首先表现为肺或骨转移。

3.髓样癌

(1)流行病学:髓样癌占甲状腺癌的 2.8%～3.3%,女性稍多于男性,随年龄增大,发病率缓慢上升,在 70～74 岁达高峰。

(2)病理:由于髓样癌源于滤泡旁细胞,故多数位于甲状腺上半部,包膜可有可无,切面灰白,质地实性,可因钙化而有沙砾感。镜下肿瘤可呈典型内分泌肿瘤样结构,或形成实性片状、细胞巢、乳头或滤泡样结构。间质常有淀粉样物质沉着。

(3)临床表现:约 80% 为散发性,其余约 20% 为遗传性肿瘤,见于 3 种类型:多发性内分泌肿瘤综合征 MEN-ⅡA 型、MEN-ⅡB 型及家族性甲状腺髓样癌。51.8% 在初诊时肿瘤局限于甲状腺,31% 出现局部淋巴结转移,13.6% 出现远处转移。少数患者出现吞咽困难、淋巴结转移或喉返神经侵犯表现,尚可出现和降钙素、促肾上腺皮质激素、肠血管活性多肽或 5-羟色胺释放相关的临床效应。

4.未分化癌

(1)流行病学:未分化癌占甲状腺癌的 1.6%,女性与男性比例 1.5∶1,50 岁之后发病率上升,并随年龄增大,发生率上升,平均年龄为 67 岁。

(2)病理:未分化癌肿块巨大,呈广泛浸润性生长,浸润至周围软组织,无包膜,质硬而实,灰红或暗红,出血坏死常见。镜下肿瘤的一部分或全部由未分化细胞组成,可找到分化较好的甲状腺癌如滤泡状或乳头状癌成分。

(3)临床表现:未分化癌约 75% 首先表现为颈部迅速增大,有肿块,常出现颈部和纵隔淋巴结肿大,导致上呼吸消化道压迫或阻塞症状,36% 出现呼吸困难,30% 出现吞咽困难,28% 出现声嘶,26% 出现咳嗽,17% 出现颈部疼痛。初诊时即有 15%～20% 出现远处转移,常见转移部位是肺和胸膜。

(二)超声表现

1.甲状腺乳头状癌

(1)单纯乳头状癌:根据不同的组织学特点,乳头状癌可分为多种亚型,这里所讲的单纯乳头状癌特指弥漫硬化型之外的其他类型乳头状癌。

甲状腺乳头状癌可以是单灶性也可以是多灶性,根据手术发现,多灶性乳头状癌的患病率为 28.7%～46%,多灶性微小乳头状癌的患病率为 20%～28.7%。超声上 A/T≥1 是诊断单纯乳头状癌较具特异度的指标,特异度可达 92.5%,敏感度为 15%～74.1%。51%～79.2%癌灶边界模糊,21.5%乳头状微小癌边界模糊。边界模糊是生物学上具侵袭性乳头状癌的重要超声特征,超声显示边界模糊诊断肿瘤侵犯的敏感度为 84%,特异度 31%,对于这些病例需仔细随访。边界模糊的乳头状微小癌 41.9%超声可探及颈侧区淋巴结转移,而边界清晰者仅 3.7%。边缘不规则可能也代表了肿瘤的侵袭性,63%～92.9%乳头状癌边缘不规则,但 Chan 等报道有高达 93%的乳头状癌边缘规则,这可能是由于在定义边缘规则或不规则时标准不一、评判时有较大主观性。7%～26%的病灶可发现低回声声晕,声晕常不完整,厚度不均,据 Jeh 等的数据,乳头状癌近半数的声晕为厚声晕。声晕的形成和肿瘤的包膜有关,超声显示声晕诊断肿瘤具备包膜的敏感度为 42%,特异度为 88%

85%～98.4%的乳头状癌表现为实性结节,0.8%～10%为实性为主结节,0～6%为囊性为主结节。病理上乳头状癌约三分之一可出现囊性变,但超声显示的数量明显要少,这可能与囊性变区域太小超声无法显示有关。乳头状癌结节中超声仅检出 3.7%的结节伴有囊性变。文献报道超声显示的囊性变诊断病理上囊性变的敏感度为 42%,特异度 79%。部分囊性为主的乳头状癌表现为不规则实性成分凸向囊腔,在实性部分有点状钙化强回声,此即"囊内钙化结节"征,这一征象是诊断囊性乳头状癌非常特异的指标。

和邻近甲状腺组织回声相比,单纯乳头状癌 86%～89%表现为低回声,如果和颈长肌相比较,则 12%的乳头状癌表现为极低回声,高回声甲状腺乳头状癌罕见,仅占 0～2%。52%～100%结节回声不均匀。

在显微镜下评估乳头状癌时,常可发现钙的沉积,这可能是砂粒体或粗糙的颗粒状不规则钙化沉积所致。超声上点状强回声诊断微钙化敏感度为 50%,特异度 52%。乳头状癌 30%～42%显示微钙化,4%～28%显示粗钙化,1.6%～2%显示边缘钙化。乳头状微小癌的微钙化发生率小于较大的乳头状癌,超声上 20.8%～25.2%乳头状微小癌出现微钙化,38.7%出现粗钙化。超声上甲状腺乳头状癌 80.4%出现钙化,76.2%的结节出现微钙化,20.2%的结节出现粗钙化,和文献报道不同,有研究显示乳头状微小癌结节的钙化发生率高于乳头状临床癌(指直径大于 1 cm 的乳头状癌)。

甲状腺乳头状癌中的滤泡型亚型的超声表现须引起关注,部分滤泡型乳头状癌具备甲状腺乳头状癌的典型超声表现,但也有部分滤泡型乳头状癌和滤泡状腺瘤或腺瘤样结节性甲状腺肿的超声表现相似,Komatsu 等认为当术前细针穿刺提示乳头状癌而超声提示滤泡状肿瘤时,要考虑滤泡型乳头状癌的可能。

Chan 等发现 78%的乳头状癌在彩色多普勒超声显示为中央血管为主型血管模式,22%表现为边缘血管为主型血管模式,Cerbone 等的研究证实乳头状癌 95%出现中央血管,而 Yuan 等的研究发现 84%的乳头状癌呈中央血管和边缘血管同时出现的混合型血供。从以上研究者的结果似乎可得出这么一种结论,即中央血管是乳头状癌的重要血供特点。然而根据对乳头状癌结节的分析,甲状腺乳头状癌 50.6%呈单纯边缘型血管,12.5%呈边缘为主型血管,33.9%呈边缘血管和中央血管丰富程度相似的混合型血管。

(2)弥漫硬化型乳头状癌:弥漫硬化型乳头状癌是甲状腺乳头状癌的一种罕见类型,约占甲状腺乳头状癌的 1.8%。在组织学上,特征性地表现为甲状腺被弥漫性累及,出现广泛纤维化、鳞状上皮化生、严重淋巴细胞浸润和多发砂粒体。43.4%弥漫硬化型甲状腺乳头状癌合并甲状腺炎,而单纯性甲状腺乳头状癌仅占 10.7%。患者发病年龄为 10～57 岁,大多数在 27～29 岁,

60%小于30岁,好发于女性。患者颈部常可触及肿块,可出现声嘶、压迫感,80%以上出现颈部淋巴结转移。行甲状腺全切治疗,术后放射碘治疗,术后复发率较高,但预后和单纯乳头状癌相似。

超声上表现为甲状腺弥漫性散在微钙化,并大多可见边界模糊可疑肿块,但也可无肿块形成,仅出现微钙化。也可表现为甲状腺内多发可疑低回声或混合回声团块,团块内出现微钙化。超声上的微钙化及不均匀低回声和病理上的砂粒体、广泛纤维化和淋巴细胞浸润相对应。多数患者甲状腺实质表现为不均匀低回声,这可能是合并甲状腺炎所致。

由于弥漫硬化型乳头状癌有非常高的颈部淋巴结转移发生率,故对该类患者应行颈部淋巴结超声检查。

当甲状腺呈弥漫性不均匀低回声,散在微钙化,应考虑到弥漫硬化型乳头状癌的可能。但并不是所有这种表现的病变皆为弥漫硬化型乳头状癌,单纯乳头状癌也可出现这种超声征象。

2.甲状腺滤泡状癌

有关滤泡状癌的超声特征研究目前尚不充分,一方面可能是由于滤泡状癌的数量相对较少,另一方面可能是由于滤泡状癌和滤泡状腺瘤的超声特征基本相似,且细针穿刺也无法做出鉴别,从而对研究造成了诸多障碍。根据韩国学者的报道,和乳头状癌相比较,滤泡状癌在形态方面更趋向于呈扁平状。由于不均匀浸润型生长,60.9%滤泡状癌边缘呈微小分叶状或不规则。大部分的肿瘤 A/T<1,说明其平行于组织平面生长,这种生长方式对正常组织会产生压迫,因而86.6%滤泡状癌出现声晕(薄声晕39.1%,厚声晕47.8%)。82.6%滤泡状癌呈实质性,17.4%呈实性,17.4%呈囊性。在回声方面,滤泡状癌69.6%回声不均;与颈长肌相比较,65.2%滤泡状癌为等回声或高回声,另34.8%为低回声。滤泡状肿瘤形成多个小滤泡巢,和正常甲状腺相似,滤泡内含有不同数量的胶样物质,肿瘤的回声可能取决于肿瘤内胶质的数量。滤泡状癌17%出现钙化,但未发现微钙化,这是由于滤泡状癌无砂粒体,这点和乳头状癌有明显差异。

显然,滤泡状癌的超声表现和其他甲状腺恶性肿瘤的超声表现不同,许多滤泡状癌可能被当成非恶性病灶。最可能与滤泡状癌混淆的是滤泡状腺瘤,两者的超声表现相似,在声像图上的表现皆可类似于正常睾丸。有报道认为滤泡状癌可在短期内增大,而滤泡状腺瘤则常出现结节内囊性变,这在滤泡状癌罕见,然而,鉴别诊断微小浸润型滤泡状癌和滤泡状腺瘤非常困难,需要组织学发现包膜和血管侵犯来诊断滤泡状腺瘤。

彩色/能量多普勒超声可能会对滤泡状癌和腺瘤的鉴别提供有益的信息。Miyakawa 等观察到80%滤泡状癌表现为结节中央血管为主型血供,而84%的滤泡状腺瘤显示为肿瘤边缘血管为主型血供,能量多普勒超声鉴别两者的敏感度为87.5%,特异度为92%。Fukunari 等报道滤泡状癌0为无血管型,13.6%为边缘血管为主型血供,45.5%显示血流穿入肿瘤,40.9%高速血流穿入肿瘤,而滤泡状腺瘤相应的百分比为16.9%、49.4%、30.3%和3.4%。将无血管及边缘血管判断为良性,将穿入肿瘤血管判断为恶性,则诊断的敏感度为88.9%,特异度为74.2%,准确性为81.0%,有学者认为高速搏动血流穿入肿瘤可作为滤泡状甲状腺癌的新诊断标准。

在频谱多普勒方面,可通过测量肿瘤的收缩期峰值流速(PSV)、舒张期末流速(EDV)及 PI、RI 对两者进行鉴别。滤泡状癌的 PSV(41.3±18.5)cm/s,PSV/ EDV 5.1±2.5,滤泡状腺瘤分别为(24.7±16.5)cm/s、2.7±0.9,两者差异有显著统计学意义;滤泡状癌 PI 1.7±0.6,滤泡状腺瘤为 0.9±0.5,两者差异有显著统计学意义;滤泡状癌 RI 0.8±0.1,滤泡状腺瘤为 0.6±0.2,两者差异有显著统计学意义。PI>1.35,RI>0.78,PSV/EDV >3.79 可达到最好的鉴别诊断滤泡状癌和滤泡状腺瘤效果。

3.甲状腺髓样癌

甲状腺髓样癌是源于滤泡旁细胞的恶性肿瘤,较为罕见。由于其是细胞来源,故多数位于甲状腺上半部,肿瘤多为单发,也可多发。超声上肿瘤边界相对清晰,边缘不规则,所有的肿瘤皆未出现声晕,且皆表现为低回声,0～5.3％结节出现囊性变,83％～95％肿瘤内可见钙化强回声。这些钙化强回声中44.4％属于微钙化,55.5％属于粗钙化,粗钙化中的一半呈多发致密粗钙化。和乳头状癌相比较,髓样癌钙化更趋向于位于肿块中心位置。低回声结节、结节内钙化、结节无声晕这三项特征相结合对诊断髓样癌的敏感度为89％,将髓样癌和良性结节鉴别的特异度大于90％。髓样癌79％表现为结节内高血供,50％出现边缘血供,但肿瘤过小时可不显示血流信号。根据经验,髓样癌也可不出现钙化,也可出现明显的声晕,彩色/能量多普勒上常表现为混合型高血供。甲状腺髓样癌淋巴结转移的发生率很高,75％患者的转移性淋巴结内可见点状钙化强回声。

由于分化型甲状腺癌的超声特征和髓样癌有较多相似之处,故超声常难以鉴别髓样和非髓样甲状腺癌。如果出现髓样癌的可疑超声特征,应进行降钙素测量。超声可明确甲状腺内病灶,在术前可应用于髓样癌的分期,对于术后颈部复发,超声是最有效的检查手段,可显示97％的颈部复发。

4.甲状腺未分化癌

未分化癌占甲状腺癌的1.6％,对于这种罕见的甲状腺恶性肿瘤,目前尚没有系统的超声研究报道。超声上表现为边界不清的不均匀团块,常累及整个腺叶或腺体,78％出现坏死区,三分之一的患者出现包膜外和血管侵犯,80％出现淋巴结或远处转移,累及的淋巴结50％出现坏死。

（三）治疗和预后

1.甲状腺癌的治疗

对于分化型甲状腺癌,目前的治疗主要依据患者相关因子和肿瘤相关因子的危险分层,其中包括肿瘤大小、肿瘤组织学、淋巴结转移和远处转移及患者的性别和年龄。

低危患者和低危肿瘤通常进行甲状腺叶切除术,随后终身使用甲状腺素替代治疗,以抑制甲状腺刺激素 TSH 的分泌。抑制 TSH 可以显著降低复发,降低远处转移。发生高危肿瘤的高危患者最好的治疗是甲状腺全切术加中央组淋巴结清扫。外科手术后使用[131]I 消融治疗,清除残余的甲状腺组织,发现和治疗转移灶,随后终身使用甲状腺素抑制甲状腺刺激素 TSH。对于低危患者出现的高危肿瘤,或是高危患者出现的低危肿瘤,目前在治疗上尚有争论。

甲状腺未分化癌尚没有有效的治疗方法。通常行着眼于减轻症状的姑息治疗,但也有建议对无颈部以外侵犯或肿瘤尚能切除者行手术切除,辅以放疗。18％～24％肿瘤局限于颈部可完整切除者,彻底的手术切除辅以放化疗 2 年生存率可达到 80％。

2.甲状腺癌的预后

分化型甲状腺癌预后颇佳,髓样癌也有较好的预后,但未分化癌预后凶险,多在确诊后数月死亡。根据美国资料,经过年龄和性别校正后,甲状腺乳头状癌 10 年生存率为 98％,滤泡状癌为 92％,髓样癌 80％,未分化癌 13％。

三、甲状腺转移性肿瘤

甲状腺转移性肿瘤是指原发于甲状腺外的恶性肿瘤,通过血行、淋巴等途径转移至甲状腺继续生长形成的肿瘤。甲状腺转移性肿瘤较为罕见,其占甲状腺所有恶性肿瘤的2%~3%。

(一)临床概况

在非选择性尸检研究中,甲状腺转移性肿瘤总的发病率为1.25%,在广泛扩散恶性肿瘤人群尸检中,则其发病率可达24%。和原发性甲状腺癌相似,转移性甲状腺肿瘤也是女性多见,女性男性之比为4.25:1,发病年龄为12~94岁,大多数在55~66岁,半数为50~70岁,约10%小于40岁。甲状腺转移性肿瘤81%为癌,通常是广泛转移性病变的组成部分之一。肾脏、肺、乳腺、消化道和子宫是常见的原发肿瘤部位,但对于何种肿瘤最容易转移至甲状腺尚有争论。

病理上常表现为甲状腺实质性团块,转移病灶常为单发,或为多发,也可弥漫性。肿瘤甲状腺球蛋白免疫组化染色阴性。临床上转移性甲状腺肿瘤和原发性甲状腺癌相似,大多数患者无症状,在少数患者病情发展迅速,可出现局部肿瘤生长表现,如声嘶、喘鸣、吞咽或呼吸困难,颈部可触及肿块。在一些患者,甲状腺转移是原发肿瘤的始发表现。从发现原发肿瘤到甲状腺出现转移的间隔时间不同报道相差较大,潜伏期9个月~8.9年,但也有长达26年的。

在有明确肿瘤病史的患者,如出现甲状腺肿块应考虑到甲状腺转移性肿瘤的可能。超声是一种有效的初步检查工具,有助于病变的评估,显示邻近的淋巴结转移和血管累及,监测肿瘤的生长,并可引导进行活检。超声引导穿刺是有效的诊断手段,但最后的诊断有赖于手术活检。

(二)超声表现

尽管甲状腺转移性肿瘤占甲状腺所有恶性肿瘤的2%~3%,然而根据检索,有关甲状腺转移性肿瘤超声表现的英文文献非常匮乏,且多为小样本或个例报道。综合文献报道,以下拟从甲状腺的改变,肿瘤的位置、数目、大小、边界清晰度、内部回声及血供特征,周围淋巴结和血管的改变等方面对甲状腺转移性肿瘤的超声表现进行总结和分析。

1.甲状腺的超声改变

超声上常出现单侧或双侧甲状腺肿大。由于在甲状腺肿、腺瘤或甲状腺炎等甲状腺病变时原发肿瘤较易转移至甲状腺,故超声常可显示转移瘤之外的甲状腺组织出现各种病理性回声改变,如桥本甲状腺炎时出现回声减低、分布不均匀,血供增加;在结节型甲状腺肿时出现相应的回声改变。也可能因出现转移导致的低回声区,导致甲状腺回声弥漫性不均匀。无上述改变时则甲状腺实质回声正常。

2.甲状腺转移性肿瘤的超声表现

(1)肿瘤位置:肿瘤可累及整个腺叶或主要累及下极。肿瘤易于出现在甲状腺下极的机制文献未予阐明。

(2)肿瘤数目:肿瘤多为单发,也可多发,这和甲状腺原发性肿瘤相似。

(3)肿瘤大小:根据Ahuja等的一组资料,75%的肿瘤大于6cm。相信随着超声在甲状腺应用的日益广泛,可以发现较小的转移瘤。

(4)肿瘤边界:Chung等报道80%的肿瘤结节边界模糊,但其余文献基本认为肿瘤边界清晰。这可能是由于边界清晰与否的判定标准不一,判定时主观性较强。

(5)肿瘤回声:肿瘤皆表现为低回声或极低回声,分布均匀或不均匀。肿瘤边缘无声晕,囊性变和钙化少见。

(6)肿瘤血供:肿瘤内部呈混乱血流信号,和甲状腺实质相比,肿瘤可表现为高血供,也可表现为低血供。

3.周围淋巴结和血管改变

甲状腺转移性肿瘤患者可在双侧颈部探及多发转移性淋巴结,这些淋巴结在超声上可出现转移性淋巴结的相应特征。罕见情况下,肿瘤可通过扩张的甲状腺静脉,蔓延至颈内静脉,在颈内静脉形成肿块,出现相应的超声表现。

通过以上超声特征分析,可以发现甲状腺转移性结节的超声表现无特异性。和甲状腺原发性恶性肿瘤相比,转移性肿瘤有一个最显著的特点,即肿瘤内钙化少见,发生率仅8.3％。转移瘤囊性变少见(8.3％)的特征则和原发性甲状腺恶性肿瘤相似。有明确非甲状腺原发恶性肿瘤患者,当出现单侧或双侧单发或多发可疑结节而无钙化时,应考虑转移性肿瘤可能。

（三）治疗和预后

出现甲状腺转移往往提示病变进展,患者常随之死亡,大多数病例在诊断明确后9个月内死亡。尽管预后不良,但对一些患者行积极的手术和药物治疗可能有效。手术治疗可行单侧腺叶切除术或甲状腺全切术,手术可能减轻或缓和颈部复发可能造成的致残,延长患者生存期。

四、甲状腺淋巴瘤

甲状腺淋巴瘤有原发性和继发性之分,原发性甲状腺淋巴瘤是原发于甲状腺的淋巴瘤,较为罕见,占甲状腺恶性肿瘤的1％～5％,在结外淋巴瘤中所占比例不到2％。继发性甲状腺淋巴瘤是指播散性淋巴瘤累及甲状腺者,约20％的全身淋巴系统恶性肿瘤可发生甲状腺累及。

（一）临床概述

原发性甲状腺淋巴瘤好发于女性,女:男为3:1～4:1,大多发生于60～70岁,少数患者小于40岁,部分患者年龄可达90岁。桥本甲状腺炎是已知的唯一危险因子,甲状腺淋巴瘤患者90％伴有桥本甲状腺炎,桥本甲状腺炎患者发生甲状腺淋巴瘤的危险是普通人群的60倍。目前提出两种假设来试图说明两者的联系:一种假说认为慢性甲状腺炎出现的浸润淋巴细胞提供了发展成淋巴瘤的细胞来源,另一种假说指出甲状腺炎的慢性刺激诱发了淋巴细胞的恶性转化。

大部分原发性甲状腺淋巴瘤为B细胞来源的非霍奇金淋巴瘤,霍奇金和T细胞甲状腺淋巴瘤罕见。根据一项大样本研究,甲状腺淋巴瘤最大径为0.5～19.5 cm,平均6.9 cm,46.2％累及双叶,31.7％累及右叶,22.1％累及左叶。切面上常可见出血和坏死。38％为不伴有边缘区B细胞淋巴瘤的弥漫性大B细胞淋巴瘤,33％为伴有边缘区B细胞淋巴瘤的弥漫性大B细胞淋巴瘤(混合型),28％为黏膜相关淋巴组织结外边缘区B细胞淋巴瘤(mucosaassociated lymphoid tissue,MALT),滤泡性淋巴瘤则不到1％。

临床上原发性甲状腺淋巴瘤表现为迅速增大的颈部肿块,30％～50％的患者有压迫导致的症状,包括吞咽困难、喘鸣、声嘶和颈部压迫感。10％的甲状腺B细胞淋巴瘤患者出现典型的B细胞症状,包括发热、盗汗和体重减轻。大多数患者甲状腺功能正常,但10％出现甲状腺功能减退。

细针抽吸活检(fine needle biopsy,FNB)联合细胞形态学、免疫表型和分子技术有较高的诊断准确性,但需要细胞病理学的专业知识。虽然FNB技术不断取得进展,开放外科活检依然在甲状腺淋巴瘤发挥作用,特别是须根据不同组织学亚型确定治疗策略或诊断不明确时。影像学手段,如CT和超声可用于甲状腺淋巴瘤的初步评估和分期,CT在探测淋巴瘤胸内和喉部累及方面较有优势,而超声则可在甲状腺淋巴瘤的非手术治疗随访中发挥更大作用。

（二）超声表现

1.灰阶超声

根据甲状腺淋巴瘤的内部回声和边界状况可将肿瘤分为 3 型:结节型、弥漫型和混合型。

（1）结节型:甲状腺淋巴瘤 47％～90％超声上表现为结节型,该类型中 73％～86％为单结节。甲状腺肿大常局限于一侧叶,但肿瘤也可越过峡部累及对侧甲状腺。临床触诊和滤泡状腺瘤及腺瘤样结节相似。肿瘤和周围甲状腺组织常分界清晰,仅 3％边界模糊。90％边缘不规则,可呈椰菜样或海岸线样。6％的结节可出现声晕。内部为低回声,分布均匀或不均匀,可间有高回声带。尽管为实质性,但部分肿瘤回声极低可呈假囊肿样。残余的甲状腺实质常因桥本甲状腺炎而呈现不均匀低回声,但其回声水平还是高于肿瘤。但在少数情况下,可出现肿瘤和甲状腺的回声和内部结构相似的情况,此时超声可能无法将肿瘤从桥本甲状腺炎的甲状腺实质识别出来。少数甲状腺淋巴瘤超声可发现钙化,发生率为 6％～10％。肿瘤后方出现回声增强。结节型的超声阳性预测值为 64.9％。

（2）弥漫型:10％～40％表现为弥漫型。超声常表现为双侧甲状腺肿大,内部回声极低,和结节型不同,该型肿瘤和甲状腺组织的分界无法识别,部分肿瘤内部呈细网状结构。弥漫型淋巴瘤和严重慢性甲状腺炎在超声上常较难鉴别,尽管可凭是否出现后方回声增强作为最重要的鉴别点,但弥漫型的超声阳性预测值仍只有 33.7％。

（3）混合型:混合型超声表现的淋巴瘤较少,约占 15％。混合型淋巴瘤表现为多个低回声病灶,不均匀分布在甲状腺内,这些病灶可能是结节型也可能是弥漫型淋巴瘤。尽管混合型淋巴瘤和腺瘤样甲状腺肿超声表现相似,但淋巴瘤后方出现回声增强可成为诊断的关键点。混合型的超声阳性预测值为 63.2％。

甲状腺淋巴瘤上述 3 型有两个共同特点,即和残余甲状腺组织相比,肿瘤呈显著低回声,肿瘤后方出现回声增强。这是由淋巴瘤的病理学特点所决定的。淋巴瘤时淋巴细胞分布密集,呈均匀增殖,而反射和吸收超声波的纤维结构罕见,因而,肿瘤的回声信号较弱,易于透过超声而导致后方回声增强。

除了甲状腺本身的表现外,甲状腺淋巴瘤尚可累及颈部淋巴结,发生率 12％～44％,受累淋巴结表现为极低回声。

2.彩色/能量多普勒超声

有关甲状腺淋巴瘤的血供特征文献尚鲜有报道。根据观察,和周围甲状腺实质相比较,彩色/能量多普勒上甲状腺淋巴瘤既可表现为高血供,也可表现为中等血供或低血供。

尽管桥本甲状腺炎和淋巴瘤的病原学关系已经得到证实,但尚没有满意的影像学手段能有助于识别从桥本甲状腺炎到淋巴瘤的早期转变。当桥本甲状腺炎患者出现甲状腺迅速增大,超声上呈显著低回声时要警惕淋巴瘤。所有超声怀疑淋巴瘤的患者应仔细随访,即便穿刺活检为阴性结果,这是由于穿刺有较高的假阴性结果。因此,如果超声上有典型淋巴瘤表现或临床上出现甲状腺短期内增大等可疑淋巴瘤征象,但穿刺为阴性结果时,应进行手术探查,手术获取的细胞数量要明显大于穿刺。

（三）治疗和预后

手术治疗曾经在原发性甲状腺淋巴瘤的治疗中扮演重要角色,但现在仅起较次要作用。目前的治疗包括化疗和外线束照射。和单纯化疗或放疗患者相比,接受联合治疗的患者复发率显著降低。ⅠE 期的 5 年生存率为 80％,ⅡE 期为 50％,ⅢE 和ⅣE 期小于 36％。

和弥漫性大 B 细胞型或混合型相比,单纯 MALT 淋巴瘤表现出较明显的惰性过程,预后较好,这种亚型当局限于甲状腺时(ⅠE 期),对甲状腺全切或放疗反应良好,可获 90% 以上完全有效率,一些学者由此推荐手术治疗局限性 MALT 淋巴瘤,可完全切除,致残率较低。但最常见的类型(达 70%)是弥漫性大 B 细胞淋巴瘤,该亚类临床侵袭性较强,约 60% 呈弥漫性。这类肿瘤的治疗包括化疗和放疗,5 年生存率小于 50%。

尽管手术的作用已经发生改变,但仍发挥重要作用,特别是在明确诊断时常须手术切开活检。在淋巴瘤惰性亚型,手术可起局部控制作用。在淋巴瘤引起梗阻症状时手术可缓和症状,但也有观点不推荐为解决气道梗阻而行外科姑息性手术。

(张传书)

第三节　增生性疾病

一、毒性弥漫性甲状腺肿

(一)临床概述
毒性弥漫性甲状腺肿即突眼性甲状腺肿(exophthalmic goiter,EG),是一种伴甲状腺激素分泌增多的器官特异性自身免疫性疾病。

1.流行病学

本病发病率仅次于单纯性结节,居第二位,约为 31/10 万。多数甲亢患者起病缓慢,亦有急性发病,其流行病学与不同的因素相关,如每天碘摄取量和遗传背景等。女性多见,男女之比为 1∶4～1∶6。各年龄组均可发病,以 30～40 岁多见。

2.病因

免疫学说认为毒性弥漫性甲状腺肿是一种自身免疫性疾病,近代研究证明:本病是在遗传的基础上,因感染、精神创伤等应激因素而诱发,属于抑制性 T 淋巴细胞功能缺陷所致的一种器官特异性自身免疫性疾病。其发病机制尚未完全阐明。

3.病理解剖

甲状腺常呈弥漫性、对称性肿大,或伴峡部肿大,其大小一般不超过正常甲状腺的 3 倍,重量增加。质软至韧,包膜表面光滑、透亮,也可不平或呈分叶状,红褐色,结构致密而均匀,质实如肌肉。镜下显示滤泡细胞呈弥漫性增生,滤泡数增多,上皮呈高柱状,排列紧密,细胞大小、形态略有不同。滤泡间质血管丰富、充血和弥漫性淋巴细胞浸润,且伴有淋巴滤泡形成。

4.临床表现

免疫功能障碍可以引起体内产生多种淋巴因子和甲状腺自身抗体,致使甲状腺肿大、甲状腺激素分泌亢进,随之出现一系列甲亢的症状和体征。本病的主要临床表现:心慌、怕热、多汗、食欲亢进、大便次数增加、消瘦、情绪激动等。绝大多数患者有甲状腺肿大,为双侧弥漫性肿大,质地较软,表面光滑,少数伴有结节。少数患者无甲状腺肿大。除以上甲状腺肿大和高代谢综合征外,尚有突眼及较少见的胫前黏液性水肿或指端粗厚等表现可序贯出现或单独出现。

5.实验室检查

血清三碘甲腺原氨酸（T_3）、甲状腺素（T_4）水平增高，血清促甲状腺素降低，甲状腺[131]I吸收率增高，血清甲状腺刺激性抗体阳性。

(二)超声表现

1.灰阶超声

(1)甲状腺大小：甲状腺多有不同程度肿大，因甲状腺滤泡细胞呈弥漫性增生，滤泡数增多，滤泡间质血管丰富、充血和弥漫性淋巴细胞浸润。肿大程度与细胞增生及淋巴细胞浸润程度相关，与甲亢轻重无明显关系。肿大严重的甲状腺可压迫颈动脉鞘，使血管移位。肿大可均匀，也可呈不均匀。

(2)甲状腺包膜和边界：甲状腺边缘往往相对不规则，可呈分叶状，包膜欠平滑，边界欠清晰，与周围无粘连。此因广泛的淋巴细胞浸润，实质内有大量较大的血管引起。

(3)甲状腺内部回声：与周围肌肉组织比较，65%～80%的甲状腺实质呈弥漫性低回声，多见于年轻患者，因广泛的淋巴细胞浸润，甲状腺实质细胞的增加、胶质的减少、细胞-胶质界面的减少及内部血管数目的增加所致。低回声表现多样，因以上病理改变程度而异，或是均匀性减低，或是局限性不规则斑片状减低，构成"筛孔状"结构。低回声和血清促甲状腺激素（TSH）高水平之间存在相关性，TSH水平越高，回声减低越明显，其原因可能为TSH水平越高，细胞增多和淋巴细胞浸润越明显。即使甲亢治愈后，部分患者甲状腺可能仍为低回声。也有部分表现为中等回声，内部回声分布均匀或不均匀，可以伴有弥漫性细小回声减低区，甲亢治愈后回声可逐渐减低或高低相间，分布不均。部分病例因形成纤维分隔而伴有细线状、线状中高回声，乃至表现为"网状"结构（图14-12，图14-13）。

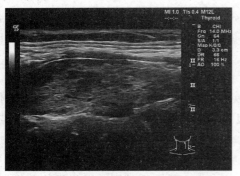
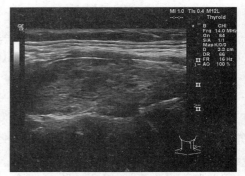

图14-12　甲状腺功能亢进灰阶超声
显示甲状腺实质内线条状高回声

图14-13　甲状腺功能亢进灰阶超声
显示甲状腺实质略呈网格状，网格内部呈低回声

(4)甲状腺内部结节：甲状腺功能亢进的小部分病例可见结节样回声。结节的回声可为实质性、囊实混合性和囊性（图14-14，图14-15）；可因实质局部的出血、囊变而出现低弱回声、无回声结节，结节境界多较模糊，内回声稍显不均，此类结节超声随访，可发现结节逐渐吸收消失。

在甲状腺弥漫性肿大的基础上反复增生和不均匀的复原反应，形成增生性结节，类似于结节性甲状腺肿的表现，部分结节可出现钙化。结节可发生恶变，但非常少见，发病率为1.65%～3.5%。

(5)甲状腺上动脉：由于甲状腺激素酪氨酸羟化酶分泌增多，其直接作用于外周血管，使甲状腺血管扩张，因而甲状腺上动脉内径增宽，部分走行迂曲，内径一般≥2 mm。

2.多普勒超声

(1)彩色/能量多普勒超声。实质内血流信号:甲状腺内彩色/能量血流显像血流模式的分级各种意见不一,尚无统一的标准。上海交通大学附属瑞金医院超声对454例未治疗的毒性弥漫性甲状腺肿患者进行统计,将甲状腺内彩色血流显像血流模式分为以下几种表现:①血流信号呈火海样,占40.97%;②血流信号呈网络样,占46.70%;③血流信号呈树枝状,占9.03%;④血流信号呈短棒状,占3.29%;⑤血流信号呈点状,占0.01%。

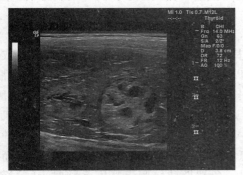
图 14-14 甲状腺功能亢进灰阶超声显示
甲状腺实质内多发结节形成,部分结节伴囊性变

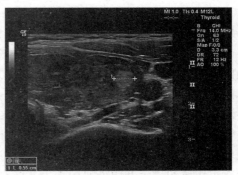
图 14-15 甲状腺功能亢进灰阶超声显示
甲状腺实质内高回声结节

在大多数未治疗的毒性弥漫性甲状腺肿患者中多见的超声表现为甲状腺周边和实质内弥漫性分布点状、分支状和斑片状血流信号,呈搏动性闪烁,Ralls等称之为"甲状腺火海征"。"火海征"为毒性弥漫性甲状腺肿典型表现,但非其所特有,也可见于其他甲状腺疾病,如亚甲状腺功能减退症、桥本甲状腺炎甲亢期等。"火海征"的产生机制是甲状腺激素直接作用于外周血管,使甲状腺血管扩张,甲状腺充血,甲状腺内血管出现动静脉短路,引起湍流或引起甲状腺组织的震颤所致,其组织学基础可能是甲状腺实质可出现明显的毛细血管化,实质内出现纤维分隔,分隔内小动脉增生。部分可表现为实质内见斑片状、条束状及斑点状彩色血流信号,血流间有一定未充填空间。如血流信号增多的分布范围较局限,称为"海岛征"。部分血流信号亦明显增多,呈棒状或枝状,但尚未达到"火海征"或"海岛征"的程度。极少见的病例甲状腺血流信号可完全正常,见散在稀疏的星点或斑点状血流信号,时隐时现,甚至部分实质内无血流信号。

结节内血流信号:当结节因实质局部的出血、囊变形成或是伴发增生性结节时,结节内未见明显血流信号。当结节发生恶变时,因新生小血管的形成,结节内可有少量血流信号或丰富血流信号,依血管增生程度而异。

甲状腺上、下动脉:甲状腺激素直接作用于外周血管,使甲状腺上、下动脉扩张,流速加快,血流量明显增加,因而甲状腺上、下动脉血流可呈喷火样。治疗后可恢复正常血流信号。

(2)频谱多普勒超声。实质内动脉频谱:实质内动脉为低阻抗的高速动脉频谱,血流峰值速度可达120 cm/s,还可见较高速的静脉宽带频谱。

毒性弥漫性甲状腺肿患者甲状腺实质内动脉和周边动脉的收缩期峰值流速(PSV)高于桥本甲状腺炎和结节性甲状腺肿患者,可以鉴别部分彩色血流显像表现重叠的毒性弥漫性甲状腺肿和桥本甲状腺炎患者。

(三)并发症

1.甲状腺相关性眼病

(1)临床概述:甲状腺相关性眼病(thyroid associated ophthalmopathy,TAO)是一种器官特异性自身免疫性疾病,为细胞免疫和体液免疫在遗传因素、环境因素条件下共同作用的结果。

甲状腺相关性眼病的主要临床表现有眼睑退缩、上睑迟落、睑裂增大、瞬目反射减少,球结膜充血及水肿、眼球突出、视神经病变(thyroid optic neuropathy,TON)、色觉减弱、传入性瞳孔阻滞等。

甲状腺相关性眼病时眼外肌增粗,僵硬如象皮样,体积可为正常的2～3倍。

(2)灰阶超声:超声检查甲亢突眼有特征性表现,其中以眼直肌的改变最为明显。单眼或双眼的眼直肌呈对称性肥大、增厚、增粗,厚度>4 mm,以下直肌最多见,其次为上直肌和内直肌,外直肌侵犯比较少见。球后组织饱满,肌圆锥增宽增长,回声强。这是因为球后组织发生水肿,脂肪堆积,细胞浸润,纤维组织增生,球后组织体积增大,同时由于甲状腺的毒性作用,眼外肌中毒变性,肌细胞水肿增大,眼外肌无力,使得眼球向前突出的张力更加增大。甲亢伴突眼症的患者眼轴长度与正常人对比并没有变长,所以说,甲亢患者的眼球突出并非眼轴长度的增加,而是球后软组织体积增大和眼外肌的无力共同作用的结果。急性期球结膜囊高度水肿时,球后筋膜囊积液,出现球后弧形暗区。

(3)多普勒超声:眶内彩色血流丰富,动脉 PSV 明显增高,舒张期流速减低,阻力指数增高,动脉搏动速度快。其影响因素可能由于过多的甲状腺激素影响心肌,兴奋交感神经、肾上腺系统而引起心动过速,心搏增强,循环加速,收缩压增高而舒张压正常或稍低,脉压增大,循环时间缩短。正常人眼动脉血流频谱特点是收缩期呈三峰二谷型,舒张期呈低速血流,多数男性波峰较女性明显,随着年龄增长,波峰有减低趋势。患者弥漫坚实、非凹陷性水肿斑块,如象皮病样,同时伴有结节。部分患者在甲亢控制后此病自然缓解,但部分患者只能好转。局部无特殊有效的治疗。

(4)超声表现:表现为局限性的皮肤和皮下组织明显增厚,较周围组织回声增强,可能与黏多糖及黏蛋白浸润,胶原增多有关,但与周围正常组织的分界较明显。内部结构紊乱呈分布不均带状回声,其内另见散在的条状低回声区与皮肤相垂直,部分后方伴轻度声衰减,可能与水肿引起的局部组织炎性改变有关。另外由于后期皮肤粗厚,皱褶形成,若明显时,可以看到许多深沟样结构,超声检查时表现为"V"形的图像。

所有患者同时行甲状腺检查都可得到甲亢的甲状腺超声表现。

2.胫前黏液水肿

胫前黏液性水肿(PTM)是毒性弥漫性甲状腺肿的一种皮肤损害,约占毒性弥漫性甲状腺肿的 5%。

目前认为胫前黏液性水肿是自身免疫性疾病的一种表现,发病机制和浸润性突眼相似,引起突眼的一组抗体或因子参与激活淋巴细胞和刺激成纤维细胞,产生过多黏多糖,后者沉积于真皮层形成病变。

胫前黏液性水肿多发生在胫骨前下 1/3 部位,临床上总结为 3 型:①胫前和足背大小不等、边界清晰的结节和肿瘤;②胫前和足背弥漫坚硬非凹陷性。

(四)治疗原则

甲亢初期宜适当休息,进食低碘、高热量、高蛋白、高糖、高维生素的食物。在药物治疗方面,主要药物有甲巯咪唑(MM)和丙硫氧嘧啶(PTU),但有粒细胞计数减少或缺乏和药疹等不良反应。对于符合条件的患者,可行[131]I治疗。甲状腺大部切除术对中度以上的甲亢仍是目前有效的疗法,能使90%～95%的患者获得痊愈,手术病死率低于1%。手术治疗的缺点是有一定的并发症和4%～5%的患者术后甲亢复发,也有少数患者术后发生甲状腺功能减退。

二、甲状腺功能减退症

(一)临床概述

甲状腺功能减退症(简称甲减)是由于多种原因引起的甲状腺素合成、分泌或生物效应不足所致的一组内分泌疾病。

按发病年龄甲状腺功能减退症可分为三型:起病于胎儿或新生儿者,称呆小病、克汀病或先天性甲减,可分为地方性和散发性;起病于儿童者,称幼年型甲减;起病于成年者为成年型甲减。按临床表现和实验室检查分为临床型甲减和亚临床型甲减(简称亚甲减)。按发病原因有两种分类方法,分别为先天性甲减和后天性甲减,及原发性甲减和继发性甲减。

1.流行病学

幼年型甲减和成年型甲减占甲减的90%以上,其中又以成年型甲减多见。成年型甲减多见于中年女性,男女之比1：5～1：10。幼年型甲减一般于3岁发病,6岁后增多,青春期达到高峰,女孩多于男孩。国内呆小病发病率仅为1/7 000,国外资料显示其发病率为1/3 800～1/3 500。继发性甲减发病率为1/8 500。研究发现高碘地区和低碘地区的发病率无明显差别。

2.病因和发病机制

(1)先天性原因:①甲状腺不发育或发育不良;②合成甲状腺激素的一些酶的缺乏;③组织的甲状腺激素受体缺陷。

(2)后天性原因:①长期缺碘;②手术时甲状腺全部切除,或切除的甲状腺组织过多;③放射性[131]I治疗时,甲状腺组织破坏过多;④各种甲状腺炎造成甲状腺组织的破坏;⑤抑制甲状腺激素生成的药物;⑥下丘脑-垂体病变,促甲状腺激素分泌不足。

3.病理解剖

(1)原发性甲减:炎症引起者如慢性淋巴细胞性甲状腺炎、亚急性甲状腺炎、产后甲状腺炎等,早期腺体有大量淋巴细胞、浆细胞浸润,久之滤泡被破坏代以纤维组织,残余滤泡上皮细胞矮小,滤泡内胶质减少,也可伴有结节。放射性[131]I、手术引起者,因甲状腺素合成或分泌不足,垂体分泌TSH增多,在它的刺激下,早期腺体增生和肥大,血管增多,管腔扩张充血,后期甲状腺激素(TH)分泌不足以代偿,因而甲状腺也明显萎缩。缺碘或药物所致者,因甲状腺素合成或分泌不足,垂体分泌TSH增多,甲状腺呈代偿性弥漫性肿大,缺碘所致者还可伴大小不等结节;先天性原因引起者除由于激素合成障碍导致滤泡增生肥大外,一般均呈萎缩性改变,甚至发育不全或缺如。

(2)继发性甲减:因TSH分泌不足,TH分泌减少,腺体缩小,滤泡萎缩,上皮细胞扁平,但滤泡腔充满胶质。

4.临床表现

临床表现一般取决于起病年龄。成年型甲减主要影响代谢及脏器功能,多数起病隐匿,发展缓慢,有时长达10余年后始有典型表现,表现为一系列低代谢的表现。呆小病患者初生时体重较重,不活泼,不主动吸奶,逐渐发展为典型呆小病,起病越早病情越重。患儿体格、智力发育迟缓。幼年型甲状腺功能减退症临床表现介于成人型与呆小病之间,幼儿多表现为呆小病,较大儿童则与成年型相似。

5.实验室检查

原发性甲减 T_3、T_4 降低,TSH 增高,促甲状腺激素释放激素(TRH)刺激试验呈过度反应。亚甲减 T_4 正常或降低,T_3 正常,TSH 增高。继发性甲减 TSH 水平低下,T_3、T_4 降低,病变在下丘脑者 TRH 刺激试验呈延迟反应,病变在垂体者 TRH 刺激试验无反应。

(二)超声表现

1.二维灰阶图

(1)甲状腺大小和体积:甲状腺大小随不同的病因及方法有所不同。甲状腺发育不良者甲状腺体积明显缩小;缺碘或药物所致者,因甲状腺素合成或分泌不足,垂体分泌 TSH 增多,甲状腺呈代偿性弥漫性肿大;炎症引起者如桥本甲状腺炎引起者,早期因淋巴细胞浸润,可有甲状腺肿大,后期滤泡被破坏,代替以纤维组织,体积减小,表面凹凸不平。[131]I 治疗或继发性甲减因腺体破坏,或 TH 分泌减少,腺体缩小,滤泡萎缩,上皮细胞扁平,体积也可减小。手术后因部分或全部切除可见残留腺体,左右叶体积不同。亚急性甲状腺炎急性期后 6 个月有 5%～9% 发生甲减,急性期甲状腺体积增加,随访可减少 72%。

(2)甲状腺位置或结构:一般来说甲状腺的位置正常。64% 的呆小患者儿有异位甲状腺,超声仅能显示所有异位甲状腺的 21%,敏感性明显比核素扫描低。但也有学者报道灰阶超声探测异位甲状腺灰阶超声显示甲状腺体积明显缩小的敏感性可达 70%。超声发现的异位甲状腺可位于舌、舌下或舌骨与甲状软骨之间的喉前。异位甲状腺组织可能不止一处,也可为两处。15% 的病例为无甲状腺。在甲状腺异位或甲状腺缺如的病例,在气管两侧有所谓的"甲状腺空缺区"。部分患儿甲状腺空缺区可见囊肿,直径 2～8 mm,长条形或圆形,单发或多发,内部为无回声或低回声。囊肿在甲状腺空缺区靠近中线分布。这些囊肿可能是胚胎发育过程中后腮体的存留。

(3)边界和包膜:表面包膜欠清晰,不光滑,规则,边界欠清,因腺体内有大量淋巴细胞、浆细胞等炎症细胞浸润,滤泡腔内充满胶质,血管增生所致。

(4)内部回声:如果甲减是由桥本甲状腺炎引起,甲状腺实质内部回声有不同程度的减低,较甲亢减低更为明显,多数低于周围肌肉组织回声,部分可呈网络状改变,其产生的病理基础是晚期腺体内出现不同程度的纤维组织增生所致。后期因纤维组织增生也可伴有结节。碘缺乏者个别有单发或散发少数小结节,大者 8～12 mm。多数结节边界清晰,形态规则。

2.多普勒超声

(1)彩色/能量多普勒超声:甲减和亚甲减的多普勒超声表现有很多不同之处。

1)甲减:有学者等将甲状腺内血流丰富程度分为 0～Ⅲ级,0 级,甲状腺实质内无血流信号,仅较大血管分支可见彩色血流显示;Ⅰ级,甲状腺实质内散布点状、条状和小斑片状彩色信号,多无融合,彩色面积<1/3;Ⅱ级,甲状腺实质内散布斑片状血流信号,部分融合成大片彩色镶嵌状,彩色面积为 1/3～2/3;Ⅲ级,甲状腺内布满彩色血流信号,成大片融合五彩镶嵌状,彩色面积>2/3,包括"火海征"。他们报道甲减有 63% 表现为 0 级血供。18% 表现为Ⅰ级血供,12% 表现为Ⅱ级血供,7% 表现为Ⅲ级血供。

彩色血流信号的多少和患者甲状腺球蛋白抗体(TGAb)和甲状腺过氧化物酶抗体(TPOAb)水平呈密切相关,随着抗体水平的增加,血流密度也逐渐增加。彩色血流信号的多少还与 TSH 值和甲状腺体积正相关,与甲减的持续时间负相关,例如,Schulz SL 等报道 0 级血供者 TSH 3.1 mE/mL,体积 9.2 mL,甲减持续时间43 个月,而Ⅲ级血供者 TSH 38.2 mE/mL,体积 34.3 mL,甲减持续时间 10 个月。在新发病例、未经治疗的病例和刚经过短期治疗的病例彩色血流信号较多,可能是与此类患者 TSH 水平较高,甲减持续时间不长有关。

在异位甲状腺的患儿,彩色血流显像可在病灶的内部或边缘或是舌的内部和边缘或周围探及血流信号(正常新生儿舌不能探及血流信号),其机制尚不明了,可能是在 TSH 刺激下,异位甲状腺呈高功能状态(尽管全身仍呈甲状腺功能减退状态)而刺激局部血供增加。经替代治疗后,血流信号将减少。这种征象也见于甲状腺激素生成障碍和抗甲状腺治疗后甲状腺功能减退的患儿。

2)亚甲减:甲状腺内部血流分布较丰富,血流束增粗,并呈搏动性闪烁,部分可片状融合,重者可融合成大片五彩镶嵌状,几乎布满整个腺体,部分病例亦可呈"甲状腺火海征"。

(2)频谱多普勒。实质内动脉:Schulz SL 等报道甲状腺实质内动脉的峰值流速,0 级血供者为 22 cm/s,Ⅰ级血供者为 39 cm/s,Ⅱ级血供者为 58 cm/s,Ⅲ级血供者为 68 cm/s。

甲状腺上动脉频谱:①收缩期峰值流速、最低流速:甲状腺上动脉的峰值流速与最低流速与正常组相比均增高,但没有甲亢明显。瑞金医院超声科对 115 例甲减患者进行研究,分别以峰值流速<40 cm/s 对甲减进行判断后发现,以峰值流速<40 cm/s 判断的灵敏度、特异性、符合率和约登指数较高,分别为 58.54%、82.99%、80.00% 和 0.41%。Lagalla 等报道亚甲减甲状腺上动脉峰值流速(V_{max})为 65 cm/s,甲状腺上动脉流速加快可能是由于亚甲减时血液中 TSH 增加。②阻力指数 RI:亚甲减阻力指数范围较大,RI 为 0.61 ± 0.19,部分患者舒张期血流速度较快,下降缓慢,阻力指数较低,但与正常甲状腺和甲亢之间没有明显差别。

(三)治疗原则

无论何种甲减,均须用 TH 替代治疗,永久性甲减则须终身服用。临床上常用的有干甲状腺片、左甲状腺素(L-T4)。治疗宜从小剂量开始,逐渐加量,长期维持量一般为每天 60~120 mg。原发性甲低的疗效可用血 TSH 水平来衡量。黏液性水肿昏迷者可用 T_3 或 T_4 鼻饲或静脉注射来治疗。

有病因可去除者应进行病因治疗,如缺碘性甲减给予补碘;高碘化物引起的甲减应停用碘化物;药物导致的甲减,减量或停用后,甲减可自行消失;锂盐治疗精神疾病有 3%~4% 发生甲减,停药可好转;下丘脑或垂体有大肿瘤,行肿瘤切除术后,甲减有可能得到不同程度的改善;亚甲炎、无痛性甲状腺炎、一过性甲减,随原发病治愈后,甲减也会消失。

三、单纯性甲状腺肿

(一)临床概述

单纯性甲状腺肿(simple goiter,SG),又称胶样甲状腺肿(colloid goiter,CG),是由非炎症和非肿瘤因素阻碍甲状腺激素合成而导致的甲状腺代偿性肿大。一般不伴有明显的甲状腺功能改变。病变早期,甲状腺为单纯弥漫性肿大,至后期呈多结节性肿大。

1.流行病学

单纯性甲状腺肿可呈地方性分布,也可散发分布。根据 1994 年世界卫生组织/联合国儿童基金会/国际控制碘缺乏性疾病委员会(WHO/UNICEF/ICCIDD)的定义,发病率超过 5% 时,称为地方性甲状腺肿,发病率低于这个标准则为散发性甲状腺肿。甲状腺肿患病率随年龄增长而直线上升,在流行地区,甲状腺肿的尸检率近 100%。女性发病率高于男性,为男性的 3~

5倍。

2.病因及发病机制

单纯性甲状腺肿的病因多样复杂,有些患者找不出确切的原因。碘缺乏是单纯性甲状腺肿的主要原因。但碘摄入量过高也会引起甲状腺肿。除了碘可致甲状腺肿,环境和食物中的一些其他物质也可以引起单纯性甲状腺肿,如某些食物中含有氰葡萄糖苷,在人体内经消化、吸收,可转化为硫氰酸盐,如黄豆、白菜、萝卜类、坚果、木薯、玉米、竹笋、甜薯、扁白豆等。药物中的硫脲类、磺胺类、硫氰酸盐、秋水仙碱、锂盐、钴盐及高氯酸盐等,可抑制碘离子的浓缩或碘离子的有机化。微量元素过多,如饮用水中含氟过多或含钙过多(如牛奶)或微量元素缺乏,如缺乏锌、硒等都可诱发地方性甲状腺肿。甲状腺激素合成中酶的遗传性缺乏是造成家族性甲状腺肿的原因。另外自身免疫反应也可能引起甲状腺肿。基因调控失常也是导致甲状腺肿的原因。

3.病理过程

单纯性甲状腺肿的发生发展有呈多中心序贯发生和治疗不当导致病理过程反复的特点,其过程大致分为3个阶段。

(1)滤泡上皮增生期(弥漫性增生性甲状腺肿):甲状腺呈Ⅰ度以上弥漫性肿大,两叶对称,质软略有饱满感,表面光滑。镜下见滤泡内胶质稀少。

(2)滤泡内胶质储积期(弥漫性胶样甲状腺肿):甲状腺对称性弥漫性肿大达Ⅱ度以上,触诊饱满有弹性。大体颜色较深,呈琥珀色或半透明胶冻样。镜下见滤泡普遍扩大,腔内富含胶质。

(3)结节状增生期(结节性甲状腺肿):单纯性甲状腺肿的晚期阶段,甲状腺肿大呈非对称性,表面凹凸不平,触诊质硬或局部软硬不一。镜下见大小不一的结节状结构,各结节滤泡密度及胶质含量不一。发病时间长的患者,结节可发生出血囊性变或形成钙化等退行性变。

4.临床表现

单纯弥漫性甲状腺肿一般是整个甲状腺无痛性弥漫性增大,患者常因脖颈变粗或衣领发紧而就诊,触诊甲状腺质软,表面光滑,吞咽时可随喉上下活动,局部无血管杂音及震颤。

结节性甲状腺肿甲状腺两侧叶不对称的肿大,患者自感颈部增粗,因发现颈部肿块,或因结节压迫出现症状而就诊,较单纯弥漫性甲状腺肿更易出现压迫症状。甲状腺肿一般无疼痛,结节内出血则可出现疼痛。触诊可及甲状腺表面凹凸不平,有结节感。结节一般质韧,活动度好,可随吞咽上下活动。

5.实验室检查

实验室检查 T_3、T_4、TSH 在正常范围。尿碘中位数可能过高(>300 UI/L),也可能降低(<100 UI/L),因为缺碘与高碘都是甲状腺肿的病因。

(二)超声表现

1.单纯性弥漫性甲状腺肿

单纯性弥漫性甲状腺肿是单纯性甲状腺肿的早期阶段,甲状腺两叶呈对称性弥漫性肿大,重量可达 40 g 以上。轻者只有触诊或超声检查才能发现,重者可见颈前突出甚至出现压迫症状。

正常甲状腺每叶长 3~6 cm、宽 1~2 cm、厚 1~2 cm,峡部通常厚约 2.0 mm。单纯弥漫性甲状腺肿早期仅表现为滤泡上皮的增生肥大,从而导致甲状腺弥漫性均匀性增大,腺体内无结节样结构,超声最主要的征象是甲状腺不同程度的增大,呈对称性、均匀弥漫性肿大,常较甲亢增大为明显,甚至 3~5 倍至 10 倍以上。一般临床工作中常用甲状腺前后径线来简易评估甲状腺的大小,因为这个径线和甲状腺的体积相关性最佳。

单纯弥漫性甲状腺肿的早期内部回声可类似正常,无明显变化。随着甲状腺肿的增大,则回声较正常甲状腺回声高,其内部结构粗糙,实质回声变得很不均匀。这是因为在甲状腺,声界主要由细胞和胶质反射形成。正常甲状腺含胶质量较多,含细胞成分相应较少,显示为均质的超声图像,回声较周围的肌肉组织为低。当细胞成分占优势,胶质较少时,超声波显示弥散的减低回声,提示声波反射少。

　　单纯弥漫性甲状腺肿继续发展呈弥漫性胶样甲状腺肿的改变,大多数声波遇上细胞-胶质分界面时成直角声波反射而无任何分散,显示回声较高。进一步可使滤泡内充满胶质而高度扩张,形成多个薄壁的液性暗区,正常甲状腺组织显示不清,甲状腺后方边界变得不清楚。缺碘和高碘引起甲状腺肿大两者有一定的差别:高碘甲状腺肿边缘清晰,有不均匀的回声,低碘甲状腺肿边缘模糊,有均匀的回声。

　　彩色多普勒超声示腺体内可见散在点状和少许分支状血流信号(因仪器不同而异),较正常甲状腺血流信号无明显增多。甲状腺上动脉内径正常或稍增宽,频谱多普勒示甲状腺上动脉血流可以表现为增加,但与甲状腺增生的程度无相关性。脉冲多普勒(PWD),频谱参数与正常组接近,频带稍增宽,收缩期峰值后为一平缓斜坡,与甲亢的表现有明显的不同。也有学者对碘缺乏地区甲状腺肿患儿的甲状腺血流进行了定量及半定量研究,发现患儿甲状腺血管峰值流速增高,RI降低。

　　2.单纯性结节性甲状腺肿

　　结节性甲状腺肿(nodular goiter,NG)是单纯性甲状腺肿发展至后期的表现。甲状腺在弥漫性肿大的基础上,不同部位的滤泡上皮细胞反复增生和不均匀的复旧,形成增生性结节,亦称腺瘤样甲状腺肿,其结节并非真正腺瘤。结节一般多发,巨大的结节形成,可使甲状腺变形而更为肿大,可达数百克,甚至数千克以上,又称多发性结节性甲状腺肿。

　　(1)灰阶超声。结节外的甲状腺:①以往认为结节性甲状腺肿的典型声像图表现是甲状腺两叶不规则增大伴多发性结节。甲状腺呈不同程度增大,多为非对称性肿大,表面凹凸不光整。但随着高分辨率彩色多普勒超声普遍用于甲状腺检查,不少病例的甲状腺大小在正常范围,仅发现甲状腺结节。根据某医院2007-2008年间由外科手术且病理证实为结节性甲状腺肿的186例患者(排除非首次手术患者36例)中150例患者的术前超声检查,其中甲状腺左右两侧叶呈对称性肿大的仅占7.3%(11例),而左、右叶单侧肿大呈不对称性的占31.3%(47例),还有61.3%(92例)甲状腺大小在正常范围内。而且,在平时的工作也发现,甲状腺大小在正常范围内的患者占很大比例,正因如此,这部分患者并不会出现压迫症状而甚少进行外科手术,大多采取超声随访,但这些其实都是结节性甲状腺肿。这都表明了以往认为结节性甲状腺肿的诊断标准由体积增大和结节形成的观点随着人群甲状腺普查率的增高也应有所改进,体积是否增大已不能作为判别结节性甲状腺肿的必要条件,即结节性甲状腺肿的体积不一定增大。这样,结节形成就成为诊断的标志。另外,150例结节性甲状腺肿患者中,峡部正常的有48例,占50.7%,峡部饱满的有74例,占49.3%,峡部增厚的有28例,占18.7%,增厚的峡部平均厚约6.47 mm,最厚的约18.8 mm。②甲状腺回声:甲状腺实质的腺体回声通常稍增粗,回声增高,分布均匀,有时可不均匀,并可见散在点状或条状回声,这种实质回声的表现是由于甲状腺组织在弥漫性增生基础上的不均匀修复,反复的增生复旧致结节形成,而结节间组织的纤维化所致。根据瑞金医院对上述186例病理证实为结节性甲状腺肿患者的分析,大部分甲状腺实质呈中等回声,约占86.0%,回声减低的占14.0%,回声不均匀的占了88.2%,这可能与接受手术的患者一般病程较长,增生复旧明显有关。但在实际的临床工作中,甲状腺回声不均匀的比例并没有这么高。而结节布满甲状腺时,则无正常甲状腺组织。

甲状腺结节。①结节大小及形态:结节形态一般规则,多呈圆形或椭圆形,也有的欠规则。大小不一,几毫米的微小结节至数十毫米的巨大结节均有报道,巨大的结节重达数千克。超声对 1 cm 以下的结节敏感性较 CT 和核素扫描高,但对胸骨后甲状腺肿的结节扫查受限。根据我们的经验表明,现今的超声诊断仪分辨率足以显示 5 mm 以下的微小结节,对 1~2 mm 的结节也很敏感。②结节边界:边界清晰或欠清晰,当结节布满整个甲状腺时,各结节间界限变得模糊不清。绝大多数无晕环回声,文献报道有 11.76% 的结节性甲状腺肿患者可出现晕环。时间长的结节或比较大的结节由于挤压周围组织而形成包膜,这并非结节自身真正的包膜,故一般不完整,较粗糙。我们的研究也表明,结节性甲状腺肿的结节边界一般欠清,占 82.3%,结节边界不清的也占 15.6%,有时需与甲状腺癌进行鉴别。③结节数目:结节性甲状腺肿的增生结节占甲状腺所有结节的 80%~85%。多发结节占大多数,其数目变化很大,可为一侧叶多个结节或两侧叶多个结节,甚至可以布满整个甲状腺。文献报道的单发结节绝不鲜见,可占 22%~30%,需与腺瘤和癌进行鉴别。根据结节数目可将结节性甲状腺肿分为 3 型,即孤立性结节型、多发性结节型及弥漫性结节型。孤立性结节型:超声检查甲状腺内见单发性的结节,大小不等,呈圆形或椭圆形。体积较大者见其内有多个结节组成,局部甲状腺组织增大、隆起。大部分结节边界清晰,也有的欠清晰。结节性甲状腺肿是一个慢性的病理发展过程,所谓的孤立性结节,只是一个超声上的分类,甲状腺实质内可能还存在其他微小结节,只是超声分辨率不足以将其显示。多发性结节型:占绝大多数,甲状腺内出现两个以上结节,大小不等。本组占 96.2%,可以是一侧叶多个结节或两侧叶多个结节,实性、囊性、囊实混合性结节均可见,回声多为中等偏强也可呈低回声,结节形态特征与孤立性结节型相同,结节内可出现不同性质的退行性变。结节有多形性和多源性的特点,所以同一甲状腺内不同结节的大小、形态、内部回声等可呈不同表现。弥漫性结节型:甲状腺体积明显不对称肿大,表面凹凸不平,内布满大小不等的结节,结节间界限不清,结节内、外回声相似,看不到正常甲状腺回声,此型更容易出现退行性变,如散在不规则液化区和钙化斑。有的结节融合呈大片状钙化,结节边界不清,无完整包膜。本组中有 5 例为弥漫性结节型,其声像图表现非常有特点,甲状腺包膜不光整,实质内满布大小不等的结节,看不到正常的腺体回声,结节间有的以低回声分隔,有的以高回声分隔,有的没有明显边界,呈现"结中结"的现象。这种弥漫性结节型的甲状腺肿,要与甲状腺弥漫性病变区分。④结节内部回声:与病理改变的不同阶段有联系,多为无回声或混合性回声,低回声、等回声及高回声也均可见。病变早期,以"海绵"样的低回声多见,此期结节内滤泡增大,胶质聚集。此期患者多采取内科治疗,故手术送检病理较少,占 3.8%~7%。病变发展程度不一时,则表现为由低回声、无回声及强回声共同形成的混合性回声。无回声和混合性回声结节是病变发展过程中结节继发出血,囊性变和钙化等变性的表现。实性结节或混合性结节中的实性部分多为中等偏高回声,占 53.8%,回声大多欠均匀或不均匀,亦可比较均匀。

甲状腺肿结节的钙化表现为典型的弧线状、环状或斑块状,较粗糙,声像图上表现为大而致密的钙化区后伴声影。这与甲状腺乳头状癌的微钙化不同。根据超声表现的内部回声大致分为实性结节、实性为主结节、囊性为主结节三类。

囊性变结节按液体的成分不同可分为三种类型:胶质性囊肿、浆液性囊肿和出血性囊肿。胶质性囊性变多见于胶质结节,主要是甲状腺滤泡过度复旧,破裂融合所致。结节内可见典型的

"彗星尾"伪像。浆液性囊性变多由于间质水肿,液体聚集,扩张膨胀形成,结节呈一致性无回声。出血性囊性变是由于动脉管壁变性,导致滤泡内和间质内的出血,无回声内可出现细小点状回声或液平。

(2)多普勒超声:彩色多普勒血流成像(CDFI)显示腺体内散在点状和分支状血流信号,与正常甲状腺血流信号相比,无明显增多。腺体血流信号也可增多,此时可见粗大纤囊性结节,边界清,结节内部可见细小点状回声漂浮,结节内通常表现为无血供或少血供(但是年轻患者生长迅速的增生结节除外),结节内无明显的中央血流,原因可能是增生的结节压迫结节间血管、结节内小动脉壁增厚及管腔闭锁,结节供血不足所致。液化的结节也无血流可见。有学者认为直径大于 10 cm 的实性结节当多切面扫查,内部仍无血流信号时,有结节的可能性大。然而,由于现代能量彩色多普勒技术的进展,对低速血流的敏感性提高,大量的甲状腺结节同样可见病灶内血流信号,因而将"单独的病灶周边血流信号"作为良性病变的特征已经不再合适。结节周边可有也可无环形血流。

(三)治疗原则

1.单纯性甲状腺肿的治疗原则

缺碘是弥漫性甲状腺肿大的主要原因,全球实行食用盐加碘措施后,发病率较以往大大下降,防治作用显著。但同时也出现了碘过量而造成甲状腺肿的情况。故补碘不能一概而论,应当结合地方实际情况实施并对人群尿碘及甲状腺肿情况进行随访。青春期的弥漫性甲状腺肿是甲状腺激素需要量激增的结果,多数在青春期过后自行缩小,无需治疗。对于早期轻中度甲状腺肿无需外科手术,服用碘化钾或甲状腺素片即可。高碘甲状腺肿与缺碘甲状腺肿发病机制不同,补充甲状腺素无效。

当弥漫性甲状腺肿患者出现呼吸困难、声音嘶哑等压迫症状应手术治疗,若无症状但 X 线检查气管有变形或移位或喉镜检查已确定一例声带麻痹,也应采取手术治疗。胸骨后的甲状腺肿也应手术治疗。巨大的单纯性甲状腺肿,虽未引起压迫症状,但影响患者生活和劳动,也应予以手术切除。

2.结节性甲状腺肿的治疗原则

以预防为主,因结节性甲状腺肿是病变的晚期表现,可能出现自主性高功能病灶,在排除高功能结节可能后,可采用甲状腺素治疗,剂量亦偏小,但其疗效不大,只有 20%～40% 的结节可缩小,且不能治愈。[131]I 核素治疗剂量难以控制,且有发生结节突然增大的可能,故一般不采取。由于结节性甲状腺肿以多发结节为主,手术摘除甲状腺后需长期服甲状腺素以维持甲状腺功能,剂量常难以调节,故手术的指征是甲状腺内有直径大于 2 cm 的结节,出现压迫症状或结节性甲状腺肿继发功能亢进或结节疑有恶变。

(张传书)

第十五章

肝脏疾病的超声诊断

第一节　肝囊性病变

一、肝囊肿

(一)病理与临床表现

非寄生虫性肝囊肿发病率为 1.4%～5.3%,女性发病多于男性,分为先天性和后天性两类。一般所指的肝囊肿为先天性肝囊肿,又称真性囊肿。其发病原因多数学者认为在胚胎发育期,肝内局部胆管或淋巴管因炎症上皮增生阻塞导致管腔分泌物潴留,逐步形成囊肿;或因肝内迷走胆管与淋巴管在胚胎期的发育障碍所致。

肝囊肿的病理类型分为:血肿和退行性囊肿、皮样囊肿、淋巴囊肿、内皮细胞囊肿、潴留性囊肿和囊性畸瘤。囊肿呈卵圆形、壁光滑,囊腔为单房或多房性。体积大小相差悬殊,小者囊液仅数毫升,大者含液量可达 1 000 mL 以上。囊液清亮,呈中性或碱性,有的可含有胆汁。囊肿周围的肝实质常见压迫性萎缩。其并发症包括感染、坏死、钙化和出血。

临床表现:囊肿较小者可长期甚至终生无症状。随着囊肿的逐渐增大,可出现邻近脏器的压迫症状,上腹部不适、饱胀,甚至隐痛、恶心与呕吐。亦可出现上腹部包块,肝大、腹痛和黄疸。囊肿破裂、出血、感染时出现相应的症状体征。

(二)超声影像学表现

(1)典型肝囊肿声像图特点为:肝实质内圆形或卵圆形无回声区;包膜光整,壁薄光滑,呈高回声,与周围肝组织边界清晰;侧壁回声失落,后壁及后方回声增高(图 15-1)。

(2)多房性者表现为囊腔内纤细的条状分隔;体积较大囊肿合并感染出血时,囊腔内出现弥漫性点状弱回声,亦可分层分布,变动体位时回声旋动,囊壁可增厚,边缘不规则。

(3)囊肿较小者肝脏形态大小及内部结构无明显改变。较大者可引起肝轮廓增大,局部形态改变;肝组织受压萎缩;周边血管及胆管可呈压迫征象,囊肿巨大时可造成相邻器官的推挤征象。

(4)CDFI:囊肿内部无血流信号显示,囊肿较大周边血管受压时可出现彩色血流,速度增快。

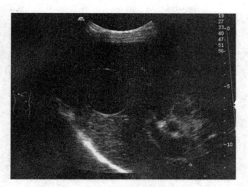

图 15-1 肝囊肿

（三）鉴别诊断

1.正常血管横断面

正常血管横断面虽呈圆形无回声区，但后方增高效应不明显，变换扫查角度则表现为管状结构，CDFI 显示彩色血流，即可与囊肿区别。

2.肝癌液化

具有分泌功能的腺癌肝转移及原发性肝癌液化，可为单个液区，亦可为不规则状无回声区，其中常有组织碎片和细胞沉渣产生的斑点状回声，外周为厚而不规则的实质性结构，可与肝囊肿鉴别。

3.肝包虫病

肝包虫病单纯囊型与肝囊肿单凭声像图区别有一定困难，除前者立体感较强，壁较单纯性囊肿为厚外，还应结合患者有疫区居住史，包虫病皮试（casoni）或间接荧光抗体试验（IFAT）鉴别。

4.腹部囊性肿块

巨大孤立性肝囊肿应注意与肠系膜囊肿，先天性胆总管囊肿、胆囊积水、胰腺囊肿、肾囊肿、右侧肾积水及卵巢囊肿等相鉴别。

二、多囊肝

（一）病理与临床表现

多囊肝是一种先天性肝脏囊性病变，具家族性和遗传性。由于胚胎时期发育过剩的群集小胆管的扩张所致。常并发肾、脾、胰等内脏器官多囊性改变。囊肿在肝内弥漫分布、大小不一，直径仅数毫米至十几厘米，绝大多数累及全肝，有的可仅累及某一肝叶。囊壁菲薄，囊液清亮或微黄，囊肿之间的肝组织可以正常。

临床表现：多数患者无症状，可在 35～50 岁出现体征，部分患者可伴肝区痛及黄疸，肝脏肿大及扪及右上腹包块。

（二）超声影像学表现

（1）肝脏体积普遍增大，形态不规则，肝包膜凸凹不平似波浪状。

（2）肝实质内布满大小不等的圆形或类圆形无回声区，其大小相差悬殊，较大者囊壁薄而光滑，后方回声增高，囊肿之间互不连通。实质内微小囊肿壁则呈"等号"状高回声。严重者肝内正常管道结构及肝实质显示不清（图 15-2）。

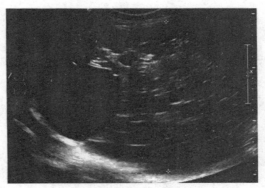

图 15-2　多囊肝

（3）轻型多囊肝，显示肝内有较多数目的囊肿回声，直径大小以 2～5 cm 多见，肝脏轻至中度肿大，形态无明显改变，肝内管道结构可以辨认，囊肿间可有正常肝组织显示。

（4）肾脏或脾脏可有相应的多囊性声像图表现。

（三）鉴别诊断

1.多发性肝囊肿

多发性肝囊肿与较轻的多囊肝不易区别，可试从以下几点鉴别：①多发性肝囊肿为单个散在分布，数目较少；②肝大不如多囊肝明显，囊肿之间为正常肝组织；③不合并其他脏器的多囊性病变。

2.先天性肝内胆管囊状扩张症（Caroli 病）

Caroli 病为节段性肝内胆管囊状扩张，显示肝区内大小不等的圆形或梭形无回声区，与多囊肝的鉴别点：①扩张的肝内胆管呈囊状或柱状，追踪扫查可见无回声区相互沟通；②无回声区与肝外胆管交通，且常伴胆总管的梭形扩张；③多有右上腹痛、发热及黄疸病史；④必要时超声导向穿刺及造影检查可以确诊。

3.先天性肝纤维化

先天性肝纤维化多见于婴幼儿，有家族遗传倾向，可合并肝内胆管扩张和多发性囊肿。声像图显示肝脏除囊性无回声区外，其余部分肝实质呈肝硬化表现；脾脏肿大及门脉高压表现。

三、肝脓肿

（一）病理与临床表现

肝脓肿可分为细菌性肝脓肿和阿米巴肝脓肿两大类。

1.细菌性肝脓肿

细菌性肝脓肿最常见的病原菌是大肠杆菌和金黄色葡萄球菌，其次为链球菌，有些则为多种细菌的混合感染。主要感染途径为：①胆管系统梗阻和炎症；②门静脉系统感染；③败血症后细菌经肝动脉进入肝脏；④肝脏周围临近部位和脏器的化脓性感染，细菌经淋巴系统入肝；⑤肝外伤后感染；⑥隐源性感染，约 30％的患者找不到原发灶，可能为肝内隐匿性病变，当机体抵抗力减弱时发病，有报道此类患者中约 25％伴有糖尿病。

化脓性细菌侵入肝脏后，引起炎性反应，可形成散在的多发性小脓肿；如炎症进一步蔓延扩散，肝组织破坏，可融合成较大的脓肿。血源性感染者常为多发性，病变以右肝为主或累及全肝；感染来自胆管系统的脓肿多与胆管相通，为多发性，很少出现较大的脓肿或脓肿穿破现象；肝外伤后血肿感染和隐源性脓肿多为单发性。如肝脓肿未得到有效控制,可向膈下、腹腔、胸腔穿破。

2.阿米巴性肝脓肿

阿米巴性肝脓肿由溶组织阿米巴原虫引起,是阿米巴疾病中最常见的肠外并发症之一。阿米巴原虫多经门静脉进入肝脏,于门静脉分支内发生栓塞,引起局部组织缺血、坏死,同时产生溶组织酶,造成局部肝细胞的溶解破坏,形成多个小脓肿,进而相互融合形成较大的脓肿。病变大多数为单发性,90%以上发生于肝右叶,并以肝顶部为多。脓肿可向横膈、胸膜腔、气管内浸润,破溃而造成膈下、胸腔及肺脓肿。

临床表现:多见于青壮年男性,患者出现发热、寒战,呈弛张热型,肝区疼痛及胃肠道反应症状。体质虚弱、贫血,部分患者出现黄疸、肝大、右侧胸壁饱满、肋间隙增宽、触痛等。

（二）超声影像学表现

肝脓肿的病理演变过程,反映在声像图上可有以下表现。

(1)肝脓肿早期:病灶区呈炎性反应,充血水肿、组织变性坏死尚未液化。肝实质内显示一个或多个类圆形或不规则状低回声或回声增高团块;与周围组织境界清楚,亦可模糊不清;肝内血管分布可以无明显变化;CDFI可显示内部有点状或条状搏动性彩色血流,脉冲多普勒呈动脉血流,阻力指数≤0.55(图15-3)。

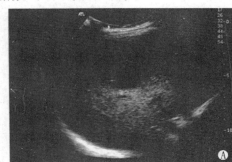
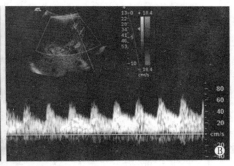

图 15-3　细菌性肝脓肿

A.肝右叶低回声不均质团块;B.CDFI显示条状血流,PD测及动脉血流频谱,RI=0.55

(2)脓肿形成期:坏死组织液化脓肿形成,显示肝实质内囊性肿块。壁厚而不均,内壁粗糙如虫蚀状;脓液稀薄时呈无回声,伴有稀疏细小点状强回声;较大脓腔未完全融合时,有不规则间隔;脓液黏稠含有坏死组织碎片无回声区内出现密集细小点状强回声,其中散在不规则斑片状或索带状回声,并随体位改变旋动,伴有产气杆菌感染时,脓腔前壁后方有气体高回声;脓肿后方回声增高。

(3)慢性肝脓肿壁显著增厚,内壁肉芽组织增生,无回声区缩小,脓腔内坏死组织积聚,表现为类似实质性的杂乱高回声。脓肿壁钙化时,呈弧形强回声,后伴声影。

(4)伴随征象肝脏局部肿大或形态改变,脓肿靠近膈面时,可致膈肌局限性抬高,活动受限;或出现右侧胸腔积液;脓肿周围管状结构受压移位;感染源自胆管者可发现胆管阻塞和感染的相应表现。

（三）鉴别诊断

1.不同类型肝脓肿的鉴别

细菌性肝脓肿与阿米巴肝脓肿的治疗原则不同,两者应予鉴别,阿米巴肝脓肿起病常较缓慢,大多有痢疾或腹泻史。脓肿常为单个,体积较大,多位于右肝膈顶部。脓液呈巧克力色,可找到阿米巴滋养体,可与细菌性肝脓肿鉴别。

2.肝癌

肝脓肿早期未液化时呈实质性回声,与肝细胞癌的表现类似。但后者外周可有完整的低回声晕环绕,CDFI检出动脉血流。肝脓肿形成后应与转移性肝肿瘤相区别,腺癌肝脏转移灶多呈"牛眼"征,液化区后方回声不增高或出现衰减。同时应结合临床资料,并在短期内随访观察做出鉴别,必要时应做超声导向穿刺细胞学及组织学检查。

肝内透声较强的转移性肿瘤,如淋巴瘤、平滑肌肉瘤等可与脓肿混淆。鉴别主要依靠病史、实验室检查和诊断性穿刺。

3.其他肝脏占位病变

肝脓肿液化完全、脓液稀薄者需与肝囊肿鉴别。肝囊肿壁薄光滑,侧壁回声失落;肝包虫囊肿内有条状分隔及子囊,边缘可见钙化的强回声及声影;肝脓肿壁较厚,内壁不整,声束散射回声无方向依赖,囊壁显示清晰。同时病史亦完全不同。

4.胰腺假性囊肿

较大的胰腺假性囊肿可使肝左叶向上移位,易误为肝脓肿。应多切面扫查,判断囊肿与周围脏器的关系,并让患者配合深呼吸根据肝脏与囊肿运动不一致的特点做出鉴别。

(陈英俊)

第二节　肝弥漫性病变

肝脏弥漫性病变为一笼统的概念,是指多种病因所致的肝脏实质弥漫性损害。常见病因有病毒性肝炎、药物性肝炎、化学物质中毒、血吸虫病、肝脏淤血、淤胆、代谢性疾病、遗传性疾病和自身免疫性肝炎等。上述病因均可引起肝细胞变性、坏死,肝脏充血、水肿和炎症细胞浸润,单核吞噬细胞系统及纤维结缔组织增生等病理变化,导致肝功能损害和组织形态学变化。肝脏弥漫性病变的声像图表现,可在一定程度上反映其病理形态学变化,但是对于诊断而言,大多数肝脏弥漫性病变声像图表现缺乏特异性,鉴别诊断较为困难,需结合临床资料及相关检查结果进行综合分析。

一、病毒性肝炎

(一)病理与临床概要

病毒性肝炎是由不同类型肝炎病毒引起,以肝细胞的变性、坏死为主要病变的传染性疾病。按病原学分类,目前已确定的病毒性肝炎有甲型、乙型、丙型、丁型和戊型肝炎5种,通过实验诊断排除上述类型肝炎者称非甲至戊型肝炎。各型病毒性肝炎临床表现相似,主要表现为乏力、食欲减退、恶心、厌油、肝区不适、肝脾大和肝功能异常等,部分患者可有黄疸和发热。甲型和戊型多表现为急性感染,患者大多在6个月内恢复;乙型、丙型和丁型肝炎大多呈慢性感染,少数病例可发展为肝硬化或肝细胞癌,极少数呈重症经过。因临床表现相似,需依靠病原学诊断才能确定病因。

病毒性肝炎的临床分型:①急性肝炎;②慢性肝炎;③重型肝炎;④淤胆型肝炎;⑤肝炎后肝硬化。

病毒性肝炎的基本病理改变包括肝细胞变性、坏死,炎症细胞浸润,肝细胞再生,纤维组织增生等。其中,急性肝炎主要表现为弥漫性肝细胞变性、坏死,汇管区可见炎症细胞浸润,纤维组织增生不明显;慢性肝炎除炎症坏死外,还有不同程度的纤维化;重型肝炎可出现大块或亚大块坏死;肝硬化则出现典型的假小叶改变。

(二)超声表现

1.急性病毒性肝炎

(1)二维超声:①肝脏:肝脏不同程度增大,肝缘角变钝。肝实质回声均匀,呈密集细点状回声(图15-4A),肝门静脉管壁、胆管壁回声增强;②脾:脾大小正常或轻度增大;③胆囊:胆囊壁增厚、毛糙,或水肿呈"双边征",胆汁透声性差,胆囊腔内可见细弱回声,部分病例胆囊腔缩小,或胆囊暗区消失呈类实性改变(图15-4A);④其他:肝门部或胆囊颈周围可见轻度肿大淋巴结(图15-4B)。

(2)彩色多普勒超声:有研究报道,肝动脉收缩期、舒张期血流速度可较正常高。

2.慢性病毒性肝炎

(1)二维超声。①肝脏:随肝脏炎症及纤维化程度不同,可有不同表现。轻者声像图表现类似正常肝脏;重者声像图表现与肝硬化接近。肝脏大小多无明显变化。肝脏炎症及纤维化较明显时,肝实质回声增粗、增强,呈短条状或小结节状,分布不均匀,肝表面不光滑(图15-5A)。肝静脉及肝门静脉肝内分支变细及管壁不平整。②脾脏:脾可正常或增大(图15-5B),增大程度常不及肝硬化,脾静脉直径可随脾增大而增宽。③胆囊:胆囊壁可增厚、毛糙,回声增强。容易合并胆囊结石、息肉样病变等。

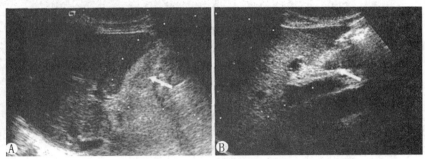

图15-4　急性病毒性肝炎

二维超声显示肝实质回声均匀,呈密集细点状回声,胆囊缩小,胆囊壁增厚,胆囊腔暗区消失呈类实性改变(A,↑);肝门部淋巴结轻度肿大(B,↓)

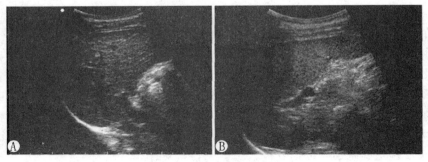

图15-5　慢性病毒性肝炎

二维超声显示肝表面不光滑,肝实质回声增粗呈短条状,分布不均匀,肝内血管显示欠佳(A);脾增大,下缘角变钝,脾实质回声均匀(B)。肝穿刺活检病理:慢性乙型肝炎 G3/S3(炎症 3 级/纤维化 3 期)

(2)彩色多普勒超声。随着肝脏损害程度加重,特别是肝纤维化程度加重,肝门静脉主干直径逐渐增宽,血流速度随之减慢;肝静脉变细,频谱波形趋于平坦;脾动脉、静脉血流量明显增加。

3.重型病毒性肝炎

(1)二维超声:①肝脏:急性重型病毒性肝炎,肝细胞坏死明显时,肝脏体积可缩小,形态失常,表面欠光滑或不光滑(图15-6A),实质回声紊乱,分布不均匀,肝静脉逐渐变细甚至消失;亚急性重型病毒性肝炎,如肝细胞增生多于坏死,则肝脏缩小不明显;慢性重型病毒性肝炎的声像表现类似慢性肝炎,如在肝硬化基础上发生重症肝炎,则声像图具有肝硬化的特点。②胆囊:胆囊可增大,胆囊壁水肿增厚,胆汁透声性差,可见类实性回声(图15-6A)。③脾脏:可增大或不大。④腹水(图15-6A)。

(2)彩色多普勒超声:重型病毒性肝炎患者较易出现肝门静脉高压表现,如附脐静脉重开(图15-6B),肝门静脉血流速度明显减低或反向等。

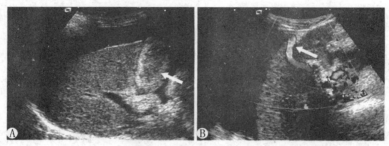

图15-6 重型病毒性肝炎

二维超声显示肝脏形态失常,右肝缩小,肝表面欠光滑,肝实质回声增粗,分布均匀,胆囊壁增厚,不光滑,胆囊腔内充满类实性回声(A↑),后方无声影,肝前间隙见液性暗区(A);CDFI显示附脐静脉重开,可见出肝血流显示(B↑)

4.其他

淤胆型肝炎声像图表现无特异性。肝炎后肝硬化超声表现见肝硬化。

(三)诊断与鉴别诊断

病毒性肝炎主要需与下列疾病鉴别。

(1)淤血肝:继发于右心功能不全,声像图显示肝大,肝静脉及下腔静脉扩张,搏动消失,血流速度变慢或有收缩期反流,肝门静脉一般不扩张。急、慢性肝炎肝脏可增大,肝静脉及下腔静脉无扩张表现,且慢性肝炎及肝炎后肝硬化者多数肝静脉变细。

(2)脂肪肝:肝大,肝缘角变钝,肝实质回声弥漫性增强,但光点细密,并伴有不同程度的回声衰减,肝内管道结构显示模糊,肝门静脉不扩张。

(3)血吸虫性肝病:患者有流行区疫水接触史,声像图显示肝实质回声增强、增粗,分布不均匀,以汇管区回声增强较明显,呈较具特征性的网格状或地图样改变。

(4)药物中毒性肝炎:由于毒物影响肝细胞代谢和肝血流量,导致肝细胞变性、坏死。声像图显示肝脏增大,肝实质回声增粗、增强,分布欠均匀,与慢性病毒性肝炎类似,鉴别诊断需结合临床病史及相关实验室检查结果综合分析。

(5)酒精性肝炎:声像图表现可与病毒性肝炎类似,诊断需结合临床病史特别是饮酒史。

二、肝硬化

(一)病理与临床概要

肝硬化是一种常见的由不同原因引起的肝脏慢性、进行性和弥漫性病变。肝细胞变性、坏死,炎症细胞浸润,继而出现肝细胞结节状再生及纤维组织增生,致肝小叶结构和血液循环途径被破坏、改建,形成假小叶,使整个肝脏变形、变硬而形成肝硬化。

根据病因及临床表现的不同有多种临床分型。我国最常见为门脉性肝硬化,其次为坏死后性肝硬化以及胆汁性、淤血性肝硬化等。肝硬化按病理形态又可分为小结节型、大结节型和大小结节混合型。门脉性肝硬化主要病因有慢性肝炎、酒精中毒、营养缺乏和毒物中毒等,主要属小结节型肝硬化,结节最大直径一般不超过 1 cm。坏死后性肝硬化多由亚急性重型肝炎、坏死严重的慢性活动性肝炎和严重的药物中毒发展而来,属于大结节及大小结节混合型肝硬化,结节大小悬殊,直径为 0.5~1 cm,最大结节直径可达6 cm。坏死后性肝硬化病程短,发展快,肝功能障碍明显,癌变率高。

肝硬化的主要临床表现:代偿期多数患者无明显不适或有食欲减退、乏力、右上腹隐痛、腹泻等非特异性症状,肝脏不同程度增大,硬度增加,脾轻度增大或正常。失代偿期上述症状更明显,并出现腹水、脾增大、食管-胃底静脉曲张等较为特征性表现,晚期有进行性黄疸、食管静脉曲张破裂出血、肝性脑病等。

(二)超声表现

1.肝脏大小、形态

肝硬化早期肝脏可正常或轻度增大。晚期肝形态失常,肝脏各叶比例失调,肝脏缩小,以右叶为著;左肝和尾状叶相对增大,严重者肝门右移。右叶下缘角或左叶外侧缘角变钝。肝脏活动时的顺应性及柔软性降低。

2.肝表面

肝表面不光滑,凹凸不平,呈细波浪、锯齿状(图 15-7)、大波浪状或凸峰状。用 5 MHz 或 7.5 MHz高频探头检查,显示肝表面更清晰,甚至可见细小的结节。有腹水衬托时,肝表面改变亦更清晰。

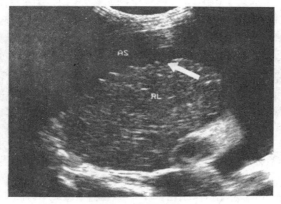

图 15-7　肝硬化

二维超声显示右肝(RL)缩小,形态失常,肝表面呈锯齿状(↑),肝实质回声增粗,分布不均匀,肝内血管显示不清,肝静脉变细。肝前间隙见液性暗区(AS)

3.肝实质回声

肝实质回声弥漫性增粗、增强,分布不均匀,部分患者可见低回声或等回声结节(图 15-8)。

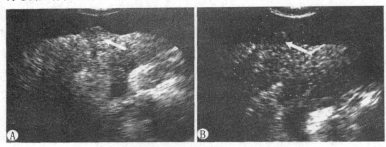

图 15-8 肝硬化结节

二维超声显示肝缩小,肝表面凹凸不平,右肝前叶肝包膜下一稍低回声结节,向肝外突出,结节边界不清,
内部回声均匀(A↑);CDFI 显示等回声结节内部无明显血流显示(B↑)

4.肝静脉

早期肝硬化肝内管道结构无明显变化。后期由于肝内纤维结缔组织增生、肝细胞结节状再生和肝小叶重建挤压管壁较薄的肝静脉,致肝静脉形态失常,管径变细或粗细不均,走行迂曲,管壁不光滑,末梢显示不清。CDFI 显示心房收缩间歇期肝静脉回心血流消失,多普勒频谱可呈二相波或单相波,频谱低平,可能与肝静脉周围肝实质纤维化和脂肪变性使静脉的顺应性减低有关。

5.肝门静脉改变及门静脉高压征象

(1)肝门静脉系统内径增宽主干内径>1.3 cm,随呼吸内径变化幅度小或无变化,CDFI 显示肝门静脉呈双向血流或反向血流,肝门静脉主干血流反向是肝门静脉高压的特征性表现之一。肝门静脉血流速度减慢,血流频谱平坦,其频谱形态及血流速度随心动周期、呼吸、运动和体位的变化减弱或消失。

(2)侧支循环形成:也是肝门静脉高压的特征性表现之一。

附脐静脉开放:肝圆韧带内或其旁出现无回声的管状结构,自肝门静脉左支矢状部向前、向下延至脐,部分附脐静脉走行可迂曲(图 15-9A),CDFI 显示为出肝血流(图 15-9B),多普勒频谱表现为肝门静脉样连续带状血流。

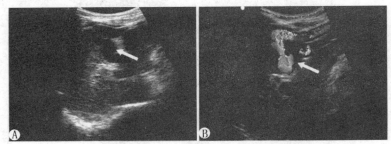

图 15-9 附脐静脉重开

二维超声显示附脐静脉迂曲扩张,自肝门静脉左支矢状部行至肝
外腹壁下(A↑);CDFI 显示为出肝血流(B↑)

胃冠状静脉(胃左静脉)扩张、迂曲,内径>0.5 cm。肝左叶和腹主动脉之间纵向或横向扫查显示为迂曲的管状暗区或不规则囊状结构,CDFI 显示其内有不同方向的血流信号充填

（图 15-10），为肝门静脉样血流频谱。胃冠状静脉是肝门静脉主干的第 1 个分支，肝门静脉压力的变化最先引起胃冠状静脉压力变化，故胃冠状静脉扩张与肝门静脉高压严重程度密切相关。

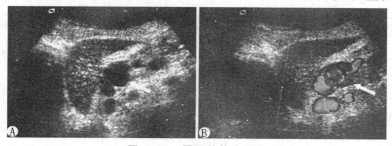

图 15-10　胃冠状静脉扩张
二维超声显示胃冠状静脉呈囊状扩张，边界清晰（A↑）；CDFI 显示暗区
内红蓝相间不同方向的彩色血流信号（B↑）

脾肾侧支循环形成：脾脏与肾脏之间出现曲管状或蜂窝状液性暗区，可出现在脾静脉与肾静脉之间、脾静脉与肾包膜之间或脾包膜与肾包膜之间，呈肝门静脉样血流频谱。

脾胃侧支循环形成：脾静脉与胃短静脉之间的交通支，表现为脾上极内侧迂曲管状暗区或蜂窝状暗区（图 15-11A、B），内可探及门静脉样血流频谱。

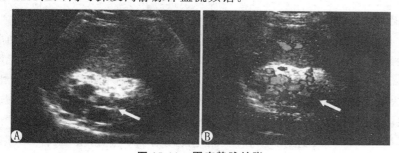

图 15-11　胃底静脉扩张
二维超声显示脾上极内侧相当于胃底部蜂窝状暗区（A↑）；CDFI 显示暗区内充满血流信号（B↑）

（3）脾脏增大，长度＞11 cm，厚度＞4 cm（男性）、＞3.5 cm（女性），脾实质回声正常或增高。如有副脾者亦随之增大。脾静脉迂曲、扩张，内径＞0.8 cm（图 15-12）。

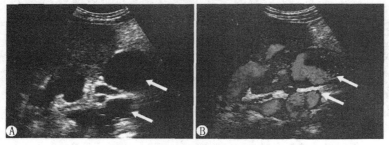

图 15-12　脾静脉瘤样扩张
二维超声显示脾门区血管迂曲扩张，部分呈囊状改变（A↑）；CDFI 显示
扩张管腔内充满彩色血流信号（B↑）

（4）肠系膜上静脉扩张，内径＞0.7 cm，部分可呈囊状扩张。

（5）腹水：多表现为透声性好的无回声区。少量腹水多见于肝周或盆腔；大量腹水则可在肝周、肝肾隐窝、两侧腹部、盆腔见大片液性暗区,肠管漂浮其中。如合并感染,液性暗区内可见细弱回声漂浮或纤细光带回声。

(6)肝门静脉血栓及肝门静脉海绵样变。

6.胆囊

胆囊壁增厚、毛糙,回声增强。肝门静脉高压时,胆囊静脉或淋巴回流受阻,胆囊壁可明显增厚呈"双边"征。

(三)不同类型肝硬化特点及超声表现

1.胆汁性肝硬化

胆汁性肝硬化的发生与肝内胆汁淤积和肝外胆管长期梗阻有关。前者多由肝内细小胆管疾病引起胆汁淤积所致,其中与自身免疫有关者,称原发性胆汁性肝硬化,较少见。后者多继发于炎症、结石、肿瘤等病变引起肝外胆管阻塞,称为继发性胆汁性肝硬化,较多见。主要病理表现为肝大,呈深绿色,边缘钝,硬度增加,表面光滑或略有不平。主要临床表现为慢性梗阻性黄疸和肝脾大,皮肤瘙痒,血清总胆固醇及 ALP、GGT 显著增高。晚期可出现肝门静脉高压和肝衰竭。

二维超声:肝脏大小正常或轻度增大,原发性胆汁性肝硬化则进行性增大。肝表面可平滑或不平整,呈细颗粒状或水纹状。肝实质回声增多、增粗,分布不均匀。肝内胆管壁增厚、回声增强,或轻度扩张。如为肝外胆管阻塞可观察到胆管系统扩张及原发病变声像。

2.淤血性肝硬化

慢性充血性心力衰竭,尤其是右心衰竭使肝脏淤血增大。长期淤血、缺氧,使肝小叶中央区肝细胞萎缩变性甚至消失,继之纤维化并逐渐扩大,与汇管区结缔组织相连,引起肝小叶结构改建,形成肝硬化。淤血性肝硬化肝脏可缩小,肝表面光滑或呈细小颗粒状,断面呈红黄相间斑点,状如槟榔,红色为肝小叶中央淤血所致,黄色为肝小叶周边部的脂肪浸润。临床以右心衰竭及肝硬化的表现为主。

二维超声:早期肝脏增大,晚期缩小,肝表面光滑或稍不平整,肝实质回声增粗、增强,分布尚均匀。下腔静脉、肝静脉扩张,下腔静脉内径达 3 cm,肝静脉内径可达 1 cm 以上,下腔静脉管径随呼吸及心动周期变化减弱或消失(图 15-13A)。彩色多普勒超声显示收缩期流速减低,或成反向血流,舒张期血流速度增加(图 15-13B)。肝门静脉扩张,脾增大,腹水。

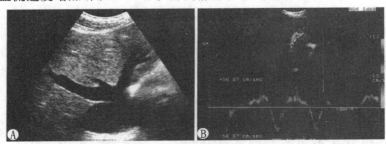

图 15-13 淤血肝

二维超声显示肝静脉、下腔静脉管径增宽(A);频谱多普勒显示肝静脉(B)及下腔静脉频谱呈三尖瓣反流波形,V 波、D 波波幅较高,S 波降低

(四)诊断与鉴别诊断

典型肝硬化,特别是失代偿期肝硬化,其声像图表现具有一定的特点,诊断并不困难,但不能从声像图上区分门脉性、坏死后性、原发性胆汁性肝硬化等肝硬化类型。早期肝硬化超声表现可

与慢性肝炎类似,超声诊断较困难,需肝穿刺活检病理确定。继发性胆汁性肝硬化、淤血性肝硬化则需结合病史及原发病变表现以及肝脏声像改变、脾脏大小、有无肝门静脉高压等表现,综合判断分析。肝硬化需与下列疾病鉴别。

1.弥漫型肝癌

弥漫型肝癌多在肝硬化基础上发生,肿瘤弥漫分布,与肝硬化鉴别有一定难度,鉴别诊断要点,见表 15-1。

表 15-1　弥漫型肝癌与肝硬化鉴别

项目	弥漫性肝癌	肝硬化
肝脏大小、形态	肝脏增大,形态失常,肝表面凹凸不平	肝脏缩小(以右叶明显),形态失常
肝内管道系统	显示不清	可显示,特别是较大分支显示清楚,但形态及走行失常,末梢显示不清
肝门静脉栓子	肝门静脉管径增宽、管壁模糊或局部中断,管腔内充满实性回声,其内可探及动脉血流信号,超声造影栓子在动脉期有增强(癌栓)	无或有,后者表现肝门静脉较大分支内实性回声,其内部无血流信号,超声造影无增强(血栓)。肝门静脉管壁连续,与肝门静脉内栓子分界较清
CDFI	肝内血流信号增多、紊乱,可探及高速高阻或高速低阻动脉血流信号	肝内无增多、紊乱的异常血流信号
临床表现	常有消瘦、乏力、黄疸等恶病质表现。AFP 可持续升高	无或较左侧所述表现轻

2.肝硬化结节与小肝癌的鉴别

部分肝硬化再生结节呈圆形、椭圆形,球体感强,需要与小肝癌鉴别。肝硬化再生结节声像表现与周围肝实质相似,周边无"声晕";而小肝癌内部回声相对均匀,部分周边可见"声晕"。CDFI:前者内部血流信号不丰富或以静脉血流信号为主,若探及动脉血流信号则为中等阻力;后者内部以动脉血流信号为主,若探及高速高阻或高速低阻动脉血流信号更具诊断价值。超声造影时,肝硬化结节与肝实质呈等增强或稍低增强;而典型小肝癌动脉期表现为高增强,门脉期及延迟期表现为低增强。动态观察肝硬化结节生长缓慢,小肝癌生长速度相对较快。

3.慢性肝炎及其他弥漫性肝实质病变

早期肝硬化与慢性肝炎及其他弥漫性肝实质病变声像图表现可相似,鉴别诊断主要通过肝穿刺活检。

三、酒精性肝病

(一)病理与临床概要

酒精性肝病是由于长期大量饮酒导致的中毒性肝损害,主要包括酒精性脂肪肝、酒精性肝炎、酒精性肝硬化。ALD 是西方国家肝硬化的主要病因(占 80%~90%)。在我国 ALD 有增多趋势,成为肝硬化的第二大病因,仅次于病毒性肝炎。

酒精性脂肪肝、酒精性肝炎及酒精性肝硬化是酒精性肝病发展不同阶段的主要病理变化,病理特点如下。

1.酒精性脂肪肝

肝小叶内>30%的肝细胞发生脂肪变,以大泡性脂肪变性为主,可伴或不伴有小坏死灶及肝窦周纤维化。戒酒 2～4 周后轻度脂肪变可消失。

2.酒精性肝炎

肝细胞气球样变、透明样变,炎症坏死灶内有中性粒细胞浸润。可伴有不同程度的脂肪变性及纤维化。

3.酒精性肝硬化

典型者为小结节性肝硬化,结节直径为 1～3 mm;晚期再生结节增大,结节直径可达 3～5 mm,甚至更大。结节内有时可见肝细胞脂肪变或铁颗粒沉积,可伴有或不伴有活动性炎症。

(二)超声表现

1.酒精性脂肪肝

酒精性脂肪肝声像图表现类似脂肪肝,肝脏增大,肝实质回声较粗、较高、较密集,深部回声逐渐衰减,膈肌回声显示欠清,肝内管道结构模糊。由于声波衰减,CDFI 显示肝门静脉、肝静脉血流充盈不饱满。脾无明显增大。

2.酒精性肝炎

肝脏增大,肝实质回声增粗、增强,分布均匀或欠均匀,回声衰减不明显,肝内管道结构及膈肌显示清楚。肝门静脉、肝静脉血流充盈饱满。

3.酒精性肝硬化

酒精性脂肪肝声像图表现与门脉性肝硬化相似。早期肝脏增大,晚期缩小。肝表面不光滑,肝实质回声增粗,分布不均匀,肝门静脉增宽,脾大。晚期可出现腹水、肝门静脉高压表现。

(三)诊断与鉴别诊断

酒精性肝病超声表现无特异性,诊断需结合病史,特别是酗酒史。而准确诊断不同类型酒精性肝病,则需通过肝穿刺活检病理诊断。需要与下列疾病鉴别。

(1)脂肪肝:声像图表现与酒精性脂肪肝相似,病因诊断需结合病史。

(2)病毒性肝炎:不同病程阶段病毒性肝炎声像图表现不一,部分表现与酒精性肝炎相似,病因诊断需结合病史及相关实验室检查。

(3)淤血肝:声像图显示肝大,肝静脉及下腔静脉扩张,搏动消失,收缩期血流速度变慢或有收缩期反流,肝门静脉不扩张;而酒精性肝炎则无肝静脉及下腔静脉扩张和相应血流改变。

四、脂肪肝

(一)病理与临床概要

随着生活水平的不断提高,脂肪肝的发病率也正在逐渐上升。脂肪肝是一种获得性、可逆性代谢疾病,当肝内脂肪含量超过肝重量的 5% 时可称为脂肪肝。早期或轻度脂肪肝经治疗后可以逆转为正常。引起脂肪肝的主要原因有:肥胖、过度的酒精摄入、高脂血症、糖尿病、长期营养不良、内源性或外源性的皮质类固醇增多症、怀孕、长期服用药物(肼类、磺胺类药物、部分化疗药物等)、化学品中毒(四氯化碳、磷、砷等)等。此外,重症肝炎、糖原沉积病、囊性纤维病、胃肠外营养等也可引起脂肪肝。肝内脂肪含量增高时,肝细胞会出现脂肪变性,以大泡性肝细胞脂肪变性为主,偶可见点、灶状坏死,并可伴轻度纤维组织增生。脂肪肝进一步发展会转变为肝纤维化,甚至肝硬化,导致肝功能明显下降。脂肪肝一般以弥漫浸润多见,也可表现为局部浸润,导致局限性脂肪肝。脂肪肝一般无特征性临床症状,可有疲乏、食欲缺乏、嗳气、右上腹胀痛等症状,可伴有肝脏增大体征,血脂增高或正常,肝功能可轻度异常。

(二)超声表现

脂肪肝的声像图表现与肝脏脂肪沉积的量及形式有关,可分为弥漫浸润型脂肪肝及非均匀性脂肪肝两大类。

1.弥漫浸润型脂肪肝

弥漫浸润型脂肪肝是脂肪肝常见的类型,其声像图特点如下。

(1)肝实质前段回声增强,光点密集、明亮,呈云雾状,故有"亮肝"之称;肝实质后段回声随着深度增加而逐渐减弱,即回声衰减,且与前段增强回声无明显分界。膈肌因回声衰减可显示不清。

(2)肝脏内部管道结构显示欠清,较难显示肝门静脉及肝静脉的较小分支。管道壁回声亦相对减弱。因回声衰减,CDFI显示肝内肝门静脉及肝静脉血流充盈不饱满或欠佳(图15-14A),适当降低频率有助于更清楚地显示肝门静脉血流(图15-14B)。

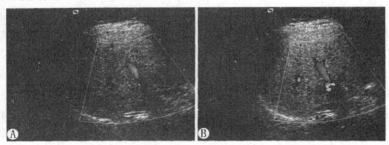

图 15-14 脂肪肝

因脂肪肝后方回声衰减,CDFI显示肝内门静脉及肝静脉血流充盈不饱满,适当降低频率有助于更清楚显示肝门静脉血流(A为3 MHz,B为1.75 MHz)

(3)肝肾对比征阳性(图15-15)。正常情况下肝脏回声略高于肾实质。脂肪肝时,肝脏回声与肾实质回声对比,增强更加明显。轻度脂肪肝肝脏内部回声改变不明显时,可通过此征象进行判断。

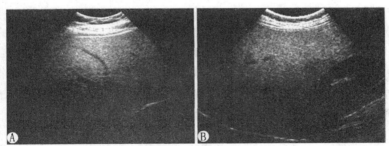

图 15-15 脂肪肝

二维超声显示肝实质前段回声增强,光点密集、明亮,呈"亮肝"改变,后段回声衰减(A);肝脏回声与肾实质回声对比明显增强,即肝肾对比征阳性(B)

(4)脂肪肝明显时,可伴有肝脏弥漫性增大,肝形态饱满,边缘变钝。文献报道可根据肝实质回声、肝内管道及膈肌显示情况,将弥漫性脂肪肝分为轻度、中度和重度3型(表15-2)。但超声判断中度及重度脂肪肝往往容易出现误差,而分辨中度及重度脂肪肝的临床意义不大,故可参考上述标准,只对轻度及中、重度脂肪肝进行区分。

表 15-2　脂肪肝程度的超声分型

分型	肝脏前段回声	肝脏后段回声	肝内管道及膈肌显示情况
轻度	稍增强	稍衰减	正常显示
中度	增强	衰减	显示欠佳,提高增益可显示
重度	明显增强	明显衰减	显示不清

2.非均匀性脂肪肝

非均匀性脂肪肝是由于肝脏内局限性脂肪浸润,或脂肪肝内出现局灶性脂肪沉积缺失区,该区域为正常肝组织。非均匀性脂肪肝可表现为局灶性高或低回声区,容易误认为肝脏肿瘤。

(1)二维超声可表现为以下类型。①弥漫非均匀浸润型(图 15-16):或称肝脏局灶性脂肪缺失,即肝脏绝大部分区域脂肪变,残存小片正常肝组织。声像图表现为背景肝呈脂肪肝声像,肝内出现局灶性低回声区,好发于肝脏左内叶及右前叶近胆囊区域或肝门静脉左、右支前方,也可见于尾状叶以及肝右叶包膜下区域。可单发或多发,其范围不大,形态多样,多呈类圆形或不规则长条形,一般边界清晰,无包膜回声,内部回声尚均匀。②叶段浸润型(图 15-17):脂肪浸润沿叶段分布。声像表现为部分叶段呈脂肪肝表现,回声密集、增强;而另一部分叶段呈相对低回声,两者间分界明显,有"阴阳肝"之称,分界线与相应间裂吻合,线条平直,边界清楚。③局限浸润型及多灶浸润型:肝内局限性脂肪浸润。前者单发或 2~3 个,后者弥漫分布,呈局灶性致密的高回声,形态圆形或不规则,部分后方回声衰减。背景肝实质相对正常,表现为相对较低的回声区。部分局限脂肪浸润声像随时间变化较快,可在短期内消失。

(2)彩色多普勒超声:病变区域内部及周边可见正常走行肝门静脉或肝静脉分支,无明显异常血流信号(图 15-16B,图 15-17B、C)。

当肝脏出现以下脂肪肝典型表现:肝实质回声弥漫增强,肝肾回声对比增强,伴深部回声衰减;肝内血管壁回声减弱,显示欠清,则脂肪肝诊断较容易,其诊断敏感性可达 85% 以上,特异性达 95%。

(三)诊断与鉴别诊断

(1)弥漫性脂肪肝应与表现为强回声的肝脏弥漫性病变鉴别,如慢性肝炎、肝硬化。肝硬化也可出现肝后段回声衰减,但回声多呈不均匀增粗,或呈结节状低回声,且出现肝门静脉高压表现,如肝门静脉扩张、侧支循环、脾脏增大、腹水等。

(2)体型肥胖者因腹壁皮下脂肪较厚,可出现回声衰减,需与脂肪肝鉴别,但其衰减对肝、肾均有影响,故肝肾对比不明显;而脂肪肝则肝肾对比征阳性。

(3)非均匀性脂肪肝与肝脏肿瘤的鉴别:①表现为局灶性低回声区时(弥漫非均匀浸润型)需与肝癌鉴别;②表现为局灶性高回声区时(局限浸润型)需与高回声型血管瘤及肝癌鉴别;③表现为弥漫分布高回声区时(多灶浸润型)需与肝转移瘤鉴别。

非均匀性脂肪肝无占位效应,无包膜,病变靠近肝包膜时无向肝表面局部膨出的表现;穿行于病变区域的肝门静脉或肝静脉走行正常,无移位或变形,内部及周边未见明显异常血流信号;另外,在两个相互垂直的切面测量病变范围时,径线差别较大,表明不均匀脂肪变呈不规则片状浸润。而血管瘤边缘清晰,多呈圆形或椭圆形,内部回声呈筛网状改变,周边可见线状高回声,较大者内部可见少许低阻动脉血流信号。肝癌及转移瘤均有明显占位效应,边界较清楚,部分可见声晕,周边及内部可见较丰富高阻动脉血流信号,周边血管移位、变形、中断,肝转移瘤可出现"靶环征"等特征性改变。鉴别时应注意肝脏整体回声改变,非均匀性脂肪肝往往有脂肪肝背景,另外需要结合临床检验 AFP 结果来分析,必要时行超声造影检查,有利于明确诊断。

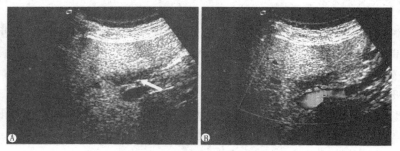

图 15-16　非均匀性脂肪肝

二维超声显示左肝内叶实质内肝门静脉左支前方局限性片状低回声区,边界尚清,内部回声尚均匀(A↑);CDFI 显示低回声区内部无血流信号(B),为弥漫非均匀浸润型脂肪肝

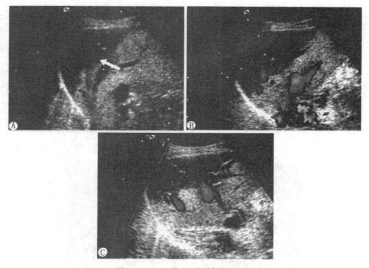

图 15-17　非均匀性脂肪肝

二维超声显示肝内部分叶段呈脂肪肝表现,回声密集、增强,而另一部分叶段呈相对低回声,两者间分界明显(A↑),呈"阴阳肝"改变;CDFI 显示肝内血管走形正常,血流充盈饱满(B,C),为叶段浸润型脂肪肝

五、肝血吸虫病

(一)病理与临床概要

血吸虫病是由血吸虫寄生于人体引起的寄生虫病。日本血吸虫病在我国主要流行于长江流域及其以南地区。主要病理改变是由于虫卵沉积在肝脏及结肠壁组织,引起肉芽肿和纤维化等病变。在肝脏,虫卵随肝门静脉血流达肝门静脉小分支,在汇管区形成急性虫卵结节,汇管区可见以嗜酸性粒细胞为主的细胞浸润。晚期肝门静脉分支管腔内血栓形成及肝门静脉周围大量纤维组织增生致管壁增厚,增生的纤维组织沿肝门静脉分支呈树枝状分布,形成特征性的血吸虫病性干线型肝纤维化。由于肝内肝门静脉分支阻塞及周围纤维化最终导致窦前性肝门静脉高压。此外,肝门静脉阻塞还可致肝营养不良和萎缩,肝脏体积缩小,但左叶常增大。严重者可形成粗

大突起的结节（直径可达 2～5 cm），表面凸凹不平。肝细胞坏死与再生现象不显著。

临床表现因虫卵沉积部位、人体免疫应答水平、病期及感染度不同而有差异。一般可分为急性、慢性、晚期 3 种类型。急性期主要表现为发热、肝大与压痛、腹痛、腹泻、便血等，血嗜酸性细胞显著增多。慢性期无症状者常于粪便普查或因其他疾病就医时发现；有症状者以肝脾大或慢性腹泻为主要表现。晚期主要为肝门静脉高压的表现，如腹水、巨脾、食管静脉曲张等。

（二）超声表现

1.急性血吸虫病

（1）肝脏超声表现无明显特异性，主要表现为肝脏轻度增大，肝缘角圆钝。肝实质回声稍增高、增密，分布欠均匀。病情较重者可在汇管区旁见边界模糊的小片状低回声区。肝内管道结构清晰，走向正常，肝门静脉管壁可增厚，欠光滑。

（2）脾脏增大。

2.慢性期血吸虫病及血吸虫性肝硬化

（1）肝形态正常或失常。可见肝右叶萎缩，左叶增大，肝缘角圆钝。

（2）肝表面呈锯齿状或凸凹不平。

（3）肝实质回声根据肝门静脉主干及其分支周围纤维组织增生程度不同而异，二维超声表现为：①鳞片状回声，肝内弥漫分布纤细稍高回声带，将肝实质分割形成小鳞片状，境界不清楚，范围为 3～5 cm；②斑点状强回声，在肝实质内弥漫分布大小不一的斑点状强回声，可伴声影，多为虫卵钙化所致；③网格状回声（图 15-18），肝实质内见纤细或增粗的高回声带，形成大小不一的网格状回声，网格内部肝实质呈低至中等回声，范围 2～5 cm，网格境界较模糊，也可境界清楚，形成近似圆形的低回声，易误诊为肝肿瘤。网格回声的高低及宽窄，反映了肝纤维化程度。

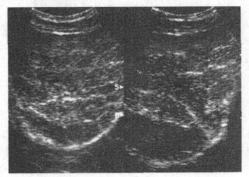

图 15-18　肝血吸虫病

二维超声显示肝脏大小、形态基本正常，肝表面欠光滑，肝实质回声增粗、分布不均
匀，肝内弥漫分布条索状高回声呈网格状，肝内血管显示不清

（4）肝门静脉管壁增厚、毛糙，回声增强。肝静脉末梢变细、回声模糊或不易显示。

（5）脾脏增大，脾静脉增宽，内径超过 0.8 cm，脾实质回声均匀。

（6）腹水，病变晚期，腹腔内可探及大片液性暗区。

（7）彩色多普勒超声，肝门静脉高压时，肝门静脉、脾静脉及肠系膜上静脉不同程度扩张，血流速度减慢，侧支循环形成。

（三）诊断与鉴别诊断

1.肝炎后肝硬化

肝炎后肝硬化多为病毒性肝炎等引起,肝脏弥漫性纤维组织增生,肝细胞再生结节形成,直径多在1 cm以内,肝内回声增粗、增强,分布不均匀,可见散在分布的小结节状低回声团,边界模糊,但无血吸虫病肝纤维化时出现的"网格状回声"或"鳞片状回声",脾大程度不及血吸虫性肝硬化;而血吸虫病由血吸虫卵的损伤引起,主要累及肝内肝门静脉分支,其周围纤维组织增生,肝实质损害轻、肝内出现粗大龟壳样纹理,呈"网格状",脾大明显。

2.肝细胞癌

血吸虫性肝硬化,肝内出现较粗大的网格状高回声,分割包绕肝实质,形成低或中等回声团,可类似肝癌声像,但其病变为弥漫分布,改变扫查切面时无球体感,是假性占位病变;而结节型肝癌病灶数目可单个或多个,肿块周围常有"声晕",球体感明显,可有肝门静脉癌栓、肝门部淋巴结肿大,结合肝炎病史及甲胎蛋白检查不难鉴别。

六、肝吸虫病

（一）病理与临床概要

肝吸虫病又称华支睾吸虫病,是华支睾吸虫寄生在人体胆管系统内引起的一种疾病。此病多发生在亚洲,在我国主要流行于华南地区。因进食未煮熟的鱼虾而感染,盐腌鱼干不能杀死虫卵也可引起本病。

1.病理变化

由于虫体和虫卵的机械刺激和代谢排泄物毒性作用,造成胆管上皮细胞脱落,并发生腺瘤样增生,管壁增厚,管腔逐渐狭窄。虫体和虫卵阻塞引起胆汁淤积,胆管发生囊状或柱状扩张。肝细胞脂肪变性、萎缩、坏死。肝脏病变以左肝为著。胆管阻塞常继发细菌感染,导致胆管炎、胆囊炎、胆管源性肝脓肿。死虫碎片、虫卵、脱落胆管上皮细胞还可成为胆石的核心。长期机械刺激及毒性产物作用,可造成胆管上皮腺瘤样增生,有可能演变成胆管细胞癌。

2.临床表现

本病症状及病程变化差异较大。轻度感染者可无症状;中度感染者可出现食欲缺乏、消化不良、疲乏无力、肝大、肝区不适;重度感染者有腹泻、营养不良、贫血、水肿、消瘦等症,晚期可出现肝硬化、腹水,胆管细胞癌。粪便及十二指肠引流液中可发现虫卵,免疫学试验有助于本病诊断。

（二）超声表现

（1）肝脏轻度增大,以左肝为著,可能左肝管较平直,虫卵更易入侵所致。肝包膜尚光滑,重症者肝包膜可增厚并凸凹不平。

（2）肝实质回声增粗、增强,分布不均匀,可见模糊的小片状中等回声沿胆管分布(图15-19)。

（3）肝内胆管不同程度扩张,其腔内有强弱不一的点状回声,胆管壁增厚、回声增强,肝内小胆管扩张呈间断的等号状强回声。较多的虫体局限聚集于某一处呈较大光团回声。

（4）肝外胆管扩张、胆囊增大,扩张胆管腔及胆囊腔内可见点状及斑状弱回声,后方无声影,随体位改变可出现漂浮,胆囊壁增厚、不光滑。

（5）晚期可导致肝硬化,有脾大、腹水等表现。

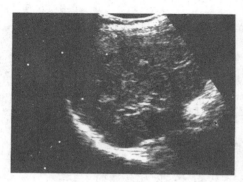

图 15-19　肝吸虫病

二维超声显示肝实质回声粗乱,肝内见多个小片状稍高回声,沿胆管走行分

布,胆管壁增厚、回声增强,肝内血管显示欠清

(三)诊断与鉴别诊断

1.肝血吸虫病

两者声像图均表现为肝内回声增粗、增多及网格状回声改变,但血吸虫肝病一般不会有肝内小胆管间断的等号状扩张以及胆囊及扩张的胆总管内成虫的细管状高回声。结合流行病学、临床表现及实验室检查,一般不难鉴别。

2.病毒性肝炎

病毒性肝炎与肝吸虫病临床表现相似,但前者消化道症状如食欲缺乏、厌油、恶心、腹胀等均较后者明显。急性肝炎可表现为肝脏增大、肝实质回声减低,肝内管道结构回声增强,胆囊壁水肿、增厚,胆囊腔缩小,但无肝吸虫病肝内胆管的等号状扩张及胆囊腔内成虫的细管状高回声。

3.肝硬化

肝吸虫病晚期可引起肝硬化,其表现与胆汁淤积性肝硬化相同,主要依靠病史及实验室检查加以鉴别。

七、肝豆状核变性

(一)病理与临床概要

肝豆状核变性又称 Wilson 病,是一种常染色体隐性遗传性疾病,铜代谢障碍引起过多的铜沉积在脑、肝脏、角膜、肾等部位,引起肝硬化、脑变性病变等。主要表现为进行性加剧的肢体震颤、肌强直、构音障碍、精神症状、肝硬化及角膜色素环等。多数在儿童、青少年或青年起病。本病起病隐匿,病程进展缓慢。以肝脏为首发表现者,可有急性或慢性肝炎、肝脾大、肝硬化、脾亢、腹水等表现,易误诊为其他肝病。铜过多沉积在肝脏,早期引起肝脏脂肪浸润,铜颗粒沉着呈不规则分布的岛状及溶酶体改变,继而发生肝实质坏死、软化及纤维组织增生,导致结节性肝硬化。

实验室检查的特征性改变为尿铜量增多和血清铜蓝蛋白降低,肝组织含铜量异常增高,血清铜氧化酶活性降低。

(二)超声表现

(1)早期肝脏大小、形态正常,包膜光滑,随疾病进展肝脏缩小,包膜增厚、不光滑。

(2)早期肝实质回声增粗、增强,分布不均匀,可呈强弱不等短线状或密布弧线状、树枝状回声。

（3）晚期为结节性肝硬化表现,肝实质回声不均,呈结节状改变,肝内血管显示不清,肝静脉变细、走行失常(图15-20),门静脉频谱形态异常,肝门静脉、脾静脉扩张,血流速度减慢,肝门静脉高压声像(如附脐静脉重开)、腹水等。

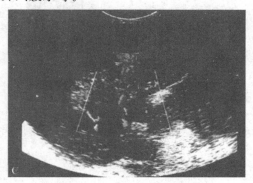

图 15-20　肝豆状核变性

二维超声显示右肝萎缩,肝表面凹凸不平,肝实质回声增粗,分布不均匀,可见散在分布等回声小结节,部分向肝外突出,边界不清,肝内血管显示不清,肝前间隙见大片液性暗区;CDFI 显示结节边缘可见短条状血流,内部无明显血流信号

（三）诊断与鉴别诊断

本病主要与急慢性肝炎、肝炎后肝硬化鉴别,主要依靠病史及实验室检查。

八、肝糖原累积病

肝糖原累积病是一组罕见的隐性遗传性疾病。本病特点为糖中间代谢紊乱,由于肝脏、肌肉、脑等组织中某些糖原分解和合成酶的缺乏致糖原沉积在肝脏、肌肉、心肌、肾等组织内,引起肝脾大、血糖偏低、血脂过高等症状,多发生于幼儿和儿童期。病理:光镜下见肝细胞弥漫性疏松变性,汇管区炎症细胞浸润,少量库普弗细胞增生肥大;电镜下肝细胞胞质内见大量糖原堆积及大小不等的脂滴,线粒体有浓聚现象,内质网等细胞器数量减少且有边聚现象。临床上可触及增大的肝脏表面平滑,质地较硬而无压痛。

超声表现:肝脏明显增大,表面光滑,肝实质回声增密、增强,后方无明显衰减。由于声像图表现无特异性,诊断时需结合临床,确诊依靠肝穿刺活检。

九、肝淀粉样变性

淀粉样变性是一种由淀粉样物质在组织细胞中沉积引起的代谢性疾病,主要累及心、肝、肾及胃肠道等器官。该病常见于中老年人,症状、体征缺乏特异性,临床上较少见而易被误诊。确诊后也常因无特异治疗方法,患者最终死于继发感染或心、肾衰竭。

肝脏受累者表现为淀粉样蛋白物质在肝窦周围间隙、间质或肝小叶中央及汇管区大量沉积,肝细胞受压萎缩。肝质地坚韧而有弹性。切面呈半透明蜡样光泽。临床表现:肝脏明显增大,表面光滑,压痛不明显。肝功能除碱性磷酸酶明显升高外,其余受损较轻。

超声表现:肝脏明显增大,表面光滑,肝脏回声密实,分布均匀(图15-21)或不均匀,脾脏亦可增大。本病声像图无特异性改变,唯一确诊方法为肝穿刺活检。

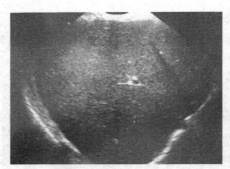

图 15-21　肝淀粉样变
二维超声显示肝明显增大,肝实质回声密集,分布均匀,后段回声无明显衰减

（陈英俊）

第三节　肝血管瘤

一、病理与临床表现

肝血管瘤是肝脏最常见的良性肿瘤,占肝良性肿瘤的 41.6%～70%。肝血管瘤分海绵状血管瘤和毛细血管性血管瘤;前者多见,后者少见甚至罕见,可发生于肝脏任何部位,常位于肝脏被膜下或边缘区域。大小可在几毫米至几十厘米。肝血管瘤在组织学上是门静脉血管分支的畸形,表面可呈黄色或紫色,质地柔软,切面呈海绵状,组织相对较少,内含大量暗红色静脉血。肝血管瘤有时可出现退行性变,内部可出现新鲜或陈旧的血栓或瘢痕组织及钙化灶,并可完全钙化。镜下见肝血管瘤由衬以扁平内皮细胞的大小不等的血管腔构成,由数量不等的纤维组织分隔开来,血管腔中可有新鲜或机化血栓,少数血栓中可有成纤维细胞长入,这可能是导致形成"硬化性血管瘤"瘢痕的原因。临床表现:发病年龄一般为 30～70 岁,平均 45 岁,女性略多于男性,可单发或多发,儿童肝血管瘤与成人不同,常合并皮肤或其他内脏血管瘤,肝血管瘤自发性破裂的机会多于成人,约 50%合并皮肤血管瘤。肝血管瘤较小时,一般无临床症状,中期出现症状常提示肿瘤增大,可有肝区不适感;当肝血管瘤较大时,可引起上腹胀痛,扪及腹部包块等。

二、超声影像学表现

(一)常规超声

1.形态

形态以圆形者为多。在实时状态下缺乏球体感,有时呈"塌陷"状,肿瘤较大时,呈椭圆形或不规则形,并可向肝表面突起,巨大者可突向腹腔甚至盆腔。

2.直径

超声可发现小至数毫米的肝血管瘤,大者可达 35 cm 以上。

3.边界

边界多清晰,典型者可在肿瘤周边见 2～4 mm 的高回声带,呈"花瓣"状围绕,光带与周围肝组织和肿瘤之间均无间断现象,有称它为"浮雕状改变",这一征象在肝血管瘤中具有较高特异性,其重要性不亚于肝癌中"晕圈"征的改变,但出现率仅50%～60%。此外,有时可见肝血管瘤边缘有小管道进入,呈现"边缘裂开"征等改变。

4.内部回声

根据近年来的报道,肝血管瘤的回声类型主要有以下四种。

(1)高回声型:最多见,占肝血管瘤的50%～60%,多出现于较小的肝血管瘤中(<5 cm),内部回声均匀,致密,呈筛孔状(图15-22),如肝血管瘤位于膈肌处,可产生镜面反射,即在膈肌对侧的对称部位出现与肝血管瘤一致但回声略低的图像。

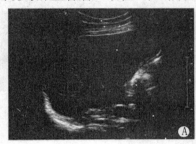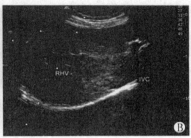

图15-22　高回声型肝血管瘤

A.周边有高回声带,呈"浮雕"状;B.边界清晰,内呈"筛孔"状

(2)低回声型:较少见,占10%～20%,近年有增多趋势,多见于中等大小(3～7 cm)的肝血管瘤中,其内部以低回声为主,主要由于肝血管瘤中血管腔较大,管壁较薄所致。个别在实时超声下可见较大管腔内有缓慢的血液流动,瘤体内以细网络状表现为主,其中的纤维隔回声亦较高回声型肝血管瘤为低。

(3)混合回声型:约占20%,为前二者之混合。主要见于较大的肝血管瘤中,平均7～15 cm,内呈现"粗网络"状或"蜂窝"状结构,分布不均,强弱不等,有时与肝癌较难鉴别。

(4)无回声型:极少见,占1%～2%,瘤体内无网状结构等表现,但透声较肝囊肿略差,边界亦较囊肿欠清。除上述四种表现外,由于肝血管瘤在演变中可发生栓塞、血栓、纤维化等改变,故在瘤体内可出现不均质团块、高回声结节及无回声区等,可使诊断发生困难。

5.后方回声

肝血管瘤的后方回声多稍增高,呈扩散型,但比肝囊肿后方回声增高要低得多。

6.加压形变

在一些位于肋下或剑突下的较大肝血管瘤中,轻按压后可见瘤体外形发生改变,出现压瘪或凹陷等现象,放松后即恢复原状。

7.肝组织

肝血管瘤患者中,周围肝组织多正常,无或少有肝硬化和纤维化征象。

8.动态改变

正常情况下,肝血管瘤变化较慢,短期内不会很快增大。据报道部分肝血管瘤,可随时间而逐渐缩小甚至消失。另有报道,用超声连续观察半小时,血管瘤内部回声可短暂变化,或做蹲起运动可见肝血管瘤回声、大小等发生改变,有别于其他肿瘤。

(二)彩色多普勒

尽管肝血管瘤内中血流丰富,但由于瘤体内血流速度较低,彩色多普勒常不易测及其血流信号,血流检出率仅占 10％～30％。彩色多普勒血流成像多呈Ⅱb 型或Ⅰc 型图像(图 15-23),偶可有Ⅲa型或Ⅲb型表现,脉冲多普勒可测及动脉血流,阻力指数多＜0.55,搏动指数＞0.85。彩色多普勒能量图可显示"绒球"状、"环绕"状改变,据报道彩色多普勒能量图中,肝血管瘤血流检出率高达87.9％,而对照组彩色多普勒显示率仅 51.7％,但彩色多普勒能量图的特异表现还需进行深入研究。

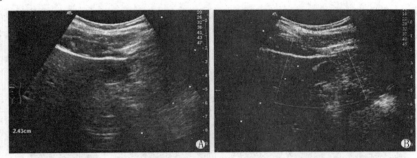

图 15-23　肝血管瘤

A.左肝下缘低回声结节,肝表面平滑;B.CDFI 显示周边血流信号,呈Ⅱb 型

三、鉴别诊断

(一)肝癌

高回声型血管瘤的诊断较容易,但有时与高回声型均质型肝癌较难鉴别。此型肝癌相对少见,内部回声比肝血管瘤更高更密,周边有浅淡暗环,可资鉴别。而低回声型肝血管瘤误为肝癌的比例较高,有报道误诊率可达 30％。肝癌内部多为不均质回声,呈结节镶嵌状,如有"晕圈"容易鉴别。另外,彩色多普勒亦有助诊断。肝血管瘤可与肝癌同时并存,除了掌握肝血管瘤与肝癌的特征外,在肝内出现不同回声类型的占位时,要考虑到两种疾病并存的可能。同时,肝硬化声像图背景对间接支持肝癌的诊断有一定帮助。

(二)肝囊肿

无回声型肝血管瘤,多误为肝囊肿,但肝囊肿壁回声更纤细、更高,内部回声更为清晰;无回声型肝血管瘤的囊壁回声较低且较厚而模糊,内部回声信号亦多于肝囊肿。

(三)肝肉瘤

肝肉瘤较少见,原发性者更少见,如平滑肌肉瘤、脂肪肉瘤、纤维肉瘤和淋巴肉瘤等。形态呈椭圆形,边界尚清,内部回声致密、增高,亦可高低不等或出现液化。彩色多普勒不易测及血流信号,有时与肝血管瘤甚难鉴别,超声引导下穿刺活检对诊断有帮助。

以往认为,小型高回声型肝血管瘤多为毛细血管型血管瘤,而较大的蜂窝状的肝血管瘤为海绵状血管瘤。目前认为,根据回声的改变来区别毛细血管型或海绵状型是没有根据的。有一组113 个超声表现各异的肝血管瘤,手术病理证实均为肝海绵状血管瘤。因此,肝毛细血管型血管瘤少见甚至罕见。同时,原先认为肝血管瘤不能进行穿刺活检的概念已逐渐更新,对影像技术检查疑为肝血管瘤且位于肝深部的病灶仍可进行超声引导下的穿刺活检,甚少出现出血等并发症的报道。

(李滕伟)

第四节　原发性肝癌

一、病理与临床表现

原发性肝癌以非洲东南部和东南亚为高发地区;我国多见于东南沿海,是国内三大癌症之一。好发年龄为 40～50 岁,男性明显多于女性。病因未完全明了,但流行病学和实验室研究均表明,主要与乙型肝炎病毒感染、黄曲霉毒素和饮水污染有关。根据肝癌生长方式的差异并注意到肿瘤包膜、肝硬化及门静脉癌栓的情况,做了如下分类。①浸润型:肿瘤边界模糊不清,多不伴肝硬化,大小不一的病灶相互融合形成大的病灶。②膨胀型:肿瘤边界清楚,有纤维包膜,常伴肝硬化,又可分为单结节和多结节两个亚型。前者瘤界分明,伴肝硬化者有明显纤维包膜,无硬化者包膜多不明显。主瘤旁可有"卫星"结节,可侵犯门静脉系统。后者至少有 2 个以上的膨胀结节,病灶直径在 2 cm 以上。③混合型:由膨胀型原发癌灶结合包膜外与肝内转移灶的浸润型形成。肝内转移灶主要通过门静脉播散。本型亦可分为单结节和多结节两个亚型。④弥漫型:以多个小结节出现,直径 0.5～1 cm,布满全肝,互不融合,常伴肝硬化,这种癌肿主要通过门静脉在肝内播散。⑤特殊型:包括带蒂外生型肝癌和以肝门静脉癌栓为突出表现而无明确主瘤的肝癌。

组织类型:主要分为肝细胞癌、胆管细胞癌和混合型肝癌三种,后两种较少见。典型癌细胞呈多边形,边界清楚,胞浆丰富,核大,核膜厚,核仁亦很大。染色嗜碱或嗜酸。癌细胞排列呈巢状或索状,癌巢之间有丰富的血窦,癌细胞常侵入静脉在腔内形成乳头状或实质性团块。

按 Edmondson-Steiner 分类法,肝癌分化程度可分为四级:Ⅰ级分化高、少见;Ⅱ～Ⅲ级为中等分化,最多见;Ⅳ级为低分化,少见。

临床表现:原发性肝癌患者起病隐匿,缺乏特异性早期表现,至亚临床前期及亚临床期的中位时间可长达 18 个月。当患者出现不适等症状时,多属中、晚期。临床主要表现为肝区疼痛、食欲不振、腹胀、乏力、消瘦等。其他可有发热、腹泻、黄疸、腹水、出血倾向以及转移至其他脏器而引起的相应症状。

二、超声影像学表现

(一)常规超声

1.形态

肝癌多呈圆形或类圆形,肿瘤较大时,可呈不规则形,并可向肝表面突起,使肝下缘等较锐的角变钝,或呈"驼峰"征改变。根据肝癌病理形态表现可分如下。

(1)结节型:肝癌相对较小,一般直径＜5 cm,多为单发,亦可多发。肿瘤内部回声多不均匀或呈结节状融合,边界较清晰,可见晕圈或一纤薄的高回声带围绕(图 15-24);亦可由于出血、坏死而呈混合回声型。

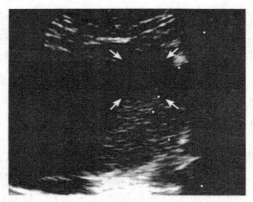

图 15-24 肝癌(结节型)

肝左叶癌,圆形,向表面突起,呈"驼峰"征

(2)巨块型:肝癌较大,直径常在 10 cm 左右,内部回声多不均质,以高低回声混合者居多,低回声者很少。肿瘤呈"结节中结节"状和内部有条状分隔,边界多不规则(图 15-25)。如周边有包膜,则有晕圈而使边界清晰。另外,有些巨块型肝癌分布整个肝、段肝叶或数叶,尽管无明确边界,但肿瘤内部回声相对比较均匀,呈略低或略高回声,而周围肝硬化回声则呈不均匀状,可以资鉴别。有时在主瘤周围有散在低回声播散灶,个别巨大肿瘤可因破裂引起出血呈现无回声区。

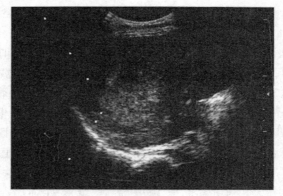

图 15-25 肝癌(巨块型)

内部高回声,呈结节中结节状

(3)弥漫型:肝内弥漫散在的细小肝癌结节,大小可数毫米至数厘米,内部回声高低不等,分布零乱,可呈斑块灶,无明确边界,如弥漫分布于整个肝脏,则很难与肝硬化鉴别,但此类患者常有门静脉癌栓形成,为诊断弥漫型肝癌提供了佐证。个别弥漫型肝癌的内部回声不均质程度较为紊乱,与肝硬化仍有所区别。

2.边界

肝癌有明显的假包膜形成时,边界往往较清晰而规则,周围见一直径 2~5 mm 的低回声圈,即晕圈,晕圈与正常组织之间可有一纤薄的光带(约 0.5 mm);如肿瘤无明显包膜或呈浸润生长时,边界多不规则,模糊,甚至不清;而在弥漫性肝癌时,则无明确边界。

3.大小

超声能发现直径从数毫米至数十厘米不等的肝癌,其检出率主要受以下几方面影响:①肿瘤大小;②肿瘤内部回声;③肝硬化程度;④肿瘤的位置;⑤肿瘤包膜;⑥操作人员经验。

4.内部回声

根据肝癌内部回声高低分类如下。

(1)高回声型:占30%～50%,肿瘤内部回声比周围肝组织高且不均匀,呈结节状或分叶状,有时可见结节之间有纤维分隔,少数分布尚均匀。有报道认为高回声区预示肝癌细胞脂肪变性、坏死等倾向。

(2)低回声型:占总数15%～35%,多见于较小型肝癌中,内部回声较周围肝组织低,由密集的细小点状回声组成,分布多不均匀。较大肿瘤可呈结节状,并互相融合呈镶嵌状,并可显示低回声的"瘤中隔"。有时,在总体低回声区的中央可由少许点状高回声所点缀。低回声区常预示着肝癌细胞存活,血供丰富,很少有脂肪变性和纤维化等改变。

(3)等回声型:较少见,占2.2%,回声与周围肝组织类似,血管分布较均匀,由于这类肿瘤多伴有较典型的晕圈,故易识别,不然,则易漏诊。

(4)混合回声型:占10%左右,此类肿瘤常较大,系多结节融合所致,多为高低回声混合,可交织混合,亦可左右排列混合,使超声某一切面呈高回声区,而另一切面呈低回声区。肿瘤内部还可出现无回声及强回声区,提示内部有不同程度出血、液化、坏死、纤维化及钙化等改变。

5.后方回声

在后方有正常肝组织存在时,肝癌后方回声常稍增高,其增高程度因肿瘤类型不同而有所不同,总体来说增高程度多比肝囊肿弱,其增高比例约占肝癌的70%;如伴有纤维化、钙化等改变时,后方回声可轻度衰减;另外在有包膜的肝癌中,可有侧后声影等现象。

6.肝内间接征象

(1)管道压迫征象:肝癌较大时,可压迫肝静脉、门静脉、下腔静脉等,使其移位、变细、甚至"中断",而环绕在肿瘤周围(图15-26A)。另外,压迫肝门部或侵犯胆管内可引起肝内胆管扩张(图15-26B)。

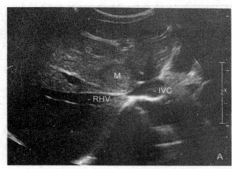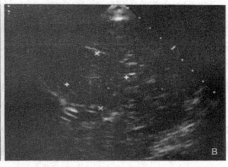

图15-26　肝癌(结节型)

A.右肝前叶上段(S8)癌,肝静脉-下腔静脉受压;B.肝左内叶癌侵犯肝门引
起肝内胆管扩张(M:肿块;RHV:右肝静脉;IVC:下腔静脉)

(2)脏器挤压征象:肿瘤压迫胆囊使其移位、变小,甚至"消失";位于右叶脏面的巨大肝癌压迫右肾,使其下移至盆腔;肝脏膈顶部的肿瘤压迫膈肌,使膈肌抬高;左叶肿瘤可推移脾脏向上方移位,以至"消失"。

7.肝内转移征象

(1)卫星灶:在主瘤旁或较远的肝组织内,呈多个低回声不均质团块,直径<2 cm,呈圆形,可有或无晕圈,球体感强,后方回声稍增高。

(2)门静脉癌栓:有报道,在肝癌中 40%～70%出现门静脉受累,而 B 超可显示三级分支以内的癌栓,检出率较高,可达 70%。常出现在主瘤附近的门静脉,表现为门静脉内径明显增宽,最宽可达 3 cm,管壁可清晰或不清,腔内充满由中低回声密集点状强回声组成的不均质团块。如门脉主干被癌栓完全充填,则可见肝门周围有众多细小管道组成的网状团样结构,此为门静脉侧支形成所致的门脉海绵状变。另外,部分肝癌在门静脉内出现局部瘤样回声,亦为癌栓的一种征象,可为数毫米至数厘米。门脉癌栓对诊断弥漫型肝癌有一定帮助。

(3)肝静脉及下腔静脉癌栓:检出率较门静脉少,常在肝静脉主干内发现,内径不一定增宽,由低回声团块组成,常可延伸至下腔静脉,而下腔静脉癌栓多呈球状,可单个或多个,偶尔随血流有浮动感。

(4)胆管癌栓:少数患者因肿瘤侵犯胆管使肝内或肝外胆管受累,内充满实质样回声,并引起肝内胆管的扩张。

8.肝外转移征象

(1)肝门及胰腺周围淋巴结肿大:在晚期,肝癌可向肝外转移,最多处在肝门及胰腺周围出现大小不等的低回声团块,呈圆形或类圆形、部分可融合成团块,呈不规则形,严重者压迫肝门引起肝内胆管扩张。

(2)腹腔:在腹腔内有时可探测到低回声团块,肿瘤直径在 3～5 cm,有包膜,边界清,内分布不均。多位于腹壁下,可活动。个别可转移至盆腔压迫髂血管引起下肢深静脉血栓形成。在一些肝癌术后患者中,肝内可无肿瘤,但腹腔内已有转移。因此,对肝内无病灶而 AFP 持续阳性者,应进一步检查腹腔。

9.其他征象

由于我国肝癌和肝硬化联系密切,80%以上的肝癌有肝硬化征象,故声像图上肝实质回声增粗、增高、分布不均,呈线状甚至结节状,亦可有高或低回声结节,并可出现门脉高压、脾大、腹水等声像图改变。

(二)彩色多普勒

由于原发性肝癌在没有动脉栓塞前多具有较丰富的血供,因而为彩色多普勒检测提供了可靠基础。

(1)检出肝癌内的血流信号,呈现线条状、分支状、网篮状、环状、簇状等彩色血流。据报道,血流信号的检出率可达 95%,其中 98%为动脉血流信号,明显高于肝脏其他良性病变。同时,在实时状态下,肝癌内的彩色血流可呈现搏动状血流与心率一致。有时还可见彩色血流从肝癌内部延伸至门静脉的引流血管。

(2)脉冲多普勒常检出高阻力动脉血流,阻力指数(RI)和搏动指数(PI)分别>0.6 和0.9,并且平均流速可呈高速型,最大可达 1 m/s 以上(图 15-27),这些表现均提示该肝内占位病变以恶性可能为大。在原发性肝癌中,有时可测及高速低阻的动脉样血流,表示肝癌内动静脉瘘存在,也有助于肝癌的诊断。

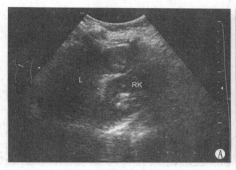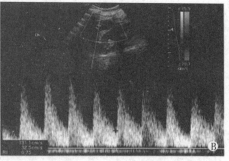

图 15-27　肝癌

A.显示肝右叶结节型癌及右肾(RK)压迹；B.PD 检测到动脉血流频谱，$V_{max}=131$ cm/s，RI≥0.75

（3）彩色多普勒使肝动脉较易显示，并在肝癌中明显增宽，可达 4～5 mm，而正常仅 2～3 mm，血流速度增快（图 15-28）。

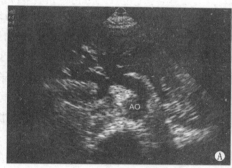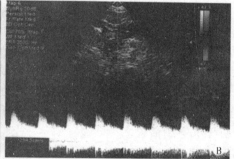

图 15-28　弥漫型肝癌肝动脉显著扩张

A.肝总动脉内径增宽(9 mm)；AO：腹主动脉；B.肝动脉流速增高，CW 测及最大流速 294.5 cm/s

（4）在经介入治疗（包括 TAE、乙醇注射）后，肝癌内彩色血流可明显减少甚至消失，提示疗效佳；经 TAE 治疗的病员中，动脉型彩色血流可减少甚至消失，但门静脉型的彩色血流信号可代偿增多，应引起注意。另外，如原来血流消失的病灶再出现彩色血流信号，则提示肿瘤复发。

（5）当门静脉癌栓形成时，彩色多普勒可显示门静脉属完全性或不完全性阻塞，此时，彩色多普勒显示未阻塞处（即癌栓与管壁之间隙）有条状血流通过，癌栓内亦可见线状深色或多彩血流，用脉冲多普勒能测及动脉及静脉血流，这些均提示门脉内栓子为肿瘤性。但有报道，门静脉瘤栓中其动脉血流的检出率较低，仅 18.7%。同时，在门脉完全性阻塞时，门脉旁的肝动脉血流容易显示（图 15-29）。

三、鉴别诊断

（一）肝血管瘤

如肝血管瘤为网状高回声团块，边界呈"花瓣"样改变时诊断较容易，但有些肝血管瘤可出现低回声不均质、混合回声不均质及晕圈样改变。有报道其出现率分别为 15%、20%、5%，对这类患者应更全面观察，在实时状态下，观察肿瘤有无立体像等加以鉴别，同时对较大肝血管瘤可结合 CT 增强延迟扫描，同位素血池扫描等较特异征象加以确诊，必要时可在实时超声引导下肝穿活检以明确诊断。

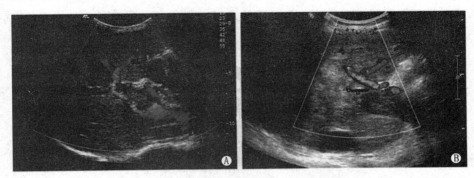

图 15-29　门静脉癌栓

A.门静脉不完全阻塞,CDFI 显示癌栓与管壁间有条状血流通过;B.门静脉完全阻塞,
门静脉充满实质性低回声,肝动脉分支增宽,显示为条状红色血流

(二)肝脓肿

由细菌性或阿米巴原虫感染引起的肝内局灶性炎性改变,呈单发或多发。较典型时,壁厚,内膜粗糙呈"虫咬"状,为无回声或不均匀回声团块,诊断较容易。然而,随着近年来抗生素的广泛应用,肝脓肿的超声和临床表现常不典型,声像图显示肝内比正常组织回声稍低的区域,分布不均匀,边界模糊,包膜较薄,用常规 B 超诊断较困难。彩色多普勒显示内部有条状彩色血流,脉冲多普勒测及动脉血流频谱,阻力指数和搏动指数分别在 0.5、0.8 左右,提示良性病变,再结合这类患者多有短暂发热病史,有助于定性诊断。另外,如感染与肝癌并存,则超声诊断困难,必须行超声引导下穿刺活检。

(三)肝内局灶脂肪浸润

肝内局灶脂肪浸润可在肝内出现高回声或低回声灶,而低回声型与肝癌更容易混淆,但这些病灶多位于肝门旁,如肝右前叶、左内叶门脉旁,内部回声较低但多均匀,在实时状态下,边界可不规则或欠清,亦可向肝实质内呈"蟹足"样延伸。彩色多普勒显示病灶内无异常动脉血流信号。也有报道认为这类低回声型更易与肝癌混淆,应加以鉴别。

(四)转移性肝癌

转移性肝癌多为低回声不均质团块,可有晕圈等改变,后方回声稍高,有侧后声影。这类病灶常为多发,并且非癌肝实质回声多无肝硬化表现,可以资鉴别。如患者有其他原发肿瘤史则更有助于诊断。

(五)胆囊癌

胆囊癌发病近年来有逐渐增多趋势,早期发现仍比较困难。其中一部分患者因肝内转移而就诊时,常在肝右叶出现局灶性低回声不均质团块,有晕圈,可向表面突起,易被误诊为原发性肝癌。操作人员在发现肝右叶癌肿且无肝硬化时,应仔细观察胆囊的情况,这类患者的胆囊因受压而变小,部分胆囊壁可不规则增厚而与右叶癌肿相连,甚至在胆囊癌实变时,可与右叶癌肿融合成一团块,胆囊隐约成一轮廓像,多伴有结石,有助于鉴别诊断。

(六)肝母细胞瘤

肝母细胞瘤常出现于婴幼儿,多为无意触摸腹部时发现。肿瘤常较大,可达 5.5～17 cm。声像图上显示肝内巨大团块,多强弱不均,并有液化和包膜,多位于肝右叶,常推移右肾,超声无特异性表现,应结合临床做出诊断。

（七）术后瘢痕

肝肿瘤切除后，手术区多有渗出、出血、纤维化及机化等一系列改变，声像图可呈不均质团块、高回声为主的团块、混合回声团块，边界多不规则、模糊，但后方均有不同程度的衰减和缺乏立体感，可以资鉴别。如手术区堵塞吸收性明胶海绵，则呈较均匀的高回声区，伴后方衰减。彩色多普勒多未能显示手术区内的彩色血流信号。

（李滕伟）

第十六章

胆道疾病的超声诊断

第一节 胆囊结石

一、病理与临床

胆囊结石有胆固醇结石、胆色素结石和混合性结石,在我国胆囊结石患者中以胆固醇结石最多见。胆囊结石可合并胆囊炎,且两者互为因果,部分患者最终导致胆囊缩小,囊壁增厚,腔内可充满结石。

胆囊结石患者可有右上腹不适、厌油腻等症状。结石嵌顿于胆囊管内时,可导致右上腹绞痛、发热等症状。胆绞痛是胆囊结石的典型症状,可突然发作又突然消失,疼痛开始于右上腹部,放射至后背和右肩胛下角,每次发作可持续数分钟或数小时。部分患者疼痛发作伴高热和轻度黄疸。疼痛间歇期有厌油食、腹胀、消化不良、上腹部烧灼感、呕吐等症状。查体可见右上腹部有压痛,有时可扪到充满结石的胆囊。胆囊结石超声显示率 90% 以上,诊断价值较大,是首选的检查方法。

二、声像图表现

胆囊内可见一个或多个团块状强回声,后方伴有声影,可随体位变化而移位。当结石较大时,常只能显示结石表面形成的弧形强回声,内部结构难以显示。多个结石紧密堆积时,有时不能明确显示结石数量及每个结石的具体大小(图 16-1)。

(一)泥沙样结石

泥沙样结石可见多个细小强回声堆积,形成沉积于胆囊后壁的带状强回声,后方伴有声影,随体位改变而移动。

(二)充满型结石

胆囊内呈弧形强回声带,后伴声影,无回声囊腔不显示,强回声带前方有时可显示胆囊壁,后方结构则完全被声影所掩盖(图 16-2)。

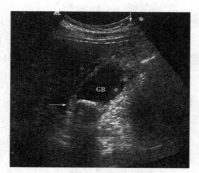

图 16-1　胆囊结石声像图

超声显示胆囊腔内见弧形强回声,后方伴声影。箭头:胆囊结石,GB:胆囊

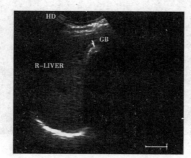

图 16-2　胆囊结石声像图

超声显示胆囊腔的无回声,可见弧形强回声,后方伴声影,

箭头:胆囊结石,GB:胆囊,R-LI VER:右肝

三、鉴别诊断

典型的胆囊结石超声诊断一般不困难。对于胆囊颈部的结石,由于缺少胆汁的衬托,使其结石强回声不明显,仅表现为胆囊肿大或颈部声影,超声必须认真仔细地检查,变换体位,如坐立位、胸膝位等,才能发现结石,并进行正确诊断。

(一)泥沙样结石需与浓缩淤积的胆汁或炎性沉积物相鉴别

泥沙样结石回声强,声影明显,随体位移动速度较快。

(二)充满型结石需与肠腔内积气相鉴别

结石后方为明显声影而非气体后方的彗星尾征,且肠腔内气体形态随时间而变化。

（黄　亮）

第二节　胆　囊　炎

一、急性胆囊炎

(一)病理与临床

胆囊受细菌或病毒感染引起的胆囊肿大,胆囊壁增厚、水肿。急性胆囊炎是常见的急腹症之一,细菌感染、胆石梗阻、缺血和胰液反流是本病的主要病因。临床症状主要是右上腹部持续性疼痛,伴阵发性加剧,并有右上腹压痛和肌紧张,深压胆囊区同时让患者深吸气,可有触痛反应,即墨菲(Murphy)征阳性。右肋缘下可扪及肿大的胆囊,重症感染时可有轻度黄疸。

(二)声像图表现

胆囊体积增大,横径>4 cm,张力高,胆囊壁增厚>3 mm,呈"双边征"(图 16-3);胆囊腔内常探及结石回声,结石可于胆囊颈部或胆囊管处;胆囊内可见胆汁淤积形成的弥漫细点状低回声。胆囊收缩功能差或丧失。发生胆囊穿孔时可显示胆囊壁的局部膨出或缺损及周围的局限性积液。

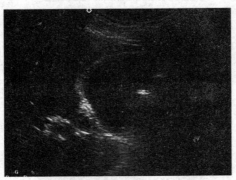

图 16-3　急性胆囊炎声像图
超声显示胆囊肿大,胆囊壁增厚

(三)鉴别诊断

对于胆囊炎,首先应寻找产生胆囊炎的原因,超声可以帮助检查是否有胆囊结石、胆囊梗阻、胆管梗阻、胆总管囊状扩张症等,以明确病因,便于诊断。胆囊增大也可见于脱水、长期禁食或低脂饮食、静脉高营养等患者,根据病史,必要时行脂餐试验可鉴别。此外,有肝硬化低蛋白血症和某些急性肝炎、肾功能不全、心功能不全等全身性疾病患者,也有胆囊壁均匀性增厚,但无胆囊增大,超声墨菲征阴性,结合病史与临床表现易与急性胆囊炎相鉴别。

二、慢性胆囊炎

(一)病理与临床

慢性胆囊炎临床症状包括右上腹不适、消化不良、厌油腻,也可无自觉症状。慢性胆囊炎的临床表现多不典型,亦不明显,但大多数患者有胆绞痛史,可有腹胀、嗳气和厌食油腻等消化不良症状。有的常感右肩胛下、右季肋或右腰等处隐痛。患者右上腹肋缘下有轻压痛或压之不适感。十二指肠引流检查,胆囊胆汁内可有脓细胞。口服或静脉胆囊造影不显影或收缩功能差,或伴有结石影。

(二)声像图表现

慢性胆囊炎的早期,胆囊的大小、形态和收缩功能多无明显异常,有时可见胆囊壁稍增厚,欠光滑,超声一般不作出诊断。慢性胆囊炎后期胆囊腔可明显缩小(图 16-4),病情较重时胆囊壁毛糙增厚,不光滑;严重者胆囊萎缩,胆囊无回声囊腔完全消失。胆囊萎缩不合并结石者难以与周围肠管等结构相区别,导致胆囊定位困难;合并结石者仅见强回声伴后方声影。胆囊功能受损严重时,胆总管可轻度扩张。

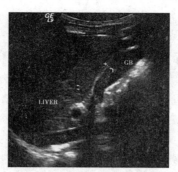

图 16-4 慢性胆囊炎声像图

胆囊体积小,壁增厚毛糙

(三)鉴别诊断

胆囊明显萎缩时需与先天性无胆囊相鉴别:慢性胆囊炎致无回声囊腔完全消失,特别是不合并胆囊结石或结石声影不明显时,易与周围肠管内气体形成的强回声混淆,以致难以辨认出胆囊的轮廓。因此先天性无胆囊患者可能被误诊为慢性胆囊炎,此时应结合病史和临床表现,多切面探查,或动态观察等方法仔细加以鉴别,减少误诊率。

(黄 亮)

第三节 化脓性胆管炎

一、病理与临床

急性胆道感染常因肝外胆管结石所致的胆管梗阻诱发。胆管壁充血、水肿,结石在胆管内可以移动,发生嵌顿,急性发作时可引起阻塞性黄疸和化脓性胆管炎。典型临床表现为寒战、高热、黄疸。

二、声像图表现

胆管扩张,壁增厚,毛糙,回声增强,结构模糊,管腔内可见点状中等回声(图 16-5)。合并结石时胆管内可见强回声,后方伴声影,肝内外胆管扩张,胆囊增大等。

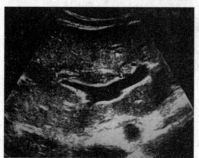

图 16-5 化脓性胆管炎声像图

超声显示肝内胆管增宽,管壁回声增强

(黄 亮)

<h1 style="text-align:center">第四节　先天性胆管囊性扩张症</h1>

一、病理与临床

目前对该病的病因多数学者赞成先天性因素学说,包括先天性胆管上皮增殖异常、胆胰管合流异常及胆管周围神经发育异常。先天性胆管上皮发育异常导致部分管壁薄弱。胆胰管合流异常导致胰酶在胆管内激活破坏胆管上皮。胆管周围神经发育异常可导致胆管下段痉挛、胆管内压增高,促进胆管扩张。本病多由于先天性胆管壁薄弱、胆管有轻重不等的阻塞,使胆管腔内压增高,扩大形成囊肿。

关于先天性胆管囊性扩张症的临床分型,目前国际上普遍使用的是 Todani 分型法:Ⅰ型为胆总管梭形或球形扩张;Ⅱ型为胆总管憩室;Ⅲ型为胆总管末端囊肿;Ⅳa 型为肝内外胆管多发性囊肿;Ⅳb 型为胆总管多发性囊肿;Ⅴ型为肝内胆管单发或者多发性囊肿(即 Caroli 病)。其中以Ⅰ型发病率最高,约占报道总病例的 90% 以上;Ⅱ、Ⅲ型均罕见;Ⅳ、Ⅴ型相对少见。

先天性胆管囊性扩张症有三大特征:腹痛、黄疸和肿块。但往往有此典型表现的病例并不多。

二、声像图表现

(一)先天性胆总管囊肿

胆总管扩张,呈囊状、梭形或椭圆形,常常在 1.0 cm 以上,特别注意本病囊状扩张的两端与胆管相通,为特征性表现,壁光滑清晰,其内回声清亮(图 16-6)。合并结石、胆汁淤积时其内可见强回声或中低回声。多无其他胆道系统异常表现,可合并肝内胆管囊性扩张。

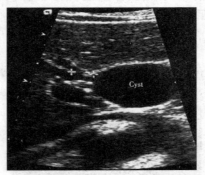

图 16-6　先天性胆总管囊状扩张声像图

超声显示肝门部无回声,与胆管相通,囊壁光滑,囊内透声较好,Cyst:胆总管囊肿

(二)肝内胆管囊性扩张症

肝内胆管囊性扩张症又称 Caroli 病,声像图表现为左、右肝内胆管节段型或弥漫型的囊性扩张,呈椭圆形或梭形,囊腔间相互连通,边缘清晰光滑。

三、鉴别诊断

先天性胆管囊性扩张以青少年女性多见。患者常常有右上腹痛、黄疸等症状。幼年时肝外胆管囊状扩张,往往无症状,可偶然在体检中被发现。

(一)需与胆总管下段结石或肿瘤等致胆道扩张相鉴别

先天性胆总管囊肿,扩张的部位呈椭圆形或纺锤形,而上下段与之相连处的胆管管径相对正常,无明显扩张,正常与异常胆道分界鲜明,多不引起肝内胆管扩张。而结石或肿瘤等梗阻引起的胆管扩张常同时累及其上段肝内、外胆管,呈由粗至细的渐变型,胆囊亦可受累。

(二)先天性胆总管囊肿需与先天性双胆囊相鉴别

先天性双胆囊一端为盲端,而先天性胆总管囊肿两端均与胆管相连,根据形态及脂餐试验等容易鉴别。

（黄　亮）

第十七章

胰腺疾病的超声诊断

第一节 胰 腺 炎

一、急性胰腺炎

(一)流行病学及病因

急性胰腺炎(acute pancreatitis,AP)是胰酶对胰腺组织自身消化导致胰腺腺泡细胞的损伤,同时伴有局部或全身的炎症反应。严重程度可以从轻度水肿到胰周坏死感染,甚至可以导致多器官功能衰竭综合征。组织病理学上,急性胰腺炎分为急性水肿型胰腺炎和急性出血坏死型胰腺炎,前者居多,以间质充血、水肿和炎细胞浸润为主,而后者以胰腺实质坏死、血管损害、脂肪坏死为主伴炎细胞浸润。AP病因很多,主要发病因素为胆道疾病,尤其是胆道结石。文献报道急性胆源性胰腺炎发病率占AP的15%~50%,在我国占AP的60%以上。此外,感染、药物、酒精、手术及创伤、肿瘤、自身免疫因素、代谢、妊娠、遗传、特发性等也占一定比例。

(二)临床表现

AP的临床表现与其病情严重程度相关。以腹痛、发热、恶心、呕吐等多见,急性胆源性胰腺炎还可伴随黄疸,当出现胰腺假性囊肿或胰腺脓肿时可扪及腹部包块。Grey-Tuner征(双侧或者单侧腰部皮肤出现蓝-绿-棕色大片不规则瘀斑)和Cullen征(脐周围皮肤青紫及两侧肋腹皮肤灰蓝色)少见。临床上将AP分为轻型胰腺炎(mild acute pancreatitis,MAP)和重症胰腺炎(severe acute pancreatitis,SAP)。前者可有极其轻微的脏器功能紊乱,但无严重腹膜炎和代谢功能紊乱,临床恢复快。后者则可出现脏器功能衰竭、代谢紊乱或合并胰腺坏死、脓肿、假性囊肿等并发症。因此,在临床上需要特别加以甄别。10%~25%的AP患者会并发假性囊肿,其中多数自行消退,持续存在者有导致感染、脓肿形成、胰瘘、假性动脉瘤、静脉血栓等可能性。

实验室检查约90%的急性胰腺炎血清淀粉酶升高,超过正常值5倍时,即可确诊为急性胰腺炎。起病后6~12小时内血淀粉酶迅速升高,3~5日恢复到正常。尿淀粉酶升高较晚,在病后的12~24小时升高,持续时间较长,一般为1~2周,适用于起病后较长时间未确诊者。检测血清淀粉酶是诊断急性胰腺炎最常用和最快捷、简便的方法之一。在急性胰腺炎起病后24~

72 小时血清脂肪酶开始上升,持续 5～10 日,对起病时间较长者适用。有研究发现,C 反应蛋白、白细胞计数、血清中降钙素和白细胞介素-4 可能是胰腺坏死感染的标志,能更早地反映疾病的严重程度。

（三）超声表现

1.体积

胰腺弥散性肿大,以前后径增大为著。

2.边界

轻型炎症时,胰腺边缘整齐,形态规则,重型时边缘不整齐,形态不规则,与周围组织分界不清。

3.实质回声

胰腺回声减低。水肿型胰腺炎实质回声呈均匀的低回声,但也有实质回声略高于正常的病例。出血坏死型胰腺炎实质回声明显不均匀,呈低回声和高回声相间的混合回声,内部可见片状无回声。

4.胰管

胰管轻度扩张或不扩张,当胰液外漏时扩张胰管可消失或减轻。

5.积液

胰腺炎时可合并积液,超声表现胰周、小网膜囊、肾前旁间隙的无回声,有时腹腔、盆腔甚至胸腔可见积液。

6.胰周

胰腺周围病变发生比例较高,超声表现为病变处见低回声,边界不清,主要见于胰腺腹侧、背侧,双肾旁间隙或肾周围,胰腺后方血管周围等。

7.假性囊肿

急性胰腺炎发病 2～4 周后可在胰腺内或周边形成胰腺假性囊肿,圆形或类圆形,边界较清楚,囊壁多数光滑,少数可厚薄不均、可见分隔或钙化,后方回声增强。

8.非典型者

不典型的急性胰腺炎表现为胰腺无肿大,仅腺体内局部回声减低,多见于胰头和胰尾,胰周组织回声减低,模糊不清。有时合并炎症的并发症如胰腺脓肿等,表现为胰腺正常结构消失,内部呈不均匀的混合回声。

9.血管的改变

重症胰腺炎还可以出现血管的并发症。炎症可直接侵蚀脾血管,血管内膜受损,管壁增厚,管腔狭窄,严重者可引起脾静脉血栓形成或闭塞。表现为脾静脉增宽,内见低回声,血流充盈缺损,提示脾静脉血栓形成,或胰腺后方未见脾静脉管腔及血流显示,提示脾静脉闭塞,胰腺周围和脾门区可见蜂窝状迂曲的管状结构,为五彩花色血流,提示侧支循环形成。胰腺炎还可以引起脾动脉病变,其原因可能为:炎症直接侵蚀脾动脉;胰液在自我消化过程中侵蚀脾动脉;胰腺炎时脾动脉内血液因高浓度胰蛋白酶大量释放而处于高凝状态导致血栓形成。表现为脾动脉内可见低回声,血流充盈缺损。假性脾动脉瘤表现为脾动脉旁类圆形无回声区,CDFI 内部血流呈涡流,与脾动脉相通。

(四)超声造影表现

1.急性水肿型胰腺炎

超声造影后,胰腺与周围组织分界尚清晰,实质回声增强,未见明显无灌注区。

2.急性出血坏死型胰腺炎

超声造影表现为胰腺实质呈不均匀增强,可见散在灶状或片状不规则无增强区,胰腺与周围组织界限不清,表面不光滑呈毛刺状。胰周及腹膜后炎性改变及并发症,如胰周、肾旁前(后)间隙、肾周间隙积液,胰腺内或胰周假性囊肿等在超声造影表现为组织的无灌注或低灌注区。

超声造影显著提高了急性胰腺炎坏死灶的检出率。在急性胰腺炎严重度评价上也具有很高的临床价值。超声造影技术通过观察感兴趣区域内造影剂灌注的有无、强弱来判断该区域血流灌注情况,以此来区别胰腺有无坏死及坏死的程度。

(五)报告内容及注意事项

急性胰腺炎的报告包括胰腺体积、形态变化,回声的改变,胰管是否扩张,胰腺与周边组织分界是否模糊,胰周是否有积液,腹腔、胸腔是否有积液。有无假性囊肿及血管受侵等情况。

超声造影应重点描述胰腺实质增强是否均匀,是否可见无增强坏死区。超声造影还可以评价急性胰腺炎的严重程度,对急性胰腺炎的分级有重要的临床意义。是否合并无增强的假性囊肿。

还应注意胰腺炎的病因,如胆道结石等。更要注意是否有合并胰腺肿瘤的可能。年轻患者应注意是否存在胰管、胆管合流异常,胰管交界汇合处狭窄或受压可导致胰液通道梗阻,胆汁反流,引起胰腺炎。

(六)鉴别诊断

有明显声像图改变的病例,结合临床表现和血清淀粉酶、脂肪酶检查,超声可明确诊断。超声检查应注意对轻型和重型胰腺炎的鉴别诊断。轻型者胰腺常呈轻中度弥散性肿大,胰腺边缘清晰,呈均匀低回声,胰周积液少见或少量。重型者胰腺常呈严重弥漫肿大,边缘不整、模糊不清,内部回声不均匀,胰周积液多见,胸腔积液、腹水多见,肠麻痹、积气多见。

非典型胰腺炎要注意与胰腺癌的鉴别。胰腺炎病灶后方回声增强,主要原因是炎症导致的胰腺水肿或出血坏死使肿块的透声性增强,而胰腺癌的肿块后方多为回声衰减现象。胰头部局限性炎性肿块和胰头癌均可引起胰管和胆总管扩张,前者胰管呈轻中度不规则扩张,并贯穿肿块,胆总管及肝内胆管扩张不明显或仅有轻度扩张,常与胆道慢性炎症、胆石症或胰管结石并存,而胰头癌常早期侵犯压迫胆总管致肝内外胆管明显扩张,少有管壁增厚及钙化表现,胆总管下端截断或显示不规则性狭窄,肿块内见不到扩张的胰管。

假性囊肿出现时要与囊性肿瘤相鉴别。

二、慢性胰腺炎

(一)流行病学及病因

慢性胰腺炎(chronic pancreatitis,CP)是由于各种原因导致的胰腺局部、节段性或弥散性的慢性进行性损害,导致胰腺实质和组织和/或功能不可逆的损害,造成胰腺腺泡萎缩,胰腺纤维化、钙化、导管内结石、胰腺假性囊肿,可有不同程度的胰腺内外分泌功能障碍。其主要病理特征为间质纤维化和慢性炎细胞浸润,间质中的血管无明显破坏和增生。目前认为CP是胰腺癌的一个危险因素。根据病因不同,CP分为酒精性胰腺炎、胆源性胰腺炎、热带性胰腺炎、遗传性胰腺炎、自身免疫性胰腺炎和特发性胰腺炎等。CP 在全球不同地区发病率差异较大。西方的患病率为(10～15)/10 万,发病率为每年(4～7)/10 万。

(二)临床表现

因病因不同,临床表现也不同,常见表现为腹痛和/或消化不良。典型者为餐后上腹痛,并可放射至左腰背部,向前屈曲位能减轻。腹痛还与酒精、药物依赖和心理等有关。腹痛原因复杂,目前确切机制尚不明确,可能与胰管或胰腺实质内压力增加、神经周围炎症、缺血、组织坏死、负反馈功能下降等有关,如若合并假性囊肿、十二指肠梗阻或胰管梗阻(狭窄、结石或继发肿瘤)等,腹痛会进一步加重。胰腺脂肪酶水平下降 90% 以上时会有脂肪泻、脂溶性维生素和维生素 B_{12}缺乏及体重下降等。

当胰腺外分泌功能受损时,患者表现为腹胀、脂肪泻、吸收不良及消瘦等症状。内分泌功能受损时,患者会出现糖尿病。相关的实验室检查包括血、尿淀粉酶测定、胰功肽实验、苯甲酰酪氨酰对氨基苯甲酸试验、糖耐量试验、胰高血糖素测定等。CP 急性发作时,血淀粉酶、尿淀粉酶浓度可一过性升高。内分泌功能受损时,胰高血糖素升高,血糖升高。

(三)超声表现

1.体积

慢性胰腺炎时,胰腺体积多数缩小,少数可以正常或增大(弥散性增大或局限性增大),形态僵硬,边缘不规则。

2.回声

内部回声粗糙,多数回声增高,有时可以回声减低,内部可见实质钙化或胰管结石的斑点状强回声,是慢性胰腺炎的重要诊断指标。

3.胰管

主胰管可以不均匀扩张,直径≥3 mm,粗细不均,典型者呈"串珠样"改变,管壁增厚毛糙,回声增强。钙化型胰腺炎常伴胰管内结石,胰管扩张较明显,梗阻型以轻中度扩张较常见。

4.假性囊肿

部分病例合并假性囊肿,可发生在胰腺内和胰周,圆形或类圆形,边界较清楚,囊壁较厚不规则,囊内可见点状回声。

5.肿块型

胰腺局部肿大,呈假肿物样低回声,形态多不规则,内部回声粗糙,可见斑点状强回声,回声可与胰腺其他部位回声相近。

(四)超声造影表现

肿块型慢性胰腺炎,常规超声表现为胰腺的局限性增大伴有不规则低回声团块。这与胰腺癌不易鉴别,而超声造影可以对两者进行鉴别诊断。肿块型胰腺炎超声造影早期表现为局灶性增强,与周围实质增强程度相似;后期廓清时间也与胰腺实质一致。这是因为,肿块型胰腺炎病灶内可有不同程度的间质纤维化和炎症细胞浸润,但病灶内微血管属于正常的组织血管,且未受破坏,其数量和分布与正常胰腺实质大致相同,所以病灶的增强多与正常胰腺组织同时增强,且增强程度无明显差别。胰腺癌超声造影多表现为增强强度低于胰腺实质的低增强病灶,造影剂廓清时间早于胰腺实质。

(五)报告内容及注意事项

慢性胰腺炎的超声报告包括:胰腺体积、形态变化,内部回声是否粗糙,是否有实质钙化和胰管结石,主胰管是否扩张,是否有假性囊肿。

超声造影应重点描述肿块型胰腺炎的肿块与胰腺实质是否同步增强,二者增强强度是否一致,廓清时间是否一致。

有时肿块型胰腺炎与胰腺癌鉴别困难,必要时需行超声引导下穿刺活检术。

(六)鉴别诊断

慢性胰腺炎的鉴别诊断主要为肿块型胰腺炎与胰腺癌鉴别:①前者胰管呈不规则串珠样扩张,胰管扩张及周围胰腺萎缩程度不如胰腺癌明显;②前者的肿块内多发无回声,为扩张的侧支胰管或小的假性囊肿;③前者可有胰管内结石或实质内钙化;④前者胆总管狭窄为渐进性,而后者多为突然截断。

三、自身免疫性胰腺炎

(一)流行病学及病因

自身免疫性胰腺炎(aimmune pancreatitis,AIP)是由自身免疫介导、以胰腺肿大和胰管不规则狭窄为特征的一种特殊类型的慢性胰腺炎。病理表现为胰管周围淋巴细胞和浆细胞浸润、小叶间纤维化显著的慢性炎症,免疫组化有大量 IgG4 阳性细胞浸润,常伴有胰腺及周围闭塞性静脉炎。目前认为 AIP 是 IgG4 相关系统性疾病在胰腺的表现,胰腺外的其他器官也可以受累,如干燥综合征、原发性硬化性胆管炎、原发性胆汁性肝硬化等。

AIP 多见于男性,男女比例约 2∶1。发病年龄范围较大,多发生在 40～70 岁人群。日本报道的患病率为 0.82/10 万,占慢性胰腺炎的 2%～6%。AIP 的病因及发病机制尚不明确。AIP 患者血清中可检测到多种异常抗原抗体及升高的 γ-球蛋白,以及激素治疗对本病有效,提示自身免疫在 AIP 发病中有重要作用。也有人提出幽门螺旋杆菌参与激活 AIP 自身免疫过程。研究认为自身免疫性胰腺炎为一种 IgG4 相关的系统性疾病,2 型 T 辅助细胞和 T 调节细胞介导了大部分自身免疫性胰腺炎的免疫反应。IgG 及 IgG4 水平升高、多种自身抗体阳性及激素治疗有效反映了 AIP 发病的免疫机制。

(二)临床表现

自身免疫性胰腺炎临床表现比较复杂,可以表现为急性、慢性胰腺炎的症状,包括梗阻性黄疸、不同程度的腹痛、后背痛、乏力、体重下降、脂肪泻等,40%～90% 的患者可以表现为胰腺外其他器官的症状,如泪腺唾液腺受累症状、胆管炎、胆囊炎、纵隔或腹腔淋巴结肿大、间质性肾炎、肺间质性纤维化、腹膜后纤维化、硬化性肠系膜炎、炎性肠病等,其中梗阻性黄疸可发生于 2/3 的患者。也有约 15% 的患者无临床症状。50%～70% 的患者合并糖尿病或糖耐量异常。实验室检查 γ-球蛋白及 IgG4 常明显升高,血清淀粉酶及脂肪酶轻度升高,CA19-9 一般不高,当 AIP 累及胆总管或合并胆管炎时,胆红素及转氨酶可相应升高。

(三)超声表现

AIP 超声影像学表现分为弥散型(约占 70%)和局部型(约占 30%)。

(1)胰腺形态弥散型 AIP 呈弥散性肿大,典型表现为“腊肠样”改变。局灶型 AIP 表现为局灶性肿大,多位于胰头,可形态不规则、边界不清。

(2)胰腺回声弥散型 AIP 胰腺弥散性回声减低,回声增粗,内部可见纤维化样高回声斑点。局灶型 AIP 胰腺局部呈肿物样低回声,回声与胰腺实质相近,彩色多普勒内可见少许血流信号。

(3)主胰管弥散性变细或局限性狭窄,主胰管远端扩张;病变累及胆总管下段时,可出现局部陡然向心性狭窄,狭窄区较细长,胆管壁增厚,胆总管上段扩张及肝内胆管扩张。胰周可出现少量积液等。

(四)超声造影表现

弥散型 AIP 的超声造影表现为增强早期和晚期均为弥散性、中等强度的增强。局灶型 AIP 的超声造影多表现为肿物与胰腺实质同步增强、同步减退,且呈均匀增强。

(五)报告内容及注意事项

AIP 的超声报告包括:胰腺是否有弥散性或局灶性肿大,胰腺回声是否减低、增粗,内部是否可见高回声斑点,主胰管是否有弥散性变细或局限性狭窄,病变是否累及胆总管,胆总管壁是否增厚或陡然向心性狭窄,是否有远端扩张。

AIP 的超声造影应重点描述弥散型 AIP 是否为增强早期和晚期均为弥散性、中等强度的增强,局灶型 AIP 是否为病灶与胰腺实质同步增强、同步减退。

依据 AIP 的典型超声表现及超声造影同步增强同步减退的表现,同时结合血清 IgG4 升高、自身抗体阳性、伴其他器官相应病变及激素治疗效果良好等有助于 AIP 的诊断,但有时仍与胰腺癌鉴别困难,必要时需行超声引导或超声内镜引导下穿刺活检术。

(六)鉴别诊断

弥散型 AIP 通过弥散性"腊肠样"肿大、回声弥散性减低等表现,与胰腺癌鉴别较容易。局灶型 AIP 与胰腺癌鉴别较困难,胰腺癌多为蟹足样浸润生长、胰管突然截断、狭窄远端明显扩张、远端胰腺可以萎缩、肝转移灶、转移性淋巴结等。有文献报道局灶型 AIP 假肿物内的高回声斑点具有特异性,有助于鉴别 AIP 与胰腺癌,高回声斑点可能是诸多被压缩的小胰管形成。超声造影也有助于鉴别 AIP 与胰腺癌。AIP 的实验室检查(血清 IgG4 升高、自身抗体阳性)、其他器官相应病变及激素治疗效果良好均对鉴别二者有重要帮助。

四、嗜酸性胰腺炎

(一)流行病学及病因

原发性嗜酸性胰腺炎极罕见,特征为胰腺实质明显的嗜酸性粒细胞浸润。原发性嗜酸性胰腺炎全身表现有外周血嗜酸细胞升高、血清 IgE 升高及其他器官的嗜酸细胞浸润。胰腺可肿大、萎缩或出现纤维化,可出现嗜酸性静脉炎,病变可导致肿块形成或胆总管阻塞。病理学表现为胰腺组织内有大量以嗜酸性粒细胞为主的炎性细胞的浸润,同时伴有组织纤维化,弥散性胰管、腺泡和间质嗜酸性粒细胞浸润伴发嗜酸性动脉炎和静脉炎。胰腺假性囊肿可见局部高密度嗜酸性粒细胞的浸润。除原发性外,嗜酸性胰腺炎常见于寄生虫感染、胰腺肿瘤、胰腺移植排斥反应、对药物(如卡马西平)的高敏感性、中毒、牛奶过敏等。目前此病的发病机制尚不清楚,多数学者认为嗜酸性胰腺炎发病可能与机体变态反应有关。糖皮质激素治疗后,胰腺影像学和血清学异常可得到改善。

嗜酸性胰腺炎因其发病隐匿,目前多为个案报道,缺乏流行病学资料。各年龄段皆可发病,以中老年多见,男女比例为 2:1,既往有过敏史、哮喘病史者易患。另外,若新生儿的母亲为血糖控制不佳的糖尿病患者,该新生儿的发病风险也高于其他人群。

(二)临床表现

嗜酸性胰腺炎临床表现主要取决于嗜酸性粒细胞的浸润部位。嗜酸性粒细胞可单独浸润胰腺,亦可同时合并胃肠道和全身其他脏器的浸润,包括心脏、皮肤、淋巴结等。由于胰腺的炎性肿胀可压迫和刺激胰腺包膜引起腹部疼痛,肿胀部位不同可诱发不同部位的疼痛,以右侧较多见,可向后背放射。胰头部位的肿胀还可影响胆汁和胰酶的排泄,部分患者甚至可诱发嗜酸性胰腺炎急性发作。持续的炎性反应还可引起胰胆管损伤等,部分患者可出现黄疸、瘙痒、消化不良等症状。少部分患者还有复发恶心、呕吐等症状,严重者出现心脏和呼吸道嗜酸性粒细胞浸润,可导致死亡。

(三)超声表现

胰腺可以弥散性肿大或局限性肿大(以胰头肿大多见),回声减低,可伴胰周少量渗出。胰管全部或局部狭窄,可伴远端胰管扩张,也可出现胆管狭窄伴远端扩张。少数病例可见胰腺假性囊肿。

(四)超声造影表现

弥散型嗜酸性胰腺炎的超声造影表现为弥散性、中等强度的增强。局灶型嗜酸性胰腺炎的超声造影多表现为肿物与胰腺实质同步增强、同步减退,且呈均匀增强。

(五)报告内容及注意事项

嗜酸性胰腺炎超声报告包括:胰腺是否弥散性或局灶性肿大,回声是否减低,胰周是否有渗出,主胰管和胆总管是否有狭窄及远端扩张。

超声造影应重点描述是否为同步增强、同步减退及增强强度。

嗜酸性胰腺炎的超声表现不具有特异性,与其他类型的胰腺炎表现不易鉴别。内镜逆行胰胆管造影在嗜酸性胰腺炎的诊断中占有较重要的地位,超声内镜行组织穿刺可进行诊断。

(六)鉴别诊断

主要与胰腺癌和自身免疫性胰腺炎鉴别。三者的临床症状和影像学表现较为相似。多数嗜酸性胰腺炎出现嗜酸性粒细胞增多、免疫球蛋白 IgE 升高,有过敏和哮喘病史、糖皮质激素治疗有效;自身免疫性胰腺炎多出现血清 IgG4 升高,自身抗体阳性等。另外肿瘤标记物、ERCP 检查等也有助于三者的鉴别诊断。病理组织学活检是三者诊断的金标准。

五、胰腺脓肿

(一)流行病学及病因

胰腺脓肿指来自腹腔内邻近胰腺部位的脓液积聚,可来源于胰腺局限性坏死液化继发感染,也可来自胰腺假性囊肿继发感染,是重症急性胰腺炎的严重并发症之一,通常在胰腺炎发病 4～6 周后形成,在重症急性胰腺炎中的发病率大约为 5%,国外报道胰腺脓肿的死亡率为 14%～54%,国内报道 12.2%～25%。脓肿好发于胰体和胰尾部,可为单腔或多腔,小者直径数厘米,大者可达 30 cm,可并发膈下脓肿、小网膜积脓和结肠坏死。传统治疗方法有经皮穿刺引流、外科手术等。

(二)临床表现

感染征象是常见的临床表现,急性胰腺炎患者若出现败血症表现,应高度警惕胰腺脓肿。胰腺脓肿可呈隐匿性或爆发性表现。患者原有症状、体征发生改变和加剧,表现为持续性心动过速、呼吸加快、肠麻痹、腹痛加剧,伴腰背部疼痛,外周血白细胞升高,患者有全身中毒症状,体温逐步上升,偶有胃肠道症状(恶心、呕吐及食欲缺乏等)。少数会出现糖尿病症状。上腹部或全腹压痛,脓肿较大时可触及包块。1/3～2/3 的患者可出现血清淀粉酶升高。可有肝功能损害,血清转氨酶和碱性磷酸酶升高。40%～48% 的患者可出现肾功能损害,血清尿素酶及肌酐增高。

35％患者有肺炎、肺不张、胸膜炎等表现。

（三）超声表现

脓肿前期，所累及的胰腺区域回声增强、增粗、不均，轮廓不清。继而转为急性期，脓肿边界模糊，中心有液性暗区。进入慢性期后，脓肿成熟，表现为胰腺周围或胰腺内无回声，边界不清，囊壁增厚不规则，无回声内可见随体位改变而浮动的点状回声，透声较差。脓肿中检出强回声气体时有特异性诊断价值，是产气菌感染的表现。彩色多普勒显示囊壁可见血流，内部脓液无血流信号。

（四）超声造影表现

多数胰腺脓肿表现为动脉期有环状厚壁高增强，囊壁不规则，内部为无增强的液化脓腔，也可表现为蜂窝状增强，内可见多处液化无增强区。

（五）报告内容及注意事项

胰腺脓肿的超声报告应包括脓肿形态、回声，内部是否有液化区，是否有不规则厚壁，彩色多普勒内部是否有血流，囊壁血流情况。

超声造影报告应包括是否有环状厚壁高增强或蜂窝状增强，内部是否有无增强的液化脓腔。

超声对胰腺脓肿的检出率约为70％，有时不易鉴别胰腺脓肿、积液或假性囊肿，超声引导下脓肿穿刺、细菌培养有助于诊断，手术能明确诊断。

（六）鉴别诊断

胰腺脓肿应与胰腺假性囊肿鉴别，前者有脓肿前期至脓肿形成期的病程变化过程，脓肿形成后可见不规则厚壁，边界不清，内为无回声，透声差，有时内可见气体样回声，患者有发热、全身中毒症状、败血症等表现。假性囊肿多数边界较清楚，囊壁多数光滑，少数可厚薄不均、可见分隔或钙化，患者有急性胰腺炎病史。

（张婧娴）

第二节　胰腺肿瘤

一、胰腺浆液性囊性肿瘤

（一）流行病学及病因

浆液性囊性肿瘤（serous cystic neoplasm，SCN）通常发生于 50～60 岁女性，最常见的是浆液性囊腺瘤（serous cystadenoma，SCA），多孤立发生，约占胰腺囊性病变的 20％；在 Von Hippel-Lindau（VHL）患者中，病变呈多灶性。多数浆液性囊性肿瘤为微囊型浆液性腺瘤，其他少见病变有大囊型、实体型、VHL 相关型等。大囊型浆液性囊性肿瘤通常位于胰头部，男性多见。研究表明，少于 5％的 SCA 有局部浸润性，侵袭周围组织或血管，或直接延伸到胰周淋巴结；极少数病例可发生转移，表现为浆液性囊腺癌。

（二）临床表现

SCA 多见于胰腺体尾部，其大小差异较大，多为偶然发现，通常零星发生，增长缓慢。患者以腹部包块、腹胀或非特异疼痛为主要症状。症状随肿瘤增大逐渐加重，餐后为著，服药无缓解。

即使肿瘤很大,SCA 通常也是非浸润性的,挤压而不是侵犯邻近结构,因此,胆道梗阻是 SCA 的罕见并发症。

(三)超声表现

典型微囊型 SCA 可表现为分叶状囊性肿物,呈多房或蜂窝状无回声,囊壁及分隔薄,囊腔小(<2 cm),囊内分隔向心性分布,部分病例肿块中央可探及实性回声的中央瘢痕区和钙化。彩色多普勒可探及显示囊壁、分隔及中央瘢痕内的血管分布。

胰体部囊性占位,边界清晰,呈分叶状,内可见纤细分隔。

极度微囊化的 SCA 少见,超声难以分辨其小的囊腔,二维超声类似于实体肿块的高回声或低回声病灶,边界清,透声好,瘤体后方回声增强;彩色多普勒可探及较丰富的血流信号。

大囊型浆液性囊性肿瘤胰头部多见,囊腔直径一般大于 2 cm,数量有限,也可呈单室型。

浆液性囊腺癌,临床少见,多表现为类实性血供丰富的占位,与微囊型 SCA 相似,但可转移到胃和肝或出现周围组织的浸润。

(四)超声造影表现

SCA 超声造影增强水平与胰腺实质接近,造影剂到达肿瘤后囊性结构显示更加清晰,囊壁及囊内分隔动脉期呈蜂窝状高增强,囊壁薄,几乎无乳头状隆起,静脉期呈低增强。极度微囊化的 SCA 造影表现类似于血供丰富的实体病变。

(五)报告内容及注意事项

SCA 的超声报告包括病灶的位置,大小,是否有分隔,囊腔大小,囊壁及分隔是否增厚,内壁是否光滑,是否有乳头样突起,主胰管是否扩张,是否有周边浸润现象;彩色多普勒还可显示病灶内是否有血流信号,周边血管是否有受侵征象等内容。超声造影则应重点描述病灶的边界,囊壁是否光滑,壁上有无结节状增强,囊壁、分隔及乳头状突起的增强及减退方式。

超声检查是评估及随访胰腺囊性病灶的首选方法。典型微囊型 SCA 的特点是有一个中央纤维瘢痕,这在 CT 和 MRI 中可以清楚地观察到。MRCP 能清晰地显示病变与胰管的关系。超声造影技术有时能比其他影像学检查更好地显示病变内的增强模式,观察到特征性的中央纤维瘢痕。多种影像学方法相结合更有助于判断病灶性质。

(六)鉴别诊断

1.SCA 需与其他胰腺囊性病变相鉴别

(1)黏液性囊性肿瘤:需与大囊型 SCA 相鉴别。前者患者女性为主,病变通常位于胰腺体尾部,内部结构复杂,透声差,有附壁乳头样结构。外围的蛋壳样钙化是特征性征象。

(2)胰腺假性囊肿:患者多有过胰腺炎、外伤史或手术史,囊液透声性好;囊内容物可因存在坏死组织碎片而变得回声杂乱,超声造影无增强。

(3)胰腺导管内乳头状黏液性肿瘤:患者以老年男性为主,病变声像图表现为多房囊性、囊性为主囊实性或者实性病变内见小囊腔,胰管明显扩张,病变与扩张胰管相连。

2.极度微囊型 SCA 需与以下疾病相鉴别

(1)神经内分泌肿瘤:二维超声中均表现为实体病变,超声造影、增强 CT 均表现为富血供病变,较难鉴别。MRI 和 MDCT 对其有较好的鉴别作用。此外对于功能性神经内分泌肿瘤,如胰岛细胞瘤、胃泌素瘤等,患者有高胰岛素、胃泌素相关的临床症状和血液检查表现,也可起到鉴别的作用。

(2)浆液性微囊型囊腺癌:多表现为血供丰富的类实性占位,但可转移到胃和肝或出现周围组织的浸润。

二、胰腺黏液性囊性肿瘤

(一)流行病学及病因

黏液性囊性肿瘤(mucinous cystic neoplasm,MCN)约 95％见于女性,患者平均年龄 40～50 岁,约占所有胰腺囊性病变的 10％。2010 年 WHO 胰腺肿瘤分类对 MCN 的定义为:囊性上皮性肿瘤,与胰腺导管系统不相通,可产生黏液,周围有卵巢样间质。MCN 覆盖从良性的黏液性囊腺瘤到黏液性囊性肿瘤伴相关浸润癌的系列病变,1/3 的 MCN 伴有浸润性癌。其恶性病变多为囊腺瘤恶变而来,恶变风险随体积增大而加大。肿瘤进展缓慢,恶变时间一般较长,与浸润性癌相关 MCN 患者通常比非侵袭性 MCN 患者大 5～10 岁。

(二)临床表现

MCN 的临床表现主要取决于肿瘤的大小,通常为无症状的"偶发瘤",多为胰腺体尾部大体圆形的囊性病变。MCN 很少有症状,当显著增大时可因压迫出现腹部疼痛或腹部不适等症状。

胰头部肿瘤相对少见,症状出现较早,可压迫消化道引起梗阻,压迫胆总管下段,出现肝大、胆囊肿大、梗阻性黄疸等。

胰腺黏液性囊腺癌可侵犯邻近器官组织,如胃、十二指肠、结肠等,引起相关症状。但肿瘤生长、浸润缓慢,远处脏器转移较晚。肿瘤预后与浸润性成分的位置密切相关。

(三)超声表现

MCN 可表现为类圆形或分叶状肿物,以囊性为主,整体回声较低,单腔或少腔(一般不大于 6 个囊腔),囊腔可因黏液或出血而透声性较差,呈现为不均质的低回声,囊壁厚薄不均,厚壁部分大于 2 mm,内壁欠平整,壁及分隔上可有钙化或乳头状突起。非均质的内部回声影响病变分隔及壁上突起结节的显示。彩色多普勒超声显示囊腺瘤囊壁、分隔及乳头状结构内可见少量动脉血流信号。

病变与胰管不相通,通常不会引起胰管扩张,部分患者可有胰管的轻度扩张。由于肿瘤多生长在体尾部,常不压迫胆管,肿瘤较大时才有胆道梗阻的表现。

一项关于 163 例手术切除胰腺黏液性肿瘤的研究表明,恶性病变者多直径大于 4 cm 或有乳头状突起。边界模糊,囊壁或分隔厚薄不均,囊内实性成分增多均为恶性病变的预测因素。此外,恶性病变可向邻近器官浸润性增长,引起周围淋巴结肿大。彩色多普勒超声显示实性成分血供较丰富,当肿瘤侵犯周围血管时,可出现相应的超声表现。

(四)超声造影表现

将黏液性肿瘤与非黏液性肿瘤相鉴别是诊断的重点,多数黏液性囊腺瘤/癌内部实质与周围胰腺组织同时均匀增强,内部均见囊性无增强区,动脉期增强程度等于或稍高于胰腺实质。囊腺瘤边界清晰,囊壁较厚,囊内分隔较薄,静脉期增强程度稍低于胰腺实质。囊腺癌边界模糊,囊壁较厚,囊内分隔亦较厚,壁上可见乳头状增强灶,增强消退较快,静脉期增强程度低于胰腺实质。

(五)报告内容及注意事项

MCN 的超声报告包括病灶的位置,大小,内部有无分隔,囊壁及分隔是否增厚,内壁有无实性乳头样突起及其大小和形态,主胰管是否扩张,病灶与主胰管的关系,是否有周边浸润和周围淋巴结肿大等现象;彩色多普勒还可显示病灶囊壁、分隔及突起的血供情况,周边血管是否有受侵征象等。超声造影则应重点描述病灶的边界,囊壁是否光滑,壁上有无结节状增强,囊壁、分隔及乳头状突起的增强及减退方式。

超声检查是评估及随访胰腺囊性病灶的首选方法,但囊腔内部回声可因出血或囊液流失变得复杂,影响囊内分隔及乳头样突起的显示。增强 CT 及 MRI 能全面显示病灶,CT 检查能显示MCN 特征性的外围蛋壳样钙化。内镜超声可以近距离观察胰腺占位复杂的内部结构,如分隔及囊内乳头样突起。MRCP 能清晰地显示病变与胰管的关系。超声造影技术可消除囊内黏液、凝血块、组织碎片的影响,对囊内分隔及乳头样突起的检出率明显优于灰阶超声,有时能比其他影像学检查更好地显示病变内的增强模式。多种影像学方法相结合更有助于准确判断病灶的性质。

此外,可行超声引导下囊肿穿刺、抽吸,囊液分析可以区分肿瘤是否产生黏蛋白、有无脱落的异型恶性肿瘤细胞、囊液淀粉酶和肿瘤标记物高低等。MCN 囊液黏度大、CEA 水平升高,可与多种疾病进行鉴别。

(六)鉴别诊断

MCN 有潜在恶性风险,即使病变生长缓慢且无临床症状也有手术指征,因此需与其他胰腺非黏液性囊性病变相鉴别:

(1)胰腺浆液性肿瘤:MCN 需与大囊型胰腺浆液性肿瘤相鉴别。大囊型胰腺浆液性肿瘤患者以男性多见,无 CEA 的升高;病变多位于胰头部,囊液透声性一般较好,囊壁薄且光滑,无明显乳头状突起。

(2)胰腺假性囊肿:患者多有过胰腺炎、外伤或手术史,囊壁无乳头状突起,囊液透声性好;囊内容物可因坏死组织碎片而回声杂乱,行超声造影检查内容物无增强。

(3)胰腺包虫囊肿:包虫囊肿以肝脏多见,也可出现在胰腺内,表现为囊壁回声增高、光滑,囊内可见囊砂或子囊,无乳头状突起。

(4)胰腺导管内乳头状黏液性肿瘤:患者多为老年男性,病变声像图表现为多房囊性、囊性为主囊实性或者实性内见小囊腔,胰管明显扩张,病变与扩张胰管相连。

(5)胰腺癌或胰腺神经内分泌肿瘤囊性变:病变表现复杂多样,可行超声引导囊液抽吸,检查囊液内是否有恶性脱落细胞、是否有黏蛋白、囊液 CA19-9、CEA 等指标的高低。

三、胰腺导管内乳头状黏液性肿瘤

(一)流行病学及病因

胰腺导管内乳头状黏液性肿瘤(intraductal papillary mucinous tumor or neoplasm of the pancreas,IPMT or IPMN)由世界卫生组织(World Health Organization,WHO)在 1996 年正式定义,这是一类自良性腺瘤到交界性肿瘤、原位癌、浸润性腺癌逐渐演变的疾病,其特点为胰腺导管上皮肿瘤伴或不伴乳头状突起并产生大量黏液造成主胰管和/或分支胰管的囊性扩张。其病灶主要位于胰管内,产生大量黏液并滞留于胰管内,十二指肠乳头开口扩大伴胶冻样物附着。IPMN 转移浸润倾向较低,手术切除率高,预后较好。

近年来,本病发生率逐年提高,据 Furuta K 的统计,IPMN 占临床诊断的胰腺肿瘤的 7.5%,占手术切除胰腺肿瘤的 16.3%。

IPMN 病变可累及胰管的一部分或整个胰管,位于胰头者占 60%,体尾者占 40%。在临床中分为分支胰管型(50%～60%)、主胰管型(40%～50%)及混合型。分支型者 5 年癌变率约为15%,而主胰管型者 5 年癌变率约为 60%。

（二）临床表现

IPMN 患者多为老年男性,可有程度不等的上腹不适等临床症状,部分病例还伴有或曾出现胰腺炎的症状,可能是稠厚的黏液部分或完全阻塞胰管造成的。这种慢性持续阻塞还会造成胰腺实质功能的破坏,从而出现糖尿病、脂肪泻等较严重的临床表现,多见于恶性 IPMN。IPMN 患者还可能出现黄疸,这是因为恶性者可能出现胆管浸润及胆管梗阻,而良性者也可能由于大量黏液阻塞乳头部或形成胆管窦道而阻塞胆管。部分患者无明确临床症状,通常为肿瘤分泌黏液的功能尚不活跃和/或生长部位远离胰头。

（三）超声表现

IPMN 病灶均与扩张的胰管相连或位于其内,绝大多数胰管扩张明显,但不是所有病灶超声均能显示其与导管相连。病变可表现为:①呈多房囊性或囊性为主的囊实性病灶突向胰腺实质;②扩张胰管内见中等回声或低回声;③病灶呈中等回声或低回声,内见少许不规则小无回声。

超声显示病灶呈分叶状囊实性结构,病灶侵及的主导管(黄色箭头)及分支导管(蓝色箭头)均明显扩张,彩超显示囊壁及附壁结节上均探及略丰富血流信号,为混合型

彩色多普勒超声于恶性病灶内常可探及较丰富的血流信号,良性病灶内绝大多数难以探及血流信号。

经腹超声可显示胰腺内扩张的导管及其内或与其相连的囊性或囊实性病灶,为诊断及分型提供可靠的信息。主胰管宽度≥7 mm、病灶≥30 mm、有附壁结节均为恶性的预测因素。

根据影像学资料的 IPMN 分型在临床应用中尤为重要,通常认为主胰管型及混合型多为恶性,分支型恶性发生率较低(6%～51%),但当后者显示出一些可疑征象,如病灶直径＞3 cm、附壁结节、主胰管直径＞6 mm、细胞学检查阳性以及出现临床症状时应考虑恶性病变的可能。

（四）超声造影表现

附壁结节的判断目前仍是 IPMN 超声诊断中的难点,主要是一些小结节与黏液结节难以区分,超声造影可显示 IPMN 内的分隔和乳头状突起的强化,对壁结节超声造影的量化分析有助于其鉴别诊断。然而其可靠的诊断还需依据肿瘤与胰管相通,超声造影对一些病例也可更好地显示病灶与主胰管的关系。

（五）报告内容及注意事项

IPMN 的超声报告包括:病灶的位置,大小,内部有无实性乳头状突起,主胰管是否扩张,病灶与主胰管的关系,是否有周边浸润现象,彩色多普勒显示病灶内是否有血流信号,周边血管是否有受侵征象。

超声造影则应重点描述病灶的边界,囊壁是否规则,壁上有无结节状增强,病灶与主胰管的关系。

经腹超声和 CT 对于全面显示病灶有一定优势,但对于分支型的小囊性病灶和附壁结节的敏感性不及磁共振胰胆管显像(MRCP)和内镜超声;ERCP 虽然也是本病重要的诊断方法之一,但在部分病例中受黏液的干扰难以显示导管扩张及病灶全貌。因此,多种影像学方法相结合更有助于准确判断病灶的性质。

此外,IPMN 患者发生胰腺外肿瘤的比例较高(23.6%～32%),但与 IPMN 的良恶性无明显相关。因此,对 IPMN 患者应注意对其他脏器的全面检查。

（六）鉴别诊断

IPMN 的诊断需与胰腺黏液性囊腺性肿瘤相鉴别,二者均产生大量黏液,但后者常见于围绝

经期妇女,多位于胰腺体尾部,具有较厚包膜,内部有分隔,通常为大囊(>2 cm)或多囊状结构,壁及分隔上可见钙化或乳头状突起,很少与胰管相通连,囊腔可因黏液或出血而透声性较差,胰管无扩张或可见受压移位。

IPMN 还需与慢性胰腺炎鉴别,因前者常伴有胰腺炎的症状,也会出现胰腺实质萎缩及导管扩张,易误诊为慢性胰腺炎。但慢性胰腺炎很少见到囊性占位以及囊性占位与胰管相通的现象,同时,慢性胰腺炎可见胰腺实质的钙化和/或胰管内结石。

四、胰腺实性假乳头状瘤

(一)流行病学及病因

胰腺实性假乳头状瘤(solid-pseudopapillary tumor or neoplasm of the pancreas,SPTP or SPN)自 1959 年由 Frantz 首次报道后,曾以胰腺乳头状囊性肿瘤、胰腺乳头状上皮肿瘤、胰腺实性乳头状上皮性肿瘤、囊实性腺泡细胞瘤等命名。为充分地描述该肿瘤的主要特征,世界卫生组织(World Health Organization,WHO)将该病命名为胰腺实性假乳头状瘤。SPTP 占胰腺原发肿瘤的 0.13%~2.7%,占胰腺囊性肿瘤的 5.5%~12%。SPTP 具有明显的年龄和性别倾向,好发于年轻女性(20~30 岁)。目前,WHO 将该病中的大部分病例归于交界性或有一定恶性潜能的肿瘤,其组织学来源尚未明确。该病转移浸润倾向较低,手术切除率高,预后较好。

(二)临床表现

SPTP 的临床表现多无特异性,主要症状为中上腹不适、隐痛,部分伴恶心、呕吐。部分患者于体检时偶然发现。与其他胰腺恶性肿瘤不同,黄疸、体重减轻、胰腺炎十分少见,仅见于不到 12% 的 SPTP 患者。实验室检查包括消化道常用肿瘤标志物,如 CEA、CA19-9、CA242、CA724 等多在正常范围内。

(三)超声表现

胰腺实性假乳头状瘤可发生于胰腺的任何部位,但胰腺体尾较多见。肿瘤大多体积较大,形态较规则,边界较清晰,常伴出血坏死,由于出血坏死成分所占比例不一,肿块声像图可表现为囊性、囊实性或实性。SPTP 大多呈外生性生长,9%~15% 的病例会出现转移或局部侵犯。病变可表现为:①体积小者多以实性为主,呈低回声,边界清;②体积大者囊性坏死改变更明显,多为囊实性,部分可呈高度囊性变,仅在囊壁上残余薄层肿瘤组织。

胰腺实性假乳头状瘤可有钙化,多为粗大钙化,可发生在肿瘤的周围呈蛋壳状也可在肿瘤内部呈斑块状。肿块引起胰管及胆管扩张比例小且程度相对低。肿块多挤压周围的组织结构,而无明显侵犯。部分病灶彩色多普勒血流成像可探及肿块边缘或内部血流信号。有学者认为彩色多普勒表现与肿瘤大小、囊性变的程度、良恶性无明显联系。

(四)超声造影表现

动脉期多见造影剂不均匀充填。肿瘤的包膜呈环状增强,病灶内部呈片状等增强或低增强,部分可见分隔样强化。静脉期造影剂大多快速减退,病灶呈低增强。病灶内出血坏死的囊性区域则始终显示为无增强区。

(五)报告内容及注意事项

SPTP 的超声报告包括:病灶的位置,大小,边界是否清晰,内部是否有无回声区,是否有钙化,彩色多普勒显示病灶内是否有血流信号,周边组织或血管是否有受侵征象。

超声造影则应重点描述病灶周边是否有环状强化,病灶内是否有始终无增强的区域。

胰腺为腹膜后器官，经腹部超声检查时容易受到上腹部胃肠道气体的干扰，而且 SPTP 大多呈外生性生长，部分肿瘤的定位诊断较困难。通过胃十二指肠水窗法、改变体位，或通过脾脏做透声窗观察胰腺尾部，尽可能清晰显示胰腺结构及其与周边组织的毗邻关系，以便于更准确判断肿瘤的来源。SPTP 发病率较低，目前人们对其认识仍不足，各种术前影像学检查误诊率均较高。一般对于年轻女性，具备以上超声表现者，应考虑到本病的可能。

(六)鉴别诊断

SPTP 需与囊腺瘤、囊腺癌相鉴别：两者均以囊实性表现多见，相对而言，实性假乳头状瘤实性成分较多。囊腺瘤、囊腺癌多见于中老年女性，部分壁及分隔上可见乳头状突起。

SPTP 还需与无功能性胰岛细胞瘤鉴别：后者多见于中老年人，实性多见，内部回声较为均匀，钙化较少见，实质成分血流较丰富，出血囊性变者与 SPTP 鉴别较困难。

部分以实性表现为主的 SPTP 需与胰腺癌鉴别：胰腺癌肿物形态多不规则，与周围组织分界不清，较易引起胰管、胆管的扩张。鉴别要点是胰腺癌具有浸润性的生长特点。

SPTP 还需与胰腺假性囊肿鉴别：后者多有胰腺炎或外伤、手术史，声像图一般为典型囊肿表现，囊壁较厚，囊内可由于出血、感染等出现回声，类似 SPTP 的声像图表现，但囊内实际为沉积物，而并非实性成分，超声造影可提供较可靠的鉴别信息。

五、胰腺导管腺癌

(一)流行病学及病因

胰腺导管腺癌（pancreatic ductal adenocarcinoma，PDAC，以下简称"胰腺癌"）是恶性度最高、起病隐匿的肿瘤之一。在恶性肿瘤病死率中居第 4 位，5 年生存率仅 8%。

胰腺癌的早期症状不明显，且无法确诊，大部分发现时已进入晚期，仅有 20% 的患者适合手术，可行手术切除患者的中位生存时间为 12.6 个月，未行手术切除患者的中位生存时间为 3.5 个月，因此对胰腺癌的早期诊断显得尤为重要。

(二)临床表现

早期症状不明显，且无特异性，仅表现为上腹轻度不适或隐痛。进展期胰腺癌最常见的三大症状为腹痛、黄疸和体重减轻。

1.腹痛

腹痛是胰腺癌的常见或首发症状，早期腹痛较轻或部位不明确，易被忽略，至中晚期腹痛逐渐加重且部位相对固定，常伴有持续性腰背部剧痛。

2.黄疸

黄疸是胰头癌的突出症状，约 90% 的胰头癌患者病程中出现黄疸。约半数患者以黄疸为首发症状，随黄疸进行性加深，伴皮肤瘙痒、茶色尿、陶土便。

3.体重减轻

体重减轻虽非胰腺癌的特异性表现，但其发生频率甚至略高于腹痛和黄疸，故应予以重视，特别是对不明原因的消瘦。

4.消化道症状

胰腺癌患者最常见的消化道症状是食欲减退和消化不良，患者常有恶心、呕吐和腹胀，晚期可有脂肪泻。

5.其他表现

部分胰腺癌患者有持续或间歇性低热,有时出现血栓性静脉炎。

(三)超声检查适应证

(1)上腹不适或常规体检者,需了解胰腺情况。是发现胰腺肿瘤、胰腺炎的首选检查方法。

(2)胰腺局灶性病变的定性诊断,鉴别肿块的性质。

(3)临床症状疑似胰腺肿瘤或实验室相关肿瘤标志物升高的病例。

(4)黄疸查因和不明原因的胰管扩张、胆管扩张。

(5)闭合性腹部外伤,疑存在胰腺损伤者。

(6)胰腺移植,全面评估供体血管通畅性和灌注情况,以及随访中出现的异常病变。

(7)胰腺癌局部动脉灌注化疗、局部放疗、消融治疗、注药治疗后等评价疗效。

(四)超声检查观察内容

超声要注意胰腺癌的直接征象(如:胰腺外形、轮廓及内部回声变化,胰腺内肿块)和间接征象(如:胰、胆管扩张,血管受压移位、变窄,周围脏器移位受侵犯,淋巴结转移、肝转移)。

1.胰腺大小及外形变化

胰腺大小及外形变化是影像学最易发现的征象。胰腺局限性肿大,局部膨隆,形态僵硬。

2.胰腺内肿块

直径<2 cm肿块超声多表现为较均匀低回声,无包膜。随肿块增大,内部回声不均匀,可合并液化、钙化。肿块轮廓不清,形态不规则,浸润生长,后方回声衰竭。CDFI:典型胰腺癌为少血供肿瘤,少数胰腺癌病灶内部或边缘可见短条状血流。

3.胰、胆管扩张

胰腺癌在发病全过程中,60%~90%的病例出现梗阻性黄疸,胰头癌则更多,胰管全程扩张。癌灶位于胰腺体尾部时,胰管可无扩张。

4.胰周血管受压或受侵

胰周血管受侵是胰腺癌不可切除的主要原因之一。胰腺周围大血管较多,肿瘤较大或外生性生长时,相邻大血管可被推移、挤压变形,或被肿瘤包绕,甚至在管腔内见实性回声。

5.周围脏器受侵

易受侵的脏器为脾、胃、十二指肠等。脏器与胰腺之间的脂肪间隙消失,脏器表面正常高回声浆膜界面连续性中断。

6.淋巴结转移

胰周见到直径>1 cm的低回声淋巴结时,应考虑区域淋巴结转移的可能。

7.肝转移

肝脏是胰腺癌最常见的转移部位,由于肝转移瘤的诊断直接影响到治疗方案的制订和对预后的估计。因此,胰腺癌超声检查时,应同时重点检查肝脏。

(五)超声造影表现

目前超声造影多使用第二代超声造影剂声诺维,即六氟化硫微泡。欧洲医学和生物学超声协会发布的超声造影指南已经明确超声造影在淋巴结、胃肠道、胰腺、脾脏及肝胆系统疾病的诊断与鉴别诊断中的价值。

与周边正常的胰腺实质相比,多数胰腺癌呈不均匀低增强,少数呈等增强。D'Onofrio等从6个中心选择了1439例胰腺占位性病变患者,其中实性病变1273例,将患者超声造影结果与病理诊断比较。超声造影判断胰腺癌标准为:静注造影剂后病灶增强程度低于周围正常组织,结果显示超声造影诊断胰腺癌准确率为87.8%。胰腺癌病灶内的造影剂退出明显早于胰腺实质,渡越时间短于胰腺实质。这与肿瘤内部结构异常、血管迂曲及动静脉瘘形成有关。病灶内部出现液化坏死时,可出现局部造影剂充盈缺损。

(六)报告内容及注意事项

超声报告应涵盖上述胰腺癌直接及间接超声征象所涉及的方面。包括:胰腺形态、大小、整体回声;胰腺肿块部位、大小、内部及后方回声、边界、形态及血流情况;胰、胆管有无扩张,判断梗阻部位;胰周大血管及脏器有无受侵;胰周、腹膜后有无肿大淋巴结;肝脏有无可疑转移灶。

经腹超声具有简便易行、经济及无创等优点,常用于筛查胰腺占位性病变。然而,经腹超声存在很多局限:①绝大多数胰腺实性占位表现为低回声或者混合回声,故对于病变良、恶性鉴别诊断价值有限;②胰腺位于后腹膜腔,解剖位置深,易受胃肠道气体、肥胖等因素影响,常规超声容易漏诊小胰腺癌(特别是直径< 1 cm者),以及胰腺钩突、胰尾肿块。必要时可采取加压、改变体位或饮水,使胃充盈,以此作为声窗,改善胰腺的显示;③老年人胰腺萎缩,脂肪变性,胰腺体积小而回声高,因此,当老年人胰腺饱满,回声较低时,应予以注意;④部分胰腺癌仅表现为外形僵直或外形增大、局部膨隆,肿块与胰腺实质回声接近时,应高度重视,此时可行超声造影,并结合CT动态增强薄层扫描;⑤个别全胰腺癌可仅表现为胰腺弥散性增大、回声不均、边界不整,各部比例正常,容易漏诊;⑥胰腺癌血供较少,故彩色多普勒超声往往难以显示血流信号,但是,可以作为与其他胰腺实性占位相鉴别的手段,如:胰腺神经内分泌肿瘤,因为后者多数为多血供肿瘤。

(七)鉴别诊断

1.肿块型胰腺炎

该病与胰腺癌均以胰头多见。肿块型胰腺炎典型超声表现为:病灶内部为低回声,可有钙化,后方回声衰减不明显,病灶边界不清,胰管可穿过肿块,呈串珠状扩张,有时可见结石。肿块型胰腺炎超声造影动脉期表现为缓慢、弥漫增强,与周围胰腺实质增强模式及程度相似,呈"实质样"增强,静脉期造影剂退出速率与周围胰腺相似。

2.胰腺囊腺癌

当囊腺癌以实性为主时需与胰腺癌鉴别。以实性为主的囊腺癌回声较高,透声好,后方衰减不明显或增强,不伴导管扩张,病灶内血流较丰富。超声造影可见蜂窝状增强、囊壁及分隔强化或内部结节样强化。

3.胰腺神经内分泌肿瘤

胰腺神经内分泌肿瘤较少见,分为功能性与无功能性,其中以胰岛细胞瘤最常见。功能性神经内分泌肿瘤有典型的内分泌症状,但是因为肿瘤较小,经腹超声难以显示。无功能性神经内分泌肿瘤由于患者无症状,发现时肿瘤较大。神经内分泌肿瘤较小时,边界清,形态规则,内部呈较均匀低回声,病灶较大时内部回声不均,可见液化区。彩色多普勒超声显示肿瘤内部血流信号较为丰富。超声造影多表现为动脉期的高增强,静脉期的快速退出而呈轻度低增强。大的无功能性神经内分泌肿瘤因坏死和囊性变可表现为不均质高增强。

4.壶腹周围癌

由于肿瘤部位特殊,病灶较小即出现胆道梗阻,临床出现黄疸,超声表现为胆管扩张。肿瘤位于管腔内,可呈等回声或高回声。胰管无明显扩张。

5.腹膜后肿瘤

病灶位置较深,位于脾静脉后方,与胰腺分界较清晰,不伴胰、胆管扩张。

六、胰腺腺泡细胞癌

(一)流行病学及病因

胰腺腺泡细胞癌(pancreatic acinar cell carcinoma,PACC)是一种临床罕见的恶性肿瘤,来源于腺泡。虽然胰腺中80%以上的组织由腺泡细胞构成,仅4%的组织由导管上皮构成,但PACC的发病率远低于导管腺癌,仅占胰腺癌的1%～2%。有研究表明,可能与microRNA表达的改变和胰腺腺泡的瘤性转化及恶性转变相关。大约1/3的腺泡细胞癌中可有散在的神经内分泌细胞标记物的阳性表达,当表达超过30%时,则称为混合型腺泡-内分泌癌(mixed acinar endocrine carcinoma,MAED),由于其病理学和生物学行为与腺泡细胞癌相似,因此被认为是后者的一个亚型。

本病预后较差,易早期转移至局部淋巴结和肝。中位生存期约为18个月,1年生存率为57%,3年生存率为26%,5年生存率为5.9%,介于胰腺导管腺癌和胰腺神经内分泌肿瘤之间,优于导管腺癌的4%,因此早期确诊并积极手术治疗可以改善预后。

(二)临床表现

与导管腺癌的发病高峰年龄在60～70岁相比,PACC平均发病年龄相对年轻,在50岁左右,男性多见,男女之比为2:1,罕见于儿童及青少年。

临床表现多为非特异性的消化道症状。因肿瘤以膨胀性生长为主,无明显"嗜神经生长"和"围管性浸润"的特点,早期症状不明显。当肿瘤较大压迫周围器官可引起相关并发症,通常有腹痛、恶心、腹泻、体重减轻等,发生胆管梗阻及黄疸的概率较低。4%～16%的患者可因脂肪酶的过度分泌而并发胰源性脂膜炎,表现为皮下脂肪坏死、多关节病等。

目前尚未发现PACC的特异性肿瘤标志物,AFP、CA19-9、CA125、CA72-4、CA50、CA242、CA15-3和CEA升高的病例呈分散分布,即使肿瘤较大或已发生肝转移,CA19-9升高亦不明显。

(三)超声表现

PACC可发生于胰腺各部位,在胰腺导管内罕见,累及全胰腺更为少见。但好发部位研究结果各异,部分学者认为胰头部多见(占42%～53%),胰体尾部次之(占27%～47%);部分研究未发现确切好发部位。

PACC多为单发,因症状不明显,通常发现时瘤体较大,7～10 cm不等,直径>10 cm者不少见,明显大于导管腺癌的3 cm。肿瘤以实性成分为主,较大时易出现囊性变,可伴出血坏死和钙化。肿瘤呈膨胀性生长,对周围器官常表现为压迫性改变,而非浸润性。因此肿瘤边界清晰,增强CT扫描时边缘可见完整或部分性包膜,与邻近组织分界清晰,MRI上瘤胰分界面多数存在,这是由邻近组织受压及反应性纤维组织增生所致。肿瘤较少沿胰管浸润,对胰管的影响主要是外压性,故胰胆管扩张少见。彩色血流显示,多数病灶内可探及血流信号,丰富程度不等。

虽然PACC肿瘤有包膜,但侵袭性仍很高,50%患者诊断时已经有区域淋巴结甚至肝转移,也可侵犯静脉发生瘤栓。

(四)超声造影表现

超声造影对于该病的认识及研究尚处于早期阶段,相关文献相对较少。2016年Tanyaporn

对 5 例该病患者进行超声内镜检查,发现大部分(4/5)病灶表现为逐渐增强,有别于导管腺癌的低增强模式。该病的 CT 增强模式可分富血供和乏血供 2 种类型,后者居多。因肿瘤间质为血窦样结构,肿瘤内部常伴坏死、结构异质,故呈渐进性强化,强化不均匀。富血供者坏死范围小,更易于表现为均质;乏血供者坏死更多见,更倾向于不均质。虽然强化程度低于正常胰腺,但有学者认为 PACC 的强化比导管腺癌强,这可能与肿瘤间质富含血窦以及纤维瘢痕增生较少有关。部分研究还发现延迟期肿瘤与胰腺组织强化相近,认为是由于胰腺组织在门静脉期以后强化衰减加速,而肿瘤本身持续强化的结果。

(五)报告内容及注意事项

PACC 的超声报告包括:病灶的位置,大小,边界,是否有周边浸润现象,彩色多普勒显示病灶内是否有血流信号,周边血管是否有受侵征象。

PACC 侵袭性很高,50%患者诊断时已经有区域淋巴结甚至肝转移。因此在工作中还需注意对肝脏及邻近脏器、血管的仔细扫查,为临床提供更全面的信息。增强 CT 和 MRI 对淋巴结的观察有一定优势,因此,多种影像学方法相结合更有助于准确判断病灶的性质。

(六)鉴别诊断

腺泡细胞癌超声表现类似于胰腺导管腺癌、无功能神经内分泌肿瘤、实性假乳头状瘤、黏液性囊腺瘤等病,均可表现为较大肿物,伴坏死和钙化,不均匀增强。需加以鉴别。

1.导管腺癌

临床上腹痛明显,胰头多见,易侵犯胰管、胆管引起黄疸。肿瘤体积多小于 PACC,呈浸润性生长,无包膜,边界不清,内部血供少,强化程度明显低于正常胰腺组织。

2.无功能神经内分泌肿瘤

无功能神经内分泌肿瘤多见于青中年,属于富血供肿瘤,内部血流丰富。即使伴较大范围囊变、坏死区者,实性成分动脉期仍呈明显强化。容易出现血行转移,淋巴结转移少见。动脉期明显强化的特点有别于本病。

3.实性假乳头状瘤

实性假乳头状瘤好发于年轻女性,表现为有包膜、边界清楚的肿块,一般不出现胰胆管扩张,恶性度低,较少出现转移。体积较大伴有囊变时难与本病鉴别,发病年龄及性别有一定鉴别意义。

4.黏液性囊腺瘤

黏液性囊腺瘤常见于中年妇女,随肿瘤体积增大恶性度增高,直径大于 8 cm 可考虑为恶性。通常为大囊(>2 cm)或多囊状结构,具有较厚包膜,边界清,可有分隔,囊壁光滑可见钙化,易与本病鉴别。

七、胰腺神经内分泌肿瘤

(一)流行病学及病因

胰腺神经内分泌肿瘤(pancreatic neuroendocrine tumours,pNETs),是源于胰腺多能神经内分泌干细胞的胰腺肿瘤,这些细胞多分布于胰岛,曾名为胰岛细胞瘤和胰腺内分泌肿瘤。包括高分化神经内分泌瘤(neuroendocrine tumours,NETs)和低分化神经内分泌癌(neuroendocrine carcinomas,NECs)。发病率为(0.25~0.5)/10 万,逐年升高。占胰腺原发肿瘤的 1%~5%,可发生在任何年龄,发病高峰年龄为 30~60 岁,无性别差异。

pNETs 分为功能性和无功能性两大类。多数为功能性 pNETs,包括胰岛素瘤、胃泌素瘤、胰高血糖素瘤、血管活性肠肽瘤,及更罕见的生长抑素瘤、胰多肽瘤、生长激素释放激素瘤、促肾上腺皮质激素瘤等,其中胰岛素瘤最常见,其次为胃泌素瘤。各类型流行病学特点不尽相同。无功能性胰腺神经内分泌肿瘤占胰腺神经内分泌肿瘤的 $15\%\sim20\%$,多见于青年女性。其中直径小于 0.5 cm 的无功能性神经内分泌肿瘤称为胰腺神经内分泌微腺瘤。目前认为除了胰腺神经内分泌微腺瘤是良性的以外,所有胰腺神经内分泌瘤都具有恶性潜能。

pNETs 多为散发病例,病因不明,部分为相关性家族性综合征,如多发性内分泌腺瘤病Ⅰ型、VHL(Von Hippel-Lindau,VHL)综合征和多发性神经纤维瘤病呈聚集性。

(二)临床表现

功能性 pNETs 因不同细胞来源,产生主要激素不同而表现为不同的临床综合征,无功能性 pNETs,血清激素水平无变化,早期无明显症状。肿瘤增大后临床上主要表现为梗阻性黄疸、胰腺炎、上腹痛、十二指肠梗阻、体重减轻和疲劳等。

(三)超声表现

pNETs 可发生于胰腺任何部位,某些功能类型有一定分布倾向。大小不一,功能性 pNETs 一般较小,胰岛素瘤直径多为 $1\sim2$ cm,胃泌素瘤直径也多<2 cm。而无功能性 pNETs 可以长大至 10 cm。

1.二维超声表现

(1)胰腺神经内分泌瘤:体积小的肿瘤,内部多呈均匀的低回声,甚至为极低回声,少数为高回声;呈圆形或椭圆形,形态规则,边界清晰;肿瘤尾侧胰管无明显扩张。肿瘤较大时,形态可不规则,内部可合并出血、囊性变,表现为形态不规则,内部回声不均,出现无回声区,偶可见到钙化形成的斑块状强回声,并可出现挤压周围脏器和血管的相关征象。肿瘤可转移到周围淋巴结和肝脏,肝脏转移病灶<1 cm 为边界清晰的低回声及极低回声,病灶增大后多表现为强回声。

(2)胰腺神经内分泌癌:除了神经内分泌瘤的各种表现外,形态更加不规则,与周边分界明显不清晰,也可出现转移征象。

2.彩色多普勒超声表现

典型病灶内可探及丰富血流信号,但在小病灶和深部病灶血流探测受限。胰腺神经内分泌癌血流走向杂乱。

(四)超声造影表现

因为肿瘤的富血供,典型的超声造影表现为早期的边界清晰快速高增强或等增强。病灶较小多数为均匀增强,但病灶出现囊性变、坏死时,可表现为不均匀增强。但也有少部分肿瘤因为间质含量高,表现为低增强。

(五)报告内容及注意事项

超声报告包括:病灶的位置,大小,数目,边界,内部回声是否均匀,主胰管是否扩张,彩色多普勒显示病灶内是否有血流信号,周边血管、胆管是否有受压征象,周围淋巴结是否受侵,肝脏是否有转移。

经腹超声对于病灶定位及诊断有一定帮助,但对于小病灶和深部病灶探测敏感性不及 CT、内镜超声以及生长抑素受体显像(somatostatin receptor scintigraphy,SRS)。因此,多种影像学方法相结合更有助于准确判断病灶的术前定位。胰腺术中超声的检出率可高达 96%。

此外超声能很好地显示胆管、胰管和周围血管的受累情况,对于肝脏转移病灶的检出敏感性和特异性高(88%～95%),因此经腹超声检查可以比较全面评估 pNETs,利于其定性诊断。结合临床表现有助于初步判断 pNETs 的类型。

(六)鉴别诊断

1.胰腺癌

胰腺癌边缘不规则,内部多呈低回声或混合回声,胰头癌多伴有胆道或胰管扩张、周围脏器或组织受压、浸润以及转移征象,超声造影多表现为低增强,与典型的 pNETs 不难鉴别。但 pNETs 出现恶性征象(或胰腺神经内分泌癌)时,二者鉴别较困难,需要结合临床信息,综合判断。

2.胰腺囊腺瘤(囊腺癌)

pNETs 以实性成分为主时,较易与囊腺类肿瘤鉴别。当囊性变区域较多较大,内部呈分隔样改变时,与呈多房大囊样表现的黏液性囊腺类肿瘤较难鉴别,但神经内分泌肿瘤囊性变后分隔往往较囊腺类肿瘤分隔厚且不规则。

3.胰腺周围脏器的肿块

无功能性 pNETs 由于体积较大,常表现为左上腹肿块,因此需要与胃、左肾、左肾上腺和腹膜后肿瘤相鉴别。胃肿瘤位于脾静脉前方,饮水后可鉴别。左肾、肾上腺和腹膜后肿瘤位于脾静脉后方。

八、胰母细胞瘤

(一)流行病学及病因

胰母细胞瘤(pancreatoblastoma,PBL)是一种罕见的恶性胰腺上皮源性肿瘤,占所有胰腺肿瘤的0.16%～0.5%,在儿童的胰腺肿瘤中占 30%～50%。肿瘤大部实性,常有包膜,质软,可有出血、坏死、钙化、囊性变,镜下可见鳞状小体和含有酶原颗粒的细胞结构。

PBL 好发于亚洲人,大多发生于婴幼儿,发病中位年龄 4 岁,男性多于女性,偶可见于成人。PBL 可以单独发生或与遗传综合征例如 Beckwith-Wiedemann 综合征或家族性腺瘤性息肉病综合征联合发生。

PBL 的分子发病机制仍不清楚,但曾有病例报道显示,在 Beckwith-Wiedemann 综合征患者以及家族性腺瘤性息肉病患者中,PBL 可联合出现,表明其可能具有独特的分子遗传学改变,有报道称先天性囊性胰母细胞瘤与 Beckwith-Wiedmann 综合征相关是由于 APC/β 联蛋白信号通路的改变。染色体 11p 上的等位基因丢失是 PBL 中最常见的遗传改变,在 PBL 的患者中约占 86%。

(二)临床表现

胰母细胞瘤可以发生在胰腺的任何部分,约 50%的肿瘤位于胰头部。由于生长缓慢且早期无明显症状,发现时常常因体积较大而难以判断其来源。

胰腺母细胞瘤的临床表现通常是非特异性的。常见的症状和体征包括腹痛、腹部包块、体重减轻、呕吐、腹泻和贫血。当胰头部肿瘤体积较大时可压迫十二指肠及胃幽门部,导致机械性梗阻、黄疸、呕吐及胃肠道出血的发生。当肿瘤转移到腹膜时可以引起腹水。在个别病例报道中,PBL 也可引起库欣综合征和抗利尿激素分泌失调综合征。

文献报道 40%～70%的 PBL 患者会出现血清甲胎蛋白(AFP)水平升高,因而甲胎蛋白是诊断胰腺母细胞瘤的常见肿瘤标志物。部分患者中也偶可见乳酸脱氢酶、α-1 抗胰蛋白酶和

CA19-9 升高,其他肿瘤标记物没有显示出明显的相关性。

与成人相比,PBL 在婴儿和儿童患者中具有较弱的侵袭性。PBL 可局部包绕相邻血管并浸润周围器官、网膜及腹膜,肝脏是其最常见的远处转移部位,其次是区域性淋巴结和腹膜,较少见到肺、骨、后纵隔和颈淋巴结转移。

PBL 的发生发展的过程较慢,可适用各种常见形式的肿瘤治疗,但手术治疗目前仍被认为是最有效的治疗方式。

(三)超声表现

PBL 可发生在胰腺任何部位,好发于胰头或胰尾。体积通常较大,边界清晰,以低回声为主,回声不均,内可见出血或坏死等形成的囊性部分,体积较大者常回声混杂,部分瘤体内可见钙化。发生于胰头者应常规仔细探查胆总管。

与血管关系:可包绕邻近腹膜后大血管(如腹腔干及其分支、肠系膜上动脉等)。也可在脾静脉内形成瘤栓,并向肠系膜上静脉、门脉内延伸,伴侧支形成。有时脾静脉被瘤栓充盈,并明显增粗似瘤块样,探查时容易误认为是瘤体的一部分,因此要注意分辨。

少数巨大肿瘤可以将胰腺全部破坏,致使胰腺区域均为瘤组织占据,见不到周边残存的胰腺组织,脾静脉紧贴肿瘤后缘,可以此判断肿瘤来源于胰腺,此时也要想到胰母细胞瘤的可能。

(四)报告内容及注意事项

PBL 的超声报告包括:肿瘤大小,起源器官,肿瘤边界清晰度,肿瘤内部回声,是否存在钙化、腹水、胆管和/或胰管是否扩张,是否有局部浸润,是否包绕周围重要血管,是否存在转移灶,是否形成静脉瘤栓。

超过 15% 的胰腺母细胞瘤患者在诊断时存在转移,其他的患者在疾病进展过程中发生转移。肝脏是最常见的转移部位,也可发生局部淋巴结、腹膜、骨骼和肺转移瘤等。血管浸润不常见。腹水可能是肿瘤扩散的指标。因此,在超声扫查时应注意这些部位的着重扫查。

(五)鉴别诊断

当肿瘤体积较大时,且起源不易确定,此时区分胰腺母细胞瘤与其他儿科腹部肿块可能是困难的。在这种情况下,儿童患者中的鉴别诊断应包括体积较大的腹膜内或腹膜后肿块,例如神经母细胞瘤。

神经母细胞瘤常常表现为体积较大、内部回声不均、伴钙化的腹部肿块。由于该肿瘤具有尿儿茶酚胺及其代谢产物增高的特征,可根据临床信息与胰腺母细胞瘤相区分。神经母细胞瘤多位于肾上腺区,需与位于胰尾部的胰母细胞瘤鉴别,前者多边界清晰,呈分叶状,内部回声不均匀,在低回声区间有强回声光斑伴声影,肾脏有受压推移现象,较早发生转移。

当肿瘤明显来源胰腺时,鉴别诊断主要为胰腺的囊性及囊实性肿物,特别是当 PBL 发生于年龄稍长儿童,且瘤体较小、无瘤栓形成时,需与胰腺实性假乳头状瘤鉴别。

胰腺实性假乳头状瘤(SPTP)好发于年轻女性,胰腺体尾较多见。肿瘤大多体积较大,边界较清晰,常伴出血坏死,声像图多表现为囊实性或实性,可有蛋壳状或斑块状钙化。SPTP 对周围组织常无明显侵犯,病灶较大时对周边组织、血管形成推挤移位,仅少数病例出现转移。

偶发于成人的病例鉴别诊断中包括胰腺导管腺癌、腺泡细胞癌、实性乳头状上皮肿瘤、腺瘤和内分泌肿瘤等。胰腺导管腺癌多发生在老年男性的胰头区,与胰腺母细胞瘤不同,其坏死、出血和钙化罕见。腺泡细胞癌类似于胰腺母细胞瘤,可以表现为体积较大、质软、分叶状、边界清晰的肿瘤,内部可发生坏死并易转移到肝脏和淋巴结,但其缺乏钙化和肺转移的倾向可能有助于与胰腺母细胞瘤相区分。

九、胰腺淋巴瘤

(一)流行病学及病因

胰腺淋巴瘤是一种较罕见的胰腺肿瘤,占胰腺恶性肿瘤的 0.16%~4.9%,病理类型多为 B 细胞非霍奇金淋巴瘤。胰腺淋巴瘤可以分为原发性和继发性两类。原发性胰腺淋巴瘤(primary pancreatic lymphoma,PPL)临床上极为少见,不到结外淋巴瘤的 2%,仅占胰腺肿瘤的 0.5%,2016 年世界卫生组织(World Health Organization,WHO)框架指南将原发性胰腺淋巴瘤定义为"起源于胰腺组织的结外淋巴瘤,可浸润毗邻淋巴结及远处转移,首发临床征象位于胰腺"。继发性胰腺淋巴瘤为全身淋巴瘤胰腺受累的表现,相对多见,尸检中其在非霍奇金淋巴瘤患者中发生率可达 30%。

(二)临床表现

PPL 多见于中老年男性,临床表现缺乏特异性,腹痛(83%)是最常见的临床症状,随后是腹部包块(54%)、体重减轻(50%)、黄疸(37%)、急性胰腺炎(12%)、小肠梗阻(12%)、腹泻(12%)等。继发性胰腺淋巴瘤在发现前其原发部位淋巴瘤诊断多已明确。

(三)超声表现

原发性胰腺淋巴瘤胰头多见,多表现为体积较大的低回声,彩色多普勒内部多无血流信号,常伴有肾静脉下方腹膜后淋巴结肿大。内镜超声(endoscopic ultrasound)是诊断 PPL 的重要工具,当内镜超声发现胰腺有体积较大的低回声、无明显胰管受累及胰管扩张、胰周淋巴结肿大等特点常提示 PPL 可能。

(四)报告内容及注意事项

超声报告主要内容包括:病灶的回声、位置、大小、胰管是否扩张,彩色多普勒显示病灶内是否有血流信号,周边血管是否有受累征象等。

PPL 由于缺乏特异性临床表现且较为罕见,易误诊为胰腺癌,两者治疗方法及预后存在较大差异。内镜超声(EUS)及内镜超声引导下细针穿刺活检(endoscopic ultrasound-guided fine-needle aspiration,EUS-FNA)是诊断 PPL 较为可靠的方法。此外,CT、MR 及 PET-CT 也是诊断 PPL 常用的影像学方法,多种影像方法的结合更有助于准确判断病灶的性质,提高 PPL 诊断率。继发性胰腺淋巴瘤结合病史及胰腺占位多不难诊断。

(五)鉴别诊断

PPL 和胰腺癌的一些临床表现及影像学特征有相似之处,但两者治疗方法及预后存在较大差异,因此鉴别诊断十分重要。PPL 肿瘤体积较大,通常无明显胰管受侵及胰管扩张表现,常伴有肾静脉下方腹膜后淋巴结肿大,而胰腺癌肿瘤体积较小,有明显胰管受侵及胰管扩张表现,且易侵入血管导致肝内转移。两者的鉴别诊断还应结合临床表现、检验结果及其他影像学检查,明确诊断需要病理学的帮助。继发性胰腺淋巴瘤为全身淋巴瘤胰腺受累的表现,胰腺出现病变通常较晚,诊断不难。

十、胰腺转移肿瘤

(一)流行病学及病因

胰腺转移肿瘤非常罕见,其发病率为 1.6%~5.9%,而超声内镜引导细针穿刺发现率为

0.7%～10.7%。

最常见的转移胰腺原发性肿瘤包括肾细胞癌(RCC)、肺癌、乳腺癌、恶性黑色素瘤、胃肠道癌、前列腺癌。此外,几乎所有的造血肿瘤都可以累及胰腺,其中非霍奇金淋巴瘤是最常见。

转移可以通过不同的方式:通过直接侵袭、淋巴或血行。直接侵犯胰腺实质一般来自邻近结构如十二指肠乳头,肝外胆管,胃、十二指肠、结肠的肿瘤。继发胰腺的淋巴瘤和白血病通常源自受累的胰周淋巴结,但最常见的肾细胞癌的转移途径尚不清楚。

由于独特的肠系膜淋巴引流,结肠癌最常见的转移部位是胰头下部。但绝大多数(75%)涉及多节段。

(二)临床表现

绝大多数的患者在诊断时无症状。只有当肿瘤相当大时,才会产生具体的症状,如消化道出血、消化道梗阻、腹痛或黄疸,与原发性胰腺腺癌相似。其他一般症状包括疲劳、体重减轻、腹痛。罕见的症状包括胰腺功能不全、腹部包块和胰腺炎。血清肿瘤标志物一般在正常范围内。

(三)超声表现

通常无特征性的超声表现,可表现为单发、多发,或弥散性胰腺受累。较大肿瘤的病灶内可液化坏死和钙化。不伴有主胰管和胆总管扩张。

彩色多普勒可显示病灶内血流丰富,部分病灶内仅见少许血流。

(四)超声造影表现

肾细胞癌是最常见的胰腺转移肿瘤,超声造影可显示其胰腺转移病灶强化,有助于与低血供的胰腺导管腺癌相鉴别。然而肾细胞癌胰腺转移瘤的超声造影特征,并不能与胰腺内分泌肿瘤相区别。同时低血供的转移肿瘤,如肺癌,部分乳腺癌表现病灶未强化。

(五)报告内容及注意事项

胰腺转移肿瘤的超声报告包括:病灶的位置,大小,病灶内部是否有坏死液化,钙化。主胰管和胆总管是否扩张,是否有周边浸润现象,彩色多普勒显示病灶内是否血流丰富,周边血管是否有受侵征象。

经腹超声虽然可清晰显示病灶,但 CT 和 MRI 可更加准确地诊断单个病灶,特别是多发病灶。例如,来源于高血供原发灶的转移肿瘤,如肾细胞癌转移癌,通常在动脉期迅速增强。在 MRI 中,转移病灶通常是低信号,T_1 加权脂肪抑制图像表现为稍低信号,T_2 加权图像上表现为稍高信号。具有与原发肿瘤相同的增强模式。较大转移可能存在 T_2 表现为高信号中心坏死和周边强化。临床诊断主要结合临床病史,最终需要活检明确诊断。

(六)鉴别诊断

大多数胰腺转移瘤无特异影像表现,但肾细胞癌、黑色素瘤和一些乳腺癌,因其高血供,常与内分泌肿瘤混淆,但能与低血供的胰腺导管腺癌相区别。

肺癌和乳腺癌的胰腺转移瘤通常表现为低血供,但当表现为多发,并无明显的胆管或胰管扩张时,应考虑肿瘤转移。此外这些病灶往往边界清楚,可与胰腺导管腺癌区别。

如没有其他明确的影像学特征,很难区分转移和原发病变,因此,原发恶性肿瘤的病史,强烈地提示转移的可能性。同时 FNA 有助于正确诊断。

(张婧娴)

第十八章

肾脏、输尿管疾病的超声诊断

第一节 肾脏疾病

一、肾脏超声解剖

肾脏位于脊柱两旁的腹膜后间隙内,双肾上端向内前倾斜,其长轴呈"八"字形。仰卧位时,上、下端多数在第 12 胸椎与第 3 腰椎之间,右肾低于左肾 1～2 cm。正常肾脏随呼吸上下移动的幅度为 2～3 cm。右肾前面紧邻肝脏,前下部为结肠右曲,内侧为十二指肠降部。左肾前上方为胃底后壁、胰尾和脾门;中部为结肠左曲。双侧肾上端为肾上腺,后面的上部为肋膈隐窝,中下部紧贴腰肌。肾脏由外向内被肾筋膜、脂肪囊、纤维囊包绕。

肾脏的外形似蚕豆,其长径为 9～12 cm,宽径为 4～5 cm,厚为 3～4 cm。左肾略大于右肾,但是在成人长径相差不应＞2 cm。肾的内侧缘有一个垂直并向前内侧开放的裂,称为肾门,其内由肾血管、肾盂、淋巴管和神经通过共同组成肾蒂。肾门向内是一个较大的腔,称为肾窦。肾脏的内部结构如图 18-1。实质部分分为皮质和髓质。皮质在外层,厚 0.5～0.7 cm,部分伸入到髓质的乳头之间,称为肾柱;髓质在深层,形成 15～20 个圆锥形结构,称为肾锥体;锥体顶端突入肾窦,称为肾乳头。肾小盏边缘包绕肾乳头基部,收集来自乳头孔的尿液。2～3 个肾小盏汇合成一个肾大盏,再由肾大盏集合成漏斗状肾盂,出肾门向后下移行为输尿管。

肾动脉起始于约第 1 腰椎水平的腹主动脉,位于肾静脉的后方。右肾动脉走行于下腔静脉、胰腺头部、右肾静脉之后;左肾动脉向左下行经左肾静脉与胰腺体、尾部之后。双侧肾动脉均在抵达肾门附近处分为前、后两主支经肾门进入肾窦。前支较粗,再分为 4～5 支段动脉进入前部的肾实质;后支较细,进入后部肾实质(图 18-2)。根据其分布的区域,将肾实质分为上段、上前段、下前段、下段和后段,除后段由后支供血外,其余各段均由前支供血。段动脉进一步分为叶间动脉→弓状动脉→小叶间动脉(图 18-3)。在弓状动脉之前,肾动脉分支间几乎没有吻合支。

肾动脉进入肾门前的分支并不恒定,也有不经肾门直接入肾实质者,称副肾动脉或迷走肾动脉,其发生率为 20％～30％。副肾动脉多起源于肾动脉,也有起源于其他动脉(如腹主动脉、肾

359

上腺上动脉等）。有时还可见到一侧双肾动脉,甚至多支副肾动脉。肾下极的副肾血管经过输尿管的前方,可压迫输尿管引起肾积水。

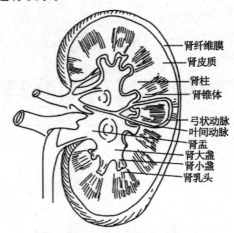

图 18-1　肾脏的内部结构示意图

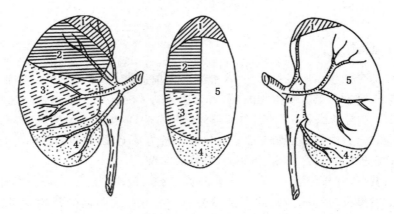

1.上段;2.上前段;3.下前段;4.下段;5.后段

图 18-2　肾段与肾动脉分布

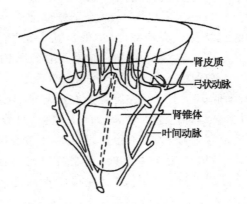

图 18-3　肾脏内部血管结构

肾静脉位于动脉前方。左肾静脉向右沿脾静脉和胰体的后方向右穿过肠系膜上动脉根部与腹主动脉之间汇入下腔静脉,来自左睾丸/卵巢静脉、左肾上腺静脉和左膈下静脉的血流也汇入左肾静脉。右静脉于同名肾动脉后方向左行,汇入下腔静脉。右卵巢/睾丸静脉直接汇入下腔静脉。

肾脏血供异常丰富。肾脏重量仅占人体重量的 0.5％,而血流量占心排血量的 20％～25％。以单位体积计算,肾脏是全身血流量最大的器官。其中又以皮质血流最多,占全肾血流量的 90％～95％,达 4 000～5 000 mL/(min·kg)。髓质血流量相对皮质较少,占 5％～10％,外髓质约 1 200 mL/(min·kg),内髓质约 250 mL/(min·kg)。血液不仅在肾实质的分布不均,流过肾实质的速度相差也很大,流过皮质仅需 2～3 秒,而流过髓质乳头几乎需 60 秒之久。造成分布不均的主要原因是髓质内小动脉细长,且有平滑肌及交感神经支配,血流阻力大,黏滞度也高。了解肾脏的血流特点,对分析肾脏血流灌注有重要帮助。

肾脏的淋巴管自肾门起始与肾静脉伴行,引流至腰淋巴结。

二、超声检查方法

(一)常规超声检查

检查肾脏一般用 3～5 MHz 探头,检查小儿与婴幼儿,采用 5～8 MHz。患者以空腹为好。在需要了解输尿管和膀胱状态时,应充盈膀胱。

患者取仰卧位,必要时取俯卧位、侧卧位或站立位,经侧腰部扫查是最常用的方法,嘱患者深吸气后屏气,以肝脏为声窗检查右肾,以脾脏为声窗检查左肾。

1.冠状断面扫查

患者取仰卧位、右前或左前斜侧卧位。探头置于腋后线,纵向扫查,使声束指向内上方,可以获得肾脏最大冠状断面声像图,常在此断面测量肾脏的最大长径。

2.横断面扫查

在冠状扫查的位置,旋转探头 90°,可获得肾脏的横断面声像图。经肾门的横断面可做肾前后径、宽径和集合系统前后径的测量。

3.矢状断面扫查

患者取侧卧位或仰卧位,探头置于侧腹部肋弓下方,显示肾脏声像图后,调整探头方位,使探头与肾脏长轴平行,由内向外检查,可获得肾的一系列纵断切面。

4.斜断面扫查

患者处于任何体位,均可对肾脏做斜断扫查。其中,患者取仰卧位经后侧肋间以肝脏或脾脏做声窗扫查肾上段,经肋缘下在深吸气末扫查肾下段,取俯卧位经脊肋角扫查肾上极都是很常用的重要扫查方法。

检查肾脏,需要取不同体位从多径路、多断面进行。检查时还需对探头适当加压,以最大限度地排除空气干扰并缩短探头与肾脏之间的距离。

(二)超声造影

1.仪器和造影剂

肾脏超声造影对仪器和造影剂的要求与肝脏相同。不同的造影剂,稀释方法和要求各异,要严格按照制造商的说明进行操作。

超声造影剂几乎都是在短时间(20～30 分钟)内就经肾排出,目前未见超声造影对肾功能有影响的报道,故超声造影可以用于增强 CT 或增强 MRI 禁忌证的患者,特别是肾功能损害或尿道梗阻的患者。

2.肾脏超声造影方法

肾脏超声造影患者无需特殊准备,检查体位要求能够清楚显示需要观测的病变。

每例肾脏的超声造影检查必须包括常规超声(包括灰阶超声和彩色多普勒超声)的初步扫查。常规评估之后,进行超声造影。

(1)造影剂的选择和剂量:由于肾脏体积小而血流量大,所以造影剂的使用量要减少,通常大约使用肝脏造影剂量的一半即可以很好显示肾脏的血流灌注特征。剂量过大反而会严重影响病变细节的显示,如肿瘤假包膜、小肿瘤内部的囊性变等。

(2)注射方法。①团注法:也称弹丸式注射法,是将造影剂快速注入血管内的方法。静脉穿刺针尾部连接一个三通管,三通管一侧连接盛有 5 mL 生理盐水的注射器,另一侧连接盛有造影剂的注射器。在造影条件下,显示清楚要观察的部位或病变后,将造影剂一次快速推注入血管内,紧接着快速注入生理盐水 5 mL。这种方法快、速简便。②持续滴注法:将稀释好的造影剂经静脉均匀缓慢地滴注或用输液泵匀速入血管内。注意在滴注过程中要不断振动造影剂悬液,以免微泡沉淀。

(3)成像方法:采用何种成像方法,以使用的造影剂和观察内容而定。通常使用低 MI 实时灰阶造影成像,必要时辅以低 MI 条件下的 CDFI 或功率多普勒成像。①实时灰阶造影成像:持续发射低 MI 超声获得微泡的谐波成像,在早期皮质期、髓质期及晚期皮髓质期连续观察肾脏肿瘤的造影强化特点。②触发间隔成像:注射造影剂后,嘱患者屏住呼吸,仪器自动按预先的设置间歇发射或心电图(ECG)同步触发 4～6 个高 MI 超声脉冲以击破微气泡,清除已经进入感兴趣区内的微泡,而后又自动进入低 MI 设置,获取感兴趣区再灌注的信息。

三、正常肾脏声像图

(一)常规超声表现

肾脏冠状断面呈外凸内凹的"蚕豆"形(图 18-4)。

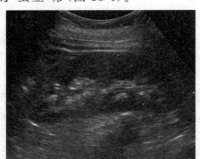

图 18-4　正常肾脏声像图

在儿童及大多数成年人,超声可以分辨出皮质和髓质。正常肾皮质由肾实质外层向内延伸到椎体之间,回声均匀,等于或低于肝脏或脾脏回声。髓质的回声低于皮质,呈顶端指向肾窦的圆锥三角形弱回声区,似果核状围绕肾窦放射状排列。扫查肾脏时由于"各向异性伪像"、脾脏或肾周脂肪的影响,上下段的实质回声可能不一致,有时被误认为回声异常。改变探头方向和位置多断面扫查容易鉴别。

肾窦为被实质包绕的椭圆形高回声结构,也称集合系统回声。肾窦宽度占肾横断面宽度的1/2~2/3。其边界不规则,借此可以粗略判定上、中、下组肾盏的位置。肾窦内部常可见到细小的无回声结构,它可能是增宽的静脉回声,也可能为存有尿液的肾窦回声,CDFI容易将两者鉴别。当膀胱高度充盈时,肾窦轻度扩张,但是一般不超过1.5 cm,排尿后变窄。

　　肾皮质被光滑而连续的高回声线包绕,通常被看作肾纤维囊回声。在纤维囊回声之外,又有一层较厚的高回声带,此为肾脂肪囊回声。其厚度因人而异,肥胖者可为2~3 cm,而消瘦者可能不显示。患者呼吸时,肾脂肪囊回声带与肾脏一起运动,而与肝脏、脾脏做相对运动,称为"滑动症"。

　　CDFI容易显示肾内外血管,甚至肾皮质的血供也清晰可见。肾动脉可被从起始部追踪到肾门,为搏动性细管状结构,内径为0.5~0.6 cm,阻力指数在0.6~0.8,随年龄增大而增高。动脉进入高回声的肾窦,叶间动脉垂直于肾皮质,而弓形动脉平行于肾皮质(图18-3)。超声造影可以清晰显示肾皮质微小动脉的血流灌注。纵向扫查时,常可显示位于下腔静脉后方呈环状的右肾动脉。有时可见副肾动脉。

　　双侧肾静脉伴行于肾动脉前外侧,呈条带状无回声区,上下径略大于前后径,CDFI显示持续性低速血流。右肾静脉较短,内径为0.8~1.1 cm,容易显示其全段。于胰头钩突下方汇入下腔静脉。左肾静脉较长,而且内径较右肾静脉略粗,特别是邻近腹主动脉左侧的一段,内径可为1.0~1.2 cm,但是在肠系膜上动脉和腹主动脉间其前后径显著小于上下径,以致此处血流速度明显增快。

　　新生儿肾脏声像图与儿童和成人不同,皮质和髓质的差别很明显。皮质回声更高,而髓质相对较大,回声更低。由于肾窦内脂肪较少,所以肾窦回声较低,甚至与实质回声分界模糊。通常这种回声特征在4~6个月后逐渐消失。此外,部分新生儿可能有暂时性髓质回声增强,声像图酷似肾髓质海绵肾。其原因和病理意义尚不清楚,一般1~2个月内消失。由于胎儿小叶的痕迹,肾表面明显不光滑,呈分叶状。这些征象随年龄增长而日趋不明显,2岁后逐渐接近成人,3~4岁消失。但是也有少数不消失者,致使肾脏表面有明显切迹,实质呈分叶状。

(二)超声造影

　　经前臂静脉注射造影9~12秒后肾皮质快速增强,呈均匀高回声,而肾髓质无明显增强。整个肾脏表现为高回声皮质内放射状镶嵌的弱回声髓质。集合区为弱回声内穿行的段动脉回声(图18-5)。造影剂的高衰减特征和声束入射角度影响,可能使肾实质增强程度减弱或不均匀。其后,肾髓质自周边向中央逐渐增强(从20秒到40秒),于40~50秒后,皮质和髓质增强相同,整个肾实质呈较均匀的高回声(从40秒到120秒)。造影剂流出相的表现为肾髓质增强减弱,然后出现肾皮质的缓慢减弱。约3分钟,实质内造影剂接近全部消退。这一增强过程是因为肾髓质的肾小球血流灌注低于肾皮质。

(三)肾脏的超声测量方法与正常值

　　(1)长径:在肾脏最大冠状断面(通过肾门的最长和最宽断面),从上极的上缘至下极的下缘。

　　(2)宽径:从肾门内上缘至肾轮廓的外侧缘,注意与肾长径相垂直。

　　(3)肾脏厚度:在经肾门部横断面,从前缘至后缘。

　　(4)实质厚度:冠状断面的中部,从肾窦的外缘至肾实质的外缘。

　　(5)肾盂前后径,在短轴断面测量肾盂的前后径,膀胱排空后<1 cm。

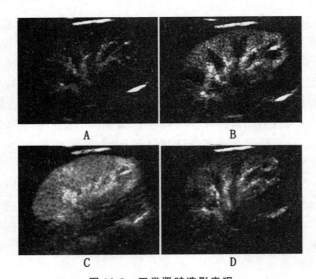

图 18-5　正常肾脏造影表现
A.早期皮质增强期;B.皮质增强期;C.髓质增强期;D.消退期

（6）肾窦宽径从肾窦高回声的内侧缘到外侧缘。肾门部横断面似"马蹄"形。此断面应显示肾门结构,并使显示的前后径(厚度)和宽径最小。测量肾脏厚度应从前缘至后缘。

正常人肾脏超声测量的参考值:①男性成人,肾长径平均 10.7 cm±1.2 cm;宽径:5.5 cm±0.9 cm;厚径:4.4 cm±0.9 cm;实质厚:1.1~1.8 cm。②女性成人,肾长径平均 10.3 cm±1.3 cm;宽径:5.3 cm±1.0 cm;厚径:4.1 ±0.8 cm;实质厚:1.1~1.6 cm。左肾略大于右肾,但是长径相差<1.5 cm。③小儿,肾脏长径随年龄增长而变化,其正常值:出生时 4.0~5.0 cm,1 岁5.5~6.5 cm,5 岁7.5~8.5 cm,1 0 岁8.5~10.0 cm。

肾脏体积可以用公式 V=1/2(长×宽×厚)估测。出生时约 20 cm³,1 岁约 30 cm³,18 岁约155 cm³。

由于经长轴和短轴测量都可出现误差,所以各个方向的测量值均不很准确。肾脏长径、宽径容易低估,而厚度容易高估。

正常肾血管阻力较小,肾动脉主干、叶间动脉和弓形动脉均可见较高的舒张期血流。正常成人肾动脉多普勒测值:①主肾动脉血流峰值:50~150 cm/s。②舒张末期血流速度:<50 cm/s。③加速度:>300 cm/s。④加速时间:<80 毫秒。⑤主肾动脉血流峰值/主动脉血流峰值<3。⑥肾内动脉阻力指数:<0.7(与年龄有关)。

四、肾脏先天性变异的声像图

肾脏先天性变异在泌尿系统疾病中占有较大比例。

(一)肥大肾柱

突入肾窦的等回声结构,与正常肾皮质无分界,回声与实质回声一致,与肾窦分界清晰,大小一般不超过 3 cm。彩色多普勒和能量多普勒显示其血供与正常肾组织一致,无横向或方向小动脉穿入。超声造影该结构与肾皮质增强时相与强度相同。

(二)驼峰肾

单驼峰征是肾脏常见的一种变异,与肥大肾柱相反,声像图表现为左肾外侧缘实质的局限性向外隆起,回声与肾实质相同(图18-6),血流灌注特征与毗邻的肾实质相似,与肾脏的肿块容易鉴别。

(三)结合部实质缺损

结合部实质缺损也称永存性肾胚胎分叶、肾叶融合线。病灶常位于肾实质的上前段,表现为线状或三角形高回声结构(图18-7)。结合部实质缺损是由胚胎时期肾小叶连接处的肾窦延伸所致,它们同病理性损害的鉴别要点是位置特殊,并且通过一个被称为肾内隔膜的高回声线同中央部的肾窦相延续。

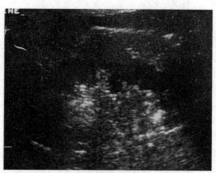

图18-6 驼峰肾

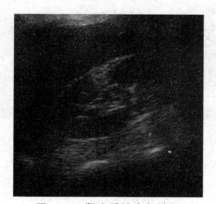

图18-7 肾实质结合部缺损

(四)分叶肾和肾叶异常

胎儿期肾实质呈分叶状,在4～5岁前消失。若到成人仍保留肾分叶痕迹,称分叶肾。分叶肾是一种常见变异,易被误认为是慢性感染所致的肾脏瘢痕形成。两者的鉴别点在于前者肾脏表面的切迹不会像肾瘢痕那样覆盖到髓质锥体上面,而是仅仅覆盖在肾锥体之间,其下方的髓质和皮质是正常的。

肾叶异常常见于肾旋转不良时肾叶的融合异常。当肾叶过分突向外周时,肾表面局部隆起,形成一个假瘤样结节(图18-8)。声像图显示肾窦回声区内与肾实质无分界且回声一致的团块,CDFI显示团块两侧有叶间动脉,皮髓质间有弓状动脉。

分叶肾和肾叶畸形一般无临床表现,偶尔有血尿者,极易误认为肾肿瘤。超声造影可以显示与肾实质同步一致的灌注,以明确诊断。

(五)肾窦脂肪沉积

肾窦由纤维结缔组织、脂肪、淋巴管和血管组成,正常声像图显示为椭圆形高回声结构。肾窦大量脂肪沉积可使肾窦回声增强,范围增大。本病常见于老年人。

(六)肾外肾盂和分支肾盂

通常情况下,肾盂是位于肾窦内的三角形结构。肾外肾盂往往部分或者全部超出肾脏的边界,声像图上显示肾脏中部囊性区域(图 18-9)。当患者由仰卧位转为俯卧位时,扩大的肾外肾盂往往能够缩小。

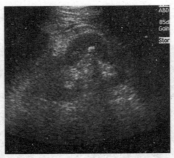

图 18-8　成人分叶肾伴肾叶畸形

左肾表面结合部实质缺损伴肾叶畸形,畸形肾叶内有结石,酷似肿瘤

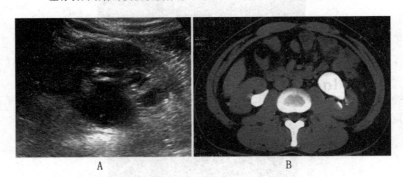

图 18-9　肾外肾盂

A.声像图显示左肾门部无回声区,肾盏扩张;B.同侧 CT 显示肾盂位于肾外,明显扩张

五、常见疾病

(一)肾弥漫性病变

1.病理与临床

肾弥漫性病变是指各种原因造成的广泛性肾实质的损害。急性期病变包括急性肾小球肾炎、过敏性紫癜、药物或毒物引起的中毒性肾炎等,主要的病理变化为肾实质充血、肿胀、炎症细胞的浸润,肾脏常有不同程度的增大。慢性期病变包括慢性肾小球肾炎、慢性肾盂肾炎、高血压肾病、狼疮肾炎、糖尿病肾病等,疾病早期病理变化多样,但后期病理变化比较一致,均为肾毛细血管腔逐渐狭窄、闭塞,引起肾小球缺血、萎缩、硬化,肾小管、肾单位也随之萎缩,间质纤维化,肾实质明显变薄,肾脏小而硬。临床可表现为蛋白尿、血尿、水肿、高血压等,后期可发展为肾功能不全以致肾衰竭。

2.声像图表现

病变早期声像图无明显变化;当肾脏有充血、水肿时,双肾肿大,肾实质(锥体更明显)回声减低,低于脾脏回声,肾实质增厚;当结缔组织增生明显时,肾实质回声增强,双肾可稍大或缩小,也可在正常范围内；当病变以萎缩、纤维化为主时，双肾缩小，肾实质回声增强、变薄，皮髓质分界不清，结构紊乱(图 18-10)。

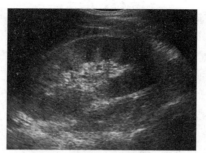

图 18-10　肾弥漫性病变声像图
图示病变肾脏,肾实质回声增强

3.鉴别诊断

本病需与先天性肾发育不良相鉴别,前者多双侧发病,肾结构有改变;而后者常单侧发病,以肾缩小为主,肾结构正常。

(二)肾囊肿

1.病理与临床

肾囊肿分为皮质囊肿、肾盂旁囊肿、肾盂源性囊肿、肾髓质囊肿等。各种肾脏囊性病变的发病机制有所不同,可发生于皮质、髓质或皮髓质连接处。本病多无临床症状,囊肿较大时,侧腰部胀痛,可引起压迫症状;囊肿合并感染时,除局部胀痛外,尚有发热等感染症状;肾盂旁囊肿引起肾脏梗阻时还可引起肾积水,影响肾功能,也可继发肾性高血压,有时可引起血尿。

2.声像图表现

孤立性肾囊肿多数发生在单侧,呈圆形或椭圆形,位于肾皮质,较大者常向肾表面隆起、凸出,内部为无回声,壁薄、光滑,后方回声增强;多发性肾囊肿肾内可见多个呈圆形或椭圆形无回声,亦来自肾皮质,声像图表现与孤立性肾囊肿相同,较大者常向肾表面隆起(图 18-11)。

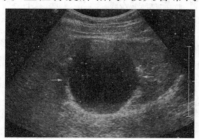

图 18-11　孤立性肾囊肿声像图
箭头所示为肾囊肿,内部为无回声,壁薄、光滑,后方回声增强

3.鉴别诊断

本病应与多囊肾鉴别:前者肾脏多为局限性增大,可单侧或双侧发生,囊肿之间能够显示正常肾实质回声;而后者肾脏为普遍性增大,累及双侧,囊肿间无正常肾实质结构回声,且常合并多囊肝。

（三）多囊肾

1.病理与临床

多囊肾是一种常见的先天性遗传性疾病,可分为成人型和婴儿型。其发展缓慢,病情较轻者无明显症状,病情较重者主要临床表现有腰腹部胀痛、恶心、呕吐、间歇性血尿和季肋部触及肿块等,晚期随肾功能减退可出现尿毒症症状。

2.声像图表现

（1）肾轮廓增大,形态失常。

（2）肾实质内显示无数大小不等的无回声,呈弥漫性分布,互不相通。

（3）未能显示正常的肾实质。

（4）肾动脉血流阻力指数明显增高（图 18-12）。

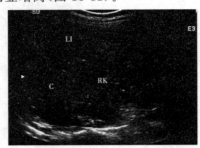

图 18-12　多囊肾声像图

肾脏增大,实质内间无数大小不等的无回声,呈弥漫性分布,互不相通（LI:肝脏；C:囊肿；RK:右肾）

3.鉴别诊断

参见"肾囊肿"。

（四）肾发育不良

1.病理与临床

肾发育不良也称肾缺如,是肾脏先天性发育异常。患者往往无明显不适。

2.声像图表现

（1）单侧肾脏明显较正常肾脏大,但形态和结构未见明显异常。

（2）对侧正常肾脏位置、腹部、盆腔均未能发现肾脏结构。

3.鉴别诊断

本病诊断需慎重,须排除肾异位、游走肾、肾萎缩或肾发育不全。

（五）马蹄肾

1.病理与临床

马蹄肾又称蹄铁形肾,本病有 90％ 为肾脏下极相连,形状像马蹄而得名。本病由胚胎早期两侧肾胚基在两脐动脉之间融合在一起而致,融合部分称为峡部,由肾实质或结缔组织构成。其肾盂因受肾融合的限制,不能正常旋转,输尿管越过融合部前面下行,由于引流不畅,易出现积水、感染和结石,也易并发膀胱输尿管反流。患者可无任何症状,在体检中偶然被发现,或可出现肾盂积水、尿路感染或结石,因脐周痛、胃肠不适和下腹部肿块而就诊。

2.声像图表现

超声显示肾脏增大,形态失常,向内下走行,双肾下极横跨腹主动脉和下腔静脉前方而连成一体。肾皮髓质分界清,结构清。CDFI:肾内血流分布未见明显异常(图 18-13)。

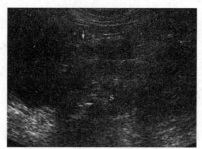

图 18-13　马蹄肾声像图

箭头所示为双肾下极融合后横跨脊柱处(S:脊柱)

3.鉴别诊断

本病属先天性异常中比较常见的一种,声像图比较典型,容易诊断。马蹄肾需与腹膜后纤维化或腹膜后肿物相鉴别。马蹄肾虽亦位于腹膜后,但仔细观察其内可见肾窦回声,不包裹血管。而后两者内部无肾窦回声,腹膜后纤维化常包裹血管而生长,不难鉴别。

(六)肾积水

1.病理与临床

肾积水发生于尿路梗阻后,多由上尿路梗阻性疾病所致,常见原因为先天性肾盂输尿管连接部狭窄、输尿管结石等;长期的下尿路梗阻性疾病也可导致肾积水,如前列腺增生、神经源性膀胱功能障碍等。主要临床表现为肾区胀痛,腹部可触及囊性肿块。不同的梗阻病因,可产生相应的临床表现与体征。

2.声像图表现

(1)肾窦回声分离,其间出现无回声,且无回声相互连通。

(2)如合并输尿管积水,则无回声与输尿管相连通。

(3)轻度肾积水,肾实质及肾外形无明显改变。中度以上肾积水,肾脏明显增大。重度肾积水,肾实质受压变薄(图 18-14)。

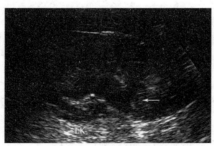

图 18-14　左肾积水声像图

箭头所示为扩张的肾盂肾盏(LK:左肾)

3.鉴别诊断

(1)与正常肾盂的鉴别:大量饮水、膀胱充盈及有关药物可引起肾盂、肾盏的生理性分离,但生理性分离一般不超过 1.5 cm,且解除有关影响因素后可恢复正常。

(2)严重的肾积水需与多发性肾囊肿或多囊肾鉴别:前者无回声相互连通,而后两者无回声相互不连通。

(七)血管平滑肌脂肪瘤

1.病理与临床

肾血管平滑肌脂肪瘤多见于女性,以单侧肾发病为主,双侧肾发病多伴有结节性硬化。肿瘤无包膜,呈圆形或类圆形。患者多无临床症状。较大的肿瘤常有内部出血,当肿瘤出血时,患者会突发急性腹痛、腰部肿块、血尿和低热,严重时会发生休克。

2.声像图表现

(1)可分两种类型:一种为边界清晰的圆形高回声,内部回声不均,后方回声无明显衰减;另一种呈洋葱切面样图像,由高、低回声相间的杂乱回声构成,边缘不规则,呈毛刺样改变。

(2)肿瘤较小时,肾外形无明显改变。较大的肿瘤常使肾脏变形,肾窦偏移(图 18-15)。

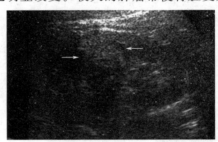

图 18-15　肾血管平滑肌脂肪瘤声像图

3.鉴别诊断

本病主要应与肾癌相鉴别。血管平滑肌脂肪瘤一般较肾细胞癌回声更强,周边呈毛刺样改变,且内部回声可以不均匀,一般无出血、坏死等囊性区域,血供不丰富;而肾癌边界常清晰,内部常有出血、坏死等囊性区域,血供较为丰富。

(八)肾细胞癌

1.病理与临床

肾细胞癌简称肾癌,好发年龄为中老年,男性多于女性,多为透明细胞癌,起源于肾小管上皮细胞,可发生于肾实质的任何部位,但以上、下极为多见,少数侵及全肾;左、右肾发病机会均等,双侧病变占1%～2%。早期肾癌可无明显临床症状和体征。血尿为肾癌的主要临床表现,多数为无痛性血尿。生长在肾周边部或向外发展的癌肿,出现血尿时间较晚,往往不易及时发现。晚期肾癌有发热、消瘦等恶病质症状。

2.声像图表现

(1)肾内出现占位性病灶,呈圆形或椭圆形,边界清晰,但晚期肾癌向周围浸润时,边界常不清晰。

(2)肿瘤内部回声多变,较小的肾癌以低回声或高回声为主,中等大小的肾癌多呈低回声,较大的肿瘤以混合性回声、等回声或低回声为主(图 18-16)。

(3)依据生长方向和发生部位不同,肾癌可压迫肾窦或侵犯肾窦或肾包膜。

(4)肾癌晚期,可侵犯或随血行转移至肾静脉和下腔静脉,表现为静脉内径增宽,内有低回声。

3.鉴别诊断

超声作为一种常规的影像学探查手段,能较好地发现小的肾占位,再结合增强 CT 等检测手段,能够较早地发现和诊断那些无症状的小肾癌。在探查中,应注意以下情况。

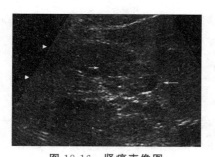

图 18-16　肾癌声像图

箭头所示为肾癌,内部回声不均,呈椭圆形,边界清晰

(1)与肥大的肾柱鉴别:由于等回声型肾癌与正常肾实质回声相近,当肿瘤边界不清时,可被误诊为肥大的肾柱。一般来说,肥大的肾柱与肾皮质回声相同,且与肾皮质相延续,CDFI 显示内部可见正常血管穿行。

(2)与血管平滑肌脂肪瘤的鉴别:见"血管平滑肌脂肪瘤"。

(3)与单纯肾囊肿的鉴别:文献报道非典型肾囊肿(壁不规则或增厚、囊内有回声、有钙化、后方回声增强效应减弱等)中有 42% 为肿瘤,所以对于不典型肾囊性肿块,仔细观察其内部回声特点及囊壁情况有助于做出正确判断。

(九)肾盂癌

1.病理与临床

肾盂癌系发生在肾盂或肾盏上皮的一种肿瘤,约占所有肾肿瘤的 10%,主要为肾移行细胞癌,左、右肾发病率无明显差异,双侧同时发生者,占 2%~4%。本病多发生于 40 岁以后的中老年,男性多于女性,单发或多发,也可与输尿管、膀胱等多部位并发。有 70%~90% 的患者临床表现为无痛性、间歇性、肉眼全程血尿,少数患者因肿瘤阻塞肾盂输尿管交界处后可引起腰部不适、隐痛及胀痛,偶可因凝血块或肿瘤脱落物引起肾绞痛,因肿瘤长大或梗阻引起积水出现腰部包块者少见,尚有少部分患者有尿路刺激症状。晚期患者出现贫血及恶病质。

2.声像图表现

典型超声表现为肾窦内的实性低回声区,部分肾窦强回声中断或扩张,或直接看到分离的输尿管、肾盂内有不规则实性肿物存在。CDFI:血流不丰富(图 18-17)。

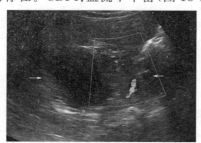

图 18-17　肾盂癌彩色多普勒声像图

箭头所示为肾盂癌,CDFI 周边和内部见血流信号。肾盂癌旁可见呈无回声的扩张肾盂

3.鉴别诊断

肾盂癌<1 cm 或呈浸润性生长的扁平状肿瘤时,超声探查难以发现,当超声探查阴性时,并不能排除肾盂癌,还应做其他进一步探查。超声诊断肾盂癌,敏感性较差,但是患者有血尿时,超

声探查具有辅助诊断的作用。肾盂癌需与肾盂腔内血凝块鉴别,后者为扩张的无回声暗区内形成不规则低回声光团,与肾盂肿瘤十分相似,但在患者体位变动时可有移位,而肾盂癌不会因为患者体位变动而发生位置变化。

(十)肾结石

1.病理与临床

肾结石是泌尿外科的常见疾病,是由于患者代谢障碍、饮水过少等,尿液中的矿物质结晶沉积在肾盂、肾盏内。根据结石成分的不同,肾结石可分草酸钙结石、磷酸钙结石、尿酸(尿酸盐)结石、磷酸铵镁结石、胱氨酸结石及嘌呤结石六类。大多数结石可混合两种或两种以上的成分。腰痛和血尿是肾结石的主要症状,且常在活动后发作或加重。腰痛多为钝痛或绞痛,并沿患侧输尿管向下放射。合并感染时,血尿和脓尿可同时发生。

2.声像图表现

肾结石的典型声像图为强回声团,其后方伴声影,结石周围有尿液形成的无回声带。但其声像图表现也因结石的大小、成分、形态和部位而有一些变化。有的结石后方声影可能较弱或无明显声影,有的结石可随体位改变而移动。如结石引起梗阻,可出现肾盂或肾盏扩张(图 18-18)。

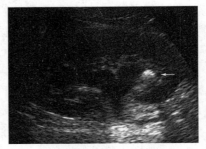

图 18-18　肾结石声像图

箭头所示为肾窦区扩张的下盏内的结石,呈团状强回声,后方有声影

3.鉴别诊断

肾结石的声像图表现较为复杂,应与肾窦灶性纤维化、肾内钙化灶鉴别。后两者病变不是位于肾盂或肾盏内,不随体位改变移动,其周围无尿液形成的无回声带。

(陈英俊)

第二节　输尿管疾病

一、输尿管超声解剖

输尿管是一对细长肌性的管状器官,上端起于肾盂,下端止于膀胱三角区,长 20～34 cm。其管径粗细不均,平均为 0.5～0.7 cm。输尿管全长分为腹段(上段)、盆段(中段)和膀胱壁段(下段)。

腹段起自肾盂输尿管连接部,沿腰大肌前面下行,止于跨越髂总动脉处。盆段自总动脉前方,向下后内侧移行,并经盆底的结缔组织直达膀胱后壁。膀胱壁段斜穿膀胱壁,在膀胱后方向下内侧移行,止于膀胱三角区的输尿管嵴外侧端——输尿管口处。

每侧输尿管有 3 个狭窄处,其内径为 2 mm 左右,即第一狭窄位于肾盂和输尿管移行处;第二狭窄位于越过髂总动脉或髂外动脉处;第三狭窄为膀胱壁内侧。狭窄部是结石阻塞的常见位置(图 18-19)。

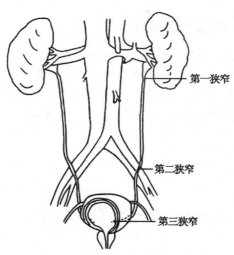

图 18-19 输尿管的 3 个狭窄处

二、输尿管超声检查技术

探头频率多用 3.5～5.0 MHz,在保证扫查足够深度的情况下,尽可能使用高频率探头,以提高分辨力。应在膀胱充盈后检查,并尽量避免肠气干扰。检查方法有以下 3 种途径。

(一)经腹壁检查

患者取仰卧位或侧卧位。显示肾门后,追踪显示输尿管至盆部,亦可分别在下腔静脉或腹主动脉外侧1～2 cm处寻找扩张的腹段输尿管,向下追踪盆部输尿管。第二狭窄部在两侧髂总动脉末端及髂外动脉前方寻找。以充盈膀胱作为透声窗,能显示膀胱壁段和两侧输尿管口。检查过程中着重观察结石易存留处,即输尿管的 3 个生理狭窄部。输尿管肿瘤或转移性肿瘤压迫可发生在输尿管的任何部位,因此,重点应在扩张的输尿管中断处仔细寻找。

(二)经背部检查

患者取俯卧位。显示扩张积水的肾盂,然后显示肾盂输尿管连接部,若该部输尿管也扩张积水,则向下做滑行扫查,追踪扫查至腹段输尿管。检查过程中,重点观察输尿管第一狭窄部有无病变。

(三)经直肠或经阴道检查

中度充盈膀胱,向前外侧倾斜扫查显示膀胱三角区,寻找输尿管开口,然后调整扫查平面,以显示输尿管盆段的下端。

膀胱高度充盈后检查,有助于提高输尿管梗阻性病变的显示率。

对输尿管膀胱壁段病变的检查,可因膀胱无回声区后方回声过强,可能掩盖病变的回声。适当抑制远场增益,探头适当加压扫查特别重要。但对体型较瘦的患者过分加压可以使扩张的输尿管压瘪,以致不能显示。

三、正常输尿管声像图

正常输尿管内径狭小,超声不易显示。对瘦体型或肾外型肾盂者,有时可显示肾盂输尿管连接部。嘱受检者膀胱充盈后检查,以膀胱作为透声窗,可显示输尿管膀胱壁段。声像图所见该两处输尿管均呈回声较强的纤细管状结构,其内径一般不超过 5 mm,管壁清晰、光滑,内为细条带形无回声区。

四、输尿管基本病变的声像图表现

几乎所有的输尿管疾病都可引起尿液引流阻碍,导致肾盂和近端输尿管扩张。扩张的输尿管呈无回声管状结构,壁薄而光滑。这一征象很容易被发现。因此,它既是输尿管病变的主要间接征象,又是寻找病变的向导。扩张的末端为病变所在部位。结石表现为管腔内的强回声团,管壁回声正常;肿瘤表现为局限性软组织团块或管壁不规则增厚;炎性狭窄表现为管壁均匀性增厚。

五、常见疾病

(一)输尿管结石

1.病理与临床

90%以上输尿管结石为肾结石降入输尿管,原发于输尿管的结石很少见,除非存在输尿管梗阻病变。临床上通常表现为腰部出现阵发性绞痛或钝痛,常伴有不同程度的血尿。由于输尿管结石大都来自肾,故痛点会随结石的移动而向下移动。

2.声像图表现

肾盂、输尿管扩张,扩张的输尿管中断处,其内可探及圆形、椭圆形或弧形强回声,后方有声影,与输尿管管壁分界清楚。当结石较小或质地较疏松时,后方可无声影(图 18-20)。

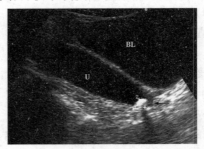

图 18-20　输尿管结石声像图

箭头所示为扩张的输尿管内的结石,呈团状强回声,后方有声影(U:输尿管;BL:膀胱)

3.鉴别诊断

典型的输尿管结石超声较易诊断,不典型的输尿管结石应注意与输尿管肿瘤相鉴别。输尿管肿瘤患者常有无痛性血尿发生,肿瘤回声较结石低,有些患者以输尿管管壁不规则增厚为特点,肿瘤与输尿管管壁分界不清,肿瘤较大时,对周围组织有浸润。

(二)输尿管囊肿

1.病理与临床

输尿管囊肿又称输尿管膨出,是指具有膀胱黏膜的下输尿管囊性扩张,致输尿管底部膨胀引起,囊肿外覆膀胱黏膜,内衬输尿管上皮,中间为肌纤维和结缔组织。输尿管囊肿轻者常无明显症状,重者出现下尿路梗阻症状,如排尿不畅等。输尿管梗阻可引起肾功能损坏,甚至导致尿毒症的发生。合并感染时有脓尿、血尿、尿频、尿急、尿痛等症状。

2.声像图表现

在膀胱三角区可探及圆形或椭圆形无回声区,壁薄而光滑,其大小随输尿管蠕动有节律性变化,可合并同则输尿管和肾盂不同程度的扩张。囊肿内合并结石时出现相应的声像图表现(图18-21)。

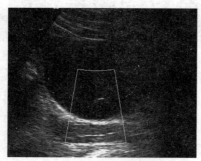

图 18-21　输尿管囊肿声像图

3.鉴别诊断

一般情况,超声依据其典型的声像图表现对本病能做出正确判断。需注意与输尿管脱垂和输尿管憩室相鉴别。

(三)输尿管肿瘤

1.病理与临床

原发性输尿管肿瘤在临床上较少见,约占尿路上皮性肿瘤的 1%,以移行细胞癌为多,好发于41～82 岁的男性患者,约有 3/4 发生于输尿管下段。输尿管癌具有多中心性,即容易合并肾盂癌和膀胱癌,输尿管本身也可呈多发肿瘤状态。早期多无症状,患者常因无痛性血尿来就诊。

2.声像图表现

当病变较小、未引起尿路梗阻时,超声很难发现病变所在。当肿瘤引起输尿管梗阻时,梗阻处输尿管管壁不均匀性增厚、变形,有僵硬感。肿瘤常为低回声或稍强回声,梗阻处以上肾盂输尿管扩张(图18-22)。CDFI 有时可显示肿瘤内有血流信号。

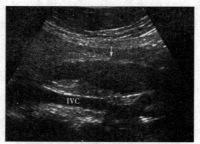

图 18-22　输尿管癌声像图
箭头所示为输尿管上段的实性占位,呈低回声(IVC:下腔静脉)

(陈英俊)

第十九章

产科的超声诊断

第一节 早 孕

一、妊娠囊

妊娠囊(gestational sac,GS)是超声首先观察到的妊娠标志。随着超声仪性能的不断提高,从早先经腹壁超声最早观察到妊娠囊约在末次月经后 6 周,至现在经阴道超声最早在末次月经的 4 周 2 天就能观察到 1～2 mm 的妊娠囊。宫内妊娠最初的声像图表现为在增厚的子宫蜕膜内见到一无回声结构,即妊娠囊(图 19-1～图 19-3)。妊娠囊的一侧为宫腔,此时,内膜的回声也较强(图 19-4、图 19-5)。早期妊娠囊的重要特征是双环征(图 19-6),与其他宫腔内囊性改变不同。其他宫腔内囊性改变如出血或宫外孕时,被描述为假妊娠囊的蜕膜样反应,一般表现为单个回声增强环状囊性结构,位于宫腔中央,有时可能会误诊为宫内妊娠。

妊娠囊双环征的成因,有学者认为,可能是迅速增长的内层细胞滋养层和外层合体滋养层,也有学者认为,内环绝大多数由强回声的球形绒毛组成,包绕妊娠囊外层的那个低回声环,则可能是周围的蜕膜组织。随着妊娠周数的延长,妊娠囊的增大,内层强回声环的厚薄开始变得不均匀,通常在底蜕膜处出现渐渐增厚改变,形成最早期的胎盘。强回声环的其余部分则逐渐变薄,以后形成胎膜的一部分(外层平滑绒毛膜)(图 19-7)。

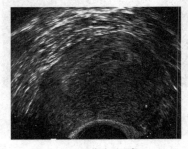

图 19-1　早期妊娠囊(一)

妊娠 4+周,子宫内膜内见较小的妊娠囊,呈圆形无回声区

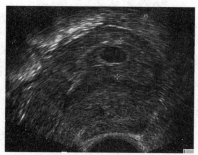

图 19-2　早期妊娠囊(二)

妊娠 5$^+$ 周,妊娠囊位于子宫前壁内膜内,内膜较厚

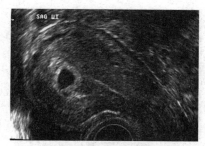

图 19-3　早期妊娠囊(三)

妊娠 5$^+$ 周,妊娠囊近宫底部。妊娠囊呈强回声环,其外缘与
内膜相接触处回声偏低,呈"双环征"

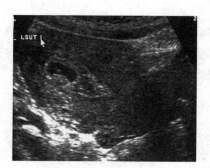

图 19-4　早期妊娠囊(四)

妊娠 5$^+$ 周,妊娠囊位于近宫底部的内膜内,内膜较厚,回声偏强

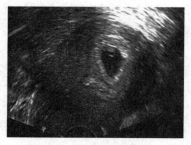

图 19-5　早期妊娠囊(五)

妊娠 6$^+$ 周,妊娠囊的"双环征"清晰可见,内圈呈强
回声环,外圈呈低回声环。宫腔内膜回声也偏强

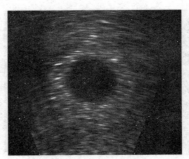

图 19-6　早期妊娠囊(六)

妊娠 6 周,典型的妊娠囊"双环征",内圈呈强回声环,外圈呈低回声环

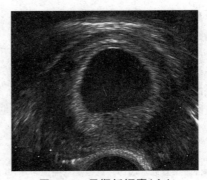

图 19-7　早期妊娠囊(七)

妊娠 7 周,妊娠囊强回声环的一侧明显增厚(下方),而对侧则较薄(上方)。增厚部分为早期胎盘

　　最初妊娠囊的形态都为圆形,以后可以为椭圆形、腰豆形或不规则形。早期可以看到宫腔,随着妊娠囊的增大,包蜕膜和真蜕膜紧密相贴,宫腔不能再被观察到。

　　同时,一侧的卵巢内可见妊娠黄体(图 19-8、图 19-9)。

二、卵黄囊

　　卵黄囊的特点是一个亮回声环状结构,中间为无回声区,位于妊娠囊内(图 19-10～图 19-12)。从末次月经第一天算起,5～6 周时经阴道超声可以获得显示,约 12 周时开始不明显,14 周后完全消失。卵黄囊大小为 3～8 mm,最大尺寸是在妊娠 7 周,平均 5 mm。最初的卵黄囊大于胚胎本身,经阴道观察时好像胚胎"贴"在卵黄囊上。以后卵黄囊以一条细带与胎儿脐部相连,而本身则游离于胚外体腔(亦称绒毛膜腔)内。如前所述,早期胚胎发育过程中,卵黄囊是属于胚胎组成复合体的一部分(胚盘、羊膜囊、卵黄囊),卵黄囊位于羊膜囊外,并通过卵黄管与胎儿相连。

　　卵黄囊是宫内妊娠的标志,它的出现可以排除宫外妊娠时宫内的假妊娠囊。在自然妊娠的情况下,宫内妊娠同时合并宫外妊娠的可能性极小(发生率为 1/30 000)。有报道,正常妊娠 6～10 周卵黄囊的显现率为 100%,妊娠囊大于 20 mm 而未见卵黄囊或胎儿,可能是孕卵枯萎,属于难免流产。系列超声始终不见卵黄囊或胚胎,提示预后差。

　　在此,总结卵黄囊的特点有:①首次被发现时为妊娠 5 周,6～10 周一定能见到;②肯定为宫内妊娠;③大小介于 3～8 mm,平均 5 mm;④14 周消失;⑤正常妊娠时,妊娠囊径线 20 mm 或以上时,总能见到卵黄囊;⑥卵黄囊消失、不规则或太大(≥10 mm)与预后不良有关。

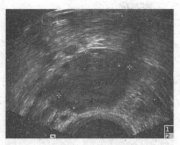

图 19-8 妊娠黄体

妊娠 7 周,一侧卵巢内见妊娠黄体,呈中低回声结构

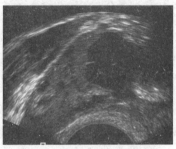

图 19-9 妊娠黄体囊肿

妊娠 6$^+$周,一侧卵巢内见黄体囊肿,呈无回声囊性结构

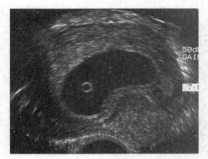

图 19-10 卵黄囊(一)

妊娠 8$^+$周,卵黄囊呈一小强回声圆环,位于妊娠囊中

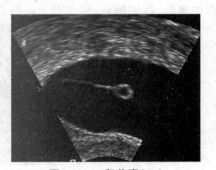

图 19-11 卵黄囊(二)

妊娠 8$^+$周,妊娠囊内见卵黄囊及卵黄蒂

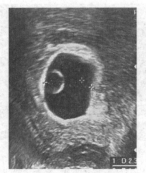

图 19-12 卵黄囊(三)

妊娠 5$^+$周,经阴道超声。卵黄囊清晰可见

三、胚芽

胚芽径线在 2 mm 时常能见到原始心管的搏动,而此时的胚芽在声像图上表现为卵黄囊一侧的增厚部分,就像贴在卵黄囊上(图 19-13)。

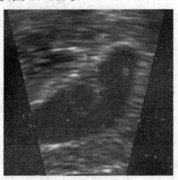

图 19-13　早期胚胎

妊娠 6 周,胚芽"贴附"在卵黄囊上

6 周左右时,胚芽头臀长(crown-rumplength,CRL)约与卵黄囊径线相等(图 19-14),以后胚芽头臀长超过卵黄囊(图 19-15)。声像图上的胚胎也越来越清晰,7 周的胚芽已与卵黄囊分开,多能分出头尾,矢状切面上胎体由原来的平直变为向腹侧弯曲(图 19-16),8 周时肢芽冒出。随着妊娠的延续,胚胎增长,声像图上的胚胎初具人形(图 19-17、图 19-18)。

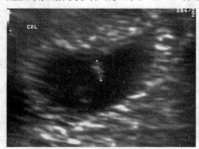

图 19-14　早期胚胎

妊娠 6 周,胚芽头臀长约与卵黄囊径线相等。胚芽左下方见卵黄囊

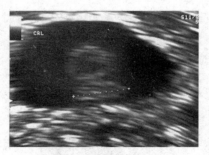

图 19-15　胚胎(一)

妊娠 6+ 周,胚胎清晰可见,头臀长超过卵黄囊

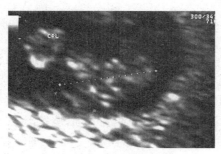

图 19-16　胚胎(二)

妊娠 7 周,胚胎已能分出头尾,左侧为头端,右侧为尾端。卵黄囊位于胚芽左上方

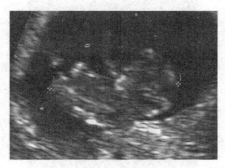

图 19-17　胚胎(三)

妊娠 9 周,胚胎初具人形,向腹侧自然弯曲

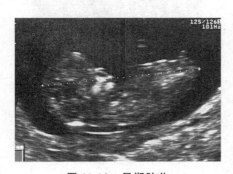

图 19-18　早期胎儿

妊娠 11+ 周,胎儿侧面轮廓清晰,向腹侧自然弯曲

　　妊娠 8~11 周,胎儿腹壁的脐带附着处可见少量肠管样结构,位于腹腔外,为生理性腹壁缺损,称生理性中肠疝。

　　早在 1972 年 Robinson 就报道了超声观察胎心搏动。从末次月经算起,最早在妊娠 6 周 2 天就能观察到。自从有了阴道探头后,超声发现胎心搏动的时间又被提前了一些。正常妊娠 6 周2 天,胚芽头臀长 5~6 mm 时,总能见到胎心搏动。并且,常在胚芽 2~3 mm 时(5 周末)就能见到原始心管搏动。有学者报道,经腹壁超声 95% 的妊娠在末次月经后 54 天(7 周 5 天)可见胎心搏动;而经阴道超声,胎心搏动的观察比经腹壁超声提前 5~7 天。

　　通过 M 型超声或多普勒超声可测得胎心搏动率。妊娠 6 周时约 100 次/分,8~9 周时约 140 次/分。

四、羊膜囊

羊膜囊也是妊娠囊内的一个结构,胎儿位于其中。最初,羊膜囊比卵黄囊小,以后超过卵黄囊。但羊膜囊不如卵黄囊容易观察,可能是其壁薄的缘故,经腹壁超声很少能在一个切面上见到壁薄、完整的羊膜囊。羊膜囊内部为羊膜腔,亦即胚胎所在之处。其外侧为胚外体腔,亦称为绒毛膜腔,卵黄囊位于胚外体腔(图 19-19、图 19-20)。羊膜囊渐渐增大,渐渐与绒毛膜靠近并融合,胚外体腔消失。这一过程一直延续到妊娠 14 周。

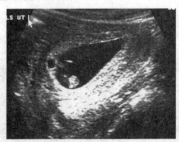

图 19-19　羊膜囊(一)

妊娠 8[+] 周,妊娠囊内左侧见壁薄的羊膜囊,胚胎位于羊膜囊中

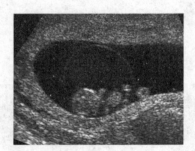

图 19-20　羊膜囊(二)

妊娠 9[+] 周,妊娠囊内见完整的圆形羊膜囊,胚胎位于羊膜囊中,卵黄囊位于羊膜囊外(羊膜囊右侧)

五、胎盘

当胚泡植入子宫内膜后,胚泡周围的滋养层细胞侵入子宫内膜。参与这个过程的绒毛累及整个胚泡的表面,被侵蚀的内膜包括包蜕膜和底蜕膜。随后,植入底部(即底蜕膜处)的妊娠囊滋养层越来越增生,称为致密绒毛膜。以后,形成早期胎盘(placenta,PL)。而近宫腔处(包蜕膜)的绒毛渐渐稀疏变薄,成为平滑绒毛膜。

声像图上,最早见到的是妊娠囊周围的绒毛膜环,即双环征的内环,其回声较强。开始时,内环周壁的厚度差不多,因为绒毛膜囊四周都有绒毛。8 周后部分表面的绒毛(包蜕膜处)开始退化,强回声环变薄,而其余部分则出现增厚改变。到 10～12 周,超声就能显示较明显的胎盘声像图了,呈均匀的回声较强的新月形结构。

此外,早孕期超声还能发现双胎或多胎妊娠;鉴别绒毛膜性;观察双胎或多胎妊娠的转归;诊断异位妊娠及葡萄胎;早期发现某些胎儿异常和观察卵巢情况等。

(李　娜)

第二节　第 11～14 孕周

一、第 11 周(10 周 0 天至 10 周 6 天)

(一)中枢神经系统

中枢神经系统显示得更加清晰,脑室系统的边界在各个平面都能看见。第四脑室和通往脊椎的漏斗部也能获得显示。第三脑室位于第四脑室前上方,呈无回声结构(图 19-21)。

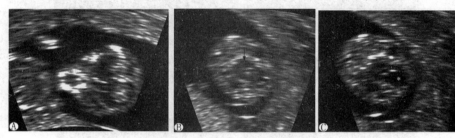

图 19-21　第 11 周胎儿中枢神经系统

A.妊娠 10⁺周,胎头冠状切,头颅内显示双侧较大的侧脑室,内为强回声脉络丛,中央为大脑镰。同时显示胎儿面骨;B.同一胎儿,胎头横切,中央低回声结构为丘脑(箭头);C.同一胎儿的胎头横切面略偏冠状切,显示双侧侧脑室后角,枕部中央无回声区为枕骨大孔

(二)面部

此时超声显示的面部仍是面骨。从 10～11 周起上腭开始融合,13 周完成。未完全融合时冠状切面可能见到腭骨中有缝隙,但显示极其困难。第 11 周能见到下颌骨。

(三)心脏

还不能显示四腔心结构。

(四)胎体矢状切前后轮廓

颈背部已区分得出皮肤及皮下软组织层,皮下组织层表现为断续透明的条状结构。这一变化是很有意义的,少数严重水肿胎儿此时可能发现颈项透明层增厚。

由于胎体的伸展,生理性中肠疝更加明显。

(五)肢体

上肢和下肢可分段扫查或显示全长,有时可测量长骨,也可计数手指。横切面上可观察手指的排列,以及与拇指相对应的关系。

(六)生殖器

生殖器还不易显示。

二、第 12 周(11 周 0 天至 11 周 6 天)和第 13 周(12 周 0 天至 12 周 6 天)

第 12 周和第 13 周可综合在一起进行介绍,它们之间没有太大的变化。

(一)中枢神经系统

此时的中枢神经系统在每一平面上都可有几个切面,即矢状切、横切和冠状切。但并非总能获得标准的"纯"切面图。这有很多具体原因,多数胎儿所得到的切面往往是两种平面的混合(图 19-22、图 19-23)。

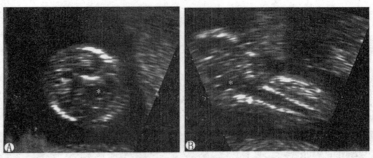

图 19-22　第 12 周胎儿中枢神经系统

A.妊娠 11$^+$周,胎头横切略偏冠状切,显示侧脑室及内部的强
回声脉络丛和颅后窝池(*);B.同一胎儿的胎头胎体矢状切
略偏冠状切,显示颅后窝池(*)经枕骨大孔一直延续到椎管

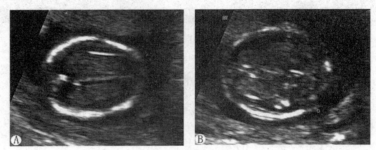

图 19-23　第 13 周胎儿中枢神经系统

A.妊娠 12$^+$周,胎头横切面偏高,大脑镰居中,左右侧脑室内充满了
强回声的脉络丛;B.同一胎儿,胎头横切面偏低,显示丘脑和大脑脚

1.矢状切

中线矢状切仍可显示弯曲的脑室系统。但此时还不能识别胼胝体。正中旁矢状切显示侧脑室,内有强回声的脉络丛。脉络丛充满了整个侧脑室。丘脑也能在此平面上获得显示。

2.横切面

在高位横切面上,主要见到的是较大的侧脑室。大脑镰位于正中,侧脑室分左、右两个。强回声的脉络丛几乎充满了侧脑室,在近第三脑室处向中线略靠拢,称为"蝴蝶征"。中位横切面上显示丘脑和大脑脚,有时也能见到第三脑室。在低位横切面上显示颅后窝,包括小脑和颅后窝池,再往下就是枕骨大孔。

3.冠状切

最靠近面部的冠状切显示强回声的脉络丛和侧脑室前角。面部的结构有眼眶和上颌骨。将探头稍向枕部移动,就能显示丘脑,丘脑下方为第三脑室。靠近枕部的冠状切见颅后窝池。几乎在枕部切线平面上,显示脊柱的颈段和胸段,这个切面有时还能观察椎弓的排列,应注意观察其完整与否。

(二)面部

面部正中矢状切显示的侧面轮廓更加清晰,并能观察强回声的鼻骨。这也是胎儿染色体异常筛查的一个指标。冠状切见额部、双眼眶等面骨(图 19-24)。

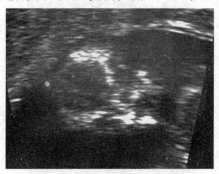

图 19-24　第 13 周胎儿面部

妊娠 12⁺周,面部冠状切显示前额、双侧眼眶及面骨

(三)心脏

有研究注意到超过 25% 的胎儿此时能显示四腔心,但并非全部。并且,还能评估心脏的位置、心轴及心脏在胸腔内的大小(图 19-25)。有些大血管也有可能获得显示。

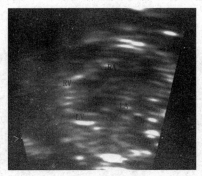

图 19-25　第 12 周胎儿心脏

妊娠 11⁺周的胸腔横切面显示心脏四腔心观(RA:右心房;RV:右心室;LA:左心房;LV:左心室)

(四)胎体矢状切前后轮廓

妊娠 11 周至 13 周 6 天是测量胎儿颈项透明层、早孕期估计胎儿染色体异常风险率的孕周。在观察背部轮廓时,一定要准确又正确地识别何处是胎儿颈部皮肤、何处是羊膜。因为胎儿常取仰卧位,枕部常靠近羊膜,不能将羊膜误认为是颈部皮肤而进行测量。

在这两周内,胎儿前轮廓发生了较大的变化,生理性中肠疝消失。第 12 周末,肠管完全回缩进了腹腔(图 19-26、图 19-27)。

(五)肾脏

多数胎儿可检查到肾脏和膀胱。胎儿肾脏在妊娠 10～12 周时到达肾窝(图 19-28、图 19-29)。经阴道超声观察胎儿肾脏明显早于经腹壁超声。妊娠 13 周时,胎儿肾脏和膀胱的显示率为 92%。

也有人经阴道超声测量了妊娠 11～17 周正常胎儿的肾上腺长度、肾上腺和肾脏的比值,发现肾上腺长度随孕周的增加而增加,而肾上腺与肾脏之比则随孕周增加而下降。

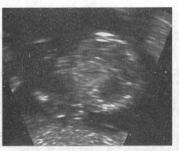

图 19-26　第 12 周胎儿腹壁

妊娠 11⁺周时腹部脐孔平面横切面,已未见明显生理性中肠疝

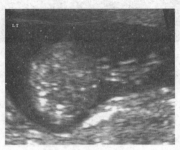

图 19-27　第 13 周胎儿腹壁

妊娠 12⁺周,腹壁生理性中肠疝完全消失

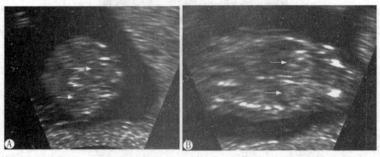

图 19-28　第 12 周胎儿肾脏

A.妊娠 11⁺周腹部横切面显示双侧肾脏(箭头所示);B.同一胎儿的腹部冠状切面显示双侧肾脏(箭头所示)。肾脏上方低回声结构为肾上腺

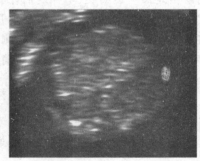

图 19-29　第 13 周胎儿肾脏

妊娠 12⁺周,腹部横切面显示的双侧肾脏,回声偏低,位于背侧脊柱左右两旁

（六）肢体

所有长骨都能获得分辨且都能进行长度测量。小腿近中线侧为胫骨，前臂拇指侧为桡骨。手部结构也已完全形成，掌骨和指骨的回声也足够清晰（图19-30、图19-31）。扫查胎足，能观察足与小腿的关系（除外马蹄内翻足）和跖平面的形态（除外摇椅足）。

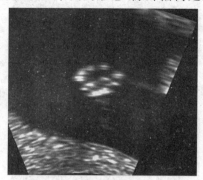

图 19-30 第 12 周胎手
妊娠 11+ 周显示的胎儿手，最右侧为胎手拇指

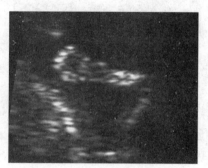

图 19-31 第 13 周胎儿肢体
妊娠 12+ 周时，胎儿的上肢与手

有学者将放射学、经阴道超声和经腹壁超声观察胎儿骨骼形成的结果进行了比较研究，发现经阴道超声观察到胎骨骨化中心几乎与放射学同步，有些还略早于放射学。并且，经阴道超声也比经腹壁超声早观察到约 1 周。因此，认为超声可能对早期产前诊断骨骼形态异常有帮助。

（七）生殖器

此时，生殖结节已长成了初阴。在胎儿正中矢状切面上，躯体下部偏前方见一小突起，即初阴。但较难根据初阴的长短来鉴别性别。有报道，小突起向前向上可能为男性胎儿，向下方可能为女性胎儿（图19-32、图19-33）。

三、第 14 周（13 周 0 天至 13 周 6 天）

随着妊娠的进展，胎儿越来越大，结构也越来越明显，被观察到的概率和影像的清晰度也越来越高。

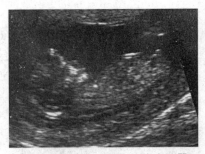

图 19-32 第 13 周胎儿外生殖器

妊娠 12⁺周,胎儿正中矢状切显示躯体下部偏前方的初阴。突向前方者为男性胎儿

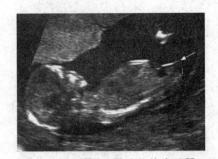

图 19-33 第 14 周胎儿外生殖器

妊娠 13⁺周,胎儿正中矢状切显示躯体下部偏前方的初阴。突向下方者为女性胎儿(箭头所示)

(一)中枢神经系统

1.冠状切

大部分重要的脑内结构都能显示,如大脑镰、丘脑、侧脑室、脉络丛、大脑脚、颅后窝池和小脑。

2.横切面

高位横切面上脉络丛相对退化,不像第 12 周时脉络丛充满了整个侧脑室,尤其是侧脑室前角处的脉络丛退化更明显些。中位横切面上显示丘脑和枕部方向的大脑脚。此时仍可观察到第三脑室。在低位横切面枕部处可见第四脑室、颅后窝池和小脑。

(二)面部

第 14 周和第 15 周时可考虑检查面骨,如眼眶,测量眶间距、上颌骨(上腭)、下颌骨(图 19-34)。上颌骨可在矢状切、冠状切面上观察,下颌骨可在横切面上观察。鼻骨也显示得更加清晰。

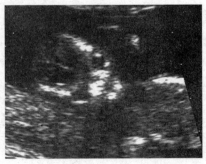

图 19-34 第 14 周胎儿面部

妊娠 13⁺周时的胎儿面部

(三)心脏

四腔心已看得较清楚,在胎儿体位合适的情况下,左、右心室流出道也能获得成像,尤其是经阴道超声。

(四)胎体矢状切前后轮廓

此时仍是测量颈项透明层的阶段。

(五)肢体

观察肢体形态和测量长骨长度已没有什么太大困难。有学者报道了妊娠 10～16 周长骨测量的正常值(图 19-35)。但并非每个胎儿都能测量到所有长骨,越早越不容易。胎动也非常活跃,常常需要通过录像慢慢回放,仔细观察。手指有时不在一个平面,需观察几个平面才能检查完全,而脚趾总在一个平面上得到显示。

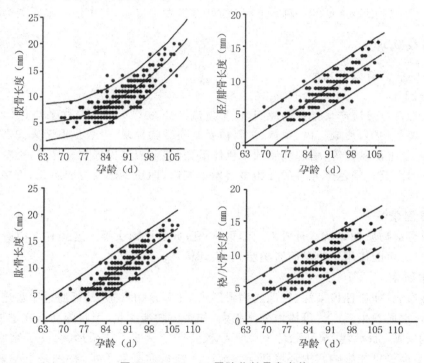

图 19-35　10～16 周胎儿长骨参考值

(六)生殖器

仍然在正中矢状切面上观察,初阴向上或向下。

(七)其他器官

对超声专业人员和超声学家来说,识别正常的胎肺、胃、肠、肝和肾都没什么困难。此时的脊柱也非常清晰。

根据国际妇产科超声学会和英国胎儿医学基金会的认定,胎儿超声医学的早孕期结束于 13 周 6 天。而 11 周至 13 周 6 天,是早孕期观察胎儿结构的一个重要阶段,相当一部分的严重畸形可在该阶段被筛查或诊断出来。经阴道超声及三维超声等先进技术的应用,使胎儿的结构显示得更加清晰。

(李　娜)

<h1>第三节　流　产</h1>

　　流产是指妊娠在 28 周前终止,胎儿体重在 1 000 g 以下。根据流产发生的时间,分为早期及晚期两种。早期流产是指流产发生在妊娠 12 周以前,晚期流产是指流产发生在妊娠 12 周以后。随着新生儿科处理早产儿水平的提高,发达国家有生机儿的孕周已确定为 24 周,换言之,24～28 周的流产儿是有机会存活的,故目前国际上也称小于 28 周的流产为"极早期早产"。在新生儿死亡的三大原因中,早产最为常见,占新生儿死亡的一半,继之为感染和窒息。

　　流产是产科病理中最常见的一种,约 1/4 的妊娠可发生流血,其中约一半发展为自然流产。

<h2>一、病因及病理</h2>

　　流产常见的病因有以下几种。

<h3>(一)遗传因素</h3>

　　染色体异常是自然流产最常见的原因,占早期流产的 50%～60%。多数染色体异常是由于卵子或精子分裂不均等,形成三体、单体、多倍体及其他结构异常,少数是由于夫妇之一存在染色体异常情况,包括平衡易位等,引起胚胎的染色体缺失、多余或结构异常。另外,受精卵也可因某些因素发生基因突变。染色体异常的胚胎多会发生流产,即使少数发育成胎儿,也多合并严重的功能异常或畸形。

<h3>(二)外界因素</h3>

　　母体接触有毒物质如镉、铅、有机汞、DDT 及一些放射性物质等。这些有毒物质可能直接作用于胚胎细胞,也可能作用于胎盘而影响胎儿,引起流产。

<h3>(三)母体因素</h3>

　　母体全身疾病,如急性传染病、细菌或病毒感染,尤其是病毒感染,可通过胎盘进入胎儿血液循环,使胎儿死亡而发生流产。母体内分泌疾病,如黄体功能不足、甲状腺功能亢进或低下、糖尿病等都可影响蜕膜、胎盘,甚至胚胎的发育而导致流产。孕妇子宫畸形、合并子宫肌瘤、卵巢肿瘤、宫颈功能不全等可能影响宫内环境而导致流产。妊娠期腹部手术,特别是早孕期,手术时拨动了腹腔或盆腔脏器,刺激子宫收缩引起流产。

<h3>(四)免疫因素</h3>

　　由于母儿双方免疫不适应而导致母体排斥胎儿发生流产。

<h3>(五)母儿血型不合</h3>

　　如 ABO 溶血及 Rh 溶血。

<h3>(六)宫颈功能不全</h3>

　　原发性宫颈功能不全是由于宫颈含纤维组织、弹性纤维及平滑肌等成分较少;继发性是由于创伤如急产宫颈撕裂、宫颈手术等因素造成宫颈纤维组织断裂、括约肌能力降低,使宫颈呈病理性松弛及扩张。宫颈功能不全多发生在中孕期,为晚期流产及早产的主要原因,再发率很高。

　　病理上,多数流产是胚胎先死亡,然后底蜕膜出血,形成血肿,刺激宫缩排出胚胎或胎儿。少数先有宫缩、流血、宫颈扩张,此时胎儿依然存活,待胎盘完全从宫壁上剥落后胚胎才死亡。宫功能不全的流产多为晚期流产,随着胎儿长大、羊水增多、宫腔内压力增高,胎囊向宫颈内口突出,宫颈管逐渐缩短、扩张。这类患者常无明显宫缩而胎膜突然破裂,胎儿随之排出。少数流产胚胎已经死亡或根本未发育,但妊娠囊继续增长且胎盘也继续发育,临床上无腹痛流血症状,被称为孕卵枯萎(blighted ovum)。

8周前的流产由于胎盘绒毛尚未完全成熟,与子宫蜕膜连接得不很紧密,多数妊娠物可整个从宫壁剥落,形成完全流产。8～12周的流产由于胎盘已与蜕膜紧密连接,常常不能被完全排出。在临床上流产过程可划分为以下四个不同阶段。

1.先兆流产

妊娠28周以前出现阴道流血、腰痛等症状,但宫颈口未开,无妊娠物排出,胎儿仍然存活。先兆流产可能继续妊娠,上述症状消失;也可能发展为难免流产。

2.难免流产

流产已不可避免,阴道流血增多、宫颈扩张。腹痛加剧、胚胎已死亡或仍存活,羊膜已破或未破。

3.不全流产

部分妊娠物已排出,但仍有部分残留在宫腔内。此时因宫缩不良,出血很多,严重时可致出血性休克。

4.完全流产

妊娠物已全部排出,宫缩良好,出血明显减少或停止,腹痛消失。

宫颈功能不全往往是在无宫缩的情况下宫颈口扩张,羊膜囊膨出,胎儿及妊娠附属物排出,与自然分娩过程相似。

二、临床表现及检查

生育年龄妇女,有停经史,继之出现阴道流血。处于不同的流产阶段临床表现可有所不同。先兆流产只是少量流血、轻微腹痛,无组织物排出;难免流产时出血增多,腹痛加剧,或胎膜已破,妇科检查有时见宫口扩张,有组织物堵于宫颈;不全流产时一般已有部分妊娠物排出,阴道流血仍然很多,腹痛剧烈,妇科检查宫口扩张,组织物或堵在宫颈口或排出在阴道内;妊娠物排出后,腹痛消失,阴道流血减少,则可能为完全流产;宫颈功能不全者往往无宫缩等症状,突然宫口扩张,胎膜膨出或破裂,继之胎儿排出。

三、诊断

超声判断流产,主要是通过观察妊娠囊、卵黄囊、胚芽、胎心搏动情况,以及胎盘、宫腔内有无出血。自超声应用于早孕期协助诊断流产以来,发现相当一部分"月经延迟"的病例为早早期流产。

先兆流产时,妊娠囊大小、增长率及其形态仍然正常,妊娠囊也位于宫腔内的正常部位。卵黄囊的显现、大小和形态也正常。这就是说,该出现胚芽时就应显示胚芽回声,其头臀长多为正常;该出现原始心管搏动时超声就应见到心管搏动。有阴道流血而胎心搏动正常者,一般提示其预后良好,自然流产的发生率从40%～50%下降到1.3%～2.6%。胚胎心率减慢与不良预后有关。先兆流产时,宫腔内无积血或仅有少量积血。由于多数病例无法告知确切受孕日期,因此,对超声所见与停经周数不符的病例,随访动态观察妊娠囊、卵黄囊、胚芽胎心的出现和头臀长增长情况显得尤为重要。

宫腔内积血(图 19-36)的形成多数是由于滋养层与蜕膜之间出血积血,称为绒毛膜下血肿(subchorionic clot)。如血肿小于 50 mL,发展成正常妊娠的机会较高。反之,血肿大于 50 mL,发展为难免流产的机会较高(图 19-37)。

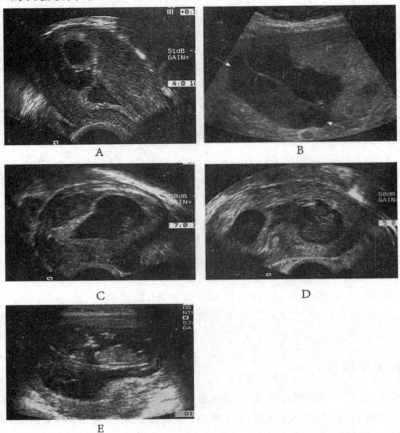

图 19-36　宫腔积血(一)

A.妊娠 6+ 周,妊娠囊位于宫底部。宫腔内见两个积血块;B.宫腔内见较大积血块(箭头所示),胎盘位于对侧(PL);C.妊娠 7 周,妊娠囊一侧见积血;D.妊娠 7+ 周,妊娠囊位于宫底部,宫腔下段见积血块;E.羊膜囊后方见较大绒毛膜下血肿,部分已经液化

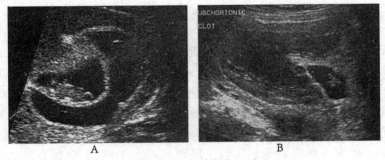

图 19-37　宫腔积血(二)

A.妊娠 8+ 周,宫腔内大片积血呈囊性无回声区包绕妊娠囊;
B.妊娠 7+ 周,宫腔内巨大积血块,妊娠囊位于宫腔下段

难免流产时,声像图显示妊娠囊无增长或增长率小于 0.7 mm/d。妊娠囊无增长或增长缓慢多提示预后不良。但仍有一部分(1/4～1/2)难免流产者,其妊娠囊增长仍属正常,尤其是孕卵枯萎的病例。难免流产时声像图上还能见到妊娠囊不规则、塌陷、萎缩、边缘模糊不清、位置下移至宫颈内口或颈管内(图 19-38),卵黄囊消失或太大等表现(图 19-39)。在卵黄囊径线大于 10 mm 的病例中,约 92%的病例预后不良。妊娠囊大于 20 mm 而未见卵黄囊也提示难免流产。孕卵枯萎表现为妊娠囊形态尚规则、边界清晰、有一定张力,径线可以正常或小于相应孕周,胎盘表现也正常,但内部未见卵黄囊及胚芽回声(图 19-40)。难免流产妊娠囊内常无胚芽,有时见数个小囊样结构(图 19-41)或条状光带,偶尔见到胚芽,也多无胎心搏动或有胎心搏动但节律缓慢,若心率低于 85 次/分,发展为难免流产的可能性极大。另外,宫腔内或颈管内出现不规则液性暗区及中高、中低回声区时,多为血液及血块所致。有时胎盘因退行性病变而发生囊性变化,内部出现不规则低回声区。感染性流产时,子宫增大,宫腔内充满不均质低回声区。

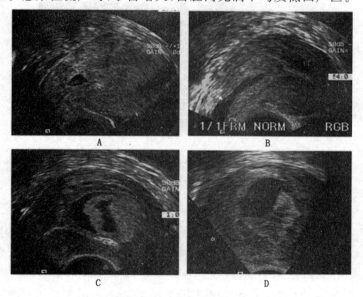

图 19-38　难免流产(一)

A.妊娠 7+周,妊娠囊下移至宫颈内口,内见胚芽但无胎心搏动;B.妊娠 11+周,妊娠囊形态极不规则、塌陷,并下移至颈管内。宫体位于图像右侧(UT),宫腔空虚;C.妊娠 7+周,妊娠囊、胎盘及宫腔内血块形成一强回声与无回声相混合之包块;D.妊娠 12+周,宫腔内无回声区为妊娠囊,形态欠规则,张力低。胎盘位于右下方,内见多个不规则低回声区,为胎盘退行性变

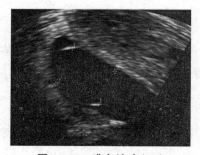

图 19-39　难免流产(二)

妊娠 11+周,妊娠囊内未见胚芽,见巨大卵黄回声

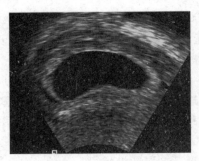

图 19-40　孕卵枯萎

妊娠 11$^+$ 周,妊娠囊尚规则,张力正常,胎盘显示正常,但未见胚芽

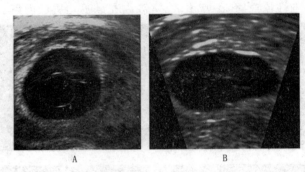

A　　　　　　　　　　　B

图 19-41　难免流产(三)

A.妊娠 8$^+$ 周,妊娠囊内未见胚芽,见数个大小不等的囊性结构;B.妊娠
8$^+$ 周,妊娠囊内未见正常卵黄囊及胚芽,仅显示数个模糊的囊性结构

　　多数不全流产声像图上已看不见妊娠囊回声,仅见宫腔内不规则低回声团块,为妊娠组织及
血液、血块。少数见极不规则的妊娠囊,且往往下移至宫颈内口或颈管内。完全流产则表现为宫
腔内膜薄而清晰、光滑,宫腔内无不规则回声团块,但可以残存极少量液性暗区。宫颈功能不全
的超声诊断是通过测量宫颈长度、观察宫颈内口、妊娠囊有无突出而作出判断的。宫颈长度的测
量有以下三种途径。

　　(一)经腹壁测量

　　患者需适度充盈膀胱,显示宫颈内口及外口,再测量其长度。该方法方便易行,但缺点是测
量误差较大。当膀胱充盈不足时,宫颈显示不清,测量不准确;当膀胱充盈过度时,宫颈包括子宫
下段压扁拉长,测量也不准确。

　　(二)经阴道测量

　　可清晰地显示整个宫颈,从内口至外口。但操作要轻柔,以免碰破已突入阴道内的胎囊。有
些宫颈功能不全患者可能不愿意接受经阴道超声。

　　(三)经会阴测量

　　该方法安全可靠,操作也方便,患者易接受,不必充盈膀胱。一般宫颈内口总能清晰显示,但
有时宫颈外口显示不清,原因是阴道内少量气体或直肠内气体所形成的声影正好落在宫颈外口
处。操作时,患者取膀胱截石位,用手套包住腹壁探头,手套内外均涂以耦合剂,将探头置于会阴
部大阴唇偏后方处。据统计,约80%的病例通过经会阴扫查能被准确测得宫颈长度。测量宫颈

长度方法的声像图特点见图 19-42、图 19-43。目前,英国胎儿医学基金会推荐经阴道超声测量宫颈长度。

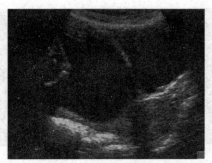

图 19-42　经腹壁宫颈长度测量

适当充盈膀胱,宫颈中央矢状切,显示宫颈管及宫颈内、外口,测量内、外口之间的距离

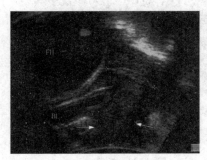

图 19-43　经会阴宫颈长度测量

探头置于会阴部,隐约见尿道(向右箭头)及阴道(向左箭头),膀胱(BL)上方为胎头
(FH)。阴道顶端为宫颈,颈管及内、外口均能显示,测量内、外口之间的距离

　　显示宫颈全长后从内口测量至外口。若宫颈管呈弧形弯曲,仍测量内外口之间的直线距离。正常宫颈长度≥30 mm(22~24 周平均长度 36 mm);早孕期及中孕前期子宫峡部尚未完全扩张,尚未完全形成子宫下段,故"宫颈长度"较长,其实是宫颈及子宫峡部的总长。自中期妊娠起子宫峡部渐渐扩展为子宫腔的一部分,至妊娠末期子宫峡部完全展开并被拉长,形成子宫下段。

　　宫颈功能不全声像图表现为宫颈长度变短,小于 30 mm,发现小于 15 mm 者早产风险直线上升。有报道,宫颈长度≤15 mm,占晚期流产病例的 90%,占≤32 周早产病例的 60%。宫颈内口呈不同程度的扩张(图 19-44),有时可见羊膜囊突入于颈管内甚至阴道内。若宫颈长度测量结合孕妇以往妊娠史,可预测极早期早产(<28 周)70%、早期早产(28~30 周)45%、中期早产(31~33 周)45%、晚期早产(34~36 周)15%,人群筛查阳性率为 5%。比用单一宫颈长度测量预测早产的准确性要高。

　　宫颈功能不全宫颈缝扎术后,超声仍能继续观察随访宫颈情况。由于只能缝扎宫颈外口,缝扎后的宫颈长度≤3 cm 属相当常见(图 19-45)。有时见内口扩张,宫颈管呈倒三角形。只要外口紧闭,无羊膜囊膨出,无阴道流水,就能继续等待。

　　血 β-HCG 的测定可协助诊断流产。在先兆流产时,血 β-HCG 仍可正常。但是,难免流产及不全流产血 β-HCG 就可能低于正常测值。系列观察血 β-HCG 变化将有助于了解妊娠的趋向,若 β-HCG 呈进行性下降则提示难免流产。完全流产时,β-HCG 多迅速下降至未妊娠状态。

宫颈阴道部胎儿纤维黏蛋白测定可用来预测早产风险率。22～24周若呈阳性,早产风险率增加。

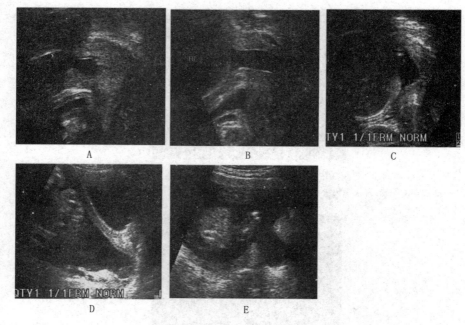

图 19-44　宫颈功能不全(一)

A.妊娠 17$^+$ 周,经会阴超声见宫颈内口已经扩张,妊娠囊突入颈管上段。颈管下段宫颈外口尚处于关闭状态;B.妊娠 29$^+$ 周,经会阴超声示整个颈管扩张。宫颈外口被直肠内气体声影遮挡,未能清晰显示;C.经会阴超声示宫颈内口扩张、颈管变短;D.经腹壁超声示宫颈内口及外口均有扩张,羊膜囊突入至颈管内;E.妊娠 17$^+$ 周,经腹壁超声示宫颈扩张,羊膜囊突入子宫颈管内

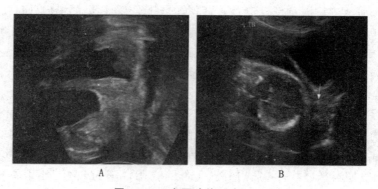

图 19-45　宫颈功能不全(二)

A.妊娠 22$^+$ 周,宫颈扩张,羊膜囊突入于颈管;B.同一病例,宫颈缝扎术后,妊娠 27$^+$ 周,显示宫颈外口关闭。可见宫颈前唇内的缝线(箭头)

四、鉴别诊断

(一)异位妊娠时宫腔内假妊娠囊

流产与异位妊娠的鉴别非常重要。宫外孕病例有时宫腔内会出现假妊娠囊,会误诊为宫内

妊娠流产。鉴别要点是真妊娠囊位于子宫内膜内,其一侧见宫腔线;而假妊娠囊位于宫腔内,囊壁是子宫内膜。真妊娠囊有双环征,假妊娠囊多数无双环征。另外,宫外孕时有附件包块,有时还可探及腹盆腔内游离液体。然而有时鉴别仍然较困难。

(二)双胎之一消失

有时双绒毛膜囊双胎妊娠其中一胎未能继续正常发育而流产。临床上,患者会出现少量阴道流血等流产症状或无症状。此时声像图可显示一大一小两个妊娠囊,大妊娠囊内胚芽胎心正常,小妊娠囊内未见胚芽。多数双绒毛膜囊双胎之一消失所存活的一胎仍能正常生长发育。

(三)葡萄胎

葡萄胎也是先有停经史,继之发生阴道流血。典型的葡萄胎声像图不难诊断,子宫增大,大于停经周数。宫腔内未见正常妊娠囊及胚胎,显示为多个密集小无回声区。不典型葡萄胎可能在胎盘内见一个至数个较大囊腔,易与难免流产相混淆,尤其是难免流产胎盘出现退行性病变时。部分性葡萄胎有时还能见到胚胎。葡萄胎的特点还有患者早孕反应一般较重,血 β-HCG 明显过高。

(四)月经失调

有些月经失调也有不规则阴道流血表现,但超声检查宫内、宫外不存在妊娠囊回声,且血 β-HCG 也在正常范围。

五、预后

先兆流产如果妊娠囊、卵黄囊、胎儿发育正常,胎心搏动正常,一般有希望继续妊娠。患者应卧床休息、禁止性生活,也可适当用些安胎药。绒毛膜下血肿若出血停止,血肿也会渐渐缩小和消失,声像图上见血肿由开始时的中强回声变为中低回声,甚至无回声。但较大的血肿吸收的时间也较久。

难免流产和不全流产则应尽快使胚胎、胎盘组织排出。失血多的要给予补液、输血等。

宫颈功能不全若不事先予以宫颈缝扎,发生晚期流产和早产的概率会很高。对以往有晚期流产或早产史的孕妇,再次妊娠后可在 11～13 周宫颈扩张之前就进行宫颈缝扎术;或在 14～24 周之间每两周测量一次宫颈长度,在＜25 mm 时缝扎宫颈。

(李　娜)

第四节　异位妊娠

当孕卵在子宫体腔以外的部位着床发育,称异位妊娠,着床在子宫以外的部位,也叫宫外孕。包括输卵管妊娠、卵巢妊娠、宫角妊娠、宫颈妊娠、腹腔妊娠、残角子宫妊娠、剖宫产瘢痕妊娠等。

一、病因及病理

各种原因引起的输卵管功能性或器质性病变,如慢性输卵管炎、输卵管发育不全、发育异常、输卵管手术后和盆腔子宫内膜异位症等,使受精卵经过输卵管时受到阻碍、时间延长,不能按时将受精卵运送到宫腔而在输卵管内种植着床。宫内放置节育器后也可能引起慢性输卵管炎。一侧的卵巢排卵后未向同侧输卵管移行而向对侧移行,称孕卵游走。移行时间的延长使孕卵发育到着床阶段时仍未抵达宫腔,便就地着床,引起了输卵管妊娠、腹腔妊娠、对侧卵巢妊娠等。

病理上,输卵管妊娠最为常见。其中,尤以输卵管壶腹部居多,壶腹部约占 70%,其次是峡部约占 22%,伞部及间质部约 5%。

孕卵着床于输卵管后,由于输卵管黏膜不能形成完整的蜕膜层,孕卵的滋养层便直接侵蚀输卵管肌层和肌层微血管,引起局部出血。输卵管管壁薄弱,管腔狭小,不能适应胚胎的生长发育,发展到了一定程度即可发生输卵管妊娠流产或输卵管妊娠破裂。

输卵管妊娠流产是指妊娠囊向管腔突出并突破包膜,妊娠囊与管壁分离,落入管腔,经输卵管逆蠕动排至腹腔。输卵管妊娠流产有完全及不完全两种,完全流产时腹腔内出血不多,不完全流产时由于滋养细胞继续侵蚀管壁形成反复出血。由于输卵管肌层的收缩力较差,开放的血管不易止血,盆腔内形成血肿。偶尔,输卵管妊娠流产至腹腔内后,胚胎仍然存活,绒毛组织附着于腹盆腔内的其他器官重新种植而获得营养,胚胎继续生长,最终形成腹腔妊娠。

输卵管妊娠破裂是指妊娠囊向管壁方向侵蚀肌层及浆膜,最后穿通浆膜而破裂,往往出血量很大。若短时间内大量出血患者则可迅速陷入休克状态;若反复出血则在盆腔内形成血肿。血肿可机化吸收,亦可继发感染化脓。

壶腹部妊娠当以流产为多见,一般发生在妊娠第 8～12 周。峡部妊娠因管腔狭小,多发生破裂,而且时间较早,大多数在妊娠第 6 周左右出现体征。间质部妊娠与宫角妊娠的部位相当接近,且相对少见,但后果很严重,其结局几乎都是破裂。由于该处肌层较厚,故破裂较迟,多在妊娠 4 个月时发生。又因周围血供丰富,故破裂后出血甚多,往往在极短时间内发生致命性腹腔内出血。

剖宫产瘢痕妊娠破裂的机会极高,可发生在任何孕周。

二、临床表现及检查

宫外孕临床表现主要有停经、腹痛及阴道流血。早期宫外孕可能无症状,一般腹痛及阴道流血多发生在妊娠 6～8 周。输卵管妊娠流产、破裂等都可引起腹痛,还可伴恶心、呕吐、肛门坠胀感等。腹腔内急性大量出血往往由宫外孕破裂造成,血容量的急剧减少可引起昏厥,甚至休克。患者可有阴道流血,但一般不很多。有时虽然宫外孕已破裂,腹腔内出血也很多,但阴道内流血仍为少量,与内出血量及症状不成比例。

妇科检查子宫饱满,但小于停经周数。宫颈举痛明显,一侧附件可触及软包块。腹盆腔内出血时,腹肌紧张,附件触痛明显,子宫有漂浮感,移动性浊音阳性。出血较多时患者呈贫血貌,大量出血时面色苍白,表现出休克症状。

三、诊断

目前,超声是诊断宫外孕的主要方法,声像图上,宫外孕的特征有以下几种。

(一)宫腔空虚

宫腔内未见妊娠囊,内膜较厚。经阴道超声一般在末次月经后 5 周就能见到宫内妊娠囊,尽管此时还不能见到妊娠囊中的胚芽和胎心搏动。但若见到卵黄囊,就可以肯定宫内妊娠的诊断(自然妊娠者宫内、宫外同时妊娠的机会极小)。宫外孕时子宫内膜呈蜕膜样反应,有时高分泌型的内膜可分泌少量液体积聚在宫腔内,或是宫腔内存有少量血液,此时声像图上也可显现一小囊状结构,称假妊娠囊。有报道,异位妊娠时,宫腔内假妊娠囊的出现率高达 10％～12％及 13％～48％。真假妊娠囊的鉴别要点是:真妊娠囊位于子宫内膜内,假妊娠囊位于宫腔内;真妊娠囊周围有发育良好的绒毛,呈"双环征",假妊娠囊的囊壁是子宫内膜,无典型双环征;真妊娠囊为独立的囊,与颈管不通,假妊娠囊是游离液体,其形态常取决于宫腔的形态,有时可一直延续至颈管内。然而,有时真、假妊娠囊的鉴别仍不容易,尤其是较小的假妊娠囊。

(二)附件包块

子宫外、附件处、卵巢旁发现包块回声,多数为混合性包块。如果异位妊娠尚未发生流产或破裂,有时在包块内能见到妊娠囊,甚至卵黄囊、胚芽及胎心搏动。有人描述输卵管妊娠的妊娠囊呈"甜甜圈"(donut)样,其特征是较厚的中强回声环围绕着一个小的无回声区,有一定的立体感。若输卵管妊娠流产或破裂,混合性包块往往较大,包块内主要是血块、流产或破裂后的妊娠组织,以及输卵管、卵巢结构。输卵管妊娠的附件包块经阴道超声检查比经腹超声检查更易观察。宫外孕包块的径线常很不一致,在早期未流产未破裂病例中包块可小至仅 1 cm 左右;当大量血块与附件交织在一起时,包块可达 10 cm 以上。

间质部妊娠或宫角妊娠时胚囊多位于一侧宫角处,表现为妊娠囊远离宫腔,妊娠囊与宫腔之间有肌层相隔,有时肌层内的弓状动脉也能清晰显示。但是妊娠囊周围的子宫肌层则很薄。

(三)盆腹腔游离液体

异位妊娠流产或破裂后,血液积聚在盆腹腔内。声像图上可见子宫直肠陷凹游离液体。若出血量较多,子宫及包块周围出现大量游离液体,患者仰卧位时,游离液体出现在腹腔内。

有报道,86％的宫外孕患者第一次超声检查就能作出明确诊断,经过一次或多次超声检查95％的宫外孕患者都能获得检出。超声诊断异位妊娠的特异性为 99.7％。另一组一次或数次经阴道超声检查,诊断异位妊娠的敏感性可达 100％,特异性 98.2％,阳性预测值 98％,阴性预测值100％。其中,未破裂宫外孕占 66％,其内见胎心搏动的宫外孕占 23％。可见,超声是发现及诊断宫外孕的极好手段,但也常常需要一次以上的复查。

腹腔镜下超声,可以发现极早期的异位妊娠。有报道,利用腹腔镜超声探头(7.5 MHz),成功诊断出了非常早期的输卵管壶腹部妊娠。

血 β-HCG 是辅助诊断宫外孕的一个有效方法。虽然大多数病例经超声检查,特别是经阴道超声检查可清楚地识别宫内妊娠或宫外妊娠,但还有一小部分患者超声检查后既不能肯定宫内妊娠,也不能排除宫外妊娠。这些患者中多数孕周介于 4～6 周,有人称这段时期为"妊娠盲区"。处于这段时期有时超声不能识别和作出妊娠诊断,而血 β-HCG 定量分析可相对准确地判断孕龄。停经 4～6 周超声宫内未见妊娠囊,妊娠试验阳性、血 β-HCG＞750 mIU/mL、有腹痛、阴道流血者,须高度怀疑异位妊娠,尤其是当超声提示可疑有附件肿块存在时。早期宫内妊娠流产,妊娠囊变形塌陷时声像图也难以识别,24～48 小时后重复 β-HCG 定量测定,如果测值呈上升趋势并超过 750 mIU/mL,不管超声是否见到异位妊娠,都应当考虑进行腹腔镜检查。这里需要指出,很多即将流产的宫内妊娠 β-HCG 可呈下降趋势,少数异位妊娠 β-HCG 也呈下降趋势,这可能与种植在输卵管内的妊娠囊绒毛发育不良,或与输卵管妊娠流产型(胚胎死亡)有关。

血孕酮有时也用来判断异位妊娠。与正常妊娠相比,宫外孕患者和异常妊娠患者的血孕酮水平明显偏低。正常妊娠者以孕酮值 20 ng/mL(63 nmol/L)或以上作为标准,其敏感性为92％,特异性为 84％。血孕酮测定对鉴别正常妊娠和有并发症的妊娠,其阳性预测值为 90％,阴性预测值为 87％。若用血孕酮值低于 15 ng/mL 作为界限,所有异位妊娠患者(28 例)血孕酮都低于15 ng/mL,所有正常宫内妊娠者都高于 15 ng/mL,大部分都高于 20 ng/mL。94％的异常宫内妊娠者血孕酮含量介于 15～20 ng/mL。

子宫直肠陷凹游离液体是诊断宫外孕的一个标志。输卵管妊娠流产或破裂时,血液积聚在盆腹腔内,最容易积聚的部位是子宫直肠陷凹。有人注意到异位妊娠中,81％的患者可检测到子宫直肠陷凹积液。然而,正常宫内妊娠者中也有 22％可以检出子宫直肠陷凹积液。阴道后穹窿穿刺抽取子宫直肠陷凹内游离液体可证实其是否为不凝固血液,将有助于作出异位妊娠的诊断和鉴别诊断。

腹腔镜目前已被广泛用来诊断及治疗异位妊娠。腹腔镜下可直接观察输卵管是否增粗肿大,盆腔内有无不凝固血液,卵巢等盆腔脏器是否正常。同时,对很多超声已诊断的异位妊娠病例,也可在腹腔镜下进行手术治疗,如输卵管切开去除妊娠物或输卵管切除术等。

四、鉴别诊断

异位妊娠时的宫内假妊娠囊要与宫内妊娠的真妊娠囊相鉴别。前面已经提到鉴别方法是观察囊的位置、有无双环征、囊的形态结构。但是,当宫内妊娠流产时,妊娠囊也会失去张力、双环征不明显等,此时鉴别有一定困难。

异位妊娠的附件包块或附件包块合并子宫直肠陷凹积液,要与其他非异位妊娠如卵巢内卵泡、卵巢肿瘤、盆腔炎性包块和黄体破裂等的附件包块相鉴别。后者临床表现及声像图酷似异位妊娠破裂。仔细询问病史、测定血 β-HCG 含量可以协助作出诊断与鉴别诊断。但在急性内出血时,腹腔镜是一项快速诊断及治疗的方法。

有时,宫内妊娠早孕的妊娠囊偏于宫腔一侧,甚至偏于宫角处,与间质部妊娠或宫角妊娠相似。鉴别要点是妊娠囊内侧与子宫内膜紧贴,之间无肌层相隔(图 19-46)。

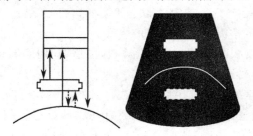

图 19-46 宫内早孕

停经 6 周,妊娠囊位于宫腔偏左宫角处

五、预后

异位妊娠若早发现早处理,预后均很好。处理方法可以在腹腔镜下或剖腹手术中切开输卵管,刮除妊娠物或行输卵管切除术。有时,早期未流产未破裂的输卵管妊娠,或宫角妊娠、剖宫产瘢痕妊娠及宫颈妊娠,也可全身应用甲氨蝶呤(MTX),配合超声监视下向妊娠囊内或胚体内注射氯化钾或 MTX,但一般仅用于血 β-HCG 偏低,估计胚胎已经死亡的病例。之后,还必须密切随访超声及血 β-HCG,观察有无异位妊娠破裂的迹象。保守治疗成功与否与操作技术、术后观察治疗经验密切相关。

宫外孕破裂大量内出血若不及时手术,患者将很快进入休克状态,严重者可以致死,故及时诊断迅速处理非常重要。

陈旧性宫外孕患者如无明显腹痛症状,血 β-HCG 下降至正常,月经恢复正常,则无须特殊处理,仅需定期随访包块吸收情况。

(李 娜)

第五节 胎盘异常

一、胎盘大小异常

(一)胎盘过小

胎盘过小是指成熟胎盘厚度小于 2.5 cm,见于 FGR、染色体异常、严重的宫内感染、糖尿病、羊水过多等。胎盘变薄或过小,羊水过多时常可见胎盘受压呈很薄一层。FGR 者,胎盘多显示小于正常。

(二)胎盘过大

胎盘过大是指成熟胎盘厚度大于 5.0 cm(图 19-47)。分为两类:①非均质型见于水泡状胎块、三倍体、胎盘出血、间质发育不良等。②均质型见于糖尿病、贫血、水肿、感染、非整倍体等。

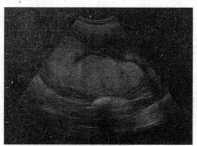

图 19-47 胎盘过大

胎盘增厚与母亲糖尿病、贫血、水肿、胎盘出血、宫内感染、肿瘤、畸胎瘤、染色体异常有关

(三)胎盘水肿

胎盘厚度>5 cm,见于 Rh 血型不合和非免疫性胎儿水肿(图 19-48)。

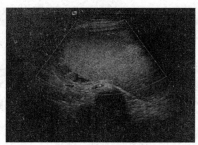

图 19-48 胎盘水肿

二、胎盘形状异常

(一)副胎盘

发生率 3%，在离主胎盘的周边一段距离的胎膜内，有一个或数个胎盘小叶发育(图 19-49)。副胎盘与主胎盘之间有胎儿来源的血管相连。跨过宫颈内口到对侧的副胎盘可能出现血管前置。

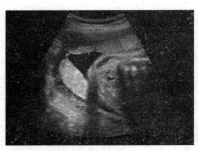

图 19-49　副胎盘

(二)轮廓胎盘

胎盘子面比母面小，子面周边由双折的羊膜和绒毛膜形成环。大血管中断于环的边缘(图 19-50)。轮廓状胎盘与胎盘早剥、早产、FGR、围生儿死亡增加有关。副胎盘、轮廓状胎盘可增加胎儿死亡和母亲出血的危险。

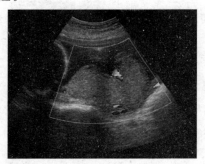

图 19-50　轮廓状胎盘

三、胎盘异常

(一)前置胎盘

1.检查方法

前置胎盘是晚期妊娠出血的常见原因之一，中孕期发生率为 5%，而足月为0.5%，一般在晚孕期经腹部二维超声检查可明确诊断。检查前要求孕妇适度充盈膀胱，超声诊断通过观察胎盘与宫颈内口的关系来做诊断，以子宫颈内口与胎盘最低点为准，测量宫颈内口与胎盘下界之间的距离。

超声诊断前置胎盘准确性较高，但也有假阳性或假阴性。妊娠中期因胎盘分布相对较大，子宫下段又未完全形成，容易造成胎盘低置假象。膀胱充盈过度可致假阳性。胎盘附着在子宫后壁时也常使探查困难，用手轻轻将儿头向上推，可能有助于观察。此外，子宫下段肌瘤或子宫下段收缩时,常被误诊为前置胎盘。建议中晚期孕妇应当有一次检查胎盘,对严重的前置胎盘应密切随访。

2.前置胎盘的分型

据胎盘下缘与子宫内口关系分三型。

(1)完全性前置胎盘(中央性前置胎盘):胎盘完全覆盖子宫颈内口(图 19-51)。

(2)部分性前置胎盘:胎盘部分覆盖子宫颈内口(图 19-52)。

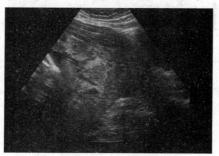

图 19-51　完全性前置胎盘

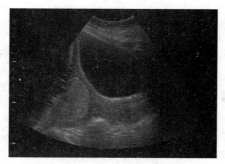

图 19-52　部分性前置胎盘

(3)边缘性前置胎盘:胎盘下缘达子宫颈内口(图 19-53)。

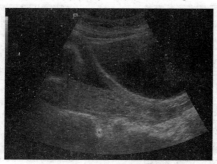

图 19-53　边缘性前置胎盘

(4)低置胎盘:胎盘下缘距离宫颈内口 3 cm 以内者,还有学者认为胎盘下缘距宫颈口 2 cm 以内者(图 19-54)。

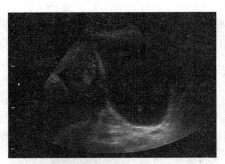

图 19-54　低置胎盘

(二)血管前置

指胎膜血管位于胎儿先露前方跨越宫颈内口或接近宫颈内口,是绒毛的异常发育所致。发生率为 1/5 000～1/2 000。

(三)胎盘早剥

1.定义

晚期胎盘早剥的发生率为 0.5%～1.3%。植入位置正常的胎盘在胎儿娩出前部分或全部从子宫壁剥离。

2.分型

分为显性(胎盘剥离血液经阴道流出)、隐性(胎盘剥离血液积聚在子宫和胎盘之间)、混合性(出血多时积聚在子宫和胎盘之间的血液冲开胎盘边缘外流)三种。根据剥离面积分型:①轻度,外出血为主,剥离面＜1/3,多见于分娩期;②重度,以隐性、混合性为主,剥离面＞1/3,同时有较大的血肿。

3.超声表现

胎盘早剥时胎盘后方可出现不规则暗区,其大小、形态视出血及发病缓急和时间长短而异,表现多种多样。声像图表现为正常胎盘与子宫肌层之间均匀一致低回声网状结构消失,胎盘及子宫肌壁间出现不规则无回声或低回声,或局部增厚(图 19-55、图 19-56)。

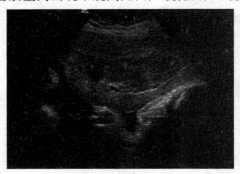

图 19-55　胎盘早剥

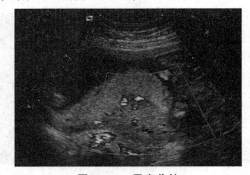

图 19-56　子宫收缩

异常回声范围的大小与剥离程度有关,若大部或全部剥离,则胎盘增厚明显。少量小范围出血可在胎盘后形成出血灶。轻型的胎盘早剥,由于剥离面小,出血量少,超声检查易出现假阴性。局部底蜕膜回声增强,呈眉线样改变,为胎盘早剥的早期征象;胎盘与宫壁之间出现局限性无回声或低回声区,为胎盘早剥的典型声像;胎盘非均质增厚是胎盘早剥的明显图像;当二维图像不典型或诊断困难时,可采用彩色多普勒显像及频谱探查帮助诊断(胎盘后方血流信号消失);无明显原因的胎儿脐动脉血流异常可能是胎盘早剥直接迹象,需提高警惕。

超声在胎盘早剥的诊断中也存在一定的局限性,胎盘早剥诊断困难,且常易与胎盘后的静脉丛、血管扩张等相混,有时变性的肌瘤也可致误诊。应结合临床情况分析,也可用彩色多普勒探测血流帮助诊断。

(四)胎盘植入

发生率为(1~500)/70 000 妊娠。既往有剖宫产史;前壁胎盘合并前置胎盘时应警惕。

超声表现:胎盘植入声像可表现为:在胎盘与子宫浆膜、膀胱壁之间看不到低回声带或只有极薄层回声带,胎盘后方子宫肌层消失或变薄≤2 mm;子宫与膀胱壁的强回声线变薄、不规则或中断;胎盘组织的强回声超越过了子宫浆膜,甚至侵入邻近器官如膀胱壁;胎盘内常存在多个无回声腔"硬干酪"(图 19-57)。

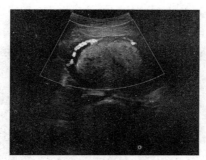

图 19-57　胎盘植入

(五)胎盘血肿

胎盘血肿分为羊膜下、绒毛下、胎盘内、胎盘后的血肿(图 19-58、图 19-59)。

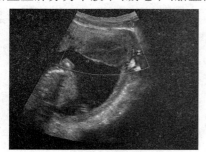

图 19-58　胎盘内血肿

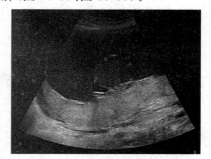

图 19-59　胎盘羊膜下积血

(六)胎盘内绒毛膜下血池

10%~15%的妊娠合并胎盘内绒毛膜下血池(图 19-60)。正常中、晚期妊娠时胎盘内常见形态各异的无回声区或低回声区,原因各异,可为正常胎盘内血窦。胎盘实质小叶内无回声为螺旋动脉射血的部位,边缘为血窦,中心血窦可较大延伸到基底,与胎盘或胎儿异常无关,当受累范围增大,影响胎儿发育时有意义。如果很明显直径大于 3 cm,或 5 个以上的胎盘内无回声灶可能与 Rh 血型不合,或母体 AFP 升高有关。

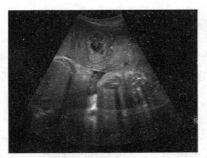

图 19-60　胎盘内绒毛膜下血池

(七)胎盘肿瘤

常见的为绒毛膜血管瘤,多呈实性、边界清楚的肿块,可位于胎盘内任何部位,但多向羊膜腔突出(图 19-61A、B)。有的可合并羊水过多或 AFP 升高,肿瘤较大者可致胎儿发育不良。其他如畸胎瘤多呈半囊半实性,极为罕见。乳腺癌、黑色素瘤等也可转移至胎盘内。

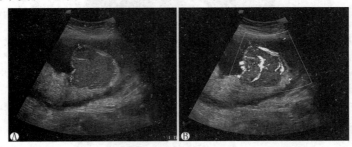

图 19-61　胎盘肿瘤
A:胎盘内绒毛膜血管瘤;B:胎盘内绒毛膜血管瘤

(李　娜)

第六节　脐 带 异 常

一、单脐动脉

正常脐带内有一条脐静脉及两条脐动脉。单脐动脉(single umbilical artery,SUA)是指脐动脉只有一条,是脐带异常中最常见的一种。发生率约为 1%,其中左侧缺失约占 70%,右侧缺失占 30%。

单脐动脉可以是单发性的,但也可合并其他部位的畸形。合并的畸形多为泌尿道及心血管畸形,如肾盂积水、马蹄肾、多囊性肾发育不良、单侧肾缺如、膀胱输尿管反流、法洛四联症、左心发育不良、主动脉缩窄、三尖瓣闭锁、室间隔缺损、心内膜垫缺损等。消化道、中枢神经系统、呼吸道畸形及染色体异常(多为 18-三体综合征、13-三体综合征、染色体易位)也较为常见。单脐动脉合并畸形的病例中染色体异常占 23%,而且大部分为左脐动脉缺失。

除了合并胎儿畸形及染色体异常,单脐动脉病例中早产、胎儿生长受限、胎儿死亡的发生率也高于正常。

　　声像图特征是在脐带横断面仅见到两个管腔,其中较大的一个为脐静脉,另一个稍小的为脐动脉(图 19-62、图 19-63、图 19-66)。与正常脐动脉相比,单脐动脉的管腔稍大,可能是因为集中了本来应该两条脐动脉所容纳的血量。在脐带长轴断面观上,正常时所见的一条脐静脉与两条脐动脉相互缠绕的结构,变成了一条脐静脉与一条脐动脉相间(图 19-62、图 19-64)。在盆腔膀胱水平横切面上能鉴别缺失的脐动脉方位,正常情况下膀胱左右各见一条脐动脉(图 19-65),而单脐动脉者仅见一侧显示脐动脉,另一侧缺如(图 19-66、图 19-67)。如果合并胎儿畸形,超声也能显示相应的畸形改变。有人发现,单脐动脉脐带内华通胶减少,胎儿异常的概率增高。偶尔,脐动脉在发出胎体时有两条,但在中途两条脐动脉融合成一条,近胎盘端成了单脐动脉脐带。单脐动脉的多普勒测定显示血管阻力与正常相似。

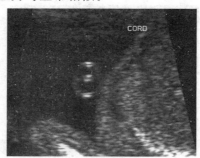

图 19-62　单脐动脉(一)
妊娠 20+ 周,脐带横断面显示只有两个血管管腔

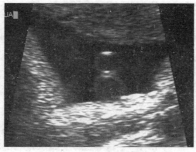

图 19-63　单脐动脉(二)
妊娠 37+ 周,脐带横切面显示只有两个血管管腔,较大的一个为脐静脉(下方),较小的一个为脐动脉(上方)

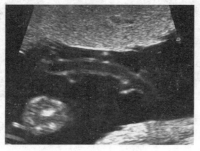

图 19-64　单脐动脉(三)
妊娠 21+ 周,脐带纵切面观,见一条脐动脉围绕脐静脉旋转

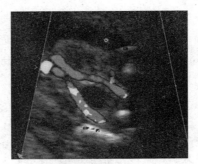

图 19-65　盆腔内脐动脉

盆腔横切面观,正常脐动脉位于膀胱两侧,向前向上行走,经过腹壁脐孔进入脐带

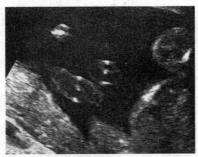

图 19-66　单脐动脉(四)

妊娠 20$^+$ 周,脐带横切面观仅见两个血管管腔

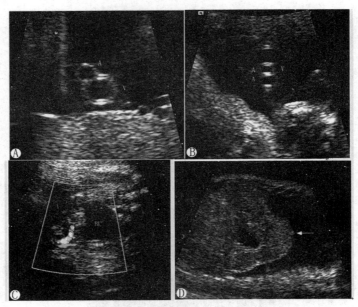

图 19-67　"部分性"单脐动脉

A.脐带近胎盘端仅见一条脐动脉(A)及一条脐静脉(V);B.同一病例,脐带近胎儿端声
像图显示两条脐动脉(A)及一条脐静脉(V);C.同一病例,盆腔彩超示膀胱(BL)两侧均
有脐动脉回声;D.同一病例,声像图显示膈膨升(箭头)及胸腔积液(箭头所在位置)

　　有学者报道,中孕中期胎儿畸形筛选超声时对单脐动脉检出的敏感性为 36%,特异性为

99%,阳性预测值为 32%,阴性预测值为 99%。

单纯性单脐动脉预后良好。合并畸形者预后视畸形情况而定。常规超声发现单脐动脉,应仔细检查其他各个器官。若合并畸形或见染色体异常标记(如颈项软组织层增厚、鼻骨缺失等),应建议抽羊水除外染色体异常。

二、脐带肿块

脐带肿块不常见,但可有以下几种:脐带真结或假结、脐带血肿、脐带假囊肿、尿囊囊肿、脐带赘生物等。

脐带真、假结是由于胎儿在宫腔内运动时形成脐带打结,一旦拉紧(胎动或临产后胎体下降),胎儿死亡率很高。脐带血肿的原因可能是机械因素,如外伤、牵拉、脐带绕颈绕身过紧或先天性脐静脉壁薄弱,引起脐静脉破裂,胎儿死亡率也很高。脐带假囊肿是指局部脐带增粗,呈囊肿样改变,但并不是脐肠系膜及尿囊的遗迹,被认为可能与局部华通胶退行性变或水肿、液体积聚有关。20%以上的脐带假囊肿合并染色体异常,其中尤以 18-三体综合征为常见。尿囊囊肿是胚胎发育过程中,尿液积聚在尿囊内形成的囊肿,可与膀胱相通或不相通。即使是较大的尿囊囊肿,一般也不影响脐带的血液循环。脐带赘生物极少见,可有血管肌瘤、肌肉瘤、畸胎瘤、血管瘤等。

通常,脐带真、假结超声很难观察到,因为超声是切面成像,脐带在宫腔内行走迂回弯曲,方向不定;也常常被胎体所遮挡。只有当孕妇诉说胎动少或胎心监护(NST、CTG)异常疑及有脐带问题时,超声检查者才会刻意去寻找脐带有无打结。此时可能发现一团缠绕较紧的脐带,反复观察始终不见散开。然而,观察到这一现象也只能是高度怀疑,最终诊断要靠产后检查脐带。脐带血肿声像图表现为脐带内混合性或囊性包块状结构,如果出血不止,该包块可有进行性增大改变。脐带假囊肿则显示为局部脐带增粗,假囊肿边界清晰或欠清晰、无张力,有些内有稀疏点状回声(图 19-68、图 19-69、图 19-70)。若合并胎儿畸形,超声也能见到相应的表现,多见于 18-三体综合征。尿囊囊肿为脐带根部边界清晰、圆形或椭圆形、有一定张力的囊肿,内部无回声。与膀胱相通的尿囊囊肿会随膀胱的排空或充盈而缩小或增大,有时还能见到两者之间的交通通道。脐带赘生物则是脐带上的实质性肿块。

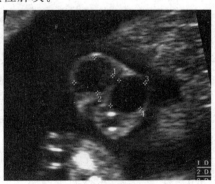

图 19-68 脐带假囊肿(一)

妊娠 20⁺ 周,脐带横切面观显示两个低回声圆形结构(测量键),其下方三个横切面的小管腔为脐动脉与脐静脉。该处的脐带直径显著增大

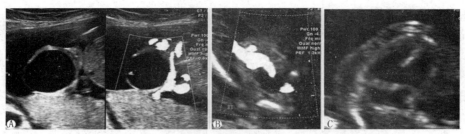

图 19-69　脐带假囊肿(二)

A.妊娠 20+ 周,脐带横切面观,见一较大脐带假囊肿,脐带血管位于囊肿一侧;B.同一病例,胎儿盆腔彩超显示膀胱右侧脐动脉缺失;C.同一病例,胎儿心脏四腔心观,见大型室间隔缺损

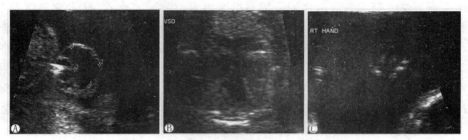

图 19-70　脐带假囊肿(三)

A.妊娠 25+ 周,示脐带假囊肿(测量键);B.同一病例,胎儿室间隔缺损;C.同一病例,手指重叠。本例无染色体核型检查,但从声像图表现分析,18-三体综合征可能性极大

　　脐带打结一旦拉紧,胎儿死亡率很高。如果超声怀疑脐带打结,应密切随访 NST、CTG,根据孕周决定是否立即娩出胎儿。进行性增大的脐带血肿若不及时分娩,胎儿死亡率也很高。发现有脐带假囊肿时,要特别仔细检查胎儿是否合并畸形,而对合并畸形者应进行染色体检查。通常,尿囊囊肿的预后均较好。

三、脐静脉扩张

　　脐静脉扩张本身不是一种疾病,而是一个症状,一种超声所见。脐带内脐静脉,有时包括肝内脐静脉可发生扩张,其管径大于正常。此现象常见于胎儿严重贫血(α-地中海贫血纯合子、ABO 溶血、Rh 溶血等)、胎儿血容量过大(双胎输血综合征中的受血儿、胎盘绒毛膜血管瘤)等病症。

　　α-地中海贫血纯合子、严重 ABO 溶血及 Rh 溶血等都是因为胎儿严重贫血、组织缺氧、血液稀释、血容量增加,引起心力衰竭而继发脐静脉扩张。双胎输血综合征中的受血儿,因接受了过多的血液,血容量的增加造成心脏不胜负荷。胎盘绒毛膜血管瘤则是因为发生微血管内溶血、胎母出血及大量胎儿胎盘血流使回心血量增加引发心力衰竭。

　　脐静脉扩张很容易在声像图上被观察到,无论在脐带纵切面或横断面上均可见到脐静脉充盈,管径明显大于正常测值。正常时,妊娠 20 周左右的脐静脉横径小于 5 mm;晚期妊娠的脐静脉小于 8 mm。如果脐静脉扩张合并胎儿水肿、胸腔积液等,超声也能显示相应图像(图 19-71、图 19-72)。双胎输血综合征则会发现羊膜腔不等大,一胎过小另一胎过大。绒毛膜血管瘤患者胎盘内可见到实质实性肿块。有时,脐带内的脐静脉管径正常,而腹腔内脐静脉扩张,较常见的部位是刚进入腹腔的那段脐静脉(图 19-73、图 19-74)。

脐静脉扩张的预后视合并疾病的严重程度而定。超声发现脐静脉扩张应特别注意检查胎儿有无畸形、水肿、腹水和胎盘有无包块等。必要时应选择适当的实验室检查,包括胎儿脐血穿刺以确定是否存在合并上述疾病。

单纯腹腔内脐静脉扩张大部分预后良好,但有报道,少数宫内死亡或产科不良结局。

四、脐带绕颈

脐带绕颈是很常见的一种现象,发生率为15.8%~34%。绕颈的脐带可以一圈、两圈、三圈,甚至四圈。

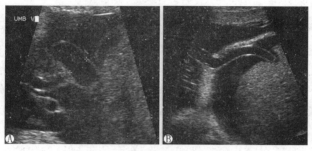

图 19-71　脐静脉扩张(一)

A.妊娠 31$^+$周,α-地中海贫血纯合子,脐静脉明显扩张(9.9 mm);B.同一病例,同时发现胎体水肿和胎儿腹水,脐静脉经过脐孔进入腹腔后先经过腹水再进入肝脏

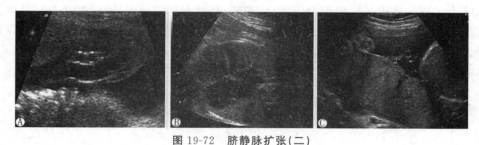

图 19-72　脐静脉扩张(二)

A.妊娠 31$^+$周,α-地中海贫血纯合子,脐静脉明显扩张(9.4 mm);B.同一病例,心胸比率明显增大(58%);C.同一病例,胎盘增厚(59 mm)

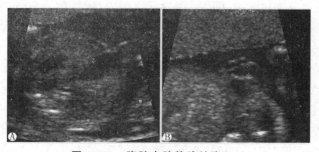

图 19-73　腹腔内脐静脉扩张(一)

A.妊娠 20$^+$周,腹围平面略低,显示腹腔内脐静脉扩张(8.4 mm);B.同一病例,脐带内脐静脉宽度正常(4.2 mm)

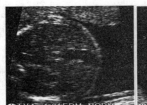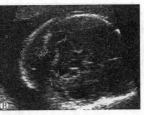

图 19-74　腹腔内脐静脉扩张(二)

A.妊娠 21⁺周,腹腔内脐静脉轻度扩张(6.2 mm);B.同一病例,颈项软
组织层增厚(9.8 mm)。染色体检查证实为唐氏综合征

　　脐带绕颈一至两圈,较松的,一般不影响胎儿血液循环,不引起胎儿缺血缺氧。但绕颈两圈以上且缠绕较紧时,一旦临产胎头下降,脐带会因此而拉得更紧,造成脐带血流减少,胎儿缺血缺氧,发生胎儿窘迫,甚至死亡。有研究发现,产时胎心异常的病例中脐带绕颈占 17%,羊水胎粪污染、异常胎心心动描计(CTG)、阴道分娩助产(产钳、头吸)、低 Apgar 评分的发生率明显升高。

　　脐带绕颈的超声诊断并不困难。当作胎儿颈部纵切面观时,声像图可见脐带横断面位于胎儿颈部,如果绕得较紧,还能见到颈部皮肤软组织受压切迹。绕颈一圈的声像图显示脐带横断面呈"U"形,两圈则呈"W"形。在胎儿颈部横切面上,有时能见到长条状脐带回声。彩超检查可以更清晰地显示胎儿颈部周围环绕的脐带彩色血流信号。

　　对于超声发现脐带绕颈的处理,学术界的意见不完全一致。有人认为,脐带绕颈会增加胎儿窘迫的风险率,因此,建议一旦超声发现,就应通知孕妇,密切随访,必要时改变产科处理方案(如选择剖宫产结束妊娠)。但也有人认为一旦通知孕妇或予以报告,会引起孕妇不必要的紧张,也可能会增加不必要的产科干涉,引起剖宫产率上升。晚孕期只要按常规进行产科监护,孕妇自数胎动,定期胎心率监护等,就能及时发现脐带缠绕过紧或受压。

五、脐带先露及脐血管前置

　　脐带先露是指脐带低于胎儿的先露部。如果胎膜破裂,脐带进一步脱出于胎先露之下或脱出于阴道内,称为脐带脱垂,对胎儿危害极大。球拍状胎盘若脐带连接于胎盘下缘,就有可能发生脐带先露。脐血管前置是指脐带附着在胎膜上,即帆状胎盘,裸露的脐血管通过羊膜与绒毛膜之间进入胎盘,当这些血管穿过子宫下段或跨过子宫颈内口时,称脐血管前置。如果胎膜破裂造成经过该处的脐血管破裂,对胎儿的危害是极大的。双叶胎盘、多叶胎盘、副胎盘、胎盘低置等都可能造成脐血管前置。

　　脐带先露的原因包括头盆不称、胎位异常、脐带过长及破膜时脐带滑落。临产后的宫缩、胎先露下降,脐带受压于先露部与骨盆之间,很快引起胎儿缺氧、胎心率改变,甚至胎儿死亡(脐带血循环阻断超过8分钟,即可发生胎死宫内)。

　　脐血管前置的病例临产后前置的血管被胎先露压迫时,可致循环受阻而发生胎儿宫内窘迫。一旦胎膜破裂撕裂了脐血管,临床上可出现无痛性阴道流血、胎心不规则或心搏停止。脐带帆状附着或球拍状胎盘破膜后还可出现脐带脱垂。

　　脐带先露时超声可见脐带位于胎先露下方,脐血管前置若不注意较易漏诊,彩超能显示前置的脐血管及其走向,因此,彩超检查有助于明确诊断。脐血管前置易合并低置胎盘、副胎盘及脐带先露等。有人建议,每位孕妇在妊娠 20 周左右时都应检查胎盘、脐带与胎盘的连接部位,以及早发现脐带帆状附着、副胎盘等情况,跟踪脐血管走向,明确有无脐血管前置。孕周越大,超声越难发现脐带与胎盘的连接部位。

脐带先露及脐血管前置一旦发生脐带受压、脱垂或脐血管破裂,情况都很紧急,若不及时抢救,胎儿死亡率极高。因此,临产前超声发现脐带先露或脐血管前置,应密切监护胎心情况。如已足月或近足月,应以剖宫产结束妊娠。

(李 娜)

第七节 羊 水 异 常

一、羊水过多

当最深羊水平段≥8 cm 或羊水指数≥25 cm 时即可诊断为羊水过多。凡可造成羊水产生过多或羊水吸收障碍的任何因素,都可导致羊水过多。消化道梗阻如食管闭锁、十二指肠狭窄或闭锁、小肠狭窄或闭锁等,使羊水吞咽量减少;口腔异常如严重唇裂腭裂、口腔寄生胎(畸胎瘤)等造成羊水吞咽障碍;中枢神经系统异常包括某些染色体异常,可引起中枢性吞咽障碍;开放性神经管缺陷,如脑膜脊膜裸露,使渗出液增加;肺部病变、胸腔占位、纵隔移位、胸腔狭小、胸腔积液、横膈抬高都可因压迫食管而减少羊水的吞咽;宫腔感染早期羊膜渗出增加也可出现暂时性羊水过多;各种原因引起的心脏过度负荷,如α-地中海贫血纯合子、双胎输血综合征的受血儿因肾脏血流量增加而排尿增加、糖尿病孕妇的胎儿可能因血糖过高产生宫内多尿;母儿血型不合时胎儿贫血及绒毛水肿,影响液体交换,也可产生羊水过多。但是,有时羊水过多的原因不明。

除了子宫大于孕周,子宫张力高外,声像图上可见大片羊水池,测量最深羊水平段(deepest vertical pool,DVP)或羊水指数(amniotic fluid index,AFI)大于正常值。同时,一部分病例还可能见到相应的结构异常,或发现羊水过多的原因(图 19-75~图 19-79)。但另一部分胎儿畸形可能难以被超声发现,如腭裂、下消化道梗阻、中枢性吞咽障碍、染色体异常等。另外,羊水过多的病例在声像图上胎儿往往沉搁在大片羊水池的底部,胎儿远离探头,使显像清晰度下降。

羊水过多合并胎儿畸形或存在其他产科异常的处理原则根据各具体情况而定。继续妊娠者为预防子宫张力过高而早产,可在超声监视下定期做羊水减量术,其他需要特别内科处理的病症,如糖尿病孕妇血糖的控制问题等也不能忽视。此外,临产后应预防破膜时羊水突然大量流出,导致子宫腔压力迅速减低而发生胎盘早剥。

二、羊水过少

当最深羊水平段≤3 cm 或羊水指数(AFI)≤5 cm 时,可认为是羊水过少。凡羊水产生受阻或羊水去路加速,都可出现羊水过少。有报道,11.1%的羊水过少病例存在先天性胎儿畸形,包括双肾缺如、胎儿型多囊肾、双侧多囊性肾发育不良、双侧囊性发育不良肾等,这些畸形都使肾脏产生尿液大大减少或无尿液产生,往往出现严重羊水过少;双输尿管梗阻或尿道梗阻使尿液无法排出也可发生羊水过少;有些胎儿异常如染色体异常,可能同时伴有羊膜发育异常或功能异常导致羊水产生减少;还有可能是羊膜薄弱羊水渗漏至胚外体腔,使羊膜腔内羊水减少。另外,在55.6%的病例中可见胎儿生长受限(fetal growth restriction,FGR)。FGR 胎儿由于肾血流量减少,尿液产生也减少。过期妊娠时因胎盘老化,胎盘缺血引起胎儿缺氧和肾血流量减少;胎儿宫内死亡,则不再产生羊水,原有的羊水又被慢慢吸收。约10%的病例见于胎膜早破,大量羊水外漏宫内羊水显著减少。

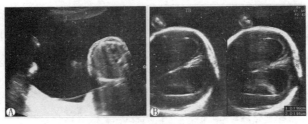

图 19-75　羊水过多(一)

A.单绒毛膜囊双羊膜囊双胎妊娠,妊娠 25⁺ 周,其中一胎羊水过多,最大平面深度 83 mm;B.同一胎儿,双侧脑室明显扩张

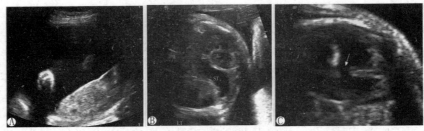

图 19-76　羊水过多(二)

A.羊水最大平面深度 96 mm;B.同一病例,胸腔横切面观,见胃泡位于左侧胸腔内(ST),心脏被推向右侧(H)。为左侧膈疝;C.同一病例,侧面四腔心观显示室间隔缺损(箭头所示)

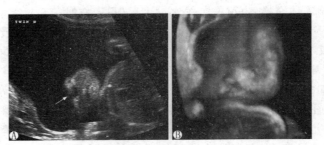

图 19-77　羊水过多(三)

A.妊娠 27⁺ 周,胎儿口部冠状切面观,显示上唇右侧连续性中断(箭头),同时显示羊水过多;B.同一病例,胎儿面部三维表面成像,右侧唇裂清晰可见

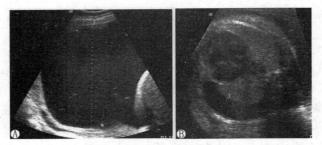

图 19-78　羊水过多(四)

A.妊娠 30⁺ 周,羊水最大平面深度 140 mm;B.同一病例,右侧胸腔内见积液

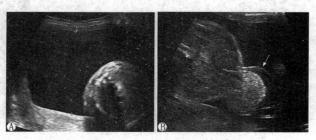

图 19-79　羊水过多(五)

A.妊娠 25+ 周,羊水最大平面深度 89 mm;B.同一病例,腹部脐孔水平横切面观,见
脐膨出(箭头所示)。产后诊断为 Pierre Robin 综合征

已知妊娠期胎儿吸入适量羊水有助于胎肺的膨胀和发育。羊水过少时,胎儿面部前方可能缺少羊水池,严重羊水过少胎儿胸部受压,影响肺膨胀,肺泡也因无羊水刺激而发育受到抑制,引致肺发育不全。严重羊水过少胎儿在宫内长期受压,体位强直,还可出现外界机械压迫性畸形,如骨骼肢体的畸形、面部因受到挤压而出现的特殊面容(Potter 面容)。

羊水过少者声像图显示羊水少或无羊水。严重羊水过少时胎儿与胎盘、宫壁紧贴,体位强直且长期无改变,胎动极少或无胎动。由于胎儿躯干、肢体挤成一团,使超声能见度大大降低,很难观察清楚胎儿解剖结构细节,有时需在超声引导下羊膜腔内注射生理盐水后,再进行畸形筛选检查。若合并胎儿畸形,超声可能发现相应畸形(图 19-80～图 19-83),在接下来的章节中将对胎儿畸形做进一步的详细介绍。若为胎儿生长受限,除了胎儿径线小于正常,多普勒超声显示脐动脉阻力指数升高。出现肺发育不良时,超声测量肺径线也可显示小于正常。

羊水过少发生越早则预后越差,严重羊水过少产后新生儿常因肺发育不全、呼吸窘迫综合征而死亡。羊水过少合并的畸形越严重,预后也越差,如双肾缺如、胎儿型多囊肾、双侧多囊性肾发育不良等本身就是致死型畸形。羊水过少合并严重胎儿生长受限及新生儿死亡率都有明显增高。同样,羊水过少临产后极易发生胎儿宫内窘迫和新生儿窒息。胎膜早破有时细菌从破口进入羊膜腔引起宫腔感染,处理也很棘手。因此,一旦发现羊水过少,首先要明确有无合并畸形,寻找羊水过少的原因。对检出的合并畸形按畸形处理原则处理,FGR 者若胎儿有生存机会应在促使肺成熟治疗后尽早娩出胎儿,必要时予以剖宫产,胎膜早破者不宜等待太久,除非有迹象显示羊膜破口被修复(阴道不再流水、羊膜腔内羊水量增加),才能在定期随访下继续妊娠。

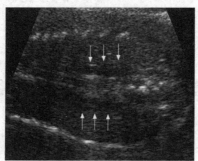

图 19-80　羊水过少(一)

妊娠 23+ 周,胎体近脊柱冠状切面观,双侧肾区未显示正常肾脏,见
双侧肾上腺平躺(箭头),同时发现严重羊水过少

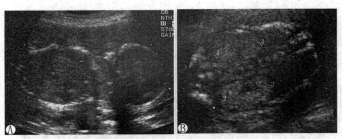

图 19-81　羊水过少(二)

A.妊娠 21⁺周,严重羊水过少;B.同一病例,双侧肾脏冠状切面观,示双肾偏大,回声增强

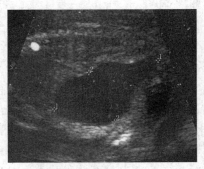

图 19-82　羊水过少(三)

妊娠 19⁺周,三绒毛膜囊三胎妊娠,胎儿 C 羊水过少,膀胱明显增大(测量键)。新生儿死亡,尸检证实尿道后瓣膜

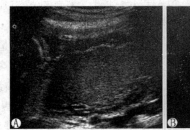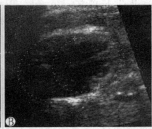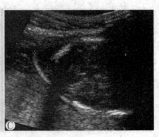

图 19-83　羊水过少(四)

A.妊娠 23⁺周,羊水过少合并胎盘增厚;B.同一病例,胸部四腔心观平面,显示心脏明显增大,心胸比例 0.82;C.同一病例,颈项软组织层增厚,11.8 mm。胎儿 DNA 检查证实 α-地中海贫血纯合子

(李　娜)

第八节　胎儿心功能异常

一、概述

(一)胎儿心功能评价

胎儿超声心动图不仅能够发现胎儿心脏畸形,而且在评价胎儿心脏功能方面具有不可替代

的作用。胎儿心功能不全是高危妊娠胎儿宫内死亡的重要原因之一。一些妊娠期合并症、并发症及胎儿自身因素均可导致胎儿心功能异常。如妊娠期糖尿病、胎儿心律失常、心脏畸形、先天性膈疝等心外畸形、胎儿贫血、双胎输血综合征等。早期发现胎儿心脏功能异常,对指导临床确定产前的护理方案、及时采取有必要的保护及治疗措施均有很大帮助,对优生优育具有重要意义。

评价胎儿心脏功能的方法主要源于成人超声心动图,包括 M 型超声、二维超声、三维或四维超声、彩色及频谱多普勒超声,由于这些技术的原理、方法不同,其临床应用的价值及局限性亦有一定差别。

由于胎儿心脏在解剖结构和血液循环方面存在很多和成人心脏的不同之处,因此,在胎儿期对心功能的评价更为复杂。首先,因在解剖结构上卵圆孔和动脉导管持续开放,使得胎儿期的心排血量为体循环和肺循环联合输出量、胎儿的心脏收缩和舒张功能相互影响。其次,由于胎儿肺循环具有高阻力、低血流量的特点,胎儿期肺动脉压始终高于主动脉压,右心室后负荷高于左心室,心脏做功呈右心优势型。最后,随着孕期的进展,胎儿心室顺应性及外周阻力亦随之发生改变,胎儿心脏功能在整个妊娠期是一个动态变化过程。因此,对胎儿心脏功能的评估需结合不同时期胎儿心脏的生理特点加以综合评价。

(二)胎儿心脏收缩功能

目前评价胎儿心脏收缩功能的主要方法包括:采用 M 型、二维、三维/四维超声观察室壁运动、测量心腔内径大小;多普勒结合二维超声测量房室瓣及半月瓣血流速度、动脉直径大小计算心功能参数。

1.心排血量(cardiac output,CO)

心排血量为每搏量(stroke volume,SV)与心率(heart rate,HR)乘积,即:CO=SV×HR。左、右心室每搏量的计算为分别测量主动脉和肺动脉血流速度和管腔内径,根据公式 SV=VTI×π×(d/2)²(注:d 为主动脉或肺动脉直径)。SV 也可通过 M 型超声测量左、右心室舒张末期和收缩末期内径后根据仪器所具备公式自动算出。多数基于二维或 M 型超声研究表明胎儿期左、右心排血量随着孕周的增加而增长,但右心排血量高于左心,右心排血量占整个心排血量的 2/3。而近年采用四维时间-空间关联成像(spatiotemporal image correlation,STIC)和虚拟器官计算机辅助分析(virtual organ computer-aided analysis,VOCAL)的研究提出:胎儿期右心室舒张期和收缩期的容量均高于左心室,但左右心室之间的每搏量和心排血量无明显差别。不同的研究方法和结果不尽相同,胎儿左右心排血量的差异还有待于进一步研究证实。基于胎儿期为左右心联合供血的特点,采用左右心室联合输出量(combined ventricular output,CCO)较为合理。计算公式:CCO=RVCO+LVCO。CCO 正常范围:400~500 mL/(kg·min),平均 425 mL/(kg·min)。

2.射血分数(ejection fraction,EF)和缩短分数(shortening fraction,SF)

采用 M 型或二维超声在四腔心切面测量心室舒张末期内径(EDD)和收缩末期内径(ESD),仪器根据公式:EF=SV/EDV 可自动得出 EF 值。胎儿心腔内径较小,M 型方法通常高估心室容积,所得 EF 值较高,因此 EF 值并不能真正反映胎儿心脏功能。缩短分数计算公式:SF=EDD-ESD/EDD。SF 应用较 EF 更为广泛。SF 在中孕期较为稳定,左、右心室 SF 值约为 31%。Huhta 报道胎儿期心功能正常时 SF 值大于 28%。因其为无心电图引导下的单平面测量,以及切面的获得受胎位影响等因素,并非所有研究对象都可检测到,应用有一定限制。

(三)胎儿心脏舒张功能

胎儿心脏舒张功能评价主要通过频谱多普勒超声检测房室瓣口、静脉系统的频谱形态和组织多普勒技术评价心肌运动进行分析。

胎儿期房室瓣口舒张期血流频谱呈双相波:心室舒张早期 E 峰和心室舒张晚期(心房收缩)A 峰。由于胎儿的心肌僵硬度较高,心房的收缩功能对心室充盈具有更加重要意义,整个孕期表现为 E/A 比值<1。随着孕周的增长,E/A 比值随之增加,由妊娠早期的 0.53 ± 0.05 增加至妊娠晚期 0.70 ± 0.02。随着孕周增长 E/A 比值增加,表明心肌顺应性不断完善,胎盘血管阻力降低。正常二尖瓣口血流频谱为双峰,三尖瓣血流频谱可为双峰也可表现为单峰。当双侧房室瓣口血流频谱均为单相波改变时,表明心脏舒张明显受限。另外胎儿心动过速时表现为 E 峰、A 峰融合,呈单峰。

胎儿静脉血流能够客观、非特异性的用于评价心脏功能。对静脉系统频谱波形的分析主要包括:近心水平的静脉导管、下腔静脉、肝静脉、肺静脉;远心水平的腹内段脐静脉。与心房紧密相关的近心端静脉血流频谱正常均表现为多相血流波形。远心端脐静脉表现为无波动性的、低阻力连续静脉频谱波形(图 19-84)。当上述静脉系统波形异常时,表明胎儿心脏舒张或收缩功能异常、心脏后负荷增加(图 19-85)。

(四)Tei 指数对胎儿心脏功能综合评价

Tei 指数不受心腔几何形态改变和心率的影响,是一项检测心功能异常的敏感指标。胎儿心脏收缩和舒张功能处于一个动态发展、相互关联的过程,心功能异常时两者相互影响,因此综合评价两者比较合理。Tei 指数=(ICT+IRT)/ET(注:ICT:心室等容收缩时间,IRT:心室等容舒张时间,ET:心室射血时间)。以频谱多普勒取二尖瓣、三尖瓣、主动脉、肺动脉的血流频谱代入公式进行计算(图 19-85)。Tei 指数在整个孕周中保持相对稳定范围内,各孕期间无明显差别,正常 Tei 指数<0.50,Tei 指数>0.60 为异常。

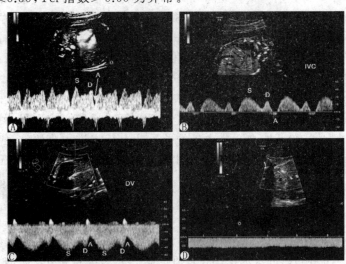

图 19-84　胎儿近心端及远心端静脉血流频谱

A:肺静脉血流频谱;B:下腔静脉血流频谱;C:静脉导管血流频谱;D:脐静脉
(腹内段)血流频谱。IVC:下腔静脉;DV:静脉导管

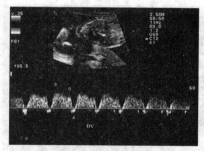

DV:静脉导管;S:收缩期峰值;D:舒张早期峰值;A:舒张晚期峰值

图 19-85　静脉导管频谱异常,静脉导管舒张晚期 A 波倒置

二、临床所见

胎儿超声心动图检查所见:胎儿心脏位置正常,心脏比例增大:心脏横径 41 mm,胸廓横径 56 mm。心内膜回声增强。房室比例正常,室壁厚度正常,运动幅度减低。M 型超声测左、右心室射血分数分别为 20% 和 30%。心脏十字交叉存在,三尖瓣增厚,回声增强。CDFI:收缩期三尖瓣房侧见大量反流信号,TRVmax 为 308 cm/s。二尖瓣房侧见少量反流信号。大动脉连接关系及比例正常,动脉导管正常。心包腔内探及液性暗区,最深处为 2.5 mm。

超声提示:胎儿心脏比例增大;左、右心功能减低;三尖瓣反流(重度);二尖瓣反流(轻度);心包积液(少量)(图 19-86~图 19-89)。

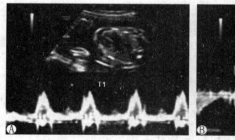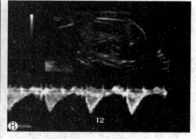

图 19-86　右心室 MPI 计算方法

A:三尖瓣血流频谱;B:肺动脉血流频谱。T₁:两个三尖瓣血流频谱间期;T₂:肺动脉射血时间;MPI(RV)=(T₁-T₂)/T₂

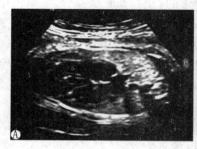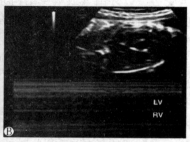

图 19-87　胎儿心功能不全:心脏增大、室壁运动减低

A:二维超声显示心脏与胸腔比例明显增大;B:M 型超声显示左、右室壁运动减低。RV:右心室;LV:左心室

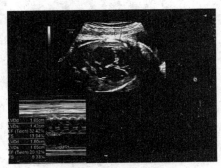

图 19-88　胎儿心功能不全

左、右室射血分数减低，M 型超声测量左心室射血分数 32％，右心室射血分数 20％

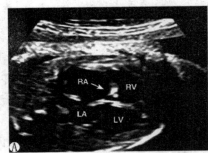
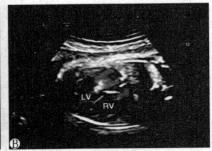

图 19-89　胎儿心功能不全：三尖瓣大量反流，二尖瓣少量反流

A：四腔心切面显示三尖瓣叶增厚、回声增强（箭头所示）；B：CDFI 显示收缩期三尖瓣大量反流信
号，二尖瓣少量反流信号。LV：左心室；RV：右心室；LA：左心房；RA：右心房

三、超声诊断要点

胎儿心功能不全是组织灌注不足或高充盈压下维持排出量的状态。早期识别胎儿心功能不全对及时进行宫内干预、采取合理分娩方案等至关重要。目前，可用于评价胎儿心功能的方法较多。虽然在二维和彩色多普勒超声表现正常时，医师并不对每个胎儿都进行心功能评价，但当胎儿出现病理结构或血流动力学异常时，应选择性的采用相关评价方法对胎儿心脏功能进行评估。每种心功能的评价方法均有各自优点和局限性，互相间不能完全取代。

胎儿心功能可受心脏以外因素或本身结构异常的影响，如心脏前、后负荷的增加，心肌病变，心律失常等。心脏前负荷增加时见于产生高输出量性心力衰竭的动-静脉畸形、静脉导管阙如、双胎反向动脉灌注综合征（TRAP）、双胎输血综合征（TTTS）；也可见于 Ebsteins 畸形和三尖瓣发育异常产生的三尖瓣反流。后负荷增加主要见于腹主动脉狭窄和尿路梗阻、动脉导管提前闭合、主动脉缩窄、肺动脉狭窄或闭锁，以及胎儿宫内发育迟缓（IUGR）等。在上述因素存在时，应对胎儿心功能进行详细评价。

胎儿心功能不全除包括心室收缩或舒张功能减低，以下征象的出现也表明胎儿心力衰竭：心脏扩大、房室瓣反流、静脉血流频谱异常、心脏输出量重新分配（大脑中动脉舒张期血流速度增快和搏动指数减低、脐动脉舒张期血流消失或呈反向波）、胎儿水肿。

测定胎儿心功能的准确性受很多因素的影响，如超声诊断仪器的因素、对胎儿心脏较成人心脏测量距离的增加、无心电图引导、胎儿活动、较快的心率等。另外检查者自身经验和技术也是不可忽视的因素。尽管胎儿超声心动图在评价心功能方面存在以上的局限性,但随着超声分辨率的提高和医师对评价方法的不断探索,对胎儿心功能评价的认识将会更加深入。

(李 娜)

第九节 胎儿心脏房间隔缺损

一、概述

(一)定义

房间隔缺损(atrial septal defect,ASD)系胚胎发育期房间隔发育不全导致的残留缺损,形成左右心房间血流相交通的心脏畸形。ASD 是最常见的先天性心脏病之一,由于胎儿期特殊血流循环状态,房间隔是开放状态,无法诊断出生后 ASD,但可以根据一些解剖发育特点对生后的 ASD 进行预测。

(二)胚胎发育

房间隔由继发隔和原发隔组成。胚胎发育至第 4~6 周时,在原始心房顶部出现一薄弱、新月形的膜性结构即原发房间隔,由房间隔顶部向下方的心内膜垫部位发育,位于原发房间隔与心内膜垫之间的交通即为原发孔,若此部位始终不能完全融合,即为原发孔型 ASD。当原发隔与心内膜垫完全融合时,原发孔随之消失。在原发隔与心内膜垫融合之前,在原发隔房间隔上会出现多发的小穿孔,这些穿孔融合后则形成继发孔。继发房间隔也是一个呈新月形的膜性结构,位于原发隔的右侧,由房顶部向心内膜垫发育。当继发隔向心内膜垫处生长时,继发隔会遮盖继发孔。新月形的继发隔下缘始终不与心内膜垫完全融合,此处形成的交通口为卵圆孔。原发隔顶部会吸收,下部则形成卵圆孔瓣遮盖卵圆孔。继发孔型 ASD 通常是由于卵圆孔瓣过短、原发隔吸收过多或继发房间隔发育不充分引起的。静脉窦型 ASD 发生是围绕上、下腔静脉的静脉窦右角发育异常,导致该部位的缺损引起的。冠状静脉窦型 ASD 是由于冠状静脉窦发育不全,冠状静脉窦壁远端缺损,引起左心房与右心房间通过冠状静脉窦相交通(图 19-90)。

(三)病理解剖与分型

根据房间隔缺损的胚胎发育形成特点、发生部位、发病率,以及缺损的大小,可将房间隔缺损分为四种类型:Ⅱ孔型(继发孔型)、Ⅰ孔型(原发孔型)、静脉窦型、冠状静脉窦型(无顶冠状静脉窦综合征)。静脉窦型缺损可分为:下腔型和上腔型(图 19-91)。

(四)发病率、合并畸形及预后

Ⅱ孔中央型 ASD 最常见,为房间隔中央卵圆窝部位缺损,占所有 ASD 的 80%。Ⅰ孔型 ASD 发病率仅次于继发孔型 ASD,是指胚胎发育期原发隔缺损,紧邻房室瓣,呈新月状,虽然Ⅰ孔型 ASD 可单独发生,但更多见于合并房室瓣畸形,即部分型房室间隔缺损(房室通道缺损)也称为部分型心内膜垫缺损。典型静脉窦型 ASD 发病率较低,占 ASD 的 10%~15%。上腔静脉型 ASD 位于房间隔后上方、紧邻上腔静脉入口处的下部,因此上腔静脉通常横跨于缺损处,引起上腔静脉血流同时汇入左、右心房。此型缺损距离右上肺静脉非常接近,易引起右肺静脉异位引流。下腔型 ASD 一般缺损较大,位于下腔静脉开口处,多伴有右下肺静脉畸形引流。冠状静脉窦型 ASD 发病率十分低,缺损常位于冠状静脉窦,在右心房入口处,因冠状静脉窦壁的缺损,使冠状静脉窦与左心房相通,其内血容量增多,冠状静脉窦扩张。当缺损巨大、房间隔缺损>50%的房间隔组织或房间隔几乎完全阙如时形成单心房。

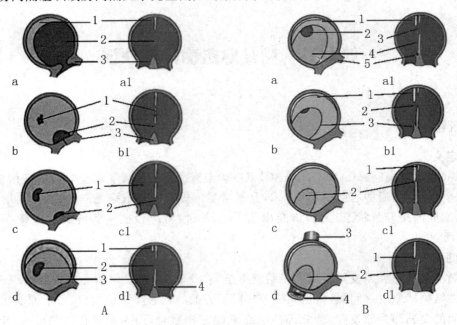

图 19-90　房间隔胚胎发育示意图

A、B:分别为从右心房面(侧方)和前后方向观察房间隔。A:a-a1:原发隔开始发育。1:原发隔;2:原发孔;3:背侧心内膜垫。A:b-b1:原发隔逐渐向融合的心内膜垫处生长、发育。1:继发孔形成;2:原发孔;3:心内膜垫融合。A:c-c1:原发隔几乎与心内膜垫融合。1:继发孔;2:原发孔。A:d-d1:原发孔闭合,同时继发隔开始发育。B:a-a1:继发隔发育。1:继发隔(上缘);2:继发孔;3:卵圆孔;4:卵圆孔瓣(原发隔);5:继发隔(下缘)。B:b-b1:继发隔覆盖卵圆孔。1:继发隔(上缘);2:卵圆孔;3:继发隔(下缘)。B:c-c1:继发隔不断发育,覆盖卵圆孔,使卵圆孔闭合。1:退化的原发隔;2:继发隔发育使卵圆孔闭合。B:d-d1:下腔静脉与卵圆孔瓣之间关系。1:卵圆孔开放;2:卵圆孔瓣;3:上腔静脉;4:下腔静脉

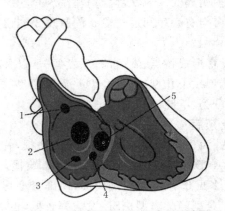

图 19-91　房间隔缺损解剖分型示意图

图中数字对应房间隔缺损解剖类型;1:上腔静脉型缺损;2:中央型缺损;3:下腔静脉型缺损;4:冠状静脉窦型缺损;5:原发孔型缺损

ASD 经常伴发其他心血管畸形,主要包括部分型肺静脉畸形引流、室间隔缺损、二尖瓣脱垂、主动脉缩窄和肺动脉狭窄等。

　　由于胎儿期卵圆孔持续开放,大多数的卵圆孔,尤其是直径较大时,能否会在出生后闭合在产前很难预测,因此原则上Ⅱ孔型 ASD 不能在出生前诊断。但对于卵圆孔直径大于 8 mm 且伴有卵圆活瓣较短小、活动幅度受限的胎儿可提示卵圆孔直径偏大,提示出生后存在Ⅱ孔型 ASD 可能性较大。安贞医院何怡华课题组刘琳报道:不同孕周的卵圆孔直径(FO)和卵圆孔直径与主动脉直径比(FO/AO)可预测出生后发生 ASD 的可能。采用 FO 和 FO/AO 预测产后 ASD 的 ROC 曲线分析显示:孕 18～22 周,FO 与 FO/AO 分界点为 5.02 mm、1.28;23～26 周分界点为 5.15 mm、1.40;孕 27～30 周分界点为 6.55 mm、1.32;孕 31～34 周分界点为 8.55 mm、1.33;孕 35～40 周分界点为 7.90 mm、1.22。应用卵圆孔与主动脉直径之比(FO/AO)可预测出生后 ASD 的发生,当 FO/AO>1.4 时,高度预示出生后发生 ASD。胎儿期可对Ⅰ孔型 ASD 和巨大型 ASD 形成的功能单心房作出明确诊断。

　　另外胎儿期可见到部分病例表现为房间隔膨出瘤:房间隔卵圆窝部位或整个房间隔薄弱,无正常的卵圆孔与继发孔相交错、遮盖的解剖结构,左心房内无卵圆孔瓣飘动。瘤体部形成一个或多个小孔,由于右房压高于左房,使房间隔中部向左房侧膨出。当瘤体较大时,可突向左室流入道。

　　预后:单纯 ASD 预后良好,可通过外科手术或内科介入封堵治愈。单心房多伴有其他心血管畸形,手术难度大,风险高,产前诊断后应向孕妇阐明。Ⅰ孔型 ASD 患儿,如不伴有严重房室瓣畸形,手术治疗后预后良好。但由于胎儿期对二尖瓣裂、三尖瓣发育不全的程度二维超声难以明确诊断,而房室间压差较小,房室瓣口的反流程度与出生后不同,因此,胎儿超声心动图难以准确评估房室瓣发育异常的程度,因此,需向孕妇解释病情,如其希望继续孕育,应对其进行定期随访,监测胎儿心脏结构及心功能的变化。并建议对胎儿进行染色体检查,以排除唐氏综合征等。房间隔膨胀瘤多存在房间隔缺损,缺损较大时,在胎儿期起到卵圆孔和继发孔的作用,不影响胎儿病理生理。若缺损较小时,使右心房向左心房的分流受限,易引起右心容量负荷增加,右房室扩大,甚至发生右心力衰竭。因此,需密切随诊观察直至出生。出生后有较大房间隔缺损的患儿自然闭合可能性较小,可考虑选择适当时机进行手术治疗。

二、超声诊断要点

　　胎儿期不能对Ⅱ孔型 ASD 及静脉窦型 ASD 作出明确诊断,但可提示卵圆孔直径过大;对Ⅰ孔型ASD 和单心房可明确诊断。

(一)卵圆孔过大

　　卵圆孔直径的测量应选择在超声声束方向与房间隔相互垂直的胎儿横位四腔心切面或双心房切面上进行。在可清晰地显示卵圆瓣后,冻结图像,在其开放幅度最大时候进行测量。目前认为,卵圆孔直径大于 8 mm,并伴有卵圆孔瓣发育短小或消失、活动幅度小,或卵圆瓣较长但活动幅度过大,卵圆瓣向左房侧膨出的深度>左心房直径的 50% 时,提示卵圆孔直径过大。有文献报道,不同孕周胎儿卵圆孔大小随孕周增加,应参考不同数值。FO/AO 值随着孕周的增加变化不明显,可作为一个较好的参考值,如比值大于 1.4 则考虑生后存在 ASD 可能性非常大。应建议孕妇在胎儿出生后进行超声心动图随诊检查,排除Ⅱ孔型 ASD。

（二）Ⅰ孔型 ASD

四腔心切面显示房间隔下部与心脏十字交叉间回声中断。收缩期可见双侧房室瓣呈线状插入。CDFI：可显示缺损部位右向左分流信号。当有双侧房室瓣反流时，多提示合并房室瓣发育异常。注意当扫查的切面偏向心脏后方时，出现冠状静脉窦时易误认为是Ⅰ孔 ASD。应在出现明确的二尖瓣、三尖瓣开放的切面上观察Ⅰ孔房间隔。

（三）单心房

四腔心切面或双房切面显示房间隔几乎完全缺失仅存残片样回声，或完全未发育，左、右心房间形成一共同心房。CDFI：双房间血流相混合。

（四）房间隔膨胀瘤

四腔心切面显示房间隔卵圆孔与继发孔相互交错、遮盖的结构消失，无卵圆瓣飘动。房间隔中部向左房侧呈瘤样膨出。当瘤体较大时，可突向左室流入道。右心房明显大于左心房，右心室可轻度增大。CDFI：膨出瘤的中部或上、下端可见一束或多束细小右向左分流信号。

（李　娜）

第十节　胎儿心脏室间隔缺损

一、概述

（一）定义

室间隔缺损（ventricular septal defect，VSD）是胚胎时期心脏室间隔部位发育不全形成异常通道导致缺损，在左、右心室之间出现异常分流的先天性心脏病。室间隔缺损是最常见的先天性心脏病。室间隔缺损约为先天性心脏病总数 20％，它可单独存在，也可是某种复杂心脏畸形的组成部分。本节内容只叙述单纯性室间隔缺损的胎儿超声心动图诊断。

（二）胚胎发育

胚胎发育的第 4～5 周，在原始心管中出现一条矢状走形的肌肉嵴，称为室间隔嵴，此嵴是构成左、右心室的原始分界，中间的圆形孔洞为第一室间孔（图 19-92）。室间隔嵴向上生长，形成室间隔的光滑部，其前后端分别与房室前后端心内膜垫融合。下方随着心室内壁的海绵样吸收，向下加深形成室间隔的小梁化部。与此同时，圆锥部的两条圆锥嵴互相对合形成圆锥隔，即漏斗部室间隔，漏斗部室间隔与肌部室间隔相融合，使第一室间孔后缘消失，称为第二室间孔（图 19-93）。室间隔的漏斗部与室间隔的光滑部构成室间孔的上缘及前缘，房室管的上（前）下（后）心内膜垫汇合后形成中心心内膜垫（即心室十字交叉结构）将房室管分为左右房室孔，并形成室间孔的后缘，此后肌部室间隔、漏斗部室间隔及中心心内膜垫共同生长靠拢形成一完整的环，即第三室间孔（图 19-94），最后在胚胎发育第 7 周由室间孔四周发出的膜样组织将室间孔闭合，即称为室间隔的膜部，至此室间隔已发育完成。

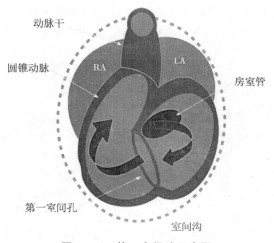

图 19-92　第一室间孔示意图

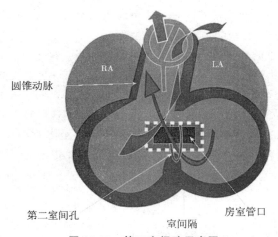

图 19-93　第二室间孔示意图

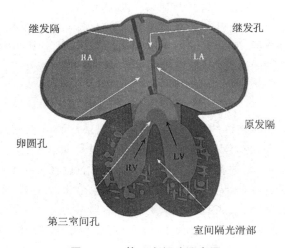

图 19-94　第三室间孔示意图

在心室间分隔发育过程中,任何因素影响细胞移行、增殖、分化及死亡,均可使参与形成室间隔的各种胚胎组织发育停滞或发育不良,或在肌部小梁部室间隔形成过程中吸收过多能使相应的室间隔部位导致缺损。

(三)病理分型

室间隔缺损可发生于室间隔的任何部位,因此,室间隔缺损的病理类型较多,其分类及命名方法尚未完全统一,多数学者主张将室间隔缺损根据其缺损部位分为膜周部缺损、漏斗部缺损和肌部缺损三类,再根据临床实际应用情况将膜周部和漏斗部两种类型分出 5 个亚型,即分别为膜周型、单纯膜部型、隔瓣下型、嵴下型、嵴内型、干下型、肌部型。

室间隔缺损通常发生于 4 个位置,已有很多学者对其加以描述和定义。对室间隔缺损的命名尽管意见不一,但依据胚胎学和解剖学命名原则仍属经典和存在一定共识。Ⅰ型 VSD:也称为圆锥隔型、室上嵴上型、漏斗隔型、动脉下型,起因于球干系发育不良,常为圆形,位于右心室流出道漏斗部,肺动脉瓣正下方,上缘与主动脉右冠瓣直接相连。缺损上方常无肌性组织,是肺动脉瓣环和主动脉瓣环间的纤维条带。缺损的下缘是肌性的,处于室上嵴内或上方。偶尔Ⅰ型 VSD 周缘全是肌性,又称为流出道肌性 VSD,如果有主动脉瓣叶脱入 VSD 会导致主动脉瓣关闭不全。传导束离缺损边缘较远,在西方国家发生率小于 10%,在亚洲法洛四联症占 VSD 的 10%。Ⅱ型 VSD:即最常见的膜旁 VSD,命名来源于缺损近室间隔膜部。这里需要指出的是"膜部缺损"和"膜周缺损"的含义分别为"在膜部"和"围绕膜部",用词上均有一定的不确切性。Ⅱ型 VSD 位于室上嵴的后下方,上缘邻近主动脉瓣右冠瓣和无冠瓣,向下延伸至肌嵴和圆锥乳头肌,传导束走行于其后下缘,右侧邻近三尖瓣隔瓣。Ⅲ型 VSD:即房室通道型或流入道型 VSD,意指缺损位于室间隔流入道和三尖瓣隔瓣后下方,缺损上缘延伸至瓣膜瓣环或之间有细肌束隔开,一般认为是由于胚胎期心内膜垫发育停止所致。传导束位于缺损下缘,术中有损伤的危险。Ⅳ型 VSD:即肌型 VSD,位于室间隔小梁部,可单发或多发。由于 VSD 的边缘处于不同的平面,形状不一,手术时较难暴露。

(四)发病率、合并畸形

室间隔缺损是最常见的先天性心脏病之一,发病率常居首位,占全部先天性心脏病患者的 20%～30%,约占出生人口的 0.2%,没有明显的性别差异。

室间隔缺损多数为单纯性,也可与一些复杂先天性心脏病合并存在,合并畸形包括法洛四联症、共同动脉干、心内膜垫缺损、完全型或矫正型大动脉转位、肺动脉闭锁、心室双出口、主动脉缩窄、房间隔缺损、动脉导管未闭、肺动脉瓣下狭窄、主动脉瓣下狭窄和二尖瓣狭窄等。

二、临床所见

超声是根据声像图室间隔连续线中断作出室间隔缺损诊断的。流入道或近流入道的膜周室缺在声像图上表现:在心尖四腔心观或心底四腔心观上显示室间隔近心内膜垫处出现回声中断改变。由于超声的界面效应,在缺损处呈现一强回声反光点(图 19-95)。该声像图表现在心尖四腔心观比心底四腔心观更清晰,因为后一平面的显示易受胎儿脊柱、肋骨、肩胛骨等遮挡和干扰。对于近流出道的膜周室缺,在四腔心平面上往往不易被显示,必须在左室流出道(即左心长轴平面)上仔细观察并寻找室间隔至流出道的连线有无中断(图 19-96、图 19-97)。彩色超声有助于室缺的诊断,可见彩色血流经过缺损部位或左向右或右向左分流(图 19-98),多为双向分流。然而,由于受超声仪分辨率的限制,单纯室缺的漏诊率很高,尤其是那些位于流出道处小的膜周缺损或肌部室缺,二维声像图上难以显示,有时彩色分流也不明显,如果不合并其他心内或心外畸形,极易漏诊。有文献报道,其漏诊率高达75%～100%。

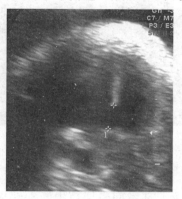

图 19-95　室间隔缺损

妊娠34⁺周,心尖四腔心观,显示室间隔膜周连续性中断7.4 mm。染色体检查证实为18-三体综合征

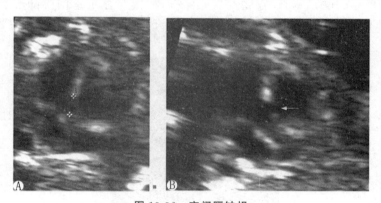

图 19-96　室间隔缺损

A.妊娠20⁺周,心尖四腔心观,室间隔膜周连续性中断3.5 mm;B.同一病例,左室流出道平面,显示室间隔至升主动脉的连线中断(箭头所示)。产后心超未见明显室间隔缺损

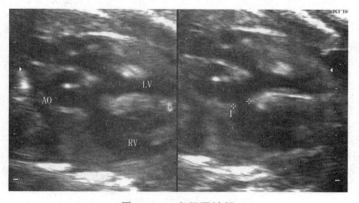

图 19-97　室间隔缺损

妊娠32⁺周,左室流出道平面,显示室间隔至升主动脉的连线中断3.5 mm。LV:左心室;RV:右心室;AO:主动脉

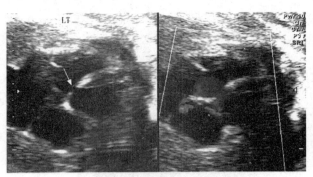

图 19-98　室间隔缺损

妊娠 28⁺周,侧面四腔心观,显示室间隔膜周及肌部交界处连续性中断(箭头所示),彩超
显示左向右分流。LT:胎儿左侧。染色体检查证实正常核型,46,XY

　　大型的肌部室缺声像图表现为肌部室间隔回声中断和缺损(图 19-99),但有时也可能表现
为室间隔不规则增厚,其表面失去光滑平整的心内膜回声;室间隔内部回声不均,甚至出现回声
紊乱或低回声区(图 19-100)。如果存在左右心室分流,超声显示室间隔随心脏搏动而左右摆
动,彩超能观察到不同心动周期时段内方向相反的分流血流信号。小型多发性肌部室缺产前漏
诊率极高。

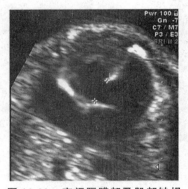

图 19-99　室间隔膜部及肌部缺损

妊娠 27⁺周,心尖四腔心观,显示室间隔膜部及部分肌部缺损 6.0 mm

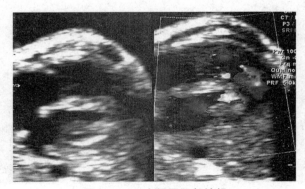

图 19-100　室间隔肌部缺损

妊娠 24＋周,侧面四腔心观,左侧图像上隐约可见室间隔近心尖部欠规
则,回声低,右侧图像彩色超声显示血流通过近心尖部的室间隔

　　由于室间隔缺损常常合并心内其他部位畸形及心外畸形,所以仔细观察整个心脏及胎儿全身结构尤为重要。这些畸形包括法洛四联症、大血管错位、右室双流出道、二尖瓣关闭、主动脉缩窄、三尖瓣关闭不全、肺动脉闭锁和房室通道等。心外畸形可有中枢神经系统、泌尿系统、消化系统等的畸形。

三、超声诊断要点

(一)二维超声切面对胎儿单纯性室间隔缺损分型定位(图 19-101～图 19-104)

　　包括:①采用标准四腔心切面定位隔瓣后室间隔缺损及流入道肌部室间隔缺损;②左心室流出道切面定位膜部、膜周部室间隔缺损及流出道肌部室间隔缺损;③右心室流出道切面定位干下室间隔缺损;④大动脉短轴切面定位嵴下、嵴内室间隔缺损。

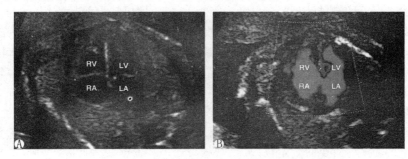

图 19-101　胎儿超声心动图四腔心切面

A:二维显像;B:彩色多普勒显像。LA:左心房;LV:左心室;RA:右心房;RV:右心室

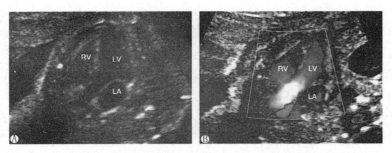

图 19-102　胎儿超声心动图左心室流出道切面

A:二维显像;B:彩色多普勒显像。LA:左心房;LV:左心室;RV:右心室

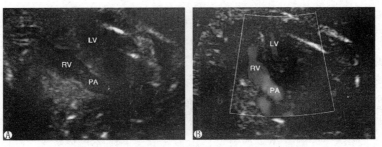

图 19-103　胎儿超声心动图右心室流出道切面

A:二维显像;B:彩色多普勒显像。LV:左心室;RV:右心室;PA:肺动脉

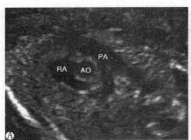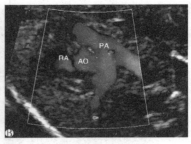

图 19-104　胎儿超声心动图大动脉短轴切面
A:二维显像;B:彩色多普勒显像。RA:右心房;AO:主动脉;PA:肺动脉

(二)二维超声心动图对胎儿单纯性室间隔缺损分型定位诊断标准

膜周型:单纯性室间隔缺损膜部室间隔可能部分存在,构成缺损的后下缘,也可能完全阙如,紧邻三尖瓣隔瓣,累及范围较大,常可累及肌部间隔的一部分,可在超声心动图的左心室流出道切面、大动脉短轴切面、心尖五腔心切面定位膜周部室间隔缺损;单纯膜部型:临床上单纯膜部型室间隔缺损非常少见,缺损局限于膜部室间隔,范围较小,在超声心动图大动脉短轴、左心室长轴、心尖五腔心切面定位膜部室间隔缺损;隔瓣下型:缺损大部分位于三尖瓣隔叶下方,三尖瓣隔瓣附着处构成缺损的上缘,距主动脉壁较远,位于流入道,可在超声心动图的标准心尖四腔心切面定位隔瓣下型室间隔缺损;嵴下型:缺损位于室上嵴的下方,与三尖瓣隔瓣之间有室间隔组织,在超声心动图的大动脉短轴切面上定位,显示缺损位于9~11点,断端回声增强;嵴内型:缺损位于室上嵴之内,缺损口周围有肌肉组织,在超声心动图大动脉短轴切面上定位,显示缺损位于12点位置;干下型:缺损位于肺动脉瓣下,在超声心动图大动脉短轴切面及右心室流出道切面上定位,在大动脉短轴切面上,缺损位于12点至1点间;肌部型:缺损位于心尖部和调节束后方的心肌组织内,位置较低,显示切面为心尖四腔心切面,心尖五腔心切面,左心室短轴切面及左心室长轴切面。二维声像图多难以显示其室间隔回声中断征象,而彩色多普勒血流成像可显示2~3 mm小的室间隔缺损,在双心室短轴切面可以更好地观察。

(三)胎儿单纯性室间隔缺损定量诊断方法

室间隔缺损的面积大小与肺循环相对阻力是室间隔缺损胎儿出生后血流动力学与病理生理改变的关键因素。①室间隔缺损直径近似主动脉瓣环直径或缺损面积>0.1 cm²/m² 体表面积诊断为大室间隔缺损,缺损大小对于左向右分流已无限制作用,为非限制性室间隔缺损;②室间隔缺损直径<1/3 主动脉瓣环直径或缺损面积<0.1 cm²/m² 体表面积诊断为小室间隔缺损,缺损大小对左向右分流起限制作用,为限制性室间隔缺损。

四、鉴别诊断及预后

(一)鉴别诊断

室间隔缺损不易与其他心脏畸形相混淆。但在心尖四腔心平面上,室间隔回声与超声声束平行,近心内膜垫处的室间隔较薄,超声的侧壁效应使该处回声失落,酷似缺损改变(图 19-105),真正的室缺在缺损处显示有一强回声光点,这在鉴别诊断中尤为重要。另外,左室流出道膜部也常常因探头角度关系造成回声失落,调整探头声束可显示连续的室间隔流出道膜部(图 19-106)。

(二)预后

前面已经叙述了室间隔缺损产后的疾病转归情况。单纯小型室缺预后很好,产后大部分婴儿无症状。一组大样本的观察提示 46% 的室缺宫内自行关闭，23% 的室缺一年内自行关闭，31% 持续存在。仅一部分大型室缺因充血性心力衰竭而需要手术治疗。也有少数因心排血量不足，引起脑缺氧而导致癫痫发作或心律失常，如束支传导阻滞等。

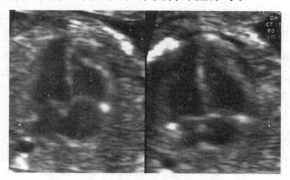

图 19-105　假性室间隔缺损

妊娠 20⁺ 周，心尖四腔心观，左侧图像显示室间隔膜周似连续性中断；右侧图像为调整探头角度后，显示室间隔完整

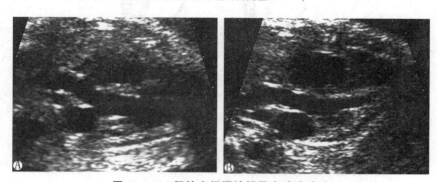

图 19-106　假性室间隔缺损及主动脉骑跨

A.左心长轴切面因回声失落使室间隔主动脉壁的连线出现回声中断，犹如室间隔缺及主动脉骑跨；B.同一胎儿，调整声束方向后获得标准左心长轴平面，显示正常的室间隔及左室流出道

　　产前超声发现室间隔缺损者，除了仔细检查整个心脏及心外结构外，还应建议做染色体检查。继续妊娠者产科处理无特殊，大型室缺或合并其他心内心外异常者分娩时应有小儿心脏科医师在场，以便处理可能发生的紧急情况。

（李　娜）

第十一节　胎儿心脏房室间隔缺损

一、概述

(一)定义

房室间隔缺损（atrioventricular septal defect，AVSD）是以房室瓣周围的间隔组织缺损及房室瓣发育异常为特征的一组先天性心血管畸形,由心脏胚胎发育期心内膜垫的不完全发育和房室间隔的不完全发育所致,亦称为心内膜垫缺损(ECD)或房室通道缺损。

(二)胚胎发育

胚胎发育第四周末,原始心管的背、腹两侧分别向管腔内突出,形成一对隆起,即前、后心内膜垫,两隆起相对继续向腔内生长,融合形成中间隔,将房室管分为左、右两侧房室管。心内膜垫向上生长参与构成原发隔,封闭原发孔;向下参与构成室间隔膜部,封闭室间孔;向左形成二尖瓣,向右形成三尖瓣。胚胎早期各种因素会导致心内膜垫发育异常,由于异常所发生的时间和受累组织结构不同,而产生一系列不同类型的病理改变。

(三)病理分型

AVSD 根据病变程度不同分为部分型、过渡型、中间型、完全型四种(图 19-107)。

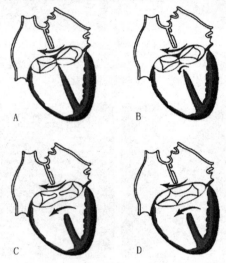

图 19-107　房室间隔缺损病理分型示意图

部分型:二尖瓣和三尖瓣的瓣环是分开的,常见的形式包括原发隔缺损和二尖瓣前叶裂。

过渡型:是部分型中的一个特殊类型,二尖瓣和三尖瓣的瓣环也是分开的,除了包括原发隔缺损和二尖瓣前叶裂外,还有小的膜部室间隔缺损。

完全型:包括大的室间隔及原发孔房间隔的缺损,共同房室瓣及房室环,共同房室瓣跨在缺损的室间隔上,Rastelli 根据前桥瓣形态及其腱索附着点分为 A、B、C 三个亚型:A 型,前桥瓣的腱索附着在室间隔嵴上,能有效地分为"两瓣",即左上桥瓣完全在左室,右上桥瓣完全在右室;B 型,左前桥瓣发出腱索附着在室间隔右室面;C 型,前桥瓣悬浮在室间隔上,没有腱索附着。

中间型:是完全型中的一个特殊类型,其共同房室瓣由一个舌样组织连接两个桥瓣分为左右两个瓣口,形成中间型。

(四)发病率、合并畸形及预后

AVSD 约占活产新生儿的 3.6/10 000,占所有先天性心脏畸形的 2% 左右,有 40%~45% 的唐氏综合征患儿有先天性心脏病,其中,大约有 40% 为 AVSD,常为完全型。完全型 AVSD 也出现于患有遗传性内脏异位的患者(无脾综合征比多脾综合征更常见)。性别比例大约相等,或是女性稍多见。遗传性资料显示,孕妇既往分娩 1 胎 AVSD 患儿,下次妊娠再发风险 2.5%;孕妇既往分娩两胎 AVSD 患儿,下次妊娠再发风险 8%;如胎儿母亲为 AVSD,妊娠发生风险 6%;如胎儿父亲为 AVSD,妊娠发生风险 1.5%。

胎儿 AVSD 在母体内能够存活,如不合并其他畸形,心脏大小及左右心比例正常。出生后的预后取决于房、室间隔缺损的大小及房室瓣膜受累程度,以及是否合并其他畸形。完全型 AVSD 需尽早修复,修复应该选择在出生后 6 个月之内,不可逆性的肺血管阻力性疾病产生之前。对于有症状的婴儿,外科手术的选择包括姑息性肺动脉环缩术,以及心脏畸形的完全修复,包括一个或两个补片修补房间隔缺损(ASD)和室间隔缺损(VSD),双侧房室瓣的构建,但是术后易残留房室瓣反流,应对孕妇及家属进行告知。

二、超声诊断要点

AVSD 根据病变程度及病理分型不同,其胎儿超声心动图表现不尽相同。

(一)部分型 AVSD

胎儿部分型 AVSD 的超声心动图表现为:房间隔原发隔缺失,二尖瓣和三尖瓣位于同一水平,收缩期形成一条直线,房室瓣附着点位置差异消失,部分型 AVSD 可合并二尖瓣前叶和三尖瓣隔叶裂,胎儿期二维超声观察瓣叶裂直接征象有一定难度,但彩色血流多普勒显示二尖瓣和/或三尖瓣瓣根处反流有提示作用。另外,垂位四腔心切面容易出现房间隔的假性回声失落,应用斜位或横位四腔心切面观察可避免伪像的发生。过渡型 AVSD 的胎儿超声心动图表现基本同部分型 AVSD,在其基础上同时合并室间隔膜部小缺损,但胎儿期检出较困难。

(二)完全型 AVSD

四腔心切面显示房间隔下部和室间隔上部共同缺失,十字交叉消失,左右房室瓣异常,形成一个较大的房室通道。叠加彩色多普勒血流显像时表现为舒张期心腔中央四个心腔血流信号相互混合交通,收缩期大部分病例合并房室瓣反流。完全型 AVSD 在四腔心切面的特征性表现使胎儿期 AVSD 的产前超声诊断有较高的灵敏度及准确性。

Machlitt A 等发现 AVSD 的胎儿房室长度比(atrioventricular length ratio,AVLR)增加(正常值0.5),这一表现有助于 AVSD 的检出。当 AVLR 截断值超过 0.6 时83%的胎儿患有 AVSD,假阳性率为 5.7%(图 19-108)。

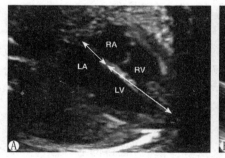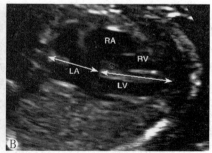

图 19-108　**正常胎儿及房室间隔缺损胎儿的房室长度比(AVLR)**
A:正常胎儿 AVLR,约为 0.5;B:房室间隔缺损胎儿的 AVLR 增加。
LV:左心室;RV:右心室;LA:左心房;RA:右心房

三、鉴别诊断

完全型 AVSD 在四腔心切面有特征表现,胎儿期较容易诊断,有时需与大的继发孔 ASD、大的膜周部 VSD、单心室等鉴别,主要鉴别点在于 AVSD 的十字交叉消失,而其他疾病均存在中心纤维体,房室瓣附着点位置差异仍然存在,因此,产前超声鉴别诊断不难。但是应多切面观察,避免因假性回声失落而造成假阳性。

部分型 AVSD 胎儿期诊断容易漏诊和误诊,注意与增宽的冠状静脉窦(CS)鉴别,鉴别关键点在于冠状静脉窦位置更靠后,原发隔位置略靠前。当扫查切面靠后时,易将冠状静脉窦右房开口误认为是Ⅰ孔房间隔缺失,此时注意观察是完全显示二尖瓣的启闭还是仅显示为二尖瓣瓣环。若显示为瓣环,则说明扫查切面靠后,回声缺失有可能是冠状静脉窦的右房开口;反之,若完全显示二尖瓣的启闭,这时紧邻房室瓣环的房间隔缺失则为Ⅰ孔房间隔缺损。对于增宽的 CS,还应排除永存左上腔静脉(LSVC)或肺静脉异位引流入 CS。

完全型 AVSD 与部分型 AVSD 的鉴别比较容易,但过渡型 AVSD 与中间型 AVSD 的鉴别比较困难,尽管两者都有一孔房间隔缺损及室间隔缺损,但过渡型两个瓣环,两个瓣口;中间型是一个瓣环,两个瓣口,并且室间隔缺损相对较大。

(李　娜)

第十二节　胎儿二尖瓣发育不良

一、概述

二尖瓣病变主要指二尖瓣狭窄、关闭不全和关闭。常见病因包括:炎症、黏液样变性、退行性改变、先天发育异常、缺血性坏死和创伤等。其中胎儿期主要病因为先天二尖瓣发育不良(mitral valve dysplasia,MVD)和黏液样变性。二尖瓣由瓣膜、瓣环、腱索、乳头肌及邻近二尖瓣的左室心肌组成,任何一个或多个结构均可出现发育异常。二尖瓣闭锁或严重狭窄常发生在左心发育不良综合征和功能单心室病例。本节主要讨论 MVD 和黏液样变性引起的瓣膜狭窄和关闭不全。

(一)定义

MVD 所引起的狭窄或关闭不全是由于胚胎发育过程中单个或多个二尖瓣器结构发育异常所致;二尖瓣黏液样变性,是由于二尖瓣胶原分解及其支架腱索及相连纤维组织部分黏液性退化而致瓣叶过长过大,瓣膜密度减少,腱索肿胀,破裂,多累及二尖瓣前叶、后叶。MVD 与黏液样变性的病因尚不清楚,可能与遗传、染色体异常及后天因素均相关。

(二)胚胎发育

胚胎发育至第 4 周时二尖瓣结构开始形成。至第 6 周时,融合的心内膜垫将房室管分离为左侧和右侧房室连接通道。通常,心内膜垫的侧部(左侧房室管心内膜垫)形成二尖瓣后叶,前叶由上、下心内膜垫的左侧形成。在第 8 周,二尖瓣口形似新月形,瓣叶两端连接到左心室致密的柱状小梁肌上,这些柱状小梁之后形成肌性嵴,前部和后部最后发育成乳头肌。二尖瓣腱索在胚胎发育的第 11～13 周时开始出现。腱索也是由心内膜垫结构发育而来,连接于乳头肌顶端和二尖瓣叶之间。由此可见,二尖瓣器的瓣叶和腱索的组织胚胎学相同,均由心内膜垫发育而来,而乳头肌的发育是源自左心室心肌。腱索的发育异常将引起吊床样或拱道状二尖瓣,严重瓣叶发育异常则会引起二尖瓣闭锁。总之,在二尖瓣发育期间,每个组织的形成阶段出现障碍,都会产生单纯或联合二尖瓣畸形。

(三)病理解剖与分型

MVD 所致的病变主要为二尖瓣狭窄(mitral valve stenosis,MS)和二尖瓣关闭不全(mitral valve insufficiency,MI)。

先天性 MS 的主要病理解剖分类包括:①MS 伴正常乳头肌包括三种病变:交界处融合;过多的瓣膜组织和双孔二尖瓣;二尖瓣瓣上环。②MS 伴异常乳头肌包括三种畸形,即单组乳头肌即降落伞形二尖瓣;多个乳头肌,即吊床形二尖瓣;单个或两个乳头肌阙如。

先天性 MI 的解剖分类包括:①瓣叶运动正常,瓣环扩大、瓣叶先天裂、瓣叶缺损。②瓣叶脱垂,腱索或乳头肌延长、腱索阙如。瓣膜黏液样变性时也会引起瓣膜脱垂。③瓣叶运动受限,乳头肌发育正常但交界处融合或腱索缩短、乳头肌发育异常如降落伞形二尖瓣、吊床样二尖瓣或乳头肌阙如。

(四)发病率、合并畸形及预后

单独先天性 MVD 很少见,在先天性心脏血管疾病的尸检材料中仅占 0.6%,在临床病例中占 0.21~0.42%。二尖瓣黏液变性中,Davies 等人在 1978 年做前瞻性研究认为,男、女发病率分别为 3.9% 及 5.2%。另一尸检研究报道,本病发病率为 7.4%。在胎儿期及新生儿期瓣膜黏液样变性的发病率低,查阅国内外文献尚无报道。

60% 的先天性 MVD 常与房室管畸形、大动脉转位、单心室、房间隔缺损,室间隔缺损、左心室流出道或主动脉狭窄、主动脉缩窄、法洛四联症等多种先天性心脏畸形合并存在。Rogers LS 等将胎儿期 MVD 合并左室流出道或主动脉发育不良、左心室扩张、卵圆孔开放受限或房间隔完整称为二尖瓣发育不良综合征(mitral valve dysplasia syndrome,MVDS)。单纯 MS 或 MR 胎儿期血流动力学改变不明显,则需在出生后进行瓣膜置换或瓣膜成形进行治疗。影响手术后存活率的主要原因为是否合并肺动脉高压或低心排血量的发生。MVDS 的预后较差,部分病例在胎儿期就需进行主动脉球囊扩张或房间隔穿刺治疗,而出生后的病例也需进行 Norwood 手术或原位心脏移植。Rogers LS 等的研究中对 10 例 MVDS 进行回顾分析,死亡率占 50%;VogelM 等的报道则显示 14 例有 MVDS 特征的胎儿死亡率达 78%。胎儿期超声心动图指标:左/右心室面积比值和肺静脉频谱异常对提示预后及早期采取干预措施具有重要价值。左/右心室面积比>1.5,提示预后较差,胎儿死亡率较高;肺静脉频谱心室收缩期或心房收缩期出现反向波提示需在早期进行宫内干预治疗。

单纯二尖瓣黏液样变性根据病变程度不同,出现症状的时间可不同。若胎儿期即出现明显血流动力学改变如明显二尖瓣反流,则提示预后不良。病变程度较轻、不引起明显血流动力学障碍的患者,可定期随访,密切观察有无并发症发生。瓣膜置换术和瓣膜修复术是目前最有效的治疗手段。安贞医院诊断的 1 例胎儿心脏瓣膜黏液样变性的病例在胎儿超声心动图检查中发现二尖瓣、三尖瓣瓣叶松散冗长、回声增强,瓣膜脱垂伴二尖瓣反流(中度)、三尖瓣反流(中度);提示瓣膜黏液样变性可能性大。告知孕妇及家属详细检查结果后决定终止妊娠,最后病理解剖结果为各瓣膜黏液样变性。

二、超声诊断要点

胎儿超声心动图四腔心切面显示左/右心比例失常、二尖瓣回声及运动异常,和/或出现明显二尖瓣反流时,需注意对二尖瓣瓣膜、腱索、乳头肌等进行仔细评估,以明确有无 MVD。胎儿期单纯 MVD 很少见,多合并房室管畸形、大动脉转位、单心室、左心室流出道或主动脉狭窄等畸形。

MVD 伴重度反流,同时包括主动脉重度狭窄、卵圆孔受限或房间隔完整、左心明显增大时是一组特殊的累及左心系统的疾病,称为二尖瓣发育不良综合征(MVDS)。该病变二尖瓣的超声图像特点主要为:①二尖瓣瓣叶增厚,发育不良,回声增强,瓣叶活动幅度明显减低;腱索增厚、短小,乳头肌回声增强,可表现为拱道状(arcade)二尖瓣,即由前后乳头肌和二尖瓣前叶连成一拱道,形成一个纤维组织桥,腱索短,形似乳头肌直接连于瓣叶。CDFI:收缩期伴有大量二尖瓣反流信号。二尖瓣反流是本病主要血流动力学异常之一。PW:二尖瓣口舒张期血流速度可增快,伴有轻度二尖瓣狭窄。②主动脉重度狭窄,以主动脉瓣重度狭窄或闭锁,主动脉发育不良为主。③卵圆孔受限或房间隔完整,卵圆孔受限时表现为卵圆瓣活动幅度明显减低,卵圆孔血流束细小。房间隔完整的病例表现为左心房内无卵圆瓣摆动征象,房间隔回声完整,CDFI:左、右心房间无血流信号相交通。④左心增大,以左心房为著,是本病的继发性改变。左心/右心面积比>1.5 提示预后不良,死亡率较高。⑤其他表现:如肺静脉频谱异常,表现为心室收缩期或心房收缩期呈反向频谱波形。心室收缩期和心房收缩期均出现反向波的病例,提示预后不良,需在胎儿期进行宫内房间隔穿刺等干预治疗。二尖瓣或三尖瓣频谱异常:E 峰>A 峰。合并心包积液或胸腔积液等。

心脏瓣膜原发黏液样变均具有以下超声特点:瓣叶增厚、冗长、松软、瓣叶翻腾征及瓣叶脱垂。陈健等的报道指出,成人二尖瓣黏液样变性的主要特点:二维超声心动图可观察到瓣叶回声增厚,多达 3 mm,瓣叶松散冗长,面积增大,瓣环扩张,瓣膜交界处无粘连,开放时活动度大,呈典型的瓣膜翻腾征,关闭时瓣叶整体对合点后移,典型者呈"吊床"样改变,并可见关闭裂隙。在原发性心脏瓣膜黏液样病变中,瓣膜脱垂及反流是一个重要的超声心动图特征。胎儿期心脏瓣膜黏液样变性超声心动图的诊断较为困难,可以从以下几个方面来提示瓣膜的黏液样变性:①联合瓣膜病变;②瓣叶松散冗长;③瓣膜反流。超声心动图对大多数病例可以作出形态学(瓣叶脱垂,瓣叶松散、增厚、冗长)的描述,可以做病因提示性诊断,但最终以病理结果为标准。

三、鉴别诊断

(一)MVDS 主要需与其他左心系统梗阻性疾病相鉴别

如左心发育不良综合征、主动脉狭窄。另外,需与卵圆孔提前闭合相鉴别。

(1)左心发育不良综合征(HLHS):包括两种类型:一为二尖瓣和主动脉瓣闭锁,左心房室无连接,左心室重度发育不良或近阙如,此种类型 HLHS 的左心室明显狭小甚至近阙如,左心房内径较小,无二尖瓣反流,与 MVDS 中的左心室增大、巨大左心房和重度二尖瓣反流可进行鉴别。

HLHS 另一类型为二尖瓣发育不良,主动脉瓣闭锁,左心室腔可变小或正常或增大,伴左室收缩功能减低。左心室增大时多呈球形,发育不良,心尖部由右心室构成,左心室心内膜纤维弹性组织增生导致左心室心内膜回声增强。左心房内径通常相对较小,卵圆瓣反常活动,从左心房摆向右心房。此种病变 MVD 以狭窄引起的血流动力学为主,反流较少见,或仅出现轻度的反流信号。上述特征与 MVDS 中以重度二尖瓣反流、左心房明显扩张、卵圆孔受限或房间隔完整为典型表现有所不同。且 MVDS 患者左心室增大时,心腔发育良好,心尖部仍由左心室构成。

(2)主动脉狭窄:轻型主动脉狭窄易与本病鉴别,四腔心切面显示正常,无二尖瓣明显反流及左心增大。重度主动脉狭窄伴左室流入道梗阻即 Shone 综合征时需与本病鉴别。经典的 Shone 综合征为二尖瓣瓣上环、降落伞形二尖瓣、主动脉瓣下狭窄合并主动脉缩窄的四联征。同时合并四种畸形的 Shone 综合征很少见。目前，广义定义 Shone 综合征指以左心系统流入道和流出道多个水平梗阻为特征的心脏畸形，包括二尖瓣瓣上环，二尖瓣膜异常（包括降落伞形二尖瓣、二尖瓣腱索融合和单组乳头肌），主动脉缩窄，主动脉瓣狭窄等。因此类病变与 MVDS 不同之处为二尖瓣病变以明显狭窄为主，无重度二尖瓣反流和巨大左心房。

（3）胎儿期卵圆孔提前闭合：卵圆孔提前闭合表现为早期胎儿超声检查无明显异常，妊娠中晚期时出现右心明显增大，三尖瓣反流、心包积液等表现。无左心流入及流出系统梗阻，仅卵圆孔瓣活动幅度减低，卵圆孔开放受限或房间隔完整。尖瓣形态无明显异常。MVDS 的卵圆孔受限或房间隔完整时，二尖瓣、主动脉瓣等存在器质性病变是特征性表现。

（二）二尖瓣黏液样变性需与下列疾病鉴别

（1）纤维弹性组织缺失症：Carpentier 认为，二尖瓣黏液样病变与纤维弹性组织缺失是两种不同的病变。前者在晚期病变时二尖瓣瓣叶明显冗长，受累节段常与相应的瓣环对应，后者瓣叶、腱索纤细，也可出现腱索断裂、二尖瓣严重反流，鉴别点是瓣叶受缚。

（2）风湿性瓣膜病：瓣叶增厚，交界粘连，病理改变主要为玻璃样变。鉴别点是瓣膜多短缩，交界粘连，是成人获得性心脏病，多不会在胎儿期发生。

（3）瓣膜钙化：瓣膜退行变的一种，瓣膜钙化主要位于瓣体及瓣根处，病理改变为钙盐沉积。也是成人获得性心脏病，不会在胎儿期发生。

（李　娜）

第十三节　胎儿三尖瓣发育不良

一、概述

（一）定义

三尖瓣发育异常是与三尖瓣有关的一组多样化畸形，是先天性瓣叶局限性或广泛性增厚、腱索乳头肌发育异常、隔瓣紧附室间隔上和/或部分瓣叶缺失，但三尖瓣瓣叶仍附着于三尖瓣瓣环的水平。三尖瓣发育不良可以是孤立的，更常见的是合并其他畸形，如右室流出道梗阻和房间隔缺损。超声对孤立的三尖瓣发育不良容易漏诊，因为四腔心切面及大血管的结构、位置看上去相对正常。常常是因为发现了明显的三尖瓣反流、右室扩大和右室功能不良而去仔细观察三尖瓣的瓣叶形态由此发现增厚的三尖瓣瓣叶，收缩期瓣叶不能合拢，此类患者的三尖瓣反流速度大于 80 cm/s，持续时间超过半个收缩期，甚至为全收缩期反流。

（二）病理分型

根据三尖瓣瓣叶及腱索乳头肌受累程度及病变范围，可分为三种病理分型。

Ⅰ型主要是瓣膜组织变薄，局限结节性增生，瓣下结构正常。

Ⅱ型主要是腱索乳头肌异常，融合，腱索增粗，变短；瓣膜不规则变长、增厚，部分瓣膜直接附着于乳头肌或右室壁。

Ⅲ型为局限性瓣膜组织缺失、增厚和伸长,伴有多个孔洞;或紧贴于室壁,融合,不能分清瓣下结构和瓣膜组织。

(三)发病率、合并畸形及预后

胎儿三尖瓣发育异常的预后取决于瓣叶的病变程度及伴随的畸形,比较常见的合并畸形是右室流出道的狭窄和闭锁。三尖瓣病变程度较轻且三尖瓣反流量不大,右室流出道狭窄程度也较轻时,如果胎儿卵圆孔足够大,胎儿能够适应反流造成的右心容量负荷过重则预后较好;如果合并心力衰竭,严重三尖瓣反流等严重且罕见的三尖瓣发育异常病例预后差,其新生儿死亡率高。孤立性三尖瓣发育异常不合并大量三尖瓣反流预后通常良好。

二、超声诊断要点

胎儿超声心动图诊断三尖瓣发育异常需符合下述特征。

(1)三尖瓣瓣膜发育异常,瓣叶明显增厚、回声增强、以隔叶短小常见。

(2)三尖瓣发育不良导致三尖瓣口收缩期大量反流,从而使右心容量负荷增加,右心扩大。

(3)右心容量负荷增加常致胎儿宫内充血性心力衰竭,胎儿严重水肿甚至胎死宫内。

(4)由于严重的三尖瓣关闭不全,右心室多为无效收缩,减少了肺动脉血流,肺动脉可因血流量减少而狭窄,甚至关闭。

三、鉴别诊断

三尖瓣发育不良主要与 Ebstein 畸形及肺动脉瓣狭窄鉴别。Ebstein 畸形时后叶和/或隔叶有不同程度的位置下移,彩色多普勒显示三尖瓣反流束起源点靠近右心室心尖,而三尖瓣发育不良反流起源点位于三尖瓣瓣环水平,这是与 Ebstein 畸形的不同特征。与肺动脉瓣狭窄的鉴别要点在于肺动脉瓣狭窄表现为主肺动脉狭窄后扩张、右心室肥厚,CDFI 显示肺动脉瓣口五彩镶嵌血流信号,并探及明显的湍流频谱,如果合并三尖瓣反流其起源点亦位于三尖瓣瓣环水平。

(李　娜)

第十四节　胎儿法洛四联症

一、概述

(一)定义

法洛四联症(tetralogy of Fallot,TOF)是以室间隔缺损、主动脉骑跨、漏斗部肺动脉狭窄和右室肥厚为特征的一组先天性心脏畸形。

(二)胚胎发育

TOF 的胚胎基础是圆锥动脉干发育异常。胚胎发育第五周时,圆锥动脉和心球内出现螺旋形嵴,并继之形成主-肺动脉隔,将动脉干和心球分隔为主动脉和肺动脉。之后圆锥动脉逆时针旋转,主动脉瓣下圆锥旋至左后方,逐渐吸收后与二尖瓣前叶呈纤维连续。当该发育期异常时,导致螺旋形主-肺动脉间隔异常右移,圆锥动脉干扭转不充分,主动脉不能充分向左后移位,而骑跨于室间隔之上。漏斗部发育不良,圆锥间隔前移,室间隔不能与心内膜垫融合封闭室间孔而形成主动脉瓣下 VSD。右心室肥厚是继发性改变,在胎儿期表现不明显。

(三)病理解剖与分型

(1)伴肺动脉狭窄的典型 TOF:肺动脉狭窄可位于漏斗部、肺动脉瓣、肺动脉瓣环、肺动脉干及左右分支。漏斗部狭窄较局限时,漏斗腔和肺动脉发育较好。漏斗部呈弥散狭窄时,漏斗腔和肺动脉多发育不良。绝大多数病例均有肺动脉瓣狭窄,表现为肺动脉瓣增厚、粘连,开放受限。典型 TOF 的 VSD 位于主动脉瓣下,大多数为膜周部 VSD。当漏斗间隔缺损时,VSD 可延伸至肺动脉瓣下,为双动脉下 VSD。主动脉骑跨一般为 50% 左右(图 19-109)。

(2)伴 VSD 的肺动脉闭锁:以往称为重症 TOF。表现为肺动脉瓣闭锁、肺动脉系统发育不良、漏斗部或膜部 VSD、主动脉骑跨。由于肺循环严重发育不良,其肺部血供完全来自体循环,包括来自动脉导管和体-肺之间的循环(图 19-110)。

(3)伴肺动脉瓣阙如的 TOF:又称为肺动脉瓣阙如综合征,是一种罕见的心脏畸形,以肺动脉瓣阙如、发育不良或未完全发育为特征,伴有流出道 VSD 和主动脉骑跨。常归为 TOF 的一个亚类。肺动脉干和左右肺动脉明显扩张,肺动脉瓣环水平狭窄并伴有严重关闭不全(图 19-111)。

(四)发病率、合并畸形

经典伴肺动脉狭窄的 TOF 占所有 TOF 的 80%,伴 VSD 的肺动脉闭锁占所有 TOF 约 20%,伴肺动脉瓣阙如的 TOF 占 3%~6%,但在胎儿期较高,占出生前 TOF 的 15%~20%。约 57% 的 TOF 患者可合并其他心脏畸形,较常见的畸形有右位主动脉弓、房间隔缺损、卵圆孔未闭、永存左上腔静脉、房室间隔缺损、冠状动脉循环异常等。TOF 胎儿有更高的心外畸形、染色体异常和遗传性综合征的发生率,大多数病例中为 21-三体、13-三体和 18-三体综合征。

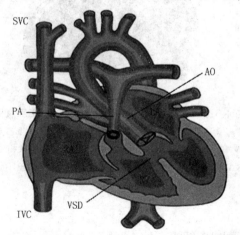

图 19-109　典型伴肺动脉狭窄的法洛四联症示意图

图中所示:较大室间隔缺损位于主动脉瓣下,主动脉内径增宽骑跨于室间隔之上,肺动脉瓣及漏斗部狭窄。AO:主动脉;PA:肺动脉;VSD:室间隔缺损;SVC:上腔静脉;IVC:下腔静脉;RA:右心房;RV:右心室;LA:左心房;LV:左心室

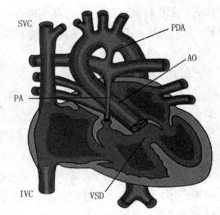

图 19-110 法洛四联症伴室间隔缺损的肺动脉闭锁示意图

图中所示：主动脉瓣下室间隔缺损，主动脉骑跨，漏斗部呈弥散重度狭窄，漏斗腔发育不良，主肺动脉闭锁，肺循环依靠较粗大动脉导管供血。AO：主动脉；PA：肺动脉；VSD：室间隔缺损；PDA：动脉导管；SVC：上腔静脉；IVC：下腔静脉；RA：右心房；RV：右心室；LA：左心房；LV：左心室

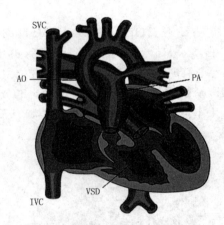

图 19-111 伴肺动脉瓣阙如的法洛四联症示意图

肺动脉瓣阙如，瓣环水平狭窄，肺动脉主干及左右肺动脉明显扩张。室间隔缺损，主动脉骑跨，漏斗部狭窄。AO：主动脉；PA：肺动脉；VSD：室间隔缺损；SVC：上腔静脉；IVC：下腔静脉；RA：右心房；RV：右心室；LA：左心房；LV：左心室

二、临床所见

法洛四联症有以下几个声像图特点。

由于相当一部分患儿的室间隔缺损不很大，因此心脏四腔心观往往不易观察到室缺回声。此时，略倾斜探头使声束对向左室流出道，或者改用左心长轴切面进行寻找，就可能发现室间隔连续线回声出现中断。室缺的大小因人而异（图 19-112A，图 19-113A，图 19-114A）。

（一）主动脉骑跨

左心长轴平面上除了可观察室间隔缺损外，还能显示宽大的主动脉骑跨于室间隔上（图 19-112B，图 19-113A，图 19-114A）。

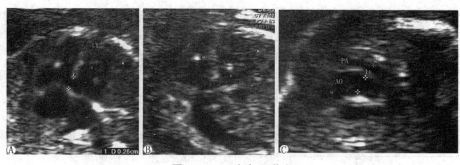

图 19-112　法洛四联症

A.妊娠 19$^+$周,心尖四腔心观,显示室间隔膜周连续线中断,为室间
隔缺损;B.同一病例,左室流出道,显示主动脉增宽并骑跨在室缺部
位;C.同一病例,心脏短轴平面,显示肺动脉明显狭窄

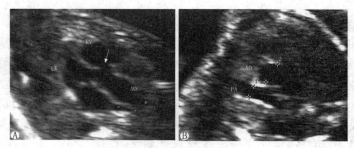

图 19-113　法洛四联症

A.妊娠 19$^+$周,左室流出道,见室间隔缺损(箭头)及主动脉骑跨;
B.同一病例,心脏短轴平面,肺动脉明显小于主动脉。染色体检查示
正常核型 46,XY,合并 DiGeorge 综合征,引产尸解证实法洛四联症

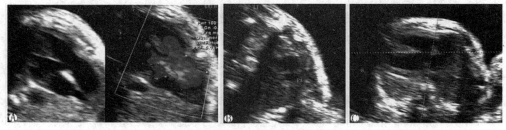

图 19-114　法洛四联症

A.妊娠 28$^+$周,左室流出道,左侧图像示室间隔缺损及主动脉骑跨,右侧彩色超声示左右心室的
血液均流向主动脉;B.同一病例,心脏短轴平面,示肺动脉明显狭小(PA),未见胸腺;C.同一病
例,心轴严重左移。产后心超证实为法洛四联症合并肺动脉闭锁、DiGeorge 综合征

(二)肺动脉狭窄

无论是右室流出道、心脏短轴切面,还是三血管平面都能发现肺动脉狭窄的证据,主要表现
为肺动脉管径明显小于主动脉管径(图 19-112C、图 19-113B、图 19-114B),而正常情况下肺动脉
主干横径与升主动脉横径基本相等或略大于主动脉。

在严重肺动脉狭窄时,二维声像图上不能显示肺动脉,仅在彩色血流图上见极细的肺动脉血
流,同时,主动脉血流图有明显增宽改变。少数法洛四联症合并肺动脉闭锁胎儿可显示动脉导管

反流信号。法洛四联症合并肺动脉瓣缺失者,声像图表现为肺动脉主干及左右肺动脉瘤样扩张。除了合并肺动脉瓣缺失,一般来说,法洛四联症在胎儿期间不会出现右心室肥大改变。

在圆锥动脉干缺损病例的声像图上,往往可见到心轴左移(图 19-114C)。

如前所述,法洛四联症可合并肺动脉瓣闭锁和肺动脉瓣阙如,而且也有可能合并其他心内畸形如心内膜垫缺损、肌部室间隔缺损、大血管位置异常、右位心等,同时,也可能合并心外畸形及其他异常,如 DiGeorge 综合征。

虽然法洛四联症在声像图上心脏有多项异常表现,但有些不典型或不严重的病例仍然产前不易诊断。尤其是肺动脉狭窄不很严重的法洛四联症,声像图上能清晰地显示双侧流出道、室间隔缺损较小、主动脉骑跨也不严重,在中孕中期时极易漏诊。国外有报道,法洛四联症的产前诊断率为 43%～55.6%。

三、超声诊断要点

(一)伴肺动脉狭窄的典型 TOF

胎儿 TOF 在四腔心切面表现为四腔心对称,右心室壁厚度正常,VSD 较大时可在此切面显示,多因 VSD 位置较高,四腔心显示为室间隔连续完整。因为标准四腔心切面扫查多显示 VSD 流入道部分,因而易造成 TOF 漏诊,故应从短四腔心向五腔心进行动态扫描,以免漏诊 VSD。五腔心切面、大动脉短轴切面或左心长轴切面可显示主动脉瓣下 VSD 伴主动脉增宽、骑跨于室间隔之上。CDFI 显示收缩期左、右心室血流均进入主动脉内。三血管切面及右室流出道切面可显示漏斗部狭窄和肺动脉内径明显窄于主动脉的典型 TOF 特征。合并肺动脉瓣狭窄时,表现为肺动脉瓣增厚、回声增强、活动受限。CDFI 漏斗部及肺动脉瓣口可探查到彩色混叠的湍流信号,但频谱多普勒所测的流速可轻度增快也可正常。对于部分病例在妊娠早期至中期初诊断 TOF 有一定困难,因一些轻型的 TOF 在妊娠早中期肺动脉干和主动脉之间大小差异和主动脉骑跨并不明显,随着孕周的增长上述差异会逐渐增加。五腔心切面二维和彩色多普勒成像显示主动脉根部的增宽和/或细小的肺动脉可为诊断提供线索。三维超声的断层模式可显示 VSD、主动脉骑跨和肺动脉狭窄。STIC 玻璃体模式的彩色多普勒可在三血管气管切面显示病变血管。

(二)伴 VSD 的肺动脉闭锁

与经典 TOF 的区别为无右室流出道,右心室与肺动脉无连接征象。五腔心切面显示大的膜周部 VSD,主动脉根部宽大,骑跨于 VSD 之上。CDFI:收缩期右心室血流完全通过 VSD 进入主动脉内。当肺动脉瓣或肺动脉主干近端闭锁时,肺动脉主干呈细小的管状结构,远端管腔存在并与左、右肺动脉相连,三血管切面可见发育不良的细小肺动脉。部分病例表现为肺动脉血管发育严重不良,闭锁的肺动脉呈纤维条索状,并与左、右肺动脉和动脉导管相连。三血管切面显示动脉导管内径通常宽于闭锁的肺动脉,尤其当其为肺循环的血供来源时,内径通常扩张。CDFI:可探查到动脉导管逆向血流信号及在主动脉长轴切面可显示起源于降主动脉的主动脉-肺动脉间侧支循环动脉的血流信号。

(三)伴肺动脉瓣阙如的 TOF

四腔心切面显示右心室扩张。五腔心切面可显示 VSD 和主动脉骑跨,与经典 TOF 不同,主动脉根部并不增宽。大动脉短轴切面或三血管切面可显示明显扩张的肺动脉和左右分支、肺动脉瓣环狭窄、无肺动脉瓣启闭活动。大多数病例合并动脉导管阙如,在三血管-气管切面不能显示肺动脉与降主动脉相连接征象。CDFI:收缩期和全舒张期跨肺动脉瓣的高速射流和反流信号。同时伴有三尖瓣反流。

四、鉴别诊断及预后

(一)鉴别诊断

如果发现室间隔缺损且疑有主动脉骑跨而又未见肺动脉,或存在两条大血管但其中一条狭窄时,应注意与以下几种疾病相鉴别。

1.永存动脉干

也表现为室间隔缺损、"主动脉骑跨"和肺动脉不显示。但是,如经仔细观察若能发现肺动脉出自骑跨的"主动脉"这一特征,就可以作出永存动脉干的诊断。然而因肺动脉分支的变异很大,有时产前超声鉴别很困难。

2.右室双流出道

右室双流出道必定合并室间隔缺损,且两条流出道往往一大一小,其中一条可能骑跨在室缺上。若骑跨的是主动脉,声像图酷似法洛四联症。但是,右室双流出道的两条大血管更明显地应该是发自右心室,临床上以骑跨的百分比来区分法洛四联症或右室双流出道;也有人通过观察主动脉根部是否与二尖瓣相连来鉴别,但产前超声判断仍然相当困难。

3.大血管错位

前后关系的大血管错位合并室间隔缺损同时其中一条血管又有狭窄时,与法洛四联症不易鉴别,因为此时很容易观察到"大血管骑跨"。鉴别要点是仔细识别主动脉与肺动脉。

4.单纯室间隔缺损

室缺在左室流出道平面上可显示室间隔与主动脉连续线的中断,比较像主动脉骑跨。但不存在肺动脉狭窄。

5.其他

如正常心脏若因切面关系出现室间隔膜部回声失落,声像图表现犹如室间隔缺损及主动脉骑跨。检查时,只要适当移动探头改变扫描平面即可避免误诊。

(二)预后

自手术方法改进后,法洛四联症的预后大为乐观。新的手术方法分两步完成,第一步先做一个简单的分流手术以保证肺部有相对充足的血流。这种分流手术吻合了锁骨下动脉和肺动脉,被称为 Blalock-Taussing 分流。第二步的手术较复杂。必须在体外循环下进行,手术包括关闭室间隔缺损、重建右室流出道,以及纠正解剖学上的缺陷。现在,法洛四联症的术后存活率可高达 85%,大部分存活者无症状且活动正常。

然而,法洛四联症合并肺动脉闭锁或肺动脉瓣缺失时,预后就较差。尤其是合并肺动脉瓣缺失可引起胎儿或新生儿充血性心力衰竭和肺动脉及其分支的瘤样扩张,造成新生儿呼吸窘迫。有报道,出现严重呼吸困难者虽经治疗死亡率仍高达 76%,其中,经手术治疗的死亡率为 41%,那些仅有轻微呼吸道症状患儿的手术后死亡也近 1/3。若合并 DiGeorge 综合征,预后也很差。

产前超声发现法洛四联症,应仔细观察有无合并其他的心内或心外畸形。并且应当作染色体检查,有条件时还应检查 22q11 有无微缺失。有生机儿前可考虑终止妊娠;对继续妊娠者,应咨询小儿心外科医师,根据当地的儿科心脏手术水平做决定。而且,分娩时应有儿科、心脏科医师在场。

(李　娜)

参 考 文 献

[1] 韩岩冰,聂存伟,李成龙,等.实用医学影像技术与诊疗应用[M].合肥:中国科学技术大学出版社,2021.

[2] 李智岗,王秋香.乳腺癌影像诊断[M].北京:科学技术文献出版社,2021.

[3] 褚华鲁.现代常见疾病影像诊断技术[M].西安:陕西科学技术出版社,2020.

[4] 胡春洪,方向明.胸腹部影像图解正常解剖常见变异常见病变[M].北京:人民卫生出版社,2021.

[5] 卢洁,赵国.PET/MR脑功能与分子影像从脑疾病到脑科学[M].北京:科学技术文献出版社,2021.

[6] 康亨植.肿瘤影像学骨肿瘤[M].广州:广东科学技术出版社,2021.

[7] 刘晓晨.医学影像技术与诊断[M].天津:天津科学技术出版社,2020.

[8] 张小丽,李普楠,张中华.超声诊断学[M].北京:中国纺织出版社,2021.

[9] 卞磊.临床医学影像学[M].北京:中国大百科全书出版社,2020.

[10] 丁娟,刘树伟.颅脑影像解剖图谱[M].济南:山东科学技术出版社,2020.

[11] 潘宁.现代医院临床超声影像诊断学[M].长春:吉林科学技术出版社,2020.

[12] 田兴松.甲状腺疑难病例影像解析[M].北京:科学出版社,2021.

[13] 张小用,张玉奇.冠状动脉超声影像学[M].西安:陕西科学技术出版社,2020.

[14] 荆彦平,骆宾.中枢神经影像诊断学[M].郑州:郑州大学出版社,2020.

[15] 张梅,尹立雪.心脏超声诊断临床图解[M].北京:化学工业出版社,2020.

[16] 李彬.心血管疾病及介入诊疗新进展[M].北京:科学技术文献出版社,2020.

[17] 吕建林.实用泌尿超声技术[M].北京:中国科学技术出版社,2021.

[18] 雷子乔,李真林,牛延涛.实用CT血管成像技术[M].北京:人民卫生出版社,2020.

[19] 高建平.现代常见疾病超声诊断技术[M].长春:吉林科学技术出版社,2020.

[20] 汪忠镐,舒畅.血管外科临床解剖学[M].济南:山东科学技术出版社,2020.

[21] 岳庆红.实用影像学基础与实践[M].北京:科学技术文献出版社,2020.

[22] 李斯琴.临床超声医学诊断精要[M].北京:科学技术文献出版社,2020.

[23] 王韶玉,冯蕾.头颈部影像解剖图谱[M].济南:山东科学技术出版社,2020.

［24］孙博,侯中煜.脊柱与四肢影像解剖图谱［M］.济南:山东科学技术出版社,2020.

［25］张宁.医学影像诊断与临床应用［M］.北京:中国纺织出版社,2020.

［26］霍学军,杨俊彦,付强,等.医学影像诊断与放射技术［M］.青岛:中国海洋大学出版社,2021.

［27］李智岗,王秋香.乳腺癌影像诊断［M］.北京:科学技术文献出版社,2021.

［28］郑继慧,王丹,王嵩.临床常见疾病影像学诊断［M］.北京:中国纺织出版社,2021.

［29］谢强.临床医学影像学［M］.昆明:云南科学技术出版社,2020.

［30］余建明,李真林.实用医学影像技术［M］.北京:人民卫生出版社,2021.

［31］于呈祥.医学影像理论基础与诊断应用［M］.北京:科学技术文献出版社,2020.

［32］郭广春.现代临床医学影像诊断［M］.开封:河南大学出版社,2021.

［33］胡效坤,张福君,肖越勇.CT介入治疗学［M］.北京:人民卫生出版社,2020.

［34］高菊红.超声检查与诊疗精要［M］.北京:科学技术文献出版社,2020.

［35］王伟,胡端敏,龚婷婷.胰胆线阵超声内镜影像病理图谱［M］.北京:科学出版社,2020.

［36］杜宁,夏振营,崔雄伟.医学影像技术在医学影像诊断中的临床运用［J］.结直肠肛门外科,2020,26:55-56.

［37］贺琰,王小燕.超声造影在乳腺实性肿块良恶性诊断中的应用价值［J］.中国临床新医学,2021,14(2)213-218.

［38］陆涛,黄叶梅,李欢欢,等.肺癌的影像学诊断现状及研究进展［J］.中华养生保健,2021,39(3)20-21.

［39］陈嘉炜.胸部X线检查对不同体检人群疾病检出情况的分析［J］.影像研究与医学应用,2022,6(04)185-187.

［40］宋园园.CT和MRI的多模式影像学检查在肝癌术前精准诊断中的应用价值［J］.生物医学工程学进展,2022,43(02)100-102.